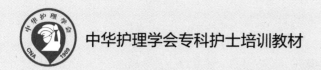

中华护理学会专科护士培训教材

安宁疗护专科护理

总主编　吴欣娟

主　编　谌永毅　刘翔宇

副主编　何瑞仙　应文娟　刘东英

人民卫生出版社

图书在版编目（CIP）数据

安宁疗护专科护理 / 谌永毅, 刘翔宇主编 . —北京：
人民卫生出版社, 2020

中华护理学会专科护士培训教材

ISBN 978-7-117-30032-2

Ⅰ. ①安⋯　Ⅱ. ①谌⋯　②刘⋯　Ⅲ. ①临终关怀-护
理-技术培训-教材　Ⅳ. ①R473

中国版本图书馆 CIP 数据核字（2020）第 087338 号

| 人卫智网 | www.ipmph.com | 医学教育、学术、考试、健康，
购书智慧智能综合服务平台 |
| 人卫官网 | www.pmph.com | 人卫官方资讯发布平台 |

中华护理学会专科护士培训教材
——安宁疗护专科护理

主　　编：谌永毅　刘翔宇
出版发行：人民卫生出版社（中继线 010-59780011）
地　　址：北京市朝阳区潘家园南里 19 号
邮　　编：100021
E - mail：pmph @ pmph.com
购书热线：010-59787592　010-59787584　010-65264830
印　　刷：人卫印务（北京）有限公司
经　　销：新华书店
开　　本：787×1092　1/16　印张：31
字　　数：754 千字
版　　次：2020 年 8 月第 1 版　2025 年 3 月第 1 版第 6 次印刷
标准书号：ISBN 978-7-117-30032-2
定　　价：98.00 元
打击盗版举报电话：010-59787491　E-mail：WQ @ pmph.com
质量问题联系电话：010-59787234　E-mail：zhiliang @ pmph.com

编　者

（按姓氏笔画排序）

王　英（湖南省肿瘤医院）

王　婷（中山大学附属肿瘤医院）

王佳丽（湖南省肿瘤医院）

叶　沙（湖南省肿瘤医院）

成琴琴（湖南省肿瘤医院）

朱丽辉（湖南省儿童医院）

向桂萍（湖南省肿瘤医院）

刘　薇（北京协和医院）

刘小红（华中科技大学同济医学院附属同济医院）

刘东英（河南省肿瘤医院）

刘冰心（山西省肿瘤医院）

刘翔宇（湖南省肿瘤医院）

刘端祺（解放军总医院第七医学中心）

许湘华（湖南省肿瘤医院）

李　硕（清华大学附属北京清华长庚医院）

李　敏（中山大学附属肿瘤医院）

李旭英（湖南省肿瘤医院）

肖　嫔（湖南省儿童医院）

肖海霞（湖南省肿瘤医院）

吴欣娟（中华护理学会）

何瑞仙（中国医学科学院肿瘤医院）

邹　然（湖南省肿瘤医院）

应文娟（汕头大学医学院第一附属医院）

冷菲菲（黑龙江省医院）

沈波涌（湖南省肿瘤医院）

宋　欢（中山大学附属肿瘤医院）

张宏艳（解放军总医院第七医学中心）

陆宇晗（北京大学肿瘤医院）

欧小红（北京市海淀医院）

国仁秀（北京大学肿瘤医院）

罗志芹（天津医科大学肿瘤医院）

和　芳（中国医学科学院肿瘤医院）

周莲清（湖南省肿瘤医院）

胡成文（安徽省肿瘤医院）

项伟岚（浙江大学医学院附属邵逸夫医院）

姜桂春（辽宁省肿瘤医院）

洪金花（江西省肿瘤医院）

秦　苑（北京市海淀医院）

袁　玲（南京大学医学院附属鼓楼医院）

徐湘冰（湖南省肿瘤医院）

郭　敬（中国中医科学院广安门医院）

郭郁莲（汕头大学医学院第一附属医院）

黄　焜（新疆医科大学第三临床医学院肿瘤医院）

黄　薇（中山大学附属肿瘤医院）

黄　喆（复旦大学附属肿瘤医院）

谌永毅（湖南省肿瘤医院）

韩　菲（中国中医科学院广安门医院）

路桂军（清华大学附属北京清华长庚医院）

序　言

健康是促进人类全面发展的必然要求，是社会经济发展的基础条件。2016年中共中央、国务院印发了《"健康中国2030"规划纲要》，要把健康融入所有政策，全方位、全周期保障人民健康，大幅提高健康水平。近年来，我国健康领域成就显著，人民健康水平不断提高，在"共建共享、全民健康"的背景下，护理学科发展面临着前所未有的机遇与挑战。

护理工作是医疗卫生事业的重要组成部分。护士作为呵护人民群众全生命周期健康的主力军，在协助诊疗、救治生命、减轻痛苦、促进康复等方面都发挥着不可替代的作用。《全国护理事业发展规划（2016—2020年）》中明确指出，要加强护士队伍建设，建立护士培训机制，发展专科护士队伍，提高专科护理水平，提升专业素质能力。随着医药卫生体制改革的不断深化和人民群众对健康服务需求的日益提高，护理专科化已成为临床护理实践发展的必然方向，专科护士在适应医学发展、满足人民健康需求等方面起到举足轻重的作用。

中华护理学会在国家卫生健康委员会的领导下，致力于推进中国护理领域知识的传播与实践，加强和推动护理学科发展，为国家和人民群众培养各专科护理人才，提升护理人员专业水平和服务能力。专科护士培训教材体系建设，是专科护理人才同质化培养的重要保证。本套教材由我国护理专业领域多位知名专家共同编写，内容紧密结合护理专业发展的需要，涵盖了各专科护理领域的新理念、新知识、新技能，突出实用性、系统性和可操作性。教材编写过程中得到了各级领导和专家的高度重视和鼎力支持，在此表示诚挚的感谢！

功以才成，业由才广。我们衷心期望本套教材能为我国专科护士培养提供有力的指导，为切实加强护理人才队伍建设和提升专科护理质量作出积极的贡献。

中华护理学会理事长　吴欣娟

2020年3月

前 言

《"健康中国2030"规划纲要》《国家积极应对人口老龄化中长期规划》《中华人民共和国基本医疗卫生与健康促进法》的颁发对我国安宁疗护的发展提供了政策保障与支持,增加安宁疗护服务供给,逐步满足生命终末期患者多样化、差异化的护理服务需求,实现健康中国战略目标是新时代赋予我们护理工作者的使命与职责。

本书以2017年国家卫生和计划生育委员会颁发的《安宁疗护实践指南(试行)》《安宁疗护中心基本标准(试行)》《安宁疗护中心管理规范(试行)》为依据,结合安宁疗护病房具体管理和实践,从临床、管理、培训、学科发展四个方面进行整体设计。作为第一本安宁疗护专科护理培训教材,适用于各级安宁疗护专科护士认证的学员及从事安宁疗护专科护理的临床工作人员。

本书以"全人照护"为主线,从终末期患者身体症状、心理支持、家庭社会支持、精神抚慰四个维度进行全面概括。本书有三个显著特点:全、新、精。内容全面——本书涵盖了安宁疗护发展趋势、症状控制、心理社会支持、精神抚慰等四位一体全人照护,涵盖儿童安宁、药物治疗等全面成体系;知识新颖——本书介绍了与安宁疗护专业相关的前沿理论与技术,融入了最新、最权威的知识;语言精练——本书每个章节以临床案例为开篇导语,力求用通俗易懂、精练的语言,让读者更好地领会知识要点与精髓。

本书由多位具有坚实理论基础及多年安宁疗护治疗和护理实践经验的知名医护专家组成,编写团队对稿件进行了多轮讨论、修订,最终由中华护理学会审核定稿。由于时间与经验有限,本书存在的不足之处请读者海涵,并热诚欢迎读者和同道给出宝贵建议!

谌永毅

2020年6月

目 录 》

第二篇　症状管理与舒适照顾

第三篇　心理精神社会支持

第四篇　专科技能与操作

第五篇 安宁疗护专科管理与教育

第一章　安宁疗护概论

学习目标

完成本章内容学习后,学员应能:
1. 复述　安宁疗护的概念。
2. 列出　安宁疗护的内涵。
3. 描述　国内外安宁疗护最新进展。
4. 应用　安宁疗护护士在安宁疗护中的职责。

第一节　安宁疗护概念与内涵

导学案例

　　李某,男性,56岁,肺癌患者,全身多处淋巴结、骨转移、恶病质、骶尾部3级压力性损伤、左侧肢体轻度水肿,因双侧肩胛骨区癌性疼痛1年余在家4次自杀未遂。患者家属因无法承担好照护而痛苦不堪。后于××××年5月入住某医院安宁疗护病房。经过安宁疗护病房医护人员全方位照护,李某于入院后1个月平静离世。

　　请思考:
　　(1)该患者在安宁疗护病房接受的是哪种类型的照护?
　　(2)什么样的患者能接受此类照护?
　　(3)安宁疗护护士发挥了什么职能和作用?

一、安宁疗护的起源

　　安宁疗护一词源于英文"hospice",专门用于救治不治之症患者的场所。因此,在中世纪的欧洲,"hospice"是指为旅行者提供中途休息、补足体力的驿站,其原意是"济贫院""救济院",是一种早期的慈善服务机构,后引申其义,指帮助那些在人生旅途最后一站的人,着重为终末期患者控制病痛,以及在患者去世后为家属提供情感支持。1967年,西西里·桑德斯博士(Cicely Sanders)在英国创建了名为St.Christopher's Hospice的机构,旨在为身患绝症、长期疾病的患者解除疼痛,减轻痛苦和不适症状,让其尽可能享受生命最后几周或几个月的平和、温暖、没有痛苦的生活。1988年天津医学院临终关怀研究中心成立,"Hospice"被翻译成"临终关怀"开始在我国正式使用。

2017年国家卫生计生委颁布的《安宁疗护实践指南(试行)》中确定用词"安宁疗护"。采用"安宁疗护"一词可避免传统文化和生死观对于"临终"和"死亡"的避讳,在现有语境下有利于推动我国安宁疗护事业的发展。

二、安宁疗护概念与内涵

(一)安宁疗护概念

我国《安宁疗护实践指南(试行)》对安宁疗护定义是:安宁疗护以终末期患者和家属为中心,以多学科协作模式进行实践,主要内容包括疼痛及其他症状控制、舒适照护、心理、精神及社会支持等。

(二)安宁疗护理念

安宁疗护的理念为"维护生命,把濒死认作正常过程""不加速也不拖延死亡""控制疼痛及心理精神问题""提供支持系统以帮助家属处理丧事并进行心理抚慰"。安宁疗护并非放弃对患者的积极救治,也不是"安乐死",而是用专业的方法帮助患者,确保其拥有最佳的生活质量,同时帮助患者的家庭和亲属能够平静面对亲人的离世。

(三)安宁疗护目标

现代安宁疗护之母西西里·桑德斯提出的安宁疗护目标是:消除内心冲突、复合人际关系、实现特殊心愿、安排未完成的事业及与亲朋好友道别。

1. **减少患者痛苦**　安宁疗护目的不再通过积极方式治愈疾病,而是通过控制各种症状,缓解症状给患者带来的不适,减轻患者痛苦,提高其生活质量。

2. **维护患者尊严**　通过尊重患者对生命末期治疗的自主权力,尊重患者的文化和习俗需求,采取患者自愿接受的治疗方法;并在照护过程中,将患者当成完整的个人,而不是疾病的代号,提升患者的尊严感。

3. **帮助患者平静离世**　通过与患者及家属沟通交流,了解患者未被满足需要、人际关系网络及在生命末期想要实现的愿望,并帮助其实现,达到内心平和、精神健康的状态,患者能平静离开人世。

4. **减轻丧亲者的负担**　通过安宁疗护多学科队伍的照护,减轻家属的照护负担;并给丧亲者提供居丧期的帮助和支持,帮助丧亲者度过哀伤阶段。

(四)安宁疗护的原则

1. **人道主义原则**　是指以救治患者的苦痛与生命,尊重患者的权利和人格为中心的医学道德的基本原则之一。以关怀人、尊重人,以人为中心作为观察问题、处理问题的准则。在安宁疗护实践活动中,要求医务人员要有敬畏并尊重生命的意识,尊重每一名终末期患者,尊重患者的生命质量与生命价值,尊重终末期患者的正当愿望,提供患者身体、心理、社会、精神全方位的照顾及对家属的哀伤辅导。

2. **以照护为主的原则**　安宁疗护服务于终末期患者,主要以提高患者生命末期生命质量为目的,尽量按照患者及家属的希望来护理,而不是千方百计延长患者的生存时间。

3. **全方位照护原则**　为患者及家属提供24h全天候服务,包括对终末期患者生理、心理、社会、精神等方面的照护与关怀以及帮助患者家属尽快摆脱居丧期的痛苦，顺利恢复正常生活。

（五）安宁疗护服务对象

2017年国家卫生计生委颁发的《安宁疗护实践指南（试行）》明确指出，安宁疗护以终末期患者和家属为中心。其中患者符合以下条件就可获得安宁疗护服务：

1. 疾病终末期，出现症状。

2. 拒绝原发疾病的检查、诊断和治疗。

3. 接受安宁疗护的理念，具有安宁疗护的需求和意愿。

目前关于生命末期的界定没有统一标准，现有的医学手段无法准确预测生存期，只要患者有需求和意愿，都应获得安宁疗护。

（六）安宁疗护的服务内涵

安宁疗护服务内涵主要体现在五个方面，即"全人、全家、全程、全队、全社区"。

1. **全人照顾** 终末期患者在生命最后阶段一般会面临疼痛、呼吸困难、水肿等各种不适症状，同时面对病情与生命的不确定性，常会产生焦虑、抑郁、伤心等负性情绪反应，加上家庭社会支持网络的改变或不足，易导致患者觉得人生缺乏意义及价值感，感到无力、无助，甚至有轻生的危机。因此，对于终末期患者，安宁疗护需要提供身体、心理、社会、精神多维度的全人照顾。

2. **全家照顾** 终末期患者最后会走向死亡，而死亡是整个家庭甚至整个家族的大事；家属也是安宁疗护团队需要关注的重点；在照顾终末期患者时，由于照顾时间长、照顾技能缺乏等多方面因素，家属也会出现身体、心理多方面的问题。所以除了照顾患者之外，也要照顾家属，解决体力、心理、悲伤等问题。

3. **全程照顾** 安宁疗护不仅局限于住院终末期患者，从患者入住安宁疗护病房一直至患者死亡接受（包括住院及居家照顾），安宁疗护工作人员都会全程对患者进行管理，同时也包括对家属的悲伤辅导。

4. **全队照顾** 安宁疗护是一个多学科团队合作的工作，成员包括医师、护士、社工师、志工（义工）、营养师、心理师等；当然这些成员并不是固定的，凡是患者所需要的都可以是团队的成员。在团队中，每个成员都负责终末期患者照顾的一部分，如症状控制、心理辅导、社会支持、精神照护等。凡是与患者照护有关的都需要加入团队服务，不是只靠某一专科就可以做好安宁疗护的工作。

5. **全社区照顾** 安宁疗护照护不仅是医疗机构、护理院的责任，也是全社会的职责。作为安宁疗护工作者，应积极寻找和连结社会资源，动员全社会的力量，为贫困的终末期患者和家庭提供实际救助，奉献爱心。

（七）安宁疗护的服务内容

1. **症状控制** 终末期患者具有疼痛、呼吸困难、厌食、吞咽困难、恶心、呕吐、便秘、无力、昏迷和压力性损伤等不适症状，使患者在身体上受到极大的痛苦。因此，终末期患者常见症状控制及护理是安宁疗护的核心内容，是心理、社会、精神层面照护的基础。安宁疗护通过症状管理措施缓解终末期患者的症状负担，减轻痛苦，最大程度提高患者的生活质量。

2. **舒适照护** 随着死亡脚步的临近，终末期患者的症状更加恶化，会出现呼吸困难、喉间痰鸣音、神志不清、指甲苍白或发绀、出冷汗、四肢厥冷等症状。因此,为终末期患者提供舒适照护是安宁疗护不可缺少的一部分,舒适照护包括:

（1）病室环境的管理。

（2）床单位的管理。

（3）口腔护理。

（4）肠内、外营养护理。

（5）静脉导管的维护。

（6）留置导尿的护理。

（7）会阴护理。

（8）协助沐浴和床上擦浴。

（9）床上洗头。

（10）协助进食饮水。

（11）排尿、排便异常的护理。

（12）卧位的护理。

（13）体位转换。

（14）轮椅与平车的使用。

3. 心理支持和人文关怀

（1）**心理支持**:安宁疗护使终末期患者在接近死亡时倍感温暖,使每一患者的尊严得到维护,心理得到安慰。一个人在知道自己不久于人世时,恐惧、惊慌、悲伤等情绪都有可能产生。美国精神科医师 Kubler Ross 曾提"临终心理五阶段说",即否认期、愤怒期、协议期、忧郁期和接受期。受不同文化背景、传统死亡观和医疗制度的影响,国内的临床观察表明,终末期患者心理行为并不一定按顺序出现。安宁疗护工作人员应正确区分患者的心理分期,通过表情、言语、姿势、行为等影响和改变生命末期患者的心理状态和行为,接触他们的苦闷及恐惧;同时通过与患者的交流,了解患者的心理需求和意愿,帮助其缓解情感上的不安,适应临终这个突发事件。合适的心理支持和人文关怀可以与症状控制互相作用,以提高终末期患者的生命质量。

（2）**社会支持**:终末期患者基本脱离社会,人际关系网络发生改变,易导致患者产生支持度不够等感受。结合现代生物 – 心理 – 社会医学模式转变,安宁疗护工作者要关心、爱护终末期患者,了解患者心理需求和变化,做好宣教、解释和沟通。鼓励有条件的医疗机构开展医务社会工作和志愿者服务,为有需求的患者获取社会资源提供帮助;同时,鼓励家属参与照护、及时表达对患者的关心,让他们感受到外界的关心与支持,尽力满足患者的要求和希望,使他们在精神上得到宽慰和安抚,陪伴患者直至其逝世。

（3）**精神抚慰**:濒死患者在情绪上会出现否认、害怕、忧郁等,尤其是离开存活世界的离体经验增强,死亡须独自面对时,害怕被遗弃及死后留下挚爱的家人,他们也会常常思考:

1）"为什么是我得了这种疾病?"

2）"我的生命还有什么意义?"

3）"我还有一些心愿没有完成。"

此时,在精神上,他们往往希望找到一种信念,如生命、平安、喜乐的源头,有些患者会表示自己来日不多,希望与亲人告别,期望在临终前了却恩怨、得到宽恕与安慰,期待在自己熟悉的环境有亲人陪伴、关怀下安然离世。安宁疗护工作者应通过倾听、同理、冥想等精神抚慰方法缓解患者精神的困扰，包括帮助患者在生命末期寻求生命的意义、自我实现、希望与创造、信念与信任、平静与舒适、给予爱与宽恕等。

（4）死亡教育：死亡教育是一种人文关怀的表现。大部分终末期患者和家属面对即将来临的死亡会具有恐惧感，可能来源于对死亡本身的恐惧，也可能来自对死亡过程及死后未知的一种畏惧。在中国传统文化下，民众普遍认为死亡是个禁忌话题，对死亡或是淡漠处之，或是讳莫如深，或是以虚妄的幻想自我安慰，对于终末期患者而言，很多家属更是不愿意谈及死亡，认为"死亡"这些字眼会给患者带来厄运。人们不能正确认识死亡、忽视死者临终意愿等做法，不仅不利于安宁疗护工作的开展，也会导致忽略患者自身的感受和意愿，增加终末期患者和家属的痛苦。因此，通过死亡教育普及正确的生死观，帮助人们正确面对自我之死和他人之死，理解生与死是人类自然生命历程的必然组成部分，消除人们对死亡的恐惧、焦虑等心理，坦然面对死亡。

（5）哀伤辅导：亲人面对终末期患者即将离去，极其悲伤，也是悲哀的高峰期。家属是患者的生活依靠和精神支柱，大多数终末期患者希望有家属陪伴，度过生命的最后行程。部分家属在居丧时期，或难以接受丧亲的现实，或不能承受丧亲的痛苦，亦或无法适应丧亲后的环境改变，从而表现出严重的焦虑、烦躁和愤怒，甚至自毁行为。安宁疗护工作者可以与家属交流沟通，进行死亡教育，聆听家属的诉说，鼓励和引导其宣泄情感，做好患者的生活起居，料理好患者遗体等。在患者去世后，安宁疗护工作者可通过电话、邮件或探访的方式，与家属保持联系，通过哀伤辅导技术帮助他们摆脱丧亲痛苦，尽快恢复正常生活。

三、缓和医疗的概念和内涵

（一）缓和医疗的概念

1990 年 WHO 首次提出缓和医疗的定义，并于 2002 年将定义修改为：缓和医疗是一种通过早期识别、积极评估、控制疼痛和其他痛苦症状，包括身体、心理、社会和精神困扰，来预防和缓解身心痛苦，从而改善面临威胁生命疾病的患者（成人和儿童）及其家属生活质量的一种方法。

（二）缓和医疗的内涵

1. 缓和医疗的服务对象

（1）疾病早期，但尚未进展至终末期。

（2）出现症状，不论疾病的阶段和预后，可以在治愈疾病这个目标下进行。

（3）具有缓和医疗的需求和意愿。

2. 缓和医疗的原则　缓和医疗是一个积极的治疗理念，并非消极措施。WHO 在对缓和医疗做出明确定义的同时，提出了缓和医疗的实践原则，并在不断更新缓和医疗的原则。从 2002 年 WHO 提出的从"不推迟死亡"到"不是加速死亡"原则的变化可看到缓和医疗的理念与适用范围在不断向疾病早期推进。

（1）早期发现问题并全面评估和处理。

（2）提高生活质量，促进尊严和舒适，也可能对疾病进程产生积极影响。

（3）在整个疾病过程中为患者及其家人提供支持。

（4）与严重或限制生命的疾病问题结合考虑，并加以预防、早期诊断和治疗。

（5）适用于疾病早期，与其他旨在延长生命的治疗共同使用。

（6）为终末期时价值存疑的疾病缓解和生命维持治疗提供替代方案，并协助关于生命维持治疗的优化利用决策。

（7）适用于患有严重或危及生命疾病并长期遭受身体、心理、社会或精神痛苦的患者。

（8）如果需要，在患者去世后为家庭成员提供丧亲支持。

（9）旨在减轻因病致贫对患者和家庭的影响，避免因疾病导致经济困难。

（10）不是加速死亡，而是提供必要的治疗，根据患者的需求和价值观为其提供足够的舒适度。

（11）应由各级卫生服务系统的医务人员提供，包括初级卫生服务提供者、全科医生和专科医生；提供不同层次（基础－中等－专业）的缓和医疗技能培训。

（12）鼓励社区和民众积极参与。

（13）在各级卫生服务系统提供门诊、住院和居家照护。

（14）提供连续性服务，从而强化卫生服务系统。

（三）安宁疗护与缓和医疗的区别

缓和医疗起源于对安宁疗护的关注，随后逐步扩展并整合到整个疾病过程中。在临床和社会实践中，疾病早期和终末期的治疗思路是截然不同的，安宁疗护并不等同于缓和医疗。两者在症状控制和给予患方关爱照护方面的服务是相似的，但应用前提有所不同。患者进入安宁疗护的前提是"放弃原发疾病的治疗且可以接受死亡的来临"，其核心目标是减轻痛苦和控制不适症状，提高终末期生活质量。而缓和医疗应在疾病早期与疾病治愈性治疗措施一起使用，帮助患者积极面对疾病，能够更好承受专科治疗。

通过对安宁疗护和缓和医疗的理念、概念和实践内容进行分析，两者在介入时间、服务对象、目的、内容、方式、结果及潜在风险等方面均存在区别和差异（表1-1-1-1）。

表1-1-1-1 安宁疗护和缓和医疗的区别

概念	安宁疗护	缓和医疗
服务对象	疾病终末期患者和家属	面临生命威胁疾病的患者及其家属
介入时间	疾病终末期	疾病早期介入
服务内容	1. 为患者提供身体、心理、社会、精神的全人照护，减轻痛苦，包括以改善症状为目的的姑息性干预（如姑息性手术、姑息性放疗或介入治疗等） 2. 为患者及家属提供医疗、护理、法律、情绪等方面的支持服务	1. 预防、控制、解除患者身体、心理、社会、精神等方面的困扰；在疾病早期联合治愈性治疗措施（如治愈性手术、标准放化疗等），提供综合治疗和连续性服务 2. 为患者及家属提供医疗、护理、法律、情绪等方面的支持服务
服务目的	帮助患者在生命末期"好好地活"，提高生命质量和死亡质量	改善患者及家属的生活质量，帮助家庭积极面对疾病，让患者"活得更好"
服务结果	帮助患者舒适、安详、有尊严离去；舒适度＞安全（两害相权取其轻）	使患者能够承受专科对因治疗措施；安全＞风险

续表

概念	安宁疗护	缓和医疗
服务层次	1. 一级医疗机构、社区和居家服务 2. 二级医疗机构住院服务 3. 三级医疗机构高质量住院服务不再继续原发疾病的治疗	1. 基础水平的缓和医疗服务 2. 中等水平的缓和医疗服务 3. 专业的缓和医疗服务
主要区别	不再继续原发病的治疗	继续原发疾病的治疗

（成琴琴　李　硕）

第二节　安宁疗护的发展

安宁疗护是近代医学领域中的一门新兴的边缘性交叉学科,是社会需求和人类文明发展的标志。20 世纪 50 年代,英国护士西西里·桑德斯博士(Cicely Sanders)在长期工作的肿瘤医院中,目睹了许多垂危患者的痛苦,于是她在 1967 年创办了世界上第一所临终关怀机构——St. Christopher's Hospice(圣克里斯多弗宁养院),让垂危患者在人生的最后一阶段得到了舒适的照护,从而点燃了人类安宁疗护运动的灯塔。之后,许多国家开展了安宁疗护实践。

一、中国安宁疗护发展

20 世纪 80 年代初,我国台湾地区参考其他国家的先进经验,开始探索安宁疗护之路。1983 年康泰医疗教育基金会成立安宁居家疗护,被认为是我国台湾地区安宁疗护运动的开始。1988 年台北马偕医院成立了安宁照护小组。1990 年 3 月在台北马偕医院建立第一幢安宁疗护病房,并多次举办有关安宁疗护方面的研讨会。安宁疗护在我国台湾已通过相关规定,要求医院设立宁养科,专门负责该方面工作,且在财政上被给予大力支持,使每位需要安宁照护的患者,不论贫穷富贵都能得到很好地舒适照护。其中成功大学医学院附设医院开展的安宁疗护是台湾地区的代表。成功大学医学院附设医院建于 1988 年,拥有床位1 346 张,1998 年开设安宁病房,有病床 12 张,2012 年扩增为 20 张,该病房又称"缘恩病房",为终末期患者提供安宁住院疗护,同时,开展安宁共同照护,让有安宁照顾需求的患者,不会因主客观因素没有转入安宁照顾体系,也能接受安宁照顾;开展居家安宁疗护,让患者在家仍能接受安宁疗护服务,方便照顾患者、减少往返奔波,也节省医疗资源。

安宁疗护在我国香港始于 1982 年的香港天主教医院,他们建立了第一个舒缓医学小组,当时共 6 张舒缓医学床位,他们主要为癌症晚期患者提供善终服务活动。1983 年舒缓医学机构开始了家庭舒缓医学服务,其中包括为死者家属提供居丧服务。1986 年成立了善终服务促进会,随之开展了安宁疗护有关知识的传播及普及,主要是到医学或护理院校讲授安宁疗护相关知识,帮助医院建立安宁疗护小组或病房,并对医护人员进行培训。1987年7月,我国香港地区创立了善终服务会,1988年为推动期,1991年为稳定期,1992年为拓展期。据1997年统计,我国香港地区安宁疗护中90%为癌症患者,而45%死于癌症的患者获得了善终服务。在我国香港,从事安宁疗护的护士称为"握手护士"或"握手姑娘",且备受民众尊重。

我国大陆开展安宁疗护有二十多年的历史,主要接受各种疾病中晚期的患者,重点为其提供日常生活照护、止痛、缓解疾病症状所造成的痛苦等舒缓医学服务较大程度上体现了人文关怀,与综合医院普通病房为终末期患者提供的医疗救护相比,大大降低了无效救治的种类和频次,减少了昂贵的辅助检查费用,增加了情感关怀和心理抚慰等服务内容,一定程度上节省了医疗卫生资源。安宁疗护的发展得到相应政府部门的支持,如上海市政府为提高肿瘤晚期患者临终生命质量,促进医疗资源合理利用,进一步提升城市的文明水平,于2012年将"病房和居家舒缓医学"列为2012年市政府要完成的与人民生活密切相关的实事项目,并从内容安排、资金筹措、准入标准、经费补贴等方面给予一定的支持。从1988年成立首家安宁疗护机构至今,我国仅有安宁疗护医院100余家,这与现实需求存在较大差距。经历20多年的发展,安宁疗护医院在上海、北京、天津、广州等大城市相继建立。在医院安宁疗护模式中,湖南省肿瘤医院于2013年开设安宁疗护病房,设置8张床位,于2018年5月扩张至20张床位,在不断探索和实践之后,形成了适合于晚期癌症患者的全人安宁疗护服务模式。

近几年国家颁发了相关政策和文件,为我国安宁疗护事业的发展提供了新的契机与平台。2016年中共中央、国务院印发的《"健康中国2030"规划纲要》提出:"要重视全生命周期,实现从胎儿到生命终点的全程健康服务和健康保障,全面维护人民健康";2017年国家卫生计生委发布了《安宁疗护中心基本标准(试行)》《安宁疗护中心管理规范(试行)》《安宁疗护实践指南(试行)》三个安宁疗护相关的指导性文件,为我国安宁疗护专科发展提出了方向,是我国安宁疗护专科事业发展的里程碑。同年9月,我国选定了北京市海淀区、上海市普陀区、吉林省长春市、河南省洛阳市、四川省德阳市为安宁疗护试点单位,作为医改的优先项目。2018年7月国家卫生健康委员会(卫健委)、国家发展和改革委员会等11个部门联合印发《关于促进护理服务业改革与发展的指导意见》,指出需要全面推进安宁疗护工作,完善安宁疗护服务供给,这也是第1次多个部门联合发文指出发展安宁疗护的必要及紧迫。2019年5月国家卫健委又印发《关于开展第二批安宁疗护试点工作的通知》,在上海市和北京市西城区等启动第二批试点,扩大到71个市(区)。2019年9月国家卫健委、国家发展和改革委员会等8个部门联合制定的《关于建立完善老年健康服务体系的指导意见》明确提出安宁疗护从机构设置、项目收费、进入标准、服务模式、试点经验和稳步扩大试点等任务。2019年11月中共中央、国务院印发《国家积极应对人口老龄化中长期规划》将安宁疗护纳入应对人口老龄化的具体工作任务。2019年12月25号中日韩发布《中日韩积极健康老龄化合作联合宣言》提出:从生命全过程的角度提供终末期安宁疗护一体化综合服务。2019年12月28日第十三届全国人民代表大会常务委员会第十五次会议通过《中华人民共和国基本医疗卫生与健康促进法》,其中第三十六条规定"各级各类医疗卫生机构应当分工合作,为公民提供预防、保健、治疗、护理、康复、安宁疗护等全方位全周期的医疗卫生服务"。该法自2020年6月1号施行,从立法层面把安宁疗护列入国家健康体系。安宁疗护服务形式正式被国家和政府承认并立法,这是国家和社会进步的标志。

二、国际安宁疗护发展

（一）英国安宁疗护发展现状

英国的安宁疗护事业一直处于全球领先地位，其安宁疗护教育培训开展时间也很早并设有"死亡教育课"，国民的认知度及参与度均较高，制度建设完善，1988 年英国将缓和医学定为医学专科，向不治之症患者提供一种积极性、整体性和人性化的医疗团队照护。其基本特点是服务机构数量多、覆盖面广、专业水平高、普通民众参与程度高。服务类型主要包括住院服务、日间服务、家庭安宁疗护、社区护理等。大多数安宁疗护（83%）是在以社区为基础的环境中提供的，包括家庭护理/家庭安宁疗护、门诊服务和安宁疗护日托。截至 2016 年底英国安宁疗护医院约有 220 所，并实行全民公费医疗，每年为英国 20 多万临终和生命受限的患者提供护理服务，这个数字一直在增长。

（二）美国安宁疗护发展现状

美国安宁疗护开始于 1974 年。1982 年美国政府在医疗保险计划《老年人的卫生保健计划》中加入了安宁疗护的内容。这项政策的出台为安宁疗护在美国的发展提供了财政支持，同时也为其发展奠定了基础。由于政策的支持，各州市相继成立了安宁疗护服务机构。此时美国的安宁疗护服务在处理复合性疼痛及症状管理方面得到了增强，安宁疗护组织由小的自愿组织发展到正规的盈利或非盈利性机构。1996 年美国的晚期癌症患者中接受安宁疗护的比例已达到 43.4%。如今，美国国家安宁疗护组织（National Hospice Organization，NHO）在 50 个州运行，绝大多数的美国医院已提供安宁疗护服务，且有独立的机构——安宁疗护和姑息护理协会附设的培训认证机构（National Board for Certification of Hospice and Palliative Care Nurses，NBCHPN）对从事安宁疗护的安宁疗护护士进行资格认证，这为美国安宁疗护专科护士的培养以及专科事业的发展起到了促进作用。

在美国，提供安宁疗护服务的机构按照经营机制主要分为政府组织、盈利性机构、非盈利性机构、不确定类型四类；按照组织结构主要分为隶属于某一法人机构、独立法人、不确定类型三类。美国多数安宁疗护照料由医疗保险提供。在医疗保险计划中，安宁疗护为有医疗保险的患者提供全程服务，并包含所有的药物和设备。美国的医疗保险安宁疗护福利包括：

1. 护理服务。
2. 内科医师服务。
3. 药物和生物学治疗。
4. 内科、手术、语言治疗。
5. 家庭保健援助和居家照护。
6. 医疗和医疗器械支持。
7. 短期住院患者照护。
8. 医疗社会服务。
9. 精神、饮食和其他咨询。
10. 经专业培训的志愿者。

11. 丧葬服务。

（三）澳大利亚安宁疗护发展现状

早在 19 世纪初,澳大利亚就已经提出《国家慢性病策略》和《国家姑息治疗策略》,同时建立慢性病自我管理系统,为慢性病患者和老年人的安宁疗护提供政策上的保障。其中,全人服务是澳大利亚慢性病安宁疗护最大的特点,为慢性病患者提供"四全服务",即"全人、全程、全队和全家"服务。2000 年澳大利亚制定了《国家缓和医疗战略》,并得到所有辖区的认可,其在 2010 年更新,力求提高缓和医疗服务的覆盖面。为提高护理质量,澳大利亚在 2006 年开始实施《缓和医疗结局协作》质量改进计划,对接受不同服务的患者的结局指标进行了基准测试。2006 年开展了针对 13 项关键举措的国家缓和医疗自我评估项目,通过现有的质量改进和认证周期来改善质量,支持服务。健康老龄化是澳大利亚国家政策基础,2012 年由联邦政府资助的 "living longer–living better" 的老年护理改革计划提出开展老年姑息护理咨询服务,旨在提供更好的支持以解决患者未满足的缓和医疗需求。此外,澳大利亚制定了以循证为基础的缓和医疗指南,较完善的政策和制度极大促进了澳大利亚安宁疗护的发展。有数据显示,2011 年澳大利亚有接近 147 000 人死亡,其中 70% 的人享受了安宁疗护带来的益处。

（四）日本安宁疗护的发展现状

在亚洲,首先进行安宁疗护的是日本。1938 年日本颁布了《国民健康保险法》,1962 年普及了健康保险,医疗保险体系由雇佣者保险、国民健康保险、老人保险三部分组成。1990 年日本山口红十字会医院成立了安宁疗护研究会;1991 年,日本成立了安宁缓和医疗协会并设立安宁疗护病房。为了适应社会需求,日本于 1997 年 10 月制定了《长期护理服务保险法》,2000 年正式实施,该保险法以 65 岁以上生活需要照护的老人和 40 岁以上生活不能自理的患者为对象,经过专家鉴定委员会认定,方可享受保险服务;2001 年 5 月,日本、新加坡、马来西亚等 15 个地区及国家成立了"亚太安宁缓和医学学会",这是全球第一个推动安宁疗护的国际组织。2007 年日本颁布了《癌症控制法案》,推动了安宁疗护的发展。为了顺应安宁疗护需求的增加。相关的研究生教育正通过医生的继续医学教育管理与评价陆续开展,已有超过 3 万名内科医生参加了"舒缓医学症状处理重点项目"（PEACE 项目）的培训。

（成琴琴　路桂军）

第三节　安宁疗护专科护士的角色与定位

一、实施者

《安宁疗护实践指南（试行）》（简称《实践指南》）指出安宁疗护实践是以终末期患者和家属为服务对象,内容包括疼痛及其他症状控制、舒适照护、心理、精神及社会支持等。安宁疗护的症状管理包括对疼痛、呼吸困难、咳嗽、咳痰、恶心、呕吐、呕血、便血、腹胀、水肿、发热、厌食、恶病质等症状评估、观察及护理。在心理和精神护理方面,护士应用治疗性沟通技巧与患者建立信任的关系,引导患者面对和接受疾病状况,帮助患者良好应对疾病,坦然面对死亡,重新建立人生的目的及意义,使其平和地度过人生最后阶段,让其平静、无痛苦、有尊严地离世。在社会支持方面,护士根据患者的需要,积极调动社会资源,给患者提供帮助、鼓励和支持,同时,鼓励患者积极寻求身边可利用的社会支持网络。此外,护士也为患者的家属提供服务。在患者家属照护过程中,护士鼓励家属参与患者的诊治过程,指导其家属如何对患者实施最佳照护,鼓励家属给予患者提供有效的社会支持。患者死后对于其家属的照护也是安宁疗护必不可少的一部分。因此,在终末期患者逝世后,护士还需对家属进行丧亲辅导,使其从丧失亲人的痛苦和悲伤中脱离。

二、协调者

《实践指南》指出安宁疗护实践以多学科协作模式进行。多学科团队是跨学科的整合管理模式,临床医生、麻醉医生、护士、心理咨询师、营养师、社会工作者等都是团队成员,各司其职。研究和实践均证明,护士在构建和维持多学科团队照护网络中起着重要的作用。首先,护士作为多学科团队的成员,根据终末期患者及家属的护理问题及需求,与其他成员进行信息交流、咨询并反馈信息,制订最佳护理措施,同时,护士也可根据自己知识和经验给予其他成员提供专业建议;其次,终末期患者的照护过程是多学科团队不断合作和协商的过程,护士是整个过程的协调者。多学科团队各成员均以终末期患者及家属为中心,从各自专业角度出发,以解决他们的健康问题及需求为目的展开照护计划,作为责任人的护士是合作者、结合者和协调者,起着沟通、交流、协调的作用,让患者及家属得到有序、有效、合理、最佳照护。多学科团队之间不同照护活动之间过渡的连续性及紧密性可使患者受益,护士不仅是多学科团队与患者之间的联系人,也是团队其他成员之间的协调人,能促进这种过渡的连续性及紧密性。

三、代言者

终末期癌症患者,在整个癌症旅程中,都会面临或多或少身体、心理、社会、精神方面的困扰。2019年2月,美国国家综合癌症网络(National Comprehensive Cancer Network,NCCN)发布的《2019版安宁疗护临床实践指南》(以下简称《NCCN实践指南》)指出,为了让符合筛查条件的患者接受安宁疗护,其抗癌治疗的疗效和负担、生理症状、心理社会或精神困扰、个人目标、价值观和预期生存时间、教育及信息需求以及影响照护的文化因素均需进行评估。护士作为医疗团队中与癌症患者接触最多的专业人员,是这些评估的主要完成者。因此,安宁疗护护士是终末期患者的代言人。在临床工作中,安宁疗护护士通过有效、准确的评估工具或交流对患者进行连续、动态评估,并结合自身的专业理论知识和其临床经验对结果进行评判,其结果可为安宁疗护护士制订针对性的护理干预措施提供参考依据,也是临床医生制订和修改诊疗计划的评判依据。

四、教育者

护士作为教育者具有两层含义。其一,护士是患者照护过程中健康教育的主要实施者。

疾病诊治及康复过程中，不仅需要医疗团队的专业技术和指导，也需患者和家属的主动参与和配合。由于终末期患者即将面临死亡，多数患者存在恐惧感、无力感及丧失生活希望及目标，同时也遭受疼痛等身体上的痛苦，因此，患者的遵医行为可能与其他疾病阶段的患者存在差异。护士通过有效的健康教育指导，如用药指导、饮食指导、运动指导等，不仅可以提高患者的治疗依从性，减轻患者的不适感和痛苦，也可通过增加患者及家属疾病相关知识，减轻他们由于知识缺乏引起的恐惧及焦虑情绪。但是，终末期患者由于心理状况的特殊性，如何与之进行沟通、使健康教育达到最佳效果是安宁疗护护士需要思考的难题。其二，护士也是护理同行的教育者。随着护理学由简单的医学辅助学科发展为现代独立的一门学科，护理学在深度和广度上都得到了延伸和拓展。安宁疗护是一门专科性、实践性很强的专科，由于服务对象的特殊性，其临床实践也具有挑战性，安宁疗护护士在实践中不断探索经验，也以教育者的身份将知识和经验传递。

五、研究者

专业学科的发展离不开科研创新及临床实践。护士作为安宁疗护实践的主要实施者，与服务对象接触最为紧密，其可根据终末期患者和家属在治疗及康复过程中需要解决的问题及需求展开科学研究，为患者及家属提供最佳循证实践。目前，随着社会发展对安宁疗护的需求、国家政策层面的重视，医学、社会学、人文学、哲学等多个领域的科学工作者从安宁疗护领域政策、管理、模式、实践等多个方面开展了研究，其中也有越来越多的安宁疗护护士开展了深层次、多维度、多方位的研究。分析 2009~2018 年近 10 年的安宁疗护领域科学引文检索（SCI）发文量，其中排名前 3 位的国家是美国、英国和加拿大，我国排第 12 位。在这些研究中，研究的主要类型为随机对照实验；研究关注的热点主要是癌症患者的生活质量以及对安宁疗护的管理等，近 3 年的研究前沿主要是需求、支持性照护、早期安宁疗护等。从事安宁疗护的护士可综合国内外安宁疗护研究热点及前沿，结合我国终末期患者的需求和安宁疗护本土化需求，在更广泛的范围内开展本土化研究。在安宁疗护工作临床中，安宁疗护护士的作用全面贯穿在各个环节中，需要做好各个环节工作，不能顾此失彼或遗漏中间任何一个环节。对于安宁疗护护士，我们应加强自己的专业素养，培养人文情怀，强化心理素质，带着爱心、责任心去履行我们应有的职责和义务。

六、如何做一名好的安宁护理工作者

（一）安宁疗护专科护士具备的核心能力

美国护理学院联合会（American Association of Colleges of Nursing, AACN）指出，安宁疗护护士需具备一定的核心能力，才可能为患者及家属提供高质量的安宁疗护服务。体现为护士与跨学科团队合作的能力及遇到复杂问题寻求资深人员支持的能力，与患者及家属沟通及对社会大众宣传教育安宁疗护（姑息照护）的能力，及运用证据解决问题的能力。这三方面能力诠释了以上安宁疗护护士五个重要角色和职能。在具体临床工作中，安宁疗护护士需做到以下 7 个 "C"：交流（communication）、协调与合作（co-ordination）、控制症状（control of symptoms）、护理的持续性（包括下班时间）（continuity including out of hours）、持续学习（continued learning）、照顾者支持（carer support）、濒死期照护（care in the dying phase）。

（二）安宁疗护专科护士具备的素质与要求

1. 安宁疗护专科护士应具备的条件

（1）认真履行人道主义原则。

（2）安宁疗护专业素质。

（3）熟练的操作技能。

（4）安宁疗护专业知识。

（5）独立的工作能力。

2. 安宁疗护专科护士应具备的素质

（1）尊重人性。

（2）道德情操。

（3）护理技能。

（4）心理照护能力。

（5）团结协作，乐于奉献精神。

（三）安宁疗护专科护士应具备的专业内涵

1. 明确安宁疗护的意义和内涵，肯定安宁疗护理念。

2. 认可安宁疗护的专业精神，不断自我"充电"，接受专业培训和持续学习，并改善工作方法与内容。

3. 自我肯定工作意义和价值，认识到安宁疗护团队的合作精神，充分尊重其专业。

4. 尊重终末期患者及家属的决定，维持生命尊严及质量。

5. 安宁疗护是一种理念的革新，必须结合本地实际，在充分了解安宁疗护与死亡观念下，推动正确的死亡教育。

安宁疗护是一项多学科团队协作的实践模式，安宁疗护护士作为不可缺少的一员，在安宁疗护实践中发挥着重要角色和职能。从实践内容来看，安宁疗护护士是安宁疗护实践的实施者、多学科团队的协调者、终末期患者的代言者、专科领域的教育者，更是推动安宁疗护学科发展的研究者。

（成琴琴　李　硕）

第二章　安宁疗护患者生存期评估

学习目标

完成本章内容学习后,学员应能:

1. 复述　患者终末期阶段的临床表现。
2. 列出　安宁疗护生存期评估流程。
3. 描述　生存期预测的影响因素。
4. 应用　癌症末期和非癌末期患者生存期评估工具。

第一节　概　　述

导学案例

张先生,72 岁。患者 5 年前诊断左输尿管浸润性高级别尿路上皮癌,行根治术后复发。1 年半前再行左肾输尿管及膀胱切术 + 右侧输尿管皮肤造瘘术。3 个月前多发肝脏、腹盆腔多发淋巴结和胸腰椎及右侧髂骨转移。近 3 周因重度癌痛(NRS 7~8)、乏力卧床,进食极少,翻身等被动活动时伴气短。

查体:卧床,神情,可简短交流。左肩、胸腰椎、右髋压痛,双下肢轻度浮肿。

血常规:血红蛋白(Hb)82g/L,白细胞计数(WBC)14×10⁹/L,中性粒细胞占比 90%,淋巴细胞占比 10%,血小板计数(PLT)86×10⁹/L。

请思考:

(1)请评估张先生的预期生存期大约是多长时间?

(2)简述安宁疗护生存期评估流程和方法。

一、生存期评估的意义

对疾病的诊断、治疗和预后,一直是临床医学的三大主要技能(Hutchinson,1934)。在 21 世纪,全球安宁疗护的兴起,照护生命期≤6 个月的晚期癌症、终末器官衰竭和失智等慢性不可治愈的疾病,使患者的生存期评估再次提上日程。

生存期评估在慢性、不可治愈疾病的诊疗过程中意义重大,因为它是医疗保健人员、患者及家属制订相关临床决策的基本前提,使安宁疗护能及时介入和实施,提供专业、整体的围死亡期照护,是实现善终的必要途径。

1. 为患者及家属拟定照护策略提供资讯 生存期评估可对终末期患者选择家庭护理或合适的照护场所提供依据。使用合适的医疗方法将会减少经济负担,且可以提供最佳照顾。当患者权衡延长生命与伴随的痛苦及相关治疗风险后,有助于其选择适合的治疗策略。

2. 协助照护团队做出诊疗抉择 当延长生命已无可能时,医生能够指导照护团队选择支持疗法和能够提高生活质量的诊疗抉择。

3. 确定安宁疗护的介入时间及方式 预计患者生存期有助于医护人员选择安宁疗护介入时间及方式。在美国,生存期预期≤6个月的患者可以获得安宁疗护资格;在英国、德国等地的连续性医疗照护中,根据病程的不同阶段先后提供早期缓和医疗支持,以及当慢性疾病进展到某些指标符合预定的标准时,及时过渡为安宁疗护阶段。

4. 协助临床研究设计与分析 准确的生存期评估可以帮助终末期患者制订相关的临床试验或设计新的临床试验标准。

二、生存期评估的挑战

生存期的评估、告知及依据其拟定全面的照护计划是安宁医护工作者必须具备的三项核心技能。但目前的现实情况是大多数临床医护由于缺乏相关培训,并不知道如何判断生存期。因为他们认为患者对生存期评估的确定性和准确性有非常高的期待,所以感觉压力很大。高估存活时间会让患者家属觉得猝不及防;低估会让患者和家属不知何时才会结束,还会质疑医生的专业度。而研究表明,临床医护人员倾向于过度乐观,通常会过高地估计预后,导致延误安宁疗护介入,使患者错失辞世前的准备时机。

因此,加强生存期评估的教育和临床研究非常必要。在过去的数十年里,尽管在生存期评估方面已经取得了一系列进展,但与现代的诊断和治疗相比,生存期评估仍然是不准确的。安宁缓和医疗专家应具有生存期预估的专业知识和能力,用以指导护理规划、诊断和治疗决定以及与患者和家属的沟通。

在英国国家黄金标准框架中心(the Gold Standards Framework, GSF)2016年更新的第6版生存期评估指南中,将以前被称为《生存期评估指南》更名为《积极的识别指南》,认为评估的目的更多的是为了满足患者和家属的需求,而不是给出确定的时间表。在正确的时间提供正确的护理,比计算出确切的剩余时间更重要,能提供符合患者喜好的、更有品质的前瞻性照护。生存期评估流程见图1-2-1-1。

三、生存期评估的方法

生存期评估有两种方法。第一种被称为临床生存预测(clinical prediction of survival, CPS),它是通过临床医生的主观判断来评估生存期。另一种方法称为精算判断(actuarial judgement, AJ),它依赖于生存中位数和危险比等统计数据,并且消除了对人为判断的需要(Dawes等,1989)。

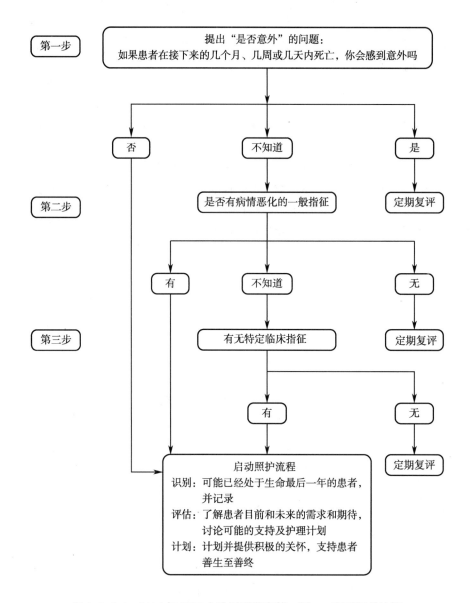

图 1-2-1-1 2016 年 GSF 主动识别指南第 6 版——预后评估流程

AJ 通常表示为一个当时估计事件（即死亡）发生的时间预测，通常表示为一个连续变量（即实际天数，周或数月），但也可能是类别变量（例如 <3 周、<6 个月、>1 年）。概率预测是对存活到某个时间点的概率的估计，例如，6 个月内存活概率的百分比。

（秦 苑 欧小红）

第二节　生存期评估的影响因素

一、生存期疾病演进轨迹

对慢性疾病末期患者预期生存时间的评估通常很难准确,因为不同的疾病呈现出不同的特点。用坐标形式将患者临近死亡时其体能状态随着时间的推移发生改变的过程呈现出来,被称为疾病演进轨迹,又称死亡曲线(death trajectories)。通常表现为三种主要类型。

1. **癌症**　开始患者健康状态基本平稳,最后数周或数月快速变差至死亡,变化常可预期(图1-2-2-1)。

2. **器官功能衰竭**　不稳定的下降,平时健康状态维持稳定,但每次遭遇急性发作治疗后可能恢复平稳,多次反复后死亡。常见于慢性阻塞性肺疾病、心力衰竭等(图1-2-2-2)。

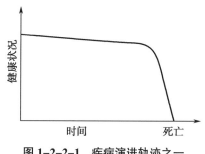

图1-2-2-1　疾病演进轨迹之一

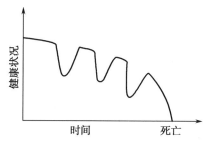

图1-2-2-2　疾病演进轨迹之二

3. **退行性疾病**　逐渐缓慢下降,例如衰弱和认知症。长期健康状态不良,但死亡时可能不会出现任何急性状况(图1-2-2-3)。

临床实践中对癌症患者的生存期预估较器官功能衰竭和退行性疾病的患者准确性高些。

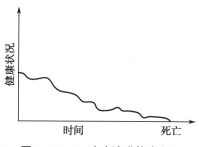

图1-2-2-3　疾病演进轨迹之三

二、生存期评估的影响因素

(一)疾病诊断及分期

某些疾病如胰腺癌、胆管癌、原发不明的转移性腺癌和未治疗的小细胞肺癌等,一般预后较差。还有进行性疾病的终末期已出现功能下降的阶段,往往预后不良。

(二)体能状态

体能状况一直是各种肿瘤预后的预测指标。目前使用频率较高的有美国东部肿瘤协作组评分(Zubrod-ECOG-WHO or ECOG scale of Performance Status, ECOG/ZPS)(表1-2-2-1)和卡氏体能状态评分(Karnofsky Performance Status, KPS)(表1-2-2-2)。

表 1-2-2-1 ECOG/ZPS 体能状况评分标准

级别	体力状况说明
0	活动能力完全正常,与起病前活动能力无任何差异
1	能自由走动及从事轻体力活动,包括一般家务或办公室工作,但不能从事较重的体力活动
2	能自由走动及生活自理,但已丧失工作能力,日间不少于一半时间可以起床活动
3	生活仅能部分自理,日间一半以上时间卧床或坐轮椅
4	卧床不起,生活不能自理
5	死亡

表 1-2-2-2 卡氏体能状态评分(KPS)

序号	体力状况	评分(分)
1	正常,无症状和体征	100
2	能进行正常活动,有轻微症状和体征	90
3	勉强进行正常活动,有一些症状或体征	80
4	生活能自理,但不能维持正常生活和工作	70
5	生活能大部分自理,但偶尔需要别人帮助	60
6	常需要人照料	50
7	生活不能自理,需要特别照顾和帮助	40
8	生活严重不能自理	30
9	病重,需要住院和积极的支持治疗	20
10	重危,临近死亡	10
11	死亡	0

注:得分越高,健康状况越好,越能忍受治疗给身体带来的副作用,因而也就有可能接受彻底的治疗。得分越低,健康状况越差,若低于 60 分,许多有效的抗肿瘤治疗就无法实施。

（三）症状

当患者出现厌食、吞咽困难和体重下降,通常是癌症晚期的临床症状。

呼吸困难与谵妄通常是濒死状态有效的预测指标。患者在死亡前 1 个月,呼吸急促、嗜睡、烦躁、食欲不振和疲劳的严重程度增加。

（四）共病

多项研究表明,有合并疾病的癌症患者比没有合并疾病的患者预后更差。

（秦 苑 欧小红）

第三节　生存期预测评估工具介绍与应用

一、癌症末期患者生存期预测评估工具

1. 姑息功能评估量表（palliative performance scale，PPS）　是对 KPS 表的一种改进，专门用于安宁疗护患者的身体状况。PPS≤50% 的患者，只有大约 10% 能够活过 6 个月（附录 28）。

2. 姑息预后指数（palliative prognostic index，PPI）　PPI 是根据 5 个临床变量（体能状态、口服摄入、呼吸困难、谵妄和水肿）评估癌症患者生存期。如果 PPI>6.0，生存期<3 周（敏感性 80%，特异性 85%）（附录 29）。

3. 姑息预后评分（palliative prognostic score，PaP）　PaP 包括厌食症、呼吸困难、总白细胞计数、淋巴细胞百分数以及 KPS 和专家临床生存预测。根据积分结果，患者被分为三个预后组之一，通过 >70%、30%~70% 或 <30% 组体现 30d 的生存概率（附录 31）。

4. 美国国家综合癌症网络（National Comprehensive Cancer Network，NCCN）2019（第 2 版）安宁疗护介入癌症适应证如下。

（1）顽固性症状。

（2）或与癌症及癌症治疗相关的中至重度痛苦。

（3）合并严重的躯体、精神以及心理社会痛苦。

（4）患者、家属、照顾者担心疾病以及诊疗决策过程。

（5）患者、家属、照顾者寻求安宁缓和医疗。

（6）转移的实体瘤和难治的血液肿瘤。

（7）其他指征：①体能状态不良，ECOG≥3，或者 KPS≤50；②持续的高钙血症；③脑或脑脊膜转移；④谵妄；⑤恶性肠梗阻；⑥上腔静脉综合征；⑦脊髓压迫；⑧恶病质；⑨恶性浆膜腔积液；⑩姑息性支架置入或者是需要排气性胃造瘘。

（8）潜在的威胁生命的疾病。

（9）已知不良预后。

（10）患者要求加速死亡。

二、非癌疾病的生存期评估工具和模型

导致慢性器官衰竭的疾病，如慢性阻塞性肺疾病、充血性心力衰竭和终末期肝病的病程波动较大，导致死亡的时间较难预测。

心脏病、慢性阻塞性肺疾病、肾脏疾病、肝脏疾病、神经退行性疾病、衰弱、认知症等患者的安宁疗护转介指征请参照英国 2016 年 GSF 主动识别指南（表 1-2-3-1）。

表 1-2-3-1 2016 年 GSF 主动识别指南（第 6 版）

第一步：回答"意外"问题

对于患有进行性生活受限疾病的晚期患者，"如果患者在接下来的几个月、几周、几天内死亡，您会感到意外吗？"

对于这个问题应该有一个直观的答案，将一系列临床表现、共病、社会因素和其他因素综合起来，可以全面反映恶化情况。如果您的回答是"不意外"，那么现在将采取哪些措施改善患者的生活质量并为可能出现的体能进一步下降做准备

第二步：病情恶化和需求上升的一般性指标

1. 身体全面衰退，依赖性和支持需求增加
2. 反复意外入院
3. 晚期疾病——不稳定、恶化、复杂的症状负担
4. 存在显著的多重疾病
5. 活动减少——功能表现状态（如 Barthel 评分）下降，50% 的时间在床上或椅子上度过，自我照顾受限，日常生活中大部分活动的依赖性增加
6. 对治疗的反应性下降，可逆性降低
7. 患者选择不再积极治疗，更注重生活质量
8. 过去 6 个月有进行性消瘦（>10%）
9. 意外事件，如严重的跌倒、丧亲、入住护理院
10. 血清白蛋白 <25g/L
11. 符合 DS1500 支付条件

第三步：与三种疾病转归曲线相关的特定临床指标

1. 恶性肿瘤

转移癌、多种疾病或非治疗导致的功能状态和体能恶化，如果卧床时间 >50%，预计生存时间以月计

在最佳的肿瘤姑息治疗下仍有持续的症状。出现更多的癌症特定预测指标（如 PPS）阳性

2. 器官功能衰竭

（1）心脏病：至少满足两项以下指标：

1）对第一步"意外"问题回答"不意外"的患者
2）充血性心力衰竭（congestive heart failure，CHF）NYHA 3 期或 4 期，尽管有最佳的心力衰竭治疗，但仍有持续症状——休息时呼吸短促，尽量少运动
3）心力衰竭反复入院：6 个月内 3 次入院或一次 75 岁以上入院（50%，1 年死亡率）
4）尽管有最佳的耐受治疗，仍存在生理或心理症状
5）其他特征包括低钠血症 <135mmol/L、血压升高、肾功能下降、贫血等

（2）慢性阻塞性肺疾病（chronic obstructive pulmonary disease，COPD）：至少满足两项以下指标：

1）反复住院（前一年因 COPD 至少 3 次入院）
2）MRC 4/5 级——平路走行 100m 后呼吸急促
3）疾病被评估为非常严重（例如 FEV_1<30% 预期值），尽管采取了最佳疗法，但症状持续存在，不适合手术或肺部康复
4）符合长期氧气治疗标准（PaO_2<7.3kPa）
5）住院期间需要无创辅助通气
6）其他因素，例如右心衰竭、厌食、恶病质、前 6 个月中超过 6 周的甾体激素治疗和需要姑息药治疗仍在吸烟的呼吸困难

（3）肾脏疾病：慢性肾病（chronic kidney disease，CKD），病情恶化，至少有下列两项指标

1）对第一步"意外"问题回答"不意外"的患者

2）反复意外入院（3次以上）

3）透析耐受性差且模式改变的患者

4）如果移植失败，患者拒绝透析或停止透析

5）对特定治疗没有反应的顽固生理或心理症状

6）选择不透析的患者出现症状性肾衰竭——恶心和呕吐、厌食、瘙痒、功能状态下降、顽固性液体超负荷

（4）肝细胞肝癌：不能做肝移植手术。伴有并发症的晚期肝硬化包括：

1）难治性腹水

2）脑病

3）其他不良因素包括营养不良、严重并发症、肝肾综合征

4）不可逆的细菌感染出血、国际标准化比值升高、低钠血症

（5）一般的神经系统疾病

1）尽管有最佳治疗，但身体和/或认知功能仍持续恶化

2）症状复杂且难以控制

3）吞咽问题（吞咽困难）导致反复吸入性肺炎、败血症、呼吸困难或呼吸衰竭

4）语言问题：交流越来越困难、说话越来越困难

（6）帕金森病

1）药物治疗效果较差或药物治疗方案越来越复杂

2）独立性变差，需要生活辅助

3）"关闭"的时间段增加，且控制不良

4）运动障碍、行动障碍和跌倒

5）精神症状（抑郁、焦虑、幻觉、精神病）

6）类似于衰弱（见下文）

（7）运动神经元疾病

1）身体状况快速下降

2）首次出现吸入性肺炎

3）认知困难加重

4）消瘦

5）明显的复杂症状和医疗并发症

6）肺活量低（<70%预测肺活量），或需要无创辅助通气

7）行动不便和摔倒

8）沟通困难

（8）多发性硬化症

1）明显的复杂症状和医疗并发症

2）吞咽困难＋营养状况差

3）沟通困难，如构音障碍和/或疲劳

4）认知障碍，尤其是痴呆症的发病

3. 衰弱、认知障碍、多种共病

（1）衰弱：对于具有复杂和多种共病的老年人，"意外"问题必须与一系列其他指标，比如通过全面的老年医学评估（comprehensive geriatric assessment，CGA）联合应用

1）多种精神障碍

2）体能评分下降

3）虚弱、消瘦、疲乏

4）行走缓慢——行走 4m 需要 5s 以上

5）计时起立行走测试——从椅子上站起来,走 3m,转身走回

6）PRISMA——至少以下 3 项:

年龄 >85 岁,男性,有任何限制活动的健康问题吗? 需要有人定期帮助吗? 是否有健康问题只能待在家里? 有需要的时候,能依靠身边的人吗? 经常使用拐杖、助行器或轮椅吗?

（2）认知障碍:使用经过验证的分期工具(如功能评估分期)来识别中/重度痴呆症,有助于确定痴呆症
  患者生命的最后一年。以下为进入晚期阶段的指征:

1）没有帮助无法行走

2）尿失禁,以及没有持续有意义的对话,并且无法进行日常生活活动(activities of daily living, ADL)测评

3）Barthel 指数 <3

4）加上以下任何一项:体重减轻、尿路感染、严重的压疮(第三或第四阶段)、复发性发热、口服摄入减
  少、吸入性肺炎

注意:在诊断早期就应该开始提前护理计划的讨论

（3）脑卒中

1）使用经过验证的量表,比如 NIHSS

2）持续植物状态、最小意识状态或重度瘫痪

3）并发症,或在发病后 3 个月内无改善

4）认知障碍/脑卒中后痴呆

5）其他因素如年龄、男性、心脏病、脑卒中、高血糖、痴呆、肾衰竭等

注:PPS= palliative performance scale;NYHA= New York Heart Association(纽约心脏病协会);PRISMA= Program on Research for Integrating Services for the Maintenance of Autonomy(维持自理整合服务研究项目);NIHSS=(National Institute of Health stroke scale(美国国立卫生研究院卒中量表);MRC= Medical Research Council(英国医学研究委员会)。

三、根据患者病情进展的速度来估计患者的生存时间

在预测生存期的时候,最有用的方法是观察患者一段时间,了解疾病变化速度,并对相关的心理和社会问题有一定的了解。当然这个过程是以与患者及其家人保持良好的沟通为前提的。经过一段时间的观察,就会对患者功能衰退的势头有一种感觉。这种感觉可以提供对存活时间最准确的估计。

如果患者每个月病情都在进行性恶化,则他可能还有数月的生存时间。

倘若每周疾病都在加重,则生存时间可能还有几周。

如果疾病每天都在加重,其生存期可能就只以天计。

四、终末期阶段的临床表现

如果患者出现下列多种征象,则可能仅有 1~2d 或几个小时的生存时间。

1. 体力极度衰弱 完全卧床。

2. **意识障碍** 一天中大多数时间都嗜睡,甚至昏迷。

3. **认知功能障碍** 仅有很少的时间注意力能集中,对时间和空间定向力丧失,甚至出现激越性谵妄。

4. 不能口服药物,或者吞咽药物十分困难。

5. 极少或不能进食和饮水。

6. **呼吸模式改变** 如陈氏呼吸、噪音性喉鸣性呼吸和呼吸暂停。

7. 出现循环功能障碍的体征,如皮肤花斑和发绀、四肢冰冷、心搏增快和外周脉搏细弱。

大多数死亡可以预料,越早认识到病情恶化,就可以尽早对患者的需求做出评估,进而制订更适合的照护计划,也会有更少的末期患者入院抢救。符合患者意愿的照护,能让更多的人在其喜欢的地方以他自己的方式一直生活到离世。

对于患有危及生命的疾病如癌症、心力衰竭、慢性阻塞性肺疾病或认知症晚期的患者,即使疾病已经处于不断恶化的进程中,要判断何时是终点,在实践中尚存在相当的难度。

（秦 苑 欧小红）

第三章　儿童安宁疗护

第一节　概　　述

导学案例

患儿,女性,5岁,神经母细胞瘤Ⅳ期,全身多处转移,病情危重,腹部膨隆,被迫左侧卧位,采用无创正压通气缓解呼吸困难,鼻胃管鼻饲牛奶,静脉脂肪乳剂持续泵入进行肠外营养。每天定时床旁播放轻音乐,在患儿舒适时给予游戏时间,允许患儿家属陪伴。安宁护士每天按时评估患儿疼痛及舒适度,定期与患儿及母亲进行沟通,用心聆听,了解家属心理状态,给予心理支持。

请思考:
(1)如何为患儿进行安宁疗护?
(2)如何与患儿家属沟通?
(3)儿童安宁疗护护士应该具备怎样的能力?
(4)护士在实施安宁疗护中扮演什么角色?

一、概述

儿童安宁疗护(pediatric palliative care,PPC)也称儿童姑息护理,世界卫生组织(WHO)的定义是指对患有生命受限性疾病的儿童,为其提供身体、思想和精神方面的积极全面照护,也包括为其家庭提供支持,对患儿的照护从疾病确诊时开始并持续整个病程,在多学科团队支持下,同时可以在三级医疗机构、社区卫生中心甚至在患儿的家中提供有效的安宁照护。儿童安宁疗护的对象为 0~18 岁的婴幼儿、儿童、青少年(以下统称为"儿童")。生命受限疾病,如病情严重威胁生命;病情影响儿童的生存期,随时可能死亡或是无法活到某个年龄层;患有脑退化、脑神经肌肉退化、先天性疾病等。

二、儿童安宁疗护的护理现状

(一)我国儿童安宁疗护现状

我国儿童安宁疗护起步较晚。2010 年我国湖南省长沙市第一社会福利院与英国慈善基金会联合建立了中国首个儿童安宁疗护中心——蝴蝶之家,以收治伴有各种先天性或难治性疾病的孤儿为主。2012 年上海儿童医学中心组建儿童舒缓团队,结合我国实际情况,探索儿童安宁疗护的实践方法,是中国内地第一家设置儿童安宁病房的儿科医院。2015 年湖南省儿童医院与新阳光慈善基金会合作,开设病房学校;同年,在新阳光慈善基金会的帮助下,北京市成立了儿童舒缓治疗活动中心,一支由专业医护人员、心理医生、志愿者、社工组成的跨学科儿童安宁疗护团队,为近百名血液肿瘤患儿及家庭提供了安宁疗护,并且覆盖北京及河北等周边区域。2016 年北京儿童医院血液肿瘤中心成立了儿童安宁舒缓治疗团队,针对儿童肿瘤患者实施整体照护,提高生命质量,并且关注愈后儿童的健康成长。同年 4 月福建医科大学附属协和医院儿童血液科组建了儿童专业安宁治疗团队,并开设一间病房学校。2017 年北京儿童医院与北京松堂医院合作,建立了目前唯一一个家庭式儿童安宁疗护病房——雏菊之家,旨在让临终患儿能够有尊严、安宁地离世。2018 年湖南省儿童医院又与英国"蝴蝶之家"签订合作协议,共建首个儿童舒缓护理门诊。

中国安宁疗护虽已起步,但很少有人关注儿童和其家庭在面临死亡时的挫折感和失落感,我国儿童安宁疗护发展模式也尚在摸索中,有待进一步发展和提高。

(二)国外儿童安宁疗护现状

20 世纪 70 年代初 Chapman 等第 1 次提出儿童安宁疗护,1982 年 1 月英国成立了世界上首个儿童临终关怀所——海伦之家。自 2004 年起,世界安宁疗护将研究的重点放在了发展儿童安宁疗护上,关注临终患儿的权利和生命质量已经成为国际热点话题。许多欧美、中东地区国家建立了儿童安宁疗护机构,如苏格兰的"瑞秋之家"和"罗宾之家",主要是为患儿及其家属提供一个轻松、可以玩耍、与人分享的场所,并为其提供专业的情感支持与咨询服务;英国的儿童收容所协会(Association of Children's Hospices ACH)和美国儿童安宁疗护协会(Association for Children's Palliative Care, ACPC)以及美国儿童宁养中心等,通过社会募捐为患儿提供安宁疗护服务。目前,英国有 50 多家儿童安宁疗护机构为有需求的患儿提供安宁疗护症状护理和终末期照护,并为其整个家庭提供情感支持;美国也有数千个机构提供安宁疗护,其中有大部分更愿意接纳临终患儿;德国的儿童安宁疗护分为住院和出院两大部分,并且对出院的临终患儿提供延续性 24h 专业服务;南非在最近 30 年间一共推行了 60 多个针对艾滋病患儿的安宁疗护项目。

(三)儿童安宁疗护与成人安宁疗护的区别

儿童安宁疗护与成人安宁疗护在其定义、照顾方式,照护的生命周期方面都有很大的区别。成人安宁疗护是指终末患者在生命被宣判限期,药物已无法帮助恢复病情时,采用安宁疗护以维护生命最后的品质和尊严；而儿童安宁疗护是指在儿童疾病被诊断时即介入，为患儿及其家庭提供一体化的护理。接受安宁疗护的成年患者一般可预估存活期，而患儿的生命期，可因病情和治疗的不同，存活期不可预估，甚至因为医疗护理得当而扭转存活，并非想象中的短暂。

（朱丽辉 肖嫔）

第二节 儿童安宁疗护的护理

一、舒适护理

（一）口腔

保持口腔湿润，轻柔地刷牙、漱口，可以食用冰棍或菠萝（含有一种可以帮助清洁口腔的酶）。终末期患儿口腔溃疡很常见，例如使用细胞毒性及抗胆碱能药物、减少进食、脱水虚弱和局部病变等均可导致口腔溃疡，口腔念珠菌感染是常见原因。口腔溃疡的儿童可能表现为吞咽困难、呕吐、不愿意进食、过度的流涎或进食困难，可用不含酒精的抗菌漱口液进行常规的口腔护理，进软食或流食。

（二）皮肤

保持皮肤清洁，防止皮肤干燥，减少皮肤自身水分流失。一天内全身清洗或泡浴不超过1次，不要使用肥皂或婴儿沐浴露洗澡，可用水洗乳膏或沐浴精油替代；用保湿霜进行全身保湿，每天至少3次；用沸水加湿空气；使用柔软不粗糙的海绵、浴巾和毛巾轻轻地拍干皮肤；不留长指甲，保持指甲边缘光滑；避免穿紧身或材质不能吸汗的衣物；长期卧床的患儿预防压力性损伤；骨突处可用防压伤敷料外贴，如骶尾部等。

（三）进食

与家人讨论持续少量经口喂养的利弊，鼓励少量多次的经口进食，以帮助患儿树立信心，获得身心愉悦和提高生活质量。对于吞咽困难、不能正常进食、易反复误吸的患儿，可以行鼻胃管注食。

二、症状管理

（一）疼痛

儿童的特殊疼痛包括癌痛、神经性疼痛、慢性非反应性疼痛、颅高压（肿瘤压迫导致）、痉挛/肌张力增高、骨痛/软组织痛、腹绞痛等。

1. 评估患儿的疼痛 疼痛是一种主观体验，而不是具体的实体。它因人而异，因境而变。疼痛只有患者本人可以量化，甚至只与他/她自己当时的感受有关。如果没有良好的疼痛评估，很难做出及时有效的治疗。

护士需要考虑到患儿有痛苦表现的并不仅仅只有疼痛，但出现疼痛时应积极寻找原因。

切记,可能有不止一种疼痛,每一种都需明确、量化和处理。与患儿谈论疼痛和其他痛苦并非易事,需要经过多次尝试,收集尽可能多的证据并应用各种临床知识才能得出最终的结果。切记患儿可能会用疼痛这个词来形容其他症状引起的不适,如恶心或呼吸困难。因此,对痛苦的评估应该是综合系统评价或总体症状评估的一部分。

评估患儿疼痛主要有三种方法。

（1）询问患儿本人:最快的、最精确的方法,前提是该患儿可以明确地告知他们的感受（护士也可以理解他们的意思）。

1）问患儿:花时间与患儿交流,建立信任关系,仔细倾听并认真记录交谈内容。不要提出引导性问题导致患儿可能会迎合护士的提问。切记患儿可能没能意识到他们正在遭受痛苦,因为他们已经长时间承受痛苦,也可能家长以同样的理由钝化了他们的疼痛,因此可能会漏报一些疼痛。通常用于成人的"疼痛筛选法"同样适用于安宁疗护的患儿,但很难从患儿身上获取此类信息,他们可能会很难理解护士的意思。他们的理解程度取决于其文化背景和发育水平。

2）疼痛筛选法的应用:对患儿实施疼痛筛选法时,可应用一些以下的询问方式和方法。①"哪里痛或酸痛？"②"能告诉我哪里痛/酸痛吗？"用身体图片或玩具娃娃指示。③"其他地方痛、酸痛？"④"什么时候开始痛？"⑤"什么会使它更痛？"

儿童在七八岁之前可能没有时间概念,所以护士必须能顺畅地理解他们的回答。患儿或家长填写的痛苦日志很有用,可以据此检查疼痛的进展、模式和对治疗的反应:①"你知道什么时候开始痛的吗？"②"这次有多痛？"可以使用疼痛量表。③"你能用什么词来形容这次的疼痛吗？"④"什么可以止疼？"⑤"什么可以加重疼痛？"

非常有效的方法是让患儿们画一幅图画来描述他们的疼痛或在图片上上色来描述他们最疼痛的部位（例如 Eland 色标法）。

（2）询问患儿家属（或知情的医护人员）:即使患儿已经告诉了护士他们的疼痛,这里也可做一个交叉核对,以便找出他们隐藏的痛。可以试着找出父母的关注点是什么,并了解其发生行为变化背后的原因。切记父母可能因感觉迟钝或恐惧而很少汇报疼痛。询问家长或照顾者与患儿一样的问题,可以给家长使用与患儿相同的评分表和图表来评估患儿的疼痛。询问家长或照顾者是否注意到患儿有任何疼痛的迹象（特别是面部表情、身体动作、哭闹程度、安静或孤僻、活动变化或睡眠变化等）。另外,需要考虑到疼痛对患儿生活质量的影响也很重要（例如学校的出勤率、体育运动、爱好、心情、烦恼和睡眠）。

（3）护士自己评估:此方法准确度不高、应尽量避免。

对无法交流患儿的疼痛评估:评估者要客观地评估患儿的疼痛是很难的,另外随着患儿年龄的增长或经历较长时间的疼痛后,再以他们的面部表情和哭声来评估疼痛已经不是很准确了,这可能是因为患儿长期遭受慢性疼痛,神经系统"下调"了正常疼痛感受而导致疼痛减退;年长的患儿还可能根据从周围的人群的学习将疼痛行为扩大化（包括语言）。然而,疼痛评估仍然是有用的,特别是应用框架式的评估方法。疼痛会引起交感神经反应,即使交感神经反应（临床症状）也可能随着疼痛慢性化而减退,但是仍可预见承受痛苦的患儿会出现以下的情况:

1）生理性:心率和呼吸频率加快（注意:药物可诱导或抑制心率和呼吸频率）、面色苍白、出汗。

2）行为性：安静或哭泣、淡漠或依赖性强、脸部肌肉抽搐或皱眉蹙额、呻吟、坐立不安、蜷卧位（四肢抱团）、握拳、足趾或手指攥紧。这是 FLACC 评分部分（面部、腿部、活动、哭闹和可安慰性）。

评估者还可以运用 QUEST 方法进行总结：

Q：提问患儿。

U：应用疼痛评分工具。

E：评估行为。

S：提高家长对疼痛的敏感性并积极报告。

T：采取措施止痛。

被评估者回答疼痛评估表上的每一问题。

在评估疼痛结束时回答下面的问题：

患儿和其家长用哪个词来表达疼痛？

患儿用何种语言和行为来表达疼痛？

当患儿疼痛时其父母或照顾者该做什么？

当患儿疼痛时其父母或照顾者不该做什么？

怎样可以最有效地减轻痛苦？

哪里痛和疼痛的特点是什么（部位，严重程度，患儿／家长描述的疼痛的特点，如锐痛、烧灼痛、酸痛、刺痛、放射性疼痛、搏动性疼痛）？

目前的疼痛是如何开始的（突发的／逐渐开始的）？

疼痛从开始持续多久了（从开始的持续时间）？

哪儿痛（一个部位／多个部位）？

疼痛可否影响患儿的睡眠／情绪？

疼痛是否限制患儿的正常日常活动（坐、立、走、跑）？

疼痛是否限制患儿与他人的互动能力／意愿或者玩耍的能力？

（引自 2013 年 WHO 疼痛的评估和管理指南）

2. 疼痛管理 2012 年世界卫生组织（WHO）治疗患儿持续性疼痛的指南如何选择和联合应用止痛药物来控制患儿的各种"持续性"疼痛进行了系统化地总结。其将疼痛划分为轻度、中度和重度，并认可早期适时地使用普通药物和阿片类药物镇痛。其他"辅助性"镇痛药可用于某些类型的疼痛，如神经性疼痛或囊性扩张引发的疼痛。对患儿而言，单独应用药物镇痛是远远不够的，非药物性疼痛干预被证实是有效的，应该将其纳入疼痛管理策略中。安宁疗护的疼痛管理模式是多种多样的，医务工作者必须在所有可能的方向进行努力，才有可能有效地缓解疼痛。镇痛药并非是治疗慢性疼痛的唯一方法，下面这些方法可能对患儿疼痛治疗有用：患儿非药物治疗；减缓病理进程，例如通过放疗、抗生素治疗、激素治疗、化疗、手术和双磷酸盐类药物治疗；使用镇痛药和辅助药物；阻断疼痛通路，局部麻醉药、神经松解术、神经外科干预。

（1）患儿非药物性疼痛治疗方法：儿童患者容易受他人影响，因此对其应用非药物性疼痛治疗方法非常有效。该方法应该经常应用在安宁疗护中，它可以帮助患儿更好地应对、理解他们所遭受的痛苦，并能减轻预期的疼痛。分散注意力、催眠、疼痛的自我汇报、疼痛干预措施和联合认知行为干预方法将超出局限性，并发挥最大的治疗效果。

非药物治疗方法易学并可应用于任何情况,即使在用了强有效的镇痛药后仍可应用。非药物治疗方法如下:

通过鼓励和表扬患儿配合得很好,来加强配合行为(即使他们配合得并不好)。

不要忽视发生的问题,与患儿们开诚布公地谈论发生的问题并从减轻痛苦的角度来积极地看待问题。

1)分散注意力。

2)深呼吸。

3)渐进式肌肉放松法——催眠法。

4)引导式想象法,儿童擅长运用想象力让自己置身于愉快而舒适环境中。

5)针灸/指压法。

6)香薰按摩。

(2)疼痛药物治疗方法:WHO 严格限定了儿童安宁疗护中使用镇痛药物三个原则。

1)口服给药优先:如果口服给药无法实现,可直肠给药或选择经皮给药,尽量避免注射给药。

2)按时给药:按照时间要求,规律给药,非痛时服药。

3)两步给药法:按照 WHO 制定的镇痛药两步法给药。第一步:单给普通镇痛药;第二步:阿片类药物,如果有需要可加/不加用辅助镇痛药。

(二)呼吸困难

1. 去除引起呼吸困难的病因 患儿可能是因潜在的疾病导致呼吸困难,呼吸困难是呼吸不适的主观体验,强度差异较大。因此,对潜在疾病的治疗,去除病因非常重要(如焦虑、支气管痉挛、腹水对膈膜造成的压迫、贫血、胸腔积液等)。

2. 护理方法 保持空气流通,使用风扇或开窗通风。焦虑会导致呼吸困难恶化,因此应向家长和患儿讲明情况使其安心。应该尽量保持直立或坐位体位,减轻胸腔压迫症状。适当分散注意力很重要,包括玩游戏和进行呼吸练习。呼吸练习适用于年龄稍大的患儿。

3. 治疗方法

(1)给氧治疗:患儿呼吸困难时给予氧气治疗。虽然氧气疗法会产生一些舒适和安慰的作用,但是,除非呼吸困难是由于急性低氧造成的,否则效果有限。

(2)吗啡镇痛:吗啡有助于减轻焦虑、疼痛和肺动脉压力。先使用正常镇痛剂量的一半,后调整剂量至起效(视疼痛区域而定)。

(3)镇静治疗:可以遵医嘱给予咪达唑仑,口服给药,$200\sim500\mu g/kg$(最大剂量 10mg);直肠给药,$500\sim700\mu g/kg$。

三、儿童安宁疗护的技巧

儿童安宁疗护的核心是以患儿为中心、家庭参与,与患儿和家庭相互合作。作为儿童安宁疗护护士,需要对患儿及家庭进行需求评估,制订合适的护理计划,增强与患儿之间的信任,掌握如何告知坏消息、与患儿玩耍的技巧,加强临终关怀等,都有助于患儿与家庭获得更好的治疗与护理。

（一）评估儿童和家属的所有需求、制订计划、持续跟进、不断重新评估

良好的儿童安宁疗护计划抱最大的希望，做最坏的打算。一旦给出诊断，立即开始评估需求并制订安宁疗护计划，持续跟进、进行动态评估，做到有备无患。理想的评估和计划应该是多机构、多学科协调合作的过程，参与者包括护理人员、医生、患儿、直系亲属，以及其他家庭成员或者还有决定权的法定服务机构人员。在患儿家中，和家庭人员中的相关人员一起，组织安排关于儿童安宁疗护计划的讨论会。

评估要求：需求评估要详细评估患儿及每个家庭成员生理、心理、社交和精神需求。按优先顺序建立需求问题清单。讨论每一个需求问题并且达成一致计划。

（二）沟通技巧

沟通在儿童安宁疗护中非常重要，通过倾听和回应，可以发现患儿知道什么、不知道什么，通过提供信息，安慰、理解和帮助他们。患儿和家长往往会互相保护而避免讨论某些艰难的决定，导致患儿情感隔离。良好的沟通可以帮助患儿成为自我护理管理者的一员，从而提高治疗的依从性，也能减少护理方面的投诉和不满。

1. 倾听、询问患儿希望如何被支持　让患儿布置空间，准确找出患儿的需要；如果可能，允许患儿作出自己的选择；用适合患儿发育和认知能力的简单语言解释，诚实回答，回答时不要用太多的不确定的信息增加患儿负担。

2. 在轻松的环境中与患儿交谈　在绘画或做其他事情时患儿更容易交谈，通过故事中的任务或玩玩具时与患儿交谈，轻松的情景会有帮助；艺术工作、玩耍、写故事、听音乐和其他娱乐活动会为感情提供一个出口。

3. 鼓励情感表达　尽量多与患儿有肢体接触。肢体接触对患儿是很大的安慰，最大程度保持日常生活的规律性；让患儿的朋友参与访问，如果不可行，鼓励其写信或邮寄照片、影像图片、电子邮件等给患儿，不鼓励社会孤立，但允许有私人时间，到患儿学校找老师帮助，即使患儿不上学也有帮助。

患儿往往很容易被读懂，但有时也可以欺骗到你，他们是肢体语言的优秀解读者，与之交谈过程中，肢体语言最好是开放、友好以及轻松的。

患儿经常向你展示而不是诉说他们的情况。准备游戏素材，抽出时间，陪伴在患儿身边，尽量把患儿的兴趣吸引过来。

（三）玩耍技巧

玩耍是儿童认知事物、建立自信和处理压力最重要的一种方法。它能够刺激发育，分散注意力。在安宁疗护中，许多患儿被迫中断正常的家庭生活，很多活动受限，较于健康儿童他们则更需要玩耍。

玩耍过程中患儿能表达某些难以言状的焦虑和恐惧。对经历过被诊断为致命性疾病和创伤性疾病的患儿，玩耍是一种治疗干预。玩耍能够促进患儿身体、情感、社交、认知及语言能力的发展，对于生病和脱离生活轨迹的患儿，玩耍技能在儿童时期尤其重要。

玩耍的类型有很多，比如：①协调玩耍：婴儿与父母或者其他人的情感协调，如眼神交流、微笑、谈话、笑声；②身体玩耍：躯体运动游戏能够促使肌肉、神经和大脑功能综合作用，帮助儿童了解他们的身体及周围的环境；③社交玩耍：与其他人的交际可以帮助儿童学习社会准则，如给与拿、互惠、合作与分享；④语言及叙述性玩耍：融入语言及故事可以帮助儿童了解自己、周围的其他人和他们的文化；⑤建设性玩耍：利用儿童周围环境里

现有的事物创造新的事物,可以给予他们价值感及成就感,锻炼他们解决和处理问题的能力和灵活性;⑥幻想性玩耍:扮演新的角色,体验新的环境,可以让儿童尝试新的语言、情感、思想及挑战;⑦有规则的游戏:能够让儿童理解他们在家庭中的角色及社会约定与规则。

1. **0~18个月的儿童玩耍**　对儿童的声音做出反应,进行眼神交流、注重社交及粗大运动、微笑、让儿童玩你的手指、说话、唱歌、玩躲猫猫、做鬼脸等。合适的玩具:图片、音乐玩具、积木、坛坛罐罐、塑料容器等。

2. **18个月至3岁的儿童玩耍**　鼓励运动、藏东西、相互追逐、玩积木、模仿、表演故事、阅读唱歌、讲故事、为游戏命名、吹泡泡、玩球、画画涂色。

3. **3~6岁的儿童玩耍**　出门做运动、假装打电话、捉迷藏、唱歌跳舞、卡片木板游戏、数数和数字游戏、木偶戏、玩橡皮泥、打扮娃娃、用家庭用品过家家等。

4. **6~12岁的儿童玩耍**　要善于观察、提供机会玩虚拟游戏、鼓励儿童建设创造、帮助儿童总结及归纳东西、允许儿童玩竞技游戏和角色扮演、用木偶讲故事、玩语言类游戏等。

（四）告知坏消息技巧

告知坏消息的原则在任何情况下是一样的,不管是对儿童还是成人。人们通常可以自己意识到他们将要死了或者他们的小孩将要死了,只是在他们意识到事情发生时,他们需要温和而持续地支持。当一个儿童死亡时,儿童和家人有两种经历:身体上的死亡经历和感情上的死亡经历。只要感情经历没有滞后于身体经历太多,通常不需要推动儿童和家属主动认识到死亡,而是随着时光让他们逐步认识到死亡。

告知坏消息虽有困难,但也有步骤。

1. 为告知重要消息做准备。

2. 评估每个涉及人员的认知度。

3. 了解清楚儿童和家属知道多少。

4. 了解清楚儿童和家属想知道多少。

5. 允许有沉默的时间。

6. 处理好否认和串通。

7. 依照"警告 – 暂停 – 核实"方式告知消息。

8. 回应儿童和家属的感情。

9. 计划并坚持到底。

（五）临终青少年的关怀

青春期是生理、心理、精神和性发育各个方面迅速成长并富于挑战的时期。青少年情绪波动幅度巨大,极其敏感、勇于冒险、容易冲动、兴趣广泛、脆弱感增加、性意识觉醒并处于具体思维到抽象思维发展过程,以上特点均影响着青少年对其致命疾病的体验。青少年可能无法像成人一样具备完备的心理防卫机制,因此没办法很好地处理疾病和疾病带来的影响,所以可能代之以诸如愤怒和沉默的方式,从而增加了他们的离群感,对他们的护理也变得棘手。

对于临终青少年来说,安宁疗护的目标与儿童和成人相同:让他们能够平静、缓和、有尊严地离世。

1. **临终青少年的安宁疗护原则** 尽管身患疾病,仍然让其能享受可能的最佳生活质量;尽可能让他们自己参与决策,最大程度上保留个人隐私。接受他们身体的每一个新变化。在不失去父母的支持与父母开放地交流的前提下,获得并保留一定的自由度,并发展个人价值观。鼓励青少年自理,尤其是疾病和治疗对身体形象的影响要如实告知,并帮助他们适应改变。

鼓励和支持同龄群体,体察恐惧、愤怒和其他情绪,从而帮助他们增加自我控制和独立感;尽可能维持学校生活和其他日常活动。

2. 与青少年的沟通也具有挑战,护理人员需要时间来建立信任和交流。如果青少年对自己的疾病不了解,也没有参与决策过程,那么他们会抵制或不配合治疗的可能性将更大。他们不太可能从其他途径获得健康服务,所以如果医护人员没有对他们说明所患疾病的意义,也很难有机会从其他地方了解到。

青少年认知能力发展不足会导致其可能对疾病结局缺乏认知和疏离于决策。即使表现出一些不当的行为,青少年也有被医护人员接纳的需求。

3. 通过这些措施可以改善沟通,营造一个让青少年感到友善的环境,通过尊重和接纳建立和谐的关系。在陷入困境之前从容地建立信任和友谊。运用诸如艺术和音乐治疗等活动来帮助他们表达感受并探索难点问题。开诚布公地面对疾病、死亡和死亡进程,不要对自己无法把握的事情做出承诺,评估风险并坦诚地谈论。获得真实准确的相关信息,当青少年做好准备听取时及时提供。

4. 青少年有寻根探源的需求,当满足后会更加快乐,所以尝试帮助青少年去发现原因和意义,对当下所发生的事情,给予他们尽可能多的掌控权。允许青少年表达和表现他们的担忧和恐惧。鼓励其社交,但当死亡逼近时允许他们保持沉默,一旦他们想要与亲密的家人和医护人员交流和分享,可以及时提供便利。同胞关系在这个年龄段常常非常紧密,所以确保有良好的同胞照护显得尤为重要。

5. **做一些有益的实践活动** 制作一本记忆簿或记忆盒,以帮助他们持续发现生命的意义和联系。拍摄一段家庭录像以帮助获得他们在家庭中的存在感,在离世后可以作为他们的"遗产"留在家中。写下一份青少年的"遗嘱",他们可能仅拥有极少的财产,因为讨论涉及他们离世后如何安排,他们如何想被记住,所以依然重要,所有这些都能写入遗嘱。

四、儿童安宁疗护的社会支持

我国安宁疗护仍属于起步阶段,但已引起社会的广泛关注,由社会相关机构与基金支持,相继在北京、湖南等地出现的蝴蝶之家、新阳光病房学校、雏菊之家等,为那些需要安宁疗护的儿童和家庭提供支持和帮助。

（一）蝴蝶之家

2010年4月,中国湖南长沙第一社会福利院成立蝴蝶之家,这是一家在英国注册的慈善机构,通过与民政局合作在中国国内注册并提供和推广儿童舒缓护理服务的实体机构——长沙市蝴蝶之家儿童舒缓护理中心。

蝴蝶之家的理念是每一个生命都是一份值得珍惜的礼物。收治的对象是护理福利院内生命周期可能不足12个月的重症患儿,他们在爱护和专业护理下,生活质量大大提升。有些患儿因为这样而存活下来,有些被收养或已转到其他长期护理机构,有些患儿因为身患重病不治会最终离世,但是他们在生命临终阶段得到关爱、专业的护理和尊重,他们能安详离世。蝴蝶之家的愿景是通过蝴蝶之家儿童舒缓护理中心的工作,以尊重生命的理念来实现全人护理和重症患儿的需要。

(二)新阳光病房学校

北京新阳光慈善基金会本着"用爱自己的心去爱别人"的宗旨,在医疗和教育领域创建了新阳光病房学校,并支持首都医科大学附属北京儿童医院血液肿瘤病中心儿童舒缓治疗团队成立儿童舒缓治疗专项基金。他们立足医学,联合社会工作、儿童心理、儿童教育等多个学科建立和发展了为长期住院患儿能享受教育的跨学科社会干预模式。本模式为不同阶段、不同需求的患儿提供服务,新阳光希望通过陪伴式教育,填补长期住院患儿的教育服务和社会服务的空白。

(三)雏菊之家

2017年10月31日下午,北京第一家儿童临终关怀病房"雏菊之家"在北京松堂关怀医院正式启用。该病房由新阳光·儿童舒缓治疗专项基金和北京松堂关怀医院共同建造,为肿瘤末期的患儿和家庭提供临终关怀服务。

五、儿童安宁疗护发展的挑战与前景

儿童安宁疗护目前在国内还处于起步阶段,儿童安宁疗护专业的发展需要在实践中探索和前行,未来仍面临着较大的挑战。

1. **供小于求** 随着肿瘤疾病患儿的日益增多,儿童安宁疗护的需求越来越大,多种因素导致儿童安宁疗护供应不足。

2. **专业人员严重缺乏** 由于我国儿童安宁疗护起步晚,接受过安宁疗护教育的护士少,专职的儿童安宁疗护护士几乎没有,兼职人员多是在儿童肿瘤专业方面有实践经验但没有接受安宁疗护相关的专业培训等。

3. **相关专业资质人员缺乏** 与儿童安宁疗护工作相关的专业医生、心理咨询师、游戏师等都严重缺乏。目前,在儿童安宁疗护工作中护士承担了安宁疗护策划、实施和促进的主体工作,医生参与核心工作不足。

4. **社会支持不足** 儿童安宁疗护的推广普及和传播非常有限,社会人士对安宁疗护的认识不足,尤其是医护工作者。

未来,希望积极开展儿童安宁疗护专科护士的培训、教学以及科研工作,让更多有爱之士加入专业队伍,服务患儿。因为专业的儿童安宁疗护护士不仅需要具备专业的安宁疗护护理知识、心理学知识与技能、良好的心理素质和沟通能力,而且需要有对生命的敬畏之心。希望能建立更多的儿童安宁疗护病房,为有需要的患儿提供安宁疗护,提高其生命质量,减轻其家庭负担,提供情感支持,让每一个重症临终患儿都能安宁离世。

安宁疗护中的患儿常见症状有疲劳、体重下降、厌食、口腔溃疡、疼痛、呕吐、腹泻、便秘、吞咽困难、呼吸困难等。儿童安宁疗护的护理包括舒适护理、症状管理、儿童安宁疗护技巧,以及青少年患儿的临终关怀以及家庭社会支持等。

(朱丽辉 肖嫔)

第四章 安宁疗护相关伦理

学习目标

完成本章内容学习后,学员应能:
1. **复述** 伦理、伦理学、医学伦理学、安宁疗护的伦理概念、内涵。
2. **列出** 安宁疗护伦理的理论基础、基本原则、基本任务。
3. **描述** 终末期患者的权利。
4. **应用** 运用安宁疗护相关伦理进行伦理实践分析。

第一节 概 述

一、概念与内涵

（一）伦理的概念与内涵

1. **概念** 伦理,在中国最早见于《礼记·乐记》:"凡音者,生于人心者也;乐者,通伦理者也"。指的是人伦道德之理,人与人相处的各种道德准则以及人与自然的关系及处理这些关系的规则。

2. **内涵** 伦理是人们心目中认可的日常行为规范,是人与人相处的各种道德准则、规范,是道德标准的寻求。在日常生活中,涉及美德、责任、担当等词的陈述或评价,都表示站在伦理的角度在思考。

（二）伦理学的概念与内涵

1. **概念** 伦理学是哲学的一个分支学科,是对人类道德进行系统思考和研究的一门学科。

2. **内涵** 伦理学的研究对象是道德现象,所以伦理学又称道德学或道德哲学,是研究社会道德现象及其规律的科学,是道德思想观点的系统化、理论化。伦理学要解决的问题纷繁复杂,其基本问题只有一个,即道德和利益的关系问题,即"义"与"利"的关系问题。此问题包含两个方面:一方面是道德与经济利益的关系问题;另一方面是个人利益与社会整体利益的关系问题。对此基本问题的不同回答,影响着各种道德体系的原则和规范,以及各种道德活动的评判标准和取向。

（三）医学伦理学的概念与内涵

1. **概念** 医学伦理学是一般伦理学原理在医疗实践中的具体运用,即运用一般伦理学的原则来解决医疗卫生实践和医学科学发展过程的医学道德问题和医学道德现象,研究医学领域中人与人、人与社会、人与自然关系的道德问题的一门学科。

2. **内涵**　医学伦理学归属于理论医学的范围,属于医学交叉学科,是医学的组成部分,是伦理学的又一个分支。

（四）安宁疗护伦理的概念与内涵

1. **概念**　安宁疗护伦理是指研究医疗健康照顾人员和志愿者在为终末期患者及其家属服务过程中应遵循的道德原则和规范。

2. **内涵**　安宁疗护伦理以马克思哲学的基本原理为指导,以身体上、心理上、社会上的完整护理照顾为理念,以缓解患者痛苦、提高已患威胁生命疾病的患者及其家属的生活质量为目的,以帮助终末期患者、舒适平静和有尊严地离世为目标,研究安宁疗护关怀伦理的产生、发展、变化规律及如何运用安宁疗护关怀道德原则与规范去调整安宁疗护关怀中的人际关系,解决安宁疗护实践中伦理问题。

二、理论基础

（一）医学伦理学的理论基础

医学伦理学研究医务工作者应遵循的道德规范和准则、医务人员之间的关系、医患之间的关系、医务人员与社会之间的关系,其基本理论基础有哲学基础论、医学制约论、生命神圣质量价值论、社会道德论、人道论、综合效益论、定性量化论、共建论、个体公益义务论、公正论。医学伦理学包括传统医学伦理学与现代医学伦理学。

1. **传统医学伦理学的理论基础**　传统医学伦理学包括生命神圣论、义务论、美德论三大理论基础。

（1）生命神圣论:生命神圣论（theory of divine life）指的是人的生命具有至高无上、不容侵犯的道德价值的伦理观。中外医学伦理学家都把生命视为神圣不可侵犯,并以此去阐释医学伦理思想。如唐代孙思邈"人命至重,贵于千金"的名言,就是人的生命神圣论的集中体现。生命神圣论强调不论在任何情景下都要尊重人的生命,不允许有任何侵犯。

（2）义务论:义务（obligation）是伦理理论中的一个重要概念。所谓义务,是与"权利"相对,指政治上、法律上、道义上应尽的责任。义务论就是以义务观为基础的伦理学理论。中国传统医学伦理学的义务论,是用来解释医学伦理的重要理论之一。

（3）美德论:美德（virtue）是一种从内而产生出的力量,当一个人心中充满着对世界的爱,对生命的尊重,以及对时间与万物的珍惜时,就会自然而然地产生美德。美,就是美的事物;德,古称之为得;合起来解释就是,美的事物可以吸引和得到社会中的一切。美德论是中外传统医学伦理学中最具解释力的理论,在中国传统医学伦理学中,要求不论亲疏贵贱应全力救治、尽职尽责、作风正派、不图回报、谦虚谨慎、尊敬同行等,均是要求医生应该具有美德而立论的。

2. **现代医学伦理学的理论基础**　现代医学伦理学的理论基础是在传统医学伦理学理论基础上发展而来的,不仅涵盖了传统的三大理论基础,更是传统医学伦理学理论基础的超越与发展,包括生命质量论、生命价值论、权利义务论、公益公正论四大理论基础。

（1）生命质量论：生命质量（the quality of life）是指某一生命就生物学生命意义上是否具备人的自然素质。生命质量论认为，可以凭借人的自然素质的高低优劣，去衡量生命存在对自身、他人及社会的价值，以生命质量的优劣来确定生命存在有无必要。一方面是以人的智力和体力水平衡量，例如，智力障碍、畸形、残疾等都降低了生命的质量；另一方面，以人的意识丧失与否和痛苦程度来衡量，例如，一个终末期的恶性癌症患者身心极度痛苦，他的生命质量就比较低；一个不可回转意识昏迷的患者，生命的质量相对也低。生命质量论的出现，使人类对生命的态度由"繁衍和维系生存"的低层次上升到"提高生命质量"的高层次。

（2）生命价值论：生命价值论（theory of rights and obligations）伴随生命质量论而产生，两者既有联系又有区别。生命价值论是以人的生命价值来衡量生命意义的一种伦理观。生命质量是决定生命价值的内在要素，是生命价值的基础。生命质量与生命价值共同成为医学伦理学的理论基础。

（3）权利义务论：医患权利和义务是对立统一的，是相辅相成的，医生的权利与患者的义务基本是一致的，医生的义务与患者的权利基本是一致的。医生的权利，从某种意义上说，是其对患者尽义务的保证。权利义务论包括医生的权利义务和患者的权利义务两个方面，医生的权利包括诊治患者的疾病权、宣告患者的死亡权、对患者的隔离权、医生的干涉权；医生对患者的义务包括承担诊治的义务、解释说明的义务、医疗保密的义务、解除痛苦的义务；医生对社会的义务包括面向社会的医疗保健义务、提高人类生命质量的义务、参加社会现场急救的义务、发展医学科学事业的义务；患者的权利包括基本医疗权、疾病认知权、知情同意权、保护隐私权、监督医疗权、免除一定的社会责任权、要求赔偿权；患者的义务包括保持和恢复健康的义务、积极配合诊疗的义务、承担医药费用的义务、支持科学研究的义务。

（4）公益公正论（theory of public interest and justice）：是根据行为是否以获得社会大众利益为直接目的而确定道德规范的后果论。探讨的是如何利用特殊的医疗手段与有限的医药资源，达到社会公共利益分配更合理、更有益于大众利益又公正的目的。公益公正论就是医学伦理学在新的医疗与社会背景下产生的一种全新的理论，是医学科学发展的需要，是医学与社会协调发展、可持续发展的需要。

（二）安宁疗护伦理的理论基础

安宁疗护伦理的发展与医学伦理学一脉相承，因此，医学伦理学的基本理论基础也就成为安宁疗护伦理的理论基础，主要内容有生命神圣论、生命质量论、生命价值论、人道主义论、权利义务论、公益公正论、后果论和美德论。其中生命神圣论、生命质量论、生命价值论、权利义务论、公益公正论和美德论在医学伦理学理论基础已经——阐述，在此不过多赘述。

1. 人道主义论 人道主义论（theory of humanitarianism）起源于欧洲文艺复兴时期的人道、人文思想体系，提倡关怀人、尊重人、爱护人，是一种以人为本、以人为中心的伦理理论。人道主义理论对安宁疗护伦理实践产生了以下两点影响。

（1）尊重服务对象的生命和生命价值观：尊重终末期生命是人道主义最基本的思想。在安宁疗护实践过程中，还要注意保护和维持终末期患者的生命价值和生命质量。

（2）尊重服务对象的人格尊严：享有安宁疗护服务是人道主义所追求的理想。在安宁疗护实践中,医护人员应当尊重服务对象的文化背景信仰,尊重服务对象的人格尊严也是提高安宁疗护质量的必需条件。

2. 后果论 后果论(consequentialism)认为行动的是非善恶决定于行为的后果,并不决定于其性质。后果论伦理思想方法是首先确定"好",由"好"再到"正当",它具有实质指向性。后果论伦理思想方法在根本上是实质性追求的方法。如有的医生认为不应把病情严重的真相告诉终末期患者,担心这会引起消极的后果。后果论要求在不同的治疗方案中作出选择,最大限度地增进患者的利益,把代价和危机减少到最小程度。

三、基本原则

(一)医学伦理学的基本原则

本章节涉及的是现代医学伦理学,其基本原则是患者利益第一的原则、尊重患者的原则和公正原则,即三大原则。公正原则多是在有利和尊重原则之下,有利和尊重原则可作为首,并且当尊重原则与有利原则相冲突时往往以尊重原则为主。但是在卫生资源分配等问题上,公正原则应排在首位。

1. 患者利益第一 这个原则要求医务人员不仅要在主观思想、动机上,还要在客观行动、效果上对患者既有利,又不伤害患者,即有义务不去特意地或因疏忽大意而伤害患者。而医疗行动难免会给患者带来伤害,对此可以采取双重效应原则作为这种医疗行动的理论依据。在道德义务发生冲突时双重效应原则尤为重要。这种情况下,医务人员就要充当监护人的角色,由医务人员作出恰当的决定。

2. 尊重患者 指医务人员应尊重患者的人格尊严,医务人员在诊疗、护理实践中,尊重患者的人格尊严及其自主性,主要表现为医师尊重患者的自主性,保证患者自主、理性地选择诊疗方案。最能体现尊重患者自主性的方式是"知情同意"。临床治疗中,在我们做任何一项操作前都应向患者解释清楚,并在患者知情的情况下表达意愿。患者实现自主性是有前提条件:须建立在医务人员为患者提供适量、正确且患者能够理解的信息基础之上;患者应具有一定的自主能力,作出决定时的情绪处于稳定状态及经过深思熟虑;患者自主性绝对不能与他人、社会利益发生严重冲突。医务人员做到平等尊重患者及其家属的人格与尊严,尊重患者知情同意和选择的权利,履行帮助劝导、甚至限制患者作出不恰当选择的责任。在临床工作中所有的行为都要以患者为主,保护好患者的利益是我们作为医务人员应该做的。患者也有权知道我们在为他们做什么以及为什么做,充分体现医学伦理学的尊重原则。

3. 公正 所谓公正,是指公平正直,没有偏袒。作为医学伦理学的公正原则是指同样有医疗需求的患者,应该享有平等的医疗资源待遇。这就要求医务人员在医疗诊治中应以公平合理的态度对待每一位患者。公正原则主要表现在人际交往的公正与医疗资源分配的公正两方面。在人际交往方面,由于患者与医务人员一样有平等的人格,医务人员应平等对待患者,做到对每一位患者都一视同仁;在医疗资源分配方面,以公平优先,兼顾效率效益,优化资源配置和合理使用。

(二)安宁疗护伦理的基本原则

安宁疗护伦理表达的是人道主义精神和人类的爱的意识。这种精神所演绎的是安宁疗护伦理的基本原则：尊重与自主原则、知情同意原则、人道主义原则、行善或有益原则、有利与无伤害原则、公正公平原则。以上六个基本原则正是这种意识和精神的体现。其宗旨为不以延长生命为目的，而以减轻痛苦（包括肉体、心理和精神）为目的；以患者为中心而不是以疾病为中心；不以治疗疾病为主，而以支持患者、理解患者、体贴患者、控制症状，安宁疗护治疗与全面照护为主；使患者至死保持人的尊严，不要"人为的生命"，因为生活的质量与价值比生存时间的长短更为重要。这是安宁疗护伦理的重要原则，也是构建伦理道德规范最根本的道德根据。

1. 尊重与自主原则　指在安宁疗护实践活动中，医务人员与患者双方应得到人格的尊重，同时，患者应享有独立的、自愿的决定权。尊重原则是生物 – 心理 – 社会模式的必然要求和具体体现，是安宁疗护伦理基本原则的必然要求和具体体现。尊重自主原则的实现有其必要的前提条件：一是要保证医患双方人格受到应有的尊重；二是要保证医务人员为患者提供适量、正确并且患者能够理解的诊疗护理信息；三是要保证患者有正常的自主能力，情绪是正常的，决定是经过深思熟虑并与家属商量过的；四是要保证患者自主性的选择和决定不会与他人利益、社会利益发生严重的冲突。也就是说，执行尊重自主原则并不是简单地按照患者所要求的去做；因为这样做就等于放弃了医护人员的职责，当其存在持续的争议和医生仍然认为某项治疗是不恰当的时候，医务人员就应该充分解释其理由，并且帮患者获得第二种治疗的选择，而医务人员在任何时候都应该承担起自主原则赋予的道德责任。

2. 知情同意原则　是临床上处理医患关系的基本伦理准则之一，也称知情承诺原则。安宁疗护实践中指医务人员与患者、患者家属之间对患者病情进展、治疗方案、放弃治疗、不予延命医疗等方面的真实、充分的信息，尤其是不可预测的意外及其他可供选择的诊疗方案及其利弊等信息，使患者或家属经验性思考自主作出选择，并以相应方式表达其接受或拒绝此种诊疗方案的意愿和承诺；在得到患方明确承诺后，才可最终确定和实施方案。

（1）知情的伦理条件

1）提供的信息是基于患者利益的。

2）信息内容充分、精准。

3）执行安宁疗护相关操作之前，向患者充分告知、说明，使患者正确理解信息。

4）如果信息有误或者隐瞒患者及家属的告知行为，造成患者或家属作出错误的决定，违背安宁疗护伦理的知情原则。

（2）同意伦理条件

1）同意是患者充分知情后的自主选择。

2）患者有选择的自由。

3）患者有同意的合法权益。

4）患者对自主决定有充分的理解。

3. 人道主义原则　详见第一章第一节。

4. 行善或有益原则　行善或有益原则的基本精神就是选择好的医疗护理行为，不做坏事，禁止做与安宁疗护伦理相违背的行为。这一精神实质就是要求医务人员安宁疗护实践中，无论是出于对人道主义还是对生命的尊重，都要善待终末期患者、善待社会。

5. **有利与无伤害原则** 有利与无伤害原则又称不伤害原则,是指医务人员的医疗动机、行为、后果均应避免对患者造成伤害。医务人员在安宁疗护实践中应树立有利而不伤害的思想理念,一切以将患者的伤害降到最低为目的,做到以最小的损伤换来患者最大的益处。在多种安宁疗护的措施中选择并实施对终末期患者最佳的安宁疗护服务措施,如减轻患者的疼痛、减轻患者的呕吐、引导终末期患者正确面对死亡。

6. **公正公平原则** 公正公平在医学伦理学基本原则里已经作了阐述,在此不再复述。只是强调一下,在安宁疗护实践中,公正公平原则的内容与实际内容存在差距,现实的安宁疗护伦理正在追求那份理想的公正公平原则的路上稳步前行。

四、基本任务

(一)医学伦理学的基本任务

医学伦理学的基本任务是医护人员对所有的患者,包括新生儿、老年人等具有提供良好医疗护理的伦理责任。生命伦理是工作行为的准则,包括道德哲学、生命哲学的层面,为提出和制定原则、准则、法规法则提供了坚实的伦理基石。医学伦理学的具体任务包括以下几点:研究医德现象,阐述医德关系;发展医德基本理论,构建医德规范体系;树立正确医德观念,加强医德修养教育;指导医学实践,为符合道德的医德行为辩护。

认识医学伦理,可使临终关怀服务专业人员认清自己的道德立场及偏见,在照护患者及家属时,不至于因其偏见而影响临终关怀服务的品质。

(二)安宁疗护伦理的基本任务

人有生老病死,这是客观的自然规律,能让每一位终末期患者坦然接受死亡,死得安详、舒适、有尊严是安宁疗护所追求的目标。安宁疗护伦理的基本任务就是为终末期患者提供生理、精神、社会的照顾及有效的疼痛和其他症状控制;恰当应用安宁疗护相关沟通技巧为患者和家属提供辅导和支持;尊重患者的意愿,促成符合安宁疗护伦理和法规的治疗决策;为悲伤和居丧期的家属提供哀伤辅导等。

安宁疗护伦理顺应了社会发展的需要,是现代医学发展的人文体现,是伦理道德的进一步延伸。

五、常见的安宁疗护伦理议题

1. 尊严死与安乐死。
2. 尊严死与安宁疗护。
3. 安乐死与安宁疗护。
4. 心肺复苏与生命支持治疗。
5. 急救与放弃治疗。
6. 不予与不愿撤除维持生命支持治疗。
7. 生前预嘱与患者自主权。
8. 知情同意与病情告知。

(周莲清)

第二节 安宁疗护中的伦理基础

2015 年 10 月 31 日,被害人朱某因交通事故受伤,被送至医院抢救,因伤情严重,无法自主呼吸,只能用呼吸机维持生命,且不具备转院治疗和进行手术的条件。肇事方家庭困难,被害方家属自感无力承担医疗费用,经商量后决定自行拔管,停止治疗。2015 年 11 月 2 日,被告人郑某(被害人之女)、郑某(被害人之子)、朱某(被害人之五妹)趁医护人员不备,被害人之女拔除被害人的呼吸管、被害人之子拔除其胃管,医护人员发现后欲进行抢救,三人对医护人员进行阻止,后被害人经抢救无效死亡。法院审理认为,被告人郑某、郑某、朱某故意非法剥夺他人生命,构成故意杀人罪,判处三人有期徒刑 3 年(缓刑分别为 5 年、4 年、3 年)。

本案例摘自四川省眉山市东坡区人民法院(2016)川 1402 刑初 316 号刑事判决书。

请思考:

(1)如何评价对"拔管"等中止延长生命治疗的行为?

(2)请结合本案例,简述尊严死与安乐死的区别。

一、终末期患者的权利

终末期患者的权利(patient's right)是指患者在临终关怀机构应享受的基本权利和必须保障的利益。根据我国国情,终末期患者应享有以下权利。

(一)享有知情同意权

即患者及其家属有权利知道自己的病情,并可以对医务人员所采取的措施进行决定取舍。

(二)享有自主选择医疗服务的方式

即患者及其家属有权根据自身家庭条件选择适合自己的安宁疗护机构、安宁疗护医务人员、检查项目、治疗方案等。

(三)享有获得尊严的权利

即终末期患者的人格尊严不受侵犯,安宁疗护的医务人员应充分尊重终末期患者的决定。

(四)享有尊重的权利

即尊重终末期患者及其家属对安宁疗护服务的知情同意权,如各项治疗、操作前的完全告知、同意。

（五）享有获得安宁疗护服务的权利

即终末期患者及家属有获得安宁疗护服务的权利,提高终末期患者的生命质量。

（六）享有获得临终关怀教育的权利

即终末期患者及家属有权接受临终关怀教育相关知识,使终末期患者坦然面对临终。

（七）享有适时出院的权利

即终末期患者及家属享有根据自身疾病的性质、严重程度要求出院的权利。

（八）享有转移到其他医疗机构继续治疗的权利

终末期患者可根据安宁疗护机构服务水平、自身的社会经济情况转移到其他医疗机构继续治疗的权利。

（九）享有隐私保护的权利

即保护终末期患者的隐私不受他人侵犯,因为安宁疗护服务过程中,医务人员常常涉足患者的隐私。保护终末期患者的隐私权是安宁疗护伦理的一条重要道德规范。

二、恰当的治疗

（一）症状治疗

安宁疗护旨在为终末期患者提供全面照护,其核心在于缓解症状、提升生活质量。针对患者症状的治疗,主要包括疼痛管理,采用药物、物理疗法及心理支持等多模式控制疼痛,确保患者舒适;对呼吸困难者,通过氧气疗法、体位调整及呼吸锻炼减轻症状;对恶心、呕吐等消化道症状,通过饮食调整及合理运用药物进行改善;对于焦虑、抑郁情绪,通过冥想、心理咨询等心理干预手段进行缓解。此外,还注重维护患者的尊严与自主权,鼓励其表达意愿,参与治疗决策。

（二）支持治疗

1. **概念** 通过各种措施来支持患者机体代谢过程中能量与蛋白质需求增加的需要,维持或增强患者抗感染能力以及促进损伤后组织的修复;或有助于减轻或缓解患者某些紧张的情绪或精神上的压力;同时提供物质方面的资助可减缓患者某些生活矛盾和焦虑。支持治疗主要分为三种,即营养支持治疗、社会支持治疗和心理支持治疗。

2. **实施支持治疗的伦理原则** 针对终末期患者实施支持治疗应遵循知情自主、有利无害、对等公平等伦理原则。知情自主原则:即患者有权利要求了解疾病及相关支持治疗的基本知识目的和疗效,并且在一定程度上有权决定采纳治疗方案。有利无害原则:强调治疗应使患者受益,同时应尽可能避免由于治疗引起伤害,最低限度也应要求预期受益应大于预期损害。对等公平原则:强调避免在局部过度浪费有限的医疗资源,以免造成社会价值的不平等分配。

（三）维持生命治疗

1. **概念** 维持生命治疗又称生命维持疗法,是一种用于延长生命而不能使根本的疾病状况逆转的医学治疗方法。如借助器械控制气道和施行人工通气;借助器械建立人工循环;心室颤动时电击除颤;药物治疗。维持生命治疗对于晚期危重患者维持生命具有重要意义。

2. **维持生命治疗的伦理原则** 维持生命治疗是现场急救和临床上常用的治疗方法,其主要目的是为基础生命提供支持,使生命得以延续。对于终末期患者或者意外不可回转意识的昏迷患者来说,生命质量和生命价值极低,与临终关怀中强调活得尊严的理念是相悖的。全靠生命支持技术维持的生命是无意识的、无价值的生命。维持生命治疗应遵循的伦理原则与实施支持治疗的伦理原则保持一致,在此不再重复阐述。

（四）拒绝或放弃治疗

1. 概念 对已经确诊的病情不进行治疗或者终止治疗,是特定临床医学现象的一种描述,泛指患者被确诊后由于任何原因而未按常规运用和坚持治疗措施。现实中存在的放弃治疗有两种不同情况:第一种是指临床上医师的自主行为选择现象,即在患者被确诊后,临床医师针对不可治愈的晚期患者或仅能维持呼吸心跳但生命质量极度低劣且不能恢复意识的患者,不给予人为地延长生命的治疗;第二种是主动建议不治疗,请患者(或其家属)自主决定,或者被动认可患者(或其家属)提出的不治疗决定。

2. 放弃治疗的伦理原则 放弃的对象必须是不可治愈的晚期患者,这其中既包括那些经任何治疗都无法阻止其肺脏停止呼吸、心脏停止搏动的患者,也包括那些肺脏、心脏虽未停止运作,但已不能恢复意识的患者。放弃治疗的伦理原则包括社会公益性原则、价值原则、权利性死亡的原则、人道和道德原则。

（1）社会公益性原则:无论是植物状态的维持,还是死亡过程的延长,均需支出较高的医疗卫生资源,而效益仅仅是安慰性的,这对于患者及其家属来讲只能是延长痛苦,放弃治疗是一种公正和公益的选择。

（2）价值原则:客体价值,又称效用价值,强调生命对个体、对他人和社会的有用性。人道价值,人的生命作为主体存在本体意义上的价值,即人道价值。

（3）权利性死亡的原则:一个人既享有有尊严地活着的权利,同时也应当享有有尊严地死去的权利。

（4）人道和道德原则:放弃治疗在严格限定的对象和范围内实施,符合患者的利益是一种人道的选择。

三、医务人员在安宁疗护中的伦理规范

1. 遵守医疗卫生法律、法规、伦理和安宁疗护诊疗规范的义务。

2. 患者至上,以患者为中心 在安宁疗护工作中,医务之间的相互联系和交往都是以患者为中心,医务人员应始终将终末期患者权益放在首位,及时做好临终疼痛、心理痛苦等不适症状的缓解治疗。

3. 理解与尊重 关心、爱护、理解、尊重患者,保护患者隐私。

4. 在安宁疗护实践活动中,安宁疗护医务人员应当将患者的病情、安宁疗护服务措施如实告知患者或其家属,及时解答患者或家属的咨询。

总之,对于不可逆转植物人、脑死亡或濒于死亡的终末期患者,作为生命的社会存在已经丧失,其生命的质量和价值已经失去,延长他们的死亡和痛苦是不人道的。医务人员作为安宁疗护诊疗中的主体,应秉承身体、心理、社会、精神全人照护理念给予终末期患者更多的关怀,充分实现对人的尊重,让终末期患者得到应有的尊严和关怀。这样不仅能减轻家庭和社会的负担,而且也合理利用了卫生资源,符合安宁疗护伦理规范。

（周莲清）

第三节　安宁疗护中的伦理困境与决策

导学案例

2001 年发生在陕西省的一起"安乐死"事件备受社会各界关注,事件的当事人是陕西省汉中市人王某。在 1986 年,他的妈妈夏某因为身患绝症,痛苦不堪,被医生实施"安乐死",成为我国第一例"安乐死"事件,随后王某和医生蒲某被逮捕。多年之后,王某也因为身患绝症,向医院提出来希望实施"安乐死",但是医院的答复是国家没有立法,不能够实施。8 月 3 日,王某在家中病逝。

请思考:

(1)从安宁疗护伦理学理论角度出发,分析说明患者有无权利选择自己的死亡方式。

(2)医生对终末期患者实施"安乐死"是否符合医学伦理?

(3)您认为"安乐死"是否符合我国的伦理道德?

一、病情告知的伦理困境与决策

(一)病情告知的伦理困境

病情告知是患者进入生命终末期时,医护人员告知患者末期病情的预兆。在我国,多数家属认为告知患者为疾病末期等于是宣判死刑,这时对患者的病情告知似乎就陷入了困境。

医学伦理与医疗法规均认定医生有告知患者病情的义务。但在我国医疗与社会文化背景下,要对终末期的患者告知病情,确实是一件相当不容易且令人难以接受与启齿的事,同时也是医护人员与患者、家属沟通的一大禁忌。因此,社会普遍的现象就是,患者得了绝症,亲友与医护人员多数采取隐瞒的方法,或是医生愿意对患者开诚布公,却受到家属的阻碍。由于社会文化和公众自主意识薄弱等原因,知情同意原则在我国并未得到充分的实施,主要阻力来自对终末期患者心理承受能力的顾虑、患者知情权利意识缺乏、医护人员对患者权利的忽略等。

1. 支持病情告知　医学的进步在一定程度上消除了人们对癌症的恐惧,减轻了患者的痛苦,甚至使一些患者有了治愈的可能。这为实现癌症患者的知情同意权利奠定了一定的基础。

2. 反对病情告知　担心告知病情真相会给癌症患者带来负面影响,是医护人员和患者家属选择不告知的主要原因;医生担心未得到家属的同意而告知患者实情会引起不满和医疗纠纷。临床实践中医护人员仍担心直接告知患者实情可能导致其情绪低落、病情恶化等状况发生,而引起家属的埋怨或指责。这些顾虑让医护人员选择先告诉家属而不告诉患者,从而忽略患者的自主权。告知患者病情的整个过程和处理患者的情绪反应都需要有熟练的技能,而医护人员由于缺乏系统培训、没有精力和时间评估和满足患者的需求、对进一步的治疗缺乏足够的信心等,在告知患者实情时承受着心理负担,害怕在告知患者实情时流露出自己的悲观情绪以及个人对疾病和死亡的恐惧,害怕不知道如何回答患者的问题。

（二）病情告知的伦理决策

对终末期患者告知病情是符合道德、伦理、法律和治疗需要,并且提出通过认识到影响告知实情的因素,恰当应用沟通技巧,医护人员可以顺利完成病情的告知。后续开始如何告知、需要告知哪些内容、由谁以什么样的方式方法来告知、告知病情后如何给予患者安宁照顾、如何培训医护人员告知的技巧等主题的研究讨论。具体应该注意以下问题:

1. **根据患者对疾病的认识程度、心理承受能力、文化教育水平等进行综合评估是否告知患者病情信息** 在告知患者病情前,评估患者的心理承受能力,同时要预测患者可能出现的心理和情绪变化。评估患者对目前处境的理解,获得他们已经知道了哪些细节、他们还想知道哪些内容、考虑文化背景及其他可能影响信息需求的因素,根据个人的特点提供个性化的信息支持。

2. **考虑患者家属的意愿决定是否对患者进行病情告知** 在获得患者家属或者照顾者的同意,选择适当的时间、适当的地点、适当的人员参与病情讨论。首先,给患者选择何时讨论病情的权利,避免刻意框定时间;其次,谈话时选择安静的环境,面对面地直接交流;另外,应征求患者意见,确认讨论病情时患者希望在场的家属或者照顾者。同时询问患者是否可有其他医务人员(包括多学科小组医生、护士、心理医生等)参加此次讨论。

3. **不与现行法律法规相冲突** 既不能粗暴忽视患者的知情权,也不能盲目简单强调知情权。将准确的信息以合适的方式告知患者及其家属或者照顾者。要在不同的治疗阶段或出现新的情况时注意及时讨论沟通。沟通的同时要获得患者及其家属或者照顾者感到恐惧、关心的问题,以及他们对该次讨论的心理反应。

二、临终决策的伦理困境与决策

国内外有关临终决策的内容主要涉及拒绝复苏、生命维持治疗、预先指令等相关问题。拒绝复苏主要是患者不希望实施胸外按压、除颤、使用起搏器等。生命维持治疗主要包括使用人工呼吸装置、器官移植、心肺复苏术、营养支持、血液透析等。预先指令是指患者在意识清楚且具有决策能力时预先设立的医疗照护选择,包括生命意愿和医疗委托人。

随着医疗抢救技术的进步,越来越先进的技术、仪器(如呼吸机、心脏起搏器、血液透析等)运用于延长终末期患者生物学意义的生命,以延缓死亡的自然过程和推迟死亡时间,但并不能挽救生命。这些医疗措施的结果对于患者来说,如果神志清醒,会在极其痛苦的所谓的"治疗和检查"过程中等待死亡。如果神志丧失,则任由各种医疗仪器维持生命,没有生活质量和尊严地维持生命,这与伦理学原则相悖。对于患者家属来说,经济上要负担巨额的医疗费用,精神上要承受巨大的压力,特别是要面对付出却没有任何结果的严酷现实。同时造成大量医疗资源的浪费。

在患者终末期医疗决策问题上,根据伦理学原则,患者可根据自己的文化、态度及偏好等做出符合自己意愿的决策。而医护人员应当尊重患者的意愿,并恰当应用伦理学原则引导他们做出最佳决策(表1-4-3-1)。

表1-4-3-1 撤除生命支持措施的推荐指南

简述决定	医疗团队成员在撤除生命支持措施的问题上达成共识;明确决策者(患者或代理人),并与患者/家属商定执行步骤;将决定以及医疗计划都记录在病历中
明确目标	确保患者保持舒适;方便亲人探视和陪伴
确认步骤	患者和家属的需求目标保持一致:保持患者的舒适;叙述撤除生命支持措施的计划;确保及时治疗增加痛苦的症状(例如足够的镇痛和镇静);告知预期的生存时间
安静的环境	提供隐私空间;允许探视和陪伴;移除各种线、管,关闭显示器和警报;保留一个静脉通道用来实施镇静或镇痛给药治疗
撤除后症状管理	主治医生要参与;备好控制症状的药物;给药应该以预期剂量为指导;药物应该滴定至有效剂量;持续输注效果通常优于单次给药
终止治疗	停止非必要的医疗措施;不延长生命或加速死亡;可逐日终止
移除机械通气	保持患者的舒适
濒死期护理	予最大程度上满足患者的临终前生理需求、改善患者的不适症状,如改善呼吸功能、减轻疼痛、促进患者舒适等系列护理措施

（一）心肺复苏的伦理困境与决策

心肺复苏是在心脏或呼吸停止之后试图使患者的心脏或呼吸恢复的过程。对终末期患者不再行心肺复苏,可避免患者因无效心肺复苏遭受额外的痛苦。有指南推荐如果患者有心脏或呼吸停止风险时,医护人员需要综合考虑心肺复苏对患者的利弊,而决定是否进行心肺复苏。有条件时,需根据心脏骤停类型及当时患者所处环境,个体化实施心肺复苏。

1. 心肺复苏的伦理困境 对已经处于终末期患者,心肺复苏的成功率将大大降低。在患者明确表明愿望要求进行心肺复苏时,可实施相关措施,但一般都不再提供无效治疗。欧洲的一项关于人权公约的文件指出,如果不与患者讨论心肺复苏的决定,是对人权的侵犯。但当医生认定"与患者交流会增加患者的痛苦,而所产生的痛苦可能会对患者构成伤害"时,是可以不进行心肺复苏。

心肺复苏与不行心肺复苏之间存在矛盾,但患者有选择不再行心肺复苏的权利,只是需要充分的讨论和交流。由于是否行心肺复苏是一项极具争议的公共卫生问题,是众多终末期患者治疗中的一项内容,因此需要规范的书面文件记录。不行心肺复苏治疗意味着相应的治疗终止,英国的一项指南指出,在住院期间的患者有权决定拒绝进行心肺复苏。因为在特定的环境下,心肺复苏并不能挽救患者生命,并且存在医疗资源的浪费。

2. 心肺复苏的伦理决策

（1）改变与患者商讨心肺复苏的策略:医护人员要在综合考虑患者的整体治疗情况及整体身体状况的基础上,选择后续治疗计划、紧急救治要求等,而不能将是否进行心肺复苏作为一个单一问题进行讨论。

（2）做好患者知情同意:在条件允许的情况下,医护人员要与患者进行心肺复苏风险与获益方面的充分讨论,以便患者作出决定。当患者回避与心肺复苏的相关议题时,允许患者再多花费时间,直到患者做出选择继续进行心肺复苏还是放弃的决定。如仍坚持回避,家属及医护人员可在考虑患者利益最大化时,选择放弃还是继续心肺复苏。

（二）管饲营养和补液的伦理困境与决策

营养支持伦理原则认为,为患者提供食物和水属于基本护理,适用于所有患者。而管饲营养则属于医疗干预,需经过患者的知情同意。医护人员需向患者提供下列信息:疾病诊断及其依据、营养不良的风险程度;治疗方案及其对肠内营养和肠外营养路径的选择;病情预后及潜在并发症;治疗费用。

1. 管饲营养和补液的伦理困境 管饲营养能否提高生活质量、能否延长生存时间,目前仍存在争议。是否需要维持营养支持和补液涉及许多法律和伦理的问题。但总体原则取决于营养支持和补液是否符合患者的最大利益,如果其风险超过了获益的机会,则是不合适的治疗方案。

（1）支持管饲营养和补液:使用肠内营养或肠外营养的患者(如肌萎缩性脊髓侧索硬化症或头颈部恶性肿瘤患者),在没有肠内或肠外营养的情况下,可能出现意外死亡;患者逝世之前,有重要的事情需要完成时(如参加孙子的毕业典礼或婚礼);管饲营养和补液可延长其生命,并帮助患者完成夙愿;在未征求患者是否需要管饲营养和补液的情况下,若不对患者进行营养,将面临法律的制裁。

（2）禁止管饲营养和补液:特定情况下,管饲营养和补液并不能使患者利益最大化;管饲营养和补液不能使患者生活质量得到改善;患者有自主选择权,有权拒绝管饲营养和补液。

2. 管饲营养和补液的伦理决策

（1）客观评估患者整体状况:了解终末期患者的临床状况,与患者或家属有效沟通,讨论最佳获益或负担,告知患者可以选择的治疗方案。在提供管饲营养时要考虑相关问题,如从患者的角度来看,潜在的获益是否会大于危害。在实施肠外营养和肠内营养时,评估可能发生的相关并发症,其中一些可能很严重,对患者的潜在影响。另外,严重脱水或营养不良的晚期患者进行管饲营养后,并不一定舒适。在某些情况下,强制补水或营养可能会加剧患者不舒服的感受。因此,如果患者不能明显地从管饲营养和补液中获益,则不考虑管饲营养和补液。

（2）决策过程中充分发挥患者自主权和知情同意权:当患者想要停止积极的营养支持时,可以考虑停止。患者认为这种支持有失尊严、有辱人格,在身体或情感上无法接受,要充分尊重患者的感受。另外,需要充分尊重患者自主权,即每个人对自己的医疗护理做出决定的权利,包括拒绝治疗。尊重这一原则可减少患者与医生之间的冲突,鼓励患者和家属参与医疗决策。患者、患者家属、医生和护士应该在决策过程中进行沟通和协作。知情同意意味着医生有义务向患者提供有关医疗护理决策所需的信息。如果患者没有足够的决策能力,且之前的指令不生效,则必须确定授权者。未解决的问题可能需要由相关机构的伦理委员会或法律事务所进行评估。

（3）法律方面的考虑:对于是否维持生命、终止治疗或赔偿责任,必须遵循国家的法律法规。从伦理的角度来看,我们的目标应该是找到一个在道德上站得住脚的共识。在处理患者丧失行为能力时的授权问题上,临床医生或护士应首先选择患者指定的个人做出决定。

如果没有预先的指示,也没有法定授权人,临床医生或者护士应该选择一个亲密的家庭成员或朋友。医护人员作为专业人员,有责任应用专业知识和能力并恰当运用伦理学原则帮助患者和家属分析利弊,引导他们做出符合患者利益的决策。终末期患者随着病情进展,进食逐渐减少,医护人员在实施营养支持时需考虑以下方面:患者的病情有无逆转的可能,营养支持能否使患者维持或重获良好的生活质量,营养支持是否只是延长濒死期的痛苦过程。如果癌症患者营养支持和补液并不能改善患者的功能状况、不能减轻疲乏等痛苦症状,则可考虑中断营养支持。

(三)预先指令的伦理困境与决策

预先指令(advance directive,AD)是预立医疗照护计划的一种形式,通常是一个书面声明,声明在患者不能与医护人员进行沟通的情况下谁来代理决策和采取何种医疗措施。预先医疗照护计划还有两个其他的形式:生前预嘱和永久的医疗委托书。永久的医疗委托书是将个人权利授权给另一个人,在其不具备能力时代替其做出医疗决策,这个人可能是他的亲戚或朋友。法律一般优先考虑个人的选择,包括血缘最亲的亲属。大多数法规要求这一授权以书面形式生效。美国是发展预先指令最早最完善的国家。早在1976年美国加利福尼亚州就通过了《自然死亡》的法案,规定具备决策能力的成年人可以拒绝一切无用的延续生命的医疗措施,提出了不予心肺复苏(do not resuscitate,DNR)这个概念。

患者自主决策行为是预先指令的延伸。美国国会1990年通过了《患者自主决定权》法案,法案规定医院、养老院等医疗机构必须在成年患者入住时提供有关预先指令的信息,并有义务教育机构内成员关于预立医疗照护计划的相关知识。法案也明确指出患者有权接受或拒绝医疗措施、有权设立预先指令等。

1. 预先指令的伦理困境 虽然美国及其他国家已经将预先指令的制订合法化、常规化,但现实实施的情况并不容乐观,还存在很多问题,如预先指令的设立率不高,存在较强的种族差异性;设立预先指令的时间过于临近死亡时间;医疗委托人的决策不符合患者的意愿等;签署的预先指令无法发放给所有相关人员,让参与者都知晓;可能会限制急诊医学的发展等。原因来自许多方面,主要包括:预先指令内容过于标准化,不具特异性;不同族裔之间存在较大的文化差异;没有相关政策监督预先指令的实施情况等。这些年,随着姑息医学的发展,随着优逝理念的推广和普及,人们也在越来越关注终末期生活质量,自主决策、尊严离世是患者的权利,这种观念也正在被人们所接受、这无论从保证患者终末阶段的生活质量,还是从医疗资源的合理使用方面都是有益的。但是国内在这方面的相关法律法规、医疗保障制度以及公众教育等仍有待进一步完善和发展。

生命支持治疗的医嘱(physician orders for life sustaining treatment,POLST)是一个关于临近死亡的患者是否进行生命支持治疗的特定的标准化医嘱。作为法律文件,POLST表格由患者和医生签署,并且是患者在不同医院转诊时的交接文件。在为终末期患者提供连续的护理和支持时,POLST用于患者和医生之间的沟通是有效的,它使得护士、医疗机构和紧急救援人员能够尊重患者是否需要维持生命治疗的意愿。生命支持治疗医嘱是灵活的,可以随着患者的愿望和身体状况的改变而不断调整。生命支持治疗医嘱文件不能代替预先指令,因为预先指令提供了关于终末期患者的意愿的大致轮廓,并允许指定代理人在自己不能表达意愿时代替他做出决定。如果两种能够一起使用,既可以减少临终不必要的治疗,减少患者和家属的痛苦,又可以使患者的意愿得到明确和尊重。

2. 预先指令的伦理决策 无论是预先指令、患者自主决策行为还是生命支持治疗医嘱,均应在患者清醒并可接受疾病晚期的事实的情况下,由主管医护人员与患者及家属共同制订。引导患者做出符合他们意愿和利益的决策,既尊重患者的自主权利,又使患者在生命终期免受伤害,同时避免不合时宜的治疗造成的医疗资源的浪费,这既符合伦理学有益无害的原则,也是维护患者的尊严和权利,实现优逝的重要措施。

预先指令在维护个人自主选择医疗决策方面可能发挥积极作用。立足于我国目前现状,在推广预先医疗指令书的过程中,也应当结合实际,努力发展和推广安宁疗护。在看到预先医疗指令可能发挥良好作用的同时,也应该认识到其存在的缺点和面临的冲突。在医疗实践中,医生应尽可能充分地为患者提供相关的信息,帮助患者在充分知情的基础上做出理性的自主决定。

（四）姑息性镇静治疗的伦理困境与决策

姑息性镇静治疗是指在医护人员的严密监控下,对终末期患者采用药物降低患者意识状态或使其丧失意识,以达到缓解顽固性症状所致痛苦的目的。

1. 姑息性镇静治疗伦理困境 姑息性镇静治疗被认为是一种常规的治疗,但在应用时,仍存在争议。姑息性镇静治疗意味着个人生命已处于生命末期,因此被认为是一种特殊的求助措施。在荷兰,因镇静治疗死亡的人数占所有非突然死亡人数的12%。在一些国家,使患者丧失意识是对不能忍受痛苦的合理反应。家属这时能感觉到患者离濒死又进了一步,因此,在患者永久丧失意识之前就应该让家属与患者讨论治疗。临终关怀服务质量的改善,可促使姑息性镇静治疗的占比逐渐下降,但需要在专科姑息团队下进行指导。

（1）姑息性镇静治疗的时机不确定:有学者认为姑息性镇静治疗应在死亡前几小时或几天前才实施,但也有荷兰医学会的学者认为在预期死亡之前的两周便可实施。不同国家均存在着差异。在临床实践中,需要加强对于难处理症状的鉴别,而不能用一项标准解决所有问题。

（2）姑息性镇静治疗的合理性不明确:生存痛苦比心理痛苦更为深奥,根据常规的理念,生存痛苦时,大多数姑息关怀专家只能接受极少的案例作为镇静治疗的人。在患者经历生存痛苦时,需要专科心理评估进行排除,并在无法帮助患者缓解痛苦时,实施姑息性镇静治疗。深度镇静是间歇性而不是持续性的;镇静治疗必须由团队进行决定,个人的感情/过度疲劳则容易出现决定偏差。

2. 姑息性镇静治疗伦理决策

（1）在进行姑息性镇静治疗之前,需要由姑息关怀专家进行评估与讨论:在日本,全国范围内,有姑息关怀机构的9 000例患者接受的一项调查显示,对顽固性生存痛苦患者实施姑息性镇静治疗的仅有90例,其中又有60%的患者接受过心理或精神病学专家的帮助。当患者获得高品质的姑息关怀时,会明显缓解和减少生存痛苦。

（2）合理镇静:间歇性予以姑息性镇静治疗,患者在生命末期变得躁动不安时,只能通过药物镇静以缓解激越和烦躁不安等痛苦。镇静的目的是缓解激越性谵妄和患者的躁动不安。当照顾者资源和措施有限,并且不再能够缓解患者的痛苦时,为使患者免受焦虑、负罪感、愤怒或绝望等痛苦时,则需借鉴姑息性镇静来平复患者,将治疗真正落实到缓解患者痛苦、增加治疗效果的轨道上来。

三、安乐死的伦理困境与决策

安乐死（euthanasia）指对无法救治的患者停止治疗或使用药物，让患者无痛苦地死去。"安乐死"一词源于希腊文，意思是"幸福"地死亡。它包括两层含义：一是安乐的无痛苦死亡，二是无痛致死术。中国的定义指患不治之症的患者在垂危状态下，由于精神和躯体的极端痛苦，在患者和其亲友的要求下，经医生认可，用人道方法使患者在无痛苦状态中结束生命过程。

2017 年 10 月 22 日韩国保健福祉部称，从 2017 年 10 月 23 日至 2018 年 1 月 15 日将试行《维持生命医疗决定法》（也称《安乐死法》），终末期患者可以自己决定是否继续接受维持生命的治疗。2001 年 4 月 10 日荷兰上议院通过了《根据请求终止生命和帮助自杀（审查程序）法》。这是第一个通过安乐死立法的国家。2002 年 5 月 16 日比利时议会众议院通过了一项安乐死法案，允许医生在特殊情况下对患者实行安乐死，从而成为继荷兰之后第二个使安乐死合法化的国家。俄勒冈州是美国第一个通过法案承认安乐死合法的州，1994 年选民选票通过《尊严死亡法》，法案中规定做出安乐死决定的人必须是成年人，并且经诊治预期生存时间不超过 6 个月的患者方可申请。2008 年 11 月华盛顿州成为美国第二个承认安乐死的州，通过了名为《尊严死》的新法律。2009 年 12 月 31 日蒙大拿州成为美国第三个承认安乐死的州，州宪法赋予了绝症患者有权选择死亡，医生为患者开具结束生命的药物不必担心受到起诉。

（一）安乐死的伦理困境

随着安宁疗护实践范围的不断扩展，护士承担越来越多的角色，在实践中也会面临更多的伦理困境和挑战，对终末期患者实施安乐死的过程中面临以下几点伦理困惑与冲突：传统医学模式与安宁疗护理念的冲突；保护性医疗中的保密原则与知情同意中的告知原则的冲突；以传统"孝"文化为核心的家庭决策与尊重患者自主决定权的冲突；传统的"重量轻质"生死观思想与现代化"重生命质量"思想的冲突。

安乐死是用医学的、人为的方法加速死亡以结束痛苦。在对待死亡的问题上，在我国医疗和法制体系体制尚不够完善的条件下，安乐死的实施可能产生一系列的纠纷和社会问题，甚至催生新形式的犯罪。

由于中国特殊的国情，"安乐死"自 20 世纪中叶传入到 1986 年 6 月的"汉中安乐死案件"，到 1988 年的上海安乐死学术研讨会，到 1994 年的"中国自愿安乐死协会"成立等一系列举措，都是无果而归。也就是说，在中国安乐死是违法的。

（二）安乐死的伦理决策

在这一过程中，医护人员应积极控制患者的痛苦症状，帮助终末期患者了解死亡，坦然面对和接纳死亡，并做好准备，让最后的生命阶段过得有意义，从而舒适、尊严、安详地离世。医护人员不但要掌握专业知识，更要遵循伦理学自主、不伤害、有利和公正的基本原则，以患者和家属为中心，引导和支持他们做出符合患者价值观和利益的决策。

1. 尊重患者对死亡的选择　我国《医师执业法》《护士法》均指出，禁止医护人员终结另一个人的生命，但临终关怀医护人员有责任，在伦理上、道义上为患者提供姑息治疗和安宁疗护。

2. **与患者及家属交换关于安乐死与临终关怀的信息** 评估患者的决定能力；提供临终关怀过程中有关信息资料，为安乐死提供有利与不利的理由，明确告知患者我国法律不允许积极安乐死；当一个终末期患者要求进行被动安乐死时，需现场征求明确态度或家属意见。在医护人员行为范围内，行使这些权益是合理的。

3. **禁止医护人员怂恿、暗示患者或家属做出积极安乐死的选择** 否则将被认为是违法的，需要追究法律责任。在临床工作中，患者或者家属提出安乐死的要求或行动时，安宁疗护医护人员必须仔细地观察，谨慎行事。

（周莲清）

第五章 安宁疗护模式

学习目标

完成本章学习,学员应能:

1. 复述 医院安宁疗护、社区安宁疗护、居家安宁疗护的目的。
2. 列出 医院安宁疗护、社区安宁疗护、居家安宁疗护的意义。
3. 描述 医院安宁疗护、社区安宁疗护、居家安宁疗护的服务模式。
4. 应用 安宁疗护患者转介流程为患者安排转介。

第一节 医院安宁疗护

导学案例

吴先生,89岁,因"腹胀半年,加重伴气促2个月"于2018年收住某三级甲等综合医院,入院后经磁共振成像检查确诊为肝门部胆管癌、梗阻性黄疸。患者自起病以来,全身皮肤和巩膜进行性黄染、精神差,诉疲乏、食欲减退,进食后呕吐、腹胀、粪便干硬,排浓茶色尿,排尿不畅,尿不尽感。行"经皮肝穿刺胆管引流术(percutaneous transhepatic cholangial drainage, PTCD)+支架植入术"。患者黄染、腹胀等症状较前减轻,但考虑到患者高龄,恶性肿瘤晚期,营养差,预后差,处于生命终末期。医护人员多次向患者及家属介绍安宁疗护服务和社区安宁服务机构,患者及家属考虑后选择出院,在医务人员的联系下转介至社区医院安宁疗护病房。

请思考:

(1)医院在安宁疗护服务中的作用与功能?

(2)如何利用好医院肿瘤中心紧缺的床位资源,为晚期癌症患者提供安宁疗护措施?

(3)患者从医院转介至社区安宁疗护服务机构的条件是什么?

一、目的

医院安宁疗护适用于有难治性或复杂性的临床症状,而在其他照护场所如社区、居家无法满足其全方位照护需求的终末期患者。

医院安宁疗护为终末期患者提供跨区域、专业的、不以治愈为目标的综合医疗服务,解决危急重症和疑难复杂症状,满足患者和家属心理、社会以及精神方面的需求。接受社区医院转诊,对下级医院进行业务技术指导,为患者转至社区医院创造条件。

二、意义

(一)推动安宁疗护团队建设,促进学科发展

目前我国老龄化问题十分突出,预计2025年前后,65岁及以上老年人口比例将达到14%,社会对于安宁疗护的需求愈加明显,但安宁疗护服务覆盖率仅有1%,可见我国的安宁疗护服务机构及专业人员远远不能满足人们的需要。医院安宁疗护病房应发挥其在医疗水平、教育、培训和科研等方面的优势,肩负起安宁疗护教育、人才培养和科研的重任,积极探索和制定人才培养体系,建立安宁疗护培训基地,推动安宁疗护团队建设,促进学科的发展。

(二)支撑安宁疗护三级联动立体转诊网络和居家照护体系的建设

在安宁疗护起步阶段,安宁疗护专业团队的组建、患者选择标准、病房的设置、服务流程标准体系及服务质量评价体系的建立等工作均需要探索,医院安宁疗护病房直接参与非常重要。通过设置适当的床位资源,建立安宁疗护培训基地,在分级诊疗制度下探索通过合作互动等方式,支持下级医疗机构共同搭建三级安宁疗护服务体系和合理的转诊渠道及流程。

(三)优化医疗资源配置,减少医疗费用

借助综合性医院的平台,充分利用和调动医院的优势,通过开展多种形式宣传安宁疗护理念,传播正确的生死观,提高患者、家属以及医护人员对死亡的认知,树立正确的生死观,有利于终末期患者及家属做出正确的决策,合理使用医疗资源,避免过度医疗,从而减少医疗费用。

三、服务模式

服务模式可以分为三大类:病房服务、小组服务、出院延续护理服务门诊模式。可以在医院安宁疗护病房、独立的安宁疗护中心、护理院等提供24h直接照护的医疗机构进行。

(一)病房服务模式

病房服务模式基于安宁疗护病床的建立,由专业的安宁疗护多学科团队为患者和家属提供"全人、全家、全队、全程、全社区"五全服务的一种医疗护理模式。

1. 病房基本标准 病房设置按照国家卫生计生委2017年1月25日发布的《安宁疗护中心基本标准和管理规范(试行)》(国卫医发〔2017〕7号)标准执行。

2. 工作职责

(1)制定并落实各项管理规章制度,执行国家制定公布或者认可的技术规范和操作流程,明确工作人员岗位职责,执行各项安全管理和医院感染预防与控制措施,保障医疗质量和患者安全。

(2)明确综合医院功能定位,开展疑难复杂的安宁疗护诊疗服务,不断提升医疗综合诊

治能力、决策能力、工作效率与效果,提升服务水平与质量。

（3）充分发挥综合医院技术辐射和带动作用,通过对口帮扶、医联体等多种方式,促进医疗资源纵向整合,引导优质医疗资源下沉,提升基层医疗机构安宁疗护服务能力,推动构建三级安宁服务体系和转诊通道。

（4）发挥综合医院在区域范围内的骨干作用,建立安宁疗护培训基地,制定安宁疗护专科人才和多学科人才培养方案,壮大人才队伍,满足社会对安宁疗护日益增长的需要。

（5）借助医院大数据平台和各专业人才的优势,不断增强医护人员在安宁疗护领域里的科研意识,创新科研能力,结出科研成果,带动学科发展。

（6）多种渠道和形式宣传安宁疗护理念,开展生死观教育,提高民众对安宁疗护和死亡的认知,提高对安宁疗护的接受度。

3. 服务方式 建立以终末期患者和家属为中心,通过多学科团队的合作,在为患者控制症状的同时,满足患者和家属心理、精神以及社会方面的需求,并与社区及居家安宁疗护资源形成联动,保证安宁疗护服务的延续性和完整性。

4. 服务原则 遵循"全人、全家、全队、全程、全社区"的五全照顾原则。

5. 服务对象 凡诊断明确且病情不断恶化,现代医学不能治愈,属不可逆转的慢性疾病终末期,预期存活期小于6个月的患者。

6. 服务流程 医院安宁疗护病房服务流程见图1-5-1-1。

7. 服务内容 依据《安宁疗护实践指南(试行)》(国卫医发〔2017〕5号)内容,提供相关服务,主要内容包括对居家、社区安宁疗护无法处理的症状,根据评估结果,采取相应的措施缓解临床症状,提供舒适照护、心理-精神-社会支持、家属哀伤辅导等。

8. 病历书写 建立安宁疗护专科评估表,按照《临床护理文书书写规范》准确、规范、及时、客观地记录患者住院期间的情况。

9. 教育培训与科研

（1）建立完善的培训体系,制定科学的培训方案,建立培训质量控制标准,保障培训的效果和质量。

（2）建立安宁疗护培训基地,为院内及下级医院培养本专科人才,壮大人才队伍。

（3）将标准化流程管理融入安宁疗护培训过程的各个环节中,各个流程均有明确清晰的实施步骤,如遴选制度和流程、培训对象纳入流程、理论培训流程、临床实践流程、结业综合评价流程等。

（4）制定培训反馈和改进的综合评价制度,对培训方案进行及时的调整。

（5）培训师资实行动态化管理,对培训老师的资质有明确的准入制度,根据评价结果实行动态调整师资,确保培训质量。

（6）为下级医院设立科研咨询平台,定期进行科研指导,多中心合作科研项目,带动下级医院科研能力的提高。

10. 服务评价

（1）患者满意度:可采用生命关怀协会对全国安宁疗护试点市(区)工作情况调查之《患者对安宁疗护服务满意度调查问卷》进行调查。

（2）家属满意度:可采用生命关怀协会对全国安宁疗护试点市(区)工作情况调查之《患者家属对安宁疗护服务满意度调查问卷》进行调查。

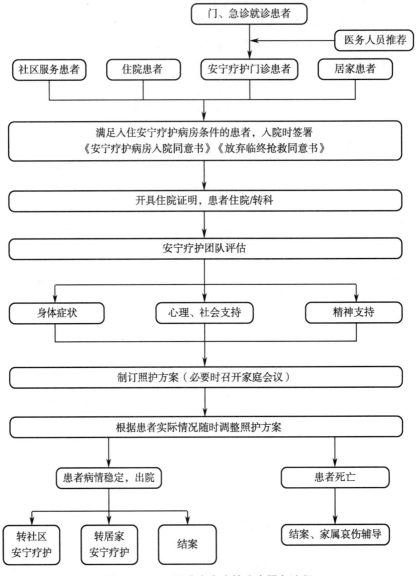

图 1-5-1-1 医院安宁疗护病房服务流程

（二）小组服务模式

小组服务模式也称安宁共同照护,是另一种住院服务模式,目的是建立全院化的安宁疗护理念,让有需求的患者在普通病房也能接受安宁疗护服务;提高普通病房医护人员的照顾能力,是跨区域、跨科别的医院安宁疗护模式。

1. 特点　没有固定的病床,在医院成立安宁疗护多学科小组,协同原病区医疗护理团队为生命终末期且有安宁疗护需求的患者提供服务。

2. 成立安宁共同照护小组　设立小组负责人、核心成员及病区联络员。小组负责人可由接受过安宁疗护专项培训的护士长担任,核心成员分别为医生、安宁疗护专科护士、药师、技师、临床营养师、心理咨询(治疗)师、康复治疗师、中医师、行政管理、后勤、医务社会工作者及志愿服务等。

3. **服务对象**　当普通病房医疗护理团队评估疾病终末期患者及家属有身体、心理、社会及精神方面的需求,且患者愿意接受安宁疗护团队的照护。

4. **服务流程**　符合生命终末期,且患者或家属同意接受安宁疗护服务,并签署相关知情同意书,医院安宁疗护小组服务流程见图1-5-1-2。

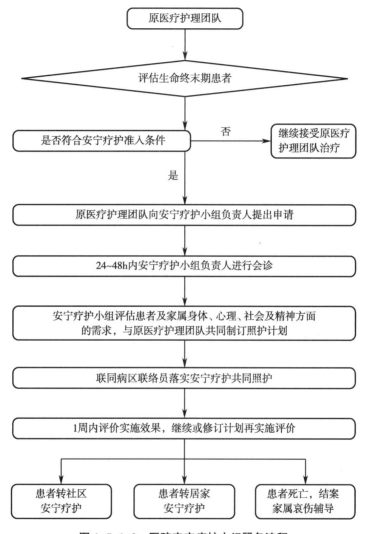

图1-5-1-2　医院安宁疗护小组服务流程

5. **服务原则**　同病房服务模式。

6. **服务内容**　同病房服务模式。

7. **服务评价**　同病房服务模式。

（三）出院延续护理服务门诊

以安宁疗护专科护士门诊的形式开展服务。

1. **门诊服务要求**　由具有资质的安宁疗护护士以开设门诊的方式,为有需求的患者及家属提供咨询、症状护理指导、心理护理、人文关怀及哀伤辅导等服务。

2. **人员资质**　肿瘤或慢性疾病工作经验5年以上、本科学历及以上、主管护师职称及以上且取得安宁疗护专科护士资质的人员。

3. 服务对象 终末期患者及家属。

4. 来源途径

（1）出院患者。

（2）院外或院内医务人员转介。

（3）门诊宣传。

（4）其他。

5. 服务时间 由各医院根据本医院的实际情况确定出诊时间。

6. 服务内容

（1）评估患者情况,提供症状护理指导、舒适护理指导、心理辅导、社会支持及哀伤辅导。疑难病例联系转介至相应的专科门诊如伤口造口门诊、静脉导管门诊、心理门诊等。

（2）宣传安宁疗护知识,普及安宁疗护理念和生死教育。

（3）同安宁疗护小组,为全院有需求的患者进行会诊。

（4）为出院患者提供家居探访服务,可电话、互联网＋、上门探访。

（5）建立服务患者档案,追踪后续服务效果。

7. 服务评价

（1）患者对安宁疗护服务的满意度。

（2）家属对安宁疗护服务的满意度。

（应文娟 郭郁莲）

第二节 社区安宁疗护

> **导学案例**
>
> 吴先生,89岁,因"PTCD＋支架植入术后,全身皮肤和眼睛黄染2个月,食欲减退、乏力1个月"由某三级医院转入社区安宁疗护病房,诊断:肝门部胆管癌;梗阻性黄疸。患者PTCD管固定,引流通畅,乏力明显,全身皮肤及巩膜重度黄染,食欲缺乏,进食后恶心呕吐,睡眠差,粪便干硬,排浓茶色尿,排尿不畅,尿不尽感。患者及家属签署《安宁疗护病房入院同意书》及《放弃临终抢救同意书》。安宁疗护团队经评估发现患者及家属已知病情且能接受现实,目前存在以下问题:
>
> 1. 患者乏力明显,日常生活活动能力评分为20分。
>
> 2. 食欲缺乏,进食后恶心、呕吐。
>
> 3. 睡眠差。
>
> 4. PTCD引流管敷料反复渗液。
>
> 5. 患者夫妻感情深厚,老伴比较难以接受患者病情,经常哭泣,患者也担心其老伴日后的生活无人照顾。

6. 患者独生女儿常年在外地工作,工作繁忙,患者希望同女儿一起度过 90 岁生日。

请思考:

(1)如何评估吴先生的安宁疗护需求?

(2)安宁疗护团队应如何满足吴先生及其家属的安宁疗护服务需求?

(3)如何确定吴先生符合社区安宁疗护中心病房入住标准?

一、目的

社区安宁疗护为终末期患者提供住院机构、门诊及居家模式相结合的安宁疗护服务。应用早期识别、积极评估、控制疼痛和治疗其他痛苦症状的适宜技术,改善终末期患者的生命质量、维护患者尊严、缓解家属痛苦。让每个生命晚期的人都能得到关爱和帮助,舒适、无痛苦、安详、有尊严地走完人生最后旅程。

二、意义

（一）开展社区安宁疗护,满足民生需求

社区安宁疗护事业关乎社区的每一户家庭,其发展也是一项重要的民生工程。社区作为居民群体生活的基本单位,覆盖范围广,辐射到的服务对象多,社区卫生服务中心能够就近为终末期患者提供安宁疗护,满足终末期患者的生理和心理需求,既符合中国传统"人道主义",又满足终末期患者"落叶归根"的期望。逐步建立并完善符合我国国情的社区安宁疗护体系,将让更多的终末期患者身心受到最大程度的支持和安慰,达到善终目标。

（二）开展社区安宁疗护,力求便民利民

终末期患者由于生理功能、心理状况以及生活自理能力等出现不同程度的下降,需要接受医疗护理服务。居家患者不方便就医,而社区安宁疗护能提供及时、精准、便利的安宁疗护服务,最大限度地提高社区生命晚期患者的生活品质及生命质量,使其能舒适、幸福、尊严地走完人生最后的路。

（三）规范社区安宁疗护,整合医疗资源

实行双向转诊,将医疗、照护、心理等多种服务无缝对接,将医疗机构与居家模式相结合,从而使终末期患者可以得到系统规范的治疗与护理,不仅包括药物上的护理,也涉及心理以及其他方面减轻痛苦的护理措施。社区安宁疗护在满足终末期患者和家属服务需求的同时,还能够缓解大型医院资源紧张的压力,减少终末期患者的医疗费用,从而减少终末期患者家庭经济的支出。

（四）推动社区安宁疗护,顺应时代需求

目前我国人口老龄化问题日趋严重,癌症患者不断增多,随着实行计划生育基本国策产生的"四二一"家庭大量出现,养老方式开始由家庭走向社会,老年人的护理特别是临终关怀护理已经成为一个重要的社会问题。临终老人属于自理能力较低下以及需要悉心照料的群体,而特有的家庭结构以及巨大的社会压力使得家庭照料难以顾及,因此在社区中推动安宁疗护成为顺应时代需求的必然发展趋势。

三、服务模式

社区卫生服务中心开展安宁疗护服务,应当到本区县医疗机构执业登记机关办理登记手续。为终末期患者及家属提供住院、门诊、居家基本服务,满足患者及家属在身体、心理、社会及精神的需求。

（一）病区服务模式

1. **设置标准** 参照原国家卫生计生委（2017年1月25日）发布的《安宁疗护中心基本标准和管理规范（试行）》（国卫医发〔2017〕7号）或《上海市社区卫生服务中心舒缓疗护（临终关怀）科设置标准》（沪卫基层〔2012〕020号）标准执行,具体可根据各地区情况,按照当地卫生健康管理部门要求和指引设置。

2. **工作职责**

（1）制定并落实各项管理规章制度,执行国家制定公布或者认可的技术规范和操作流程,明确工作人员岗位职责,执行各项安全管理和医院感染预防与控制措施,保障医疗质量和患者安全。

（2）开展与卫生服务中心规模、诊疗水平、团队综合能力水平等对应的服务,满足本辖区居民对安宁疗护服务的需要。

（3）发挥社区卫生服务中心的优势,为安宁疗护人才的培养提供实践基地,与综合医院形成紧密联结,共同发展和壮大安宁疗护人才队伍。

（4）宣传安宁疗护理念,贯彻执行卫生行政部门制定或认可的有关安宁疗护制度与指南。

（5）与当地红十字会、民政等机构紧密联系,开展终末期患者的镇痛药物自费部分减免服务,对镇痛药品的用量及药费进行统计。

（6）建立转介制度,明确与综合医院和居家的转诊通道。

3. **服务方式** 建立以社区为主导、门诊为依托和病区、居家（家庭病床）为核心保障的四位一体服务体系,满足患者和家属心理、精神以及社会方面的需求。

4. **服务原则** 遵循"全人、全家、全队、全程、全社区"的照顾原则。

5. **服务对象** 凡诊断明确且病情不断恶化,现代医学不能治愈,属不可逆转的慢性疾病终末期,预期存活期小于6个月的患者,根据当地对社区的安宁疗护准入标准执行。

6. **服务流程** 病区服务流程图见图1-5-2-1。

7. **服务内容**

（1）症状控制、舒适照护、心理支持和人文关怀:参照《安宁疗护实践指南（试行）》相关内容执行。

（2）日间安宁疗护:社区设日间安宁疗护活动室,活动室设有安宁疗护书刊、视听资料、娱乐器具（如琴、棋、书、画、艺术拼图）等娱乐资源。日间安宁疗护工作人员可根据患者病情与申请有计划地安排、组织住院患者、家居患者及家属到活动室或到户外参加病友聚会、病友互助、联谊、出游、插花、园艺、健康教育讲座等娱乐社交活动,使患者在回归社会、回归家庭、回归自然的氛围中获得专业心理辅导及患者彼此之间的情感支持;获得为生命赋予意义的生命价值体验,使患者在生命最后阶段生活得愉快安详。

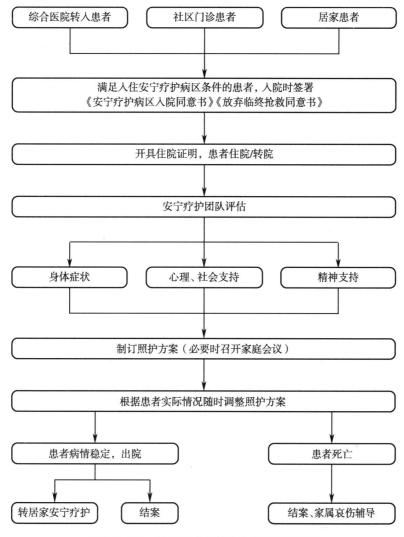

图1-5-2-1 社区安宁疗护中心病区服务流程

（3）其他辅助治疗：中医缓释疗法、音乐疗法、物理治疗、语言治疗、机能治疗及营养辅导。

（4）濒死症状评估、死亡准备、遗体护理及丧葬准备：濒死期症状详见第七章第一节。呼吸系统功能进行性减退，表现为呼吸微弱，出现潮式呼吸或间断呼吸。胃肠道蠕动逐渐减弱，大小便失禁。感觉消失，听觉最后消失。各种迹象表明生命即将终结。

对濒死症状的评估能更准确地预估患者死亡时日，以利于患者及家属作死亡准备。遗体护理包括撤去一切治疗护理用品、清洁面部、整理遗容、填塞孔道、清洁全身、包裹遗体及运送遗体等。在尸体料理过程中，尊重逝者和家属的习俗，允许家属参与，满足家属的需求。协助办理丧葬手续、联系殡仪馆等。采用适合的悼念仪式让家属接受现实，与逝者真正告别。

8. 病历书写 建立安宁疗护专科评估表，按照《临床护理文书书写规范》准确、规范、及时、客观地记录。

9. **教育与培训** 新进安宁疗护中心团队人员与志愿者应当接受社区安宁疗护中心介绍与工作简介的课程。在职或继续教育课程应包括安宁疗护理念、概念和知识技术的介绍，以及沟通能力与伦理知识等内容。

安宁疗护社会工作者负责招募和培训志愿者，确保陪伴和照护品质。

安宁疗护中心团队的专业技术人员以及志愿者应制定培训计划，定期开展人员培训，在职培训应确保每一个工作人员都能参与。

10. **服务评价** 同医疗机构服务评价标准。

（二）门诊服务

门诊规模可参照上海市社区卫生服务中心舒缓疗护（临终关怀）科设置标准》（沪卫基层〔2012〕020号）标准执行，或根据各地区社区卫生服务中心的规模设置。要求布局合理、保护患者隐私，无障碍设计，并符合国家卫生学标准，制定服务流程，并配备门诊服务需要的设备。

（三）居家服务

多学科团队根据患者的需要定期上门开展服务，保证必要的交通工具及通讯联络设备。详见居家服务流程图。

（应文娟　郭郁莲）

第三节　居家安宁疗护

导学案例

吴先生在社区安宁疗护中心见到了女儿，并和女儿一起过了90岁的生日，女儿让其不用担心母亲，她会好好照顾母亲。吴先生向其女儿及医护人员表达了想回家的愿望，大家尊重他的意愿，护士为吴先生办理了出院手续，协助转回家中。居家期间，因上腹部疼痛进行性加重，吴先生的女儿电话申请居家安宁疗护服务，安宁疗护团队首次家居探访评估，患者卧床、神志清，精神疲倦、体形消瘦，NRS评分7分（最痛时），疼痛影响睡眠；PTCD引流管敷料渗液。

请思考：

（1）首次探访安宁疗护团队应包括哪些人员？如何准备？

（2）如何根据家居探访情况为患者提供安宁疗护服务？

（3）如何指导患者进行医院－社区－居家之间的转介？

一、目的

居家安宁疗护在家庭环境下，为处于生命终末期的患者提供缓解症状、舒适护理等服务,帮助患者解除生理、心理、社会和精神的痛苦,满足患者在家中接受照护和离世的愿望,使其能安详地度过人生的最后阶段,有尊严地辞世。同时帮助家属减缓失去亲人的痛苦,积极地面对生活,最终提高患者及家属在各个阶段(从疾病诊断到居丧整个过程)的生活质量。

二、意义

（一）体现医学的进步、社会文明的发展及对生命尊严和价值的重视

安宁疗护起源于英国,1967年西西里·桑德斯博士在英国伦敦创立了世界上第一所临终关怀医院即圣克里斯托弗临终关怀医院（St. Christopher's Hospice）,随后考虑到患者希望能在家中接受后续治疗的心愿,于1968年成立居家安宁照护小组,至此居家安宁疗护开始发展并推广到全世界,体现了医学的进步、社会文明的发展及对生命尊严和价值的重视。

（二）有助于减轻患者躯体不适症状

终末期患者常伴有较多的躯体不适症状,伴随焦虑、恐惧、绝望、抑郁等心理障碍,患者在安全、熟悉的家庭环境中更容易接受疼痛等不适症状控制、舒适护理、心理疏导等服务,居家安宁疗护将有助于减轻患者躯体不适症状、帮助缓解心理压力、改善患者日常生活自理能力,提高生活质量。

（三）有助于患者更好地面对死亡

对于终末期患者来说,家是自己最热爱和熟悉的环境。患者在熟悉的环境中,能够维持常态的生活。有了居家安宁疗护服务,亲人们可轮流照顾患者,邻居友人方便探视、慰问,可减少患者患病期间的孤独无助、失落感等,让患者获得更多的安慰与力量,患者带着温暖的亲情和挚爱,平静安详地离开这个世界,得到"善终"。

（四）有助于患者与家属的沟通和告别

在家中送别亲人,可以进一步升华患者与家属的关系。以前的误会、隔阂,如果可以在亲人离世之前消除,以及以前没能说出口的爱意与关怀,如果可以及时表达,不仅可以令逝者安心离去,更可令生者放下心结。这种"善别"对于终末期患者和家属的心理都具有重要意义。

（五）有助于家属尽快摆脱哀伤,投入新的生活

患者在家中离世的过程,对于家属来说是一场最好的生死教育课程。当亲人离世时,人们总是怀念他对家庭和社会作出的贡献,肯定其人生的价值和意义。活着的人将更加珍惜生命,努力实现生命的价值。另外,居家安宁疗护服务可以为去世者家属提供哀伤辅导,帮助家属减缓失去亲人的痛苦,接受"善生"的观念。

（六）有助于优化医疗资源配置

患者在家中接受安宁疗护服务,既可保持照护的连续性,缓解医院床位紧张状况,又可减少医疗费用支出,这有利于优化医疗资源配置,节约国家卫生费用支出。

三、服务模式

提供居家安宁疗护的医护人员可来自医院、宁养院、安宁疗护中心或社区卫生服务中心

等服务机构。为终末期患者及家属提供居家照护服务,满足患者和家属心理、社会以及精神方面的需求。

（一）人员配备

组建多学科合作团队,其中医生、护士和社工是主要的核心成员,如条件允许,可另配备内勤人员、司机等。

（二）工作职责

1. 制定居家探访（以下简称家访）制度、首次出诊制度、复诊制度、不同形式的探访流程,遵照家访规定,合理安排家访。

2. 团队成员服从安排,不私下更换探访时间,若有特殊情况,需按程序进行上报。

3. 家访时要诚实守信、准时,如家访时间有变化,需及时通知被访患者及家属。家访时工作成员对患者要有爱心和同理心,体贴入微。

4. 首诊患者时要严谨细致,仔细了解患者的病史及治疗史,耐心倾听患者的主诉,认真细致做好相应的体格检查。

5. 再次探访患者时,要适时、及时、认真,确保足够的复诊时间。

6. 明确诊断后应及时采取可能的治疗措施或提出医疗建议,并依据患者具体情况做好相应的心理疏导和护理指导。

7. 病历书写按规定完成,及时、完整、如实、准确地记录。

8. 注意保护患者及其家庭的隐私,确保患者及医护人员双方安全。

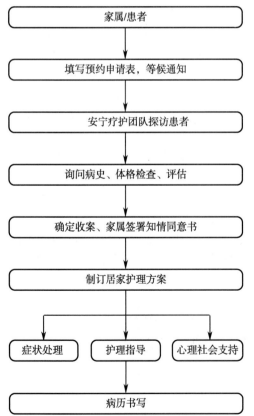

图 1-5-3-1　首次居家探访患者的流程

（三）服务方式

1. 居家探访。

2. 电话或互联网咨询。

（四）服务原则

以终末期患者和家属为中心,为其提供"全人、全家、全队、全程、全社区"的照顾原则。

（五）服务对象

愿意接受居家安宁疗护的终末期患者。

（六）服务流程

1. **居家探访患者的流程**　首次居家探访患者由安宁疗护团队登记后安排到患者家中探访,根据患者及家属的情况和存在问题定期进行复诊,包括身体、心理、社会、精神等服务。首次居家探访患者的流程见图 1-5-3-1（复诊患者居家探访流程同首次居家探访流程）。

2. **电话或互联网咨询服务流程**

（1）对复诊患者应定期进行电话或互联网咨询;在患者服药后或调整医嘱后,未对患者或家属进行面对面交流患者病情的,应进行电话咨询。

（2）电话或互联网咨询的内容丰富,包括医生的疼痛控制咨询、症状处理指导、舒适护理指导、社工社会心理精神个案的电话辅导、哀伤个案的电话哀伤辅导及社工为患者及家属寻求社会资源的电话咨询等。制定电话咨询患者服务流程。

（七）服务内容

1. 家庭环境的评估，创造适宜的休养环境，提供预防跌倒等居家安全指导。

2. **症状控制、舒适照护、心理支持和人文关怀**　参照《安宁疗护实践指南（试行）》相关内容执行。

3. 药物管理，药物服用的方法及指导。

4. 指导各种管道护理，如导尿管、胃管、腹膜透析管、引流管等。

5. **日常生活照顾**　指导床上擦浴、口腔护理、翻身技巧、更换体位、个人卫生、饮食护理、叩击震颤排痰、吸痰法等。

6. **社会支持**　根据家属的需求定期开展家属团体活动，主题包括患者护理、沟通、经验支持、压力舒缓、爱的表达、精神照护等，使家属获得照护患者身体、心理、精神的方法，提升家属的照护能力，舒缓其焦虑。

7. **濒死前出现的征兆、遗体处理须知及哀伤辅导**　指导家属识别濒死前症状，做好患者死亡准备。尊重逝者的意愿和当地习俗，做好尸体料理，办理丧葬手续，联系殡仪馆。可采用《哀伤评估及跟进服务记录》（表1-5-3-1），对家属的哀伤程度进行评估，根据评估结果提供电话访问或与家属面对面交流。

表1-5-3-1　《哀伤评估及跟进服务记录》（参照全国宁养服务计划）

死亡时间：	死亡地点：

遗属哀伤危机程度:（请在相应的选项前打"√"）
□ L1：正常的哀伤，不需要特别的跟进服务即可预期复原
□ L2：基本上不需特别跟进服务，也可能逐渐复原
□ L3：可能需要特别跟进服务
□ L4：需要宁养团队紧急支持，或者需要转介给其他专业机构紧急支援

请按照相应的哀伤危机程度，及团队成员已经提供之服务内容上画"√"，并标明服务日期，服务执行人姓名；涂黑表示该程度不需要此服务；"±"表示该服务视需要决定是否提供

危机程度	首次评估 □面谈/□电话 （逝后6周内）	慰问卡＆宣教单张 □当面呈送 □邮寄	电话联络 （首次评估后2周内）	跟进电话关怀（首次评估后4~6周）	家居探访（首次评估后4周内）	转介 （有需要时）
L1						±
L2						±
L3					±	±
L4		紧急电话联络		紧急：2周内		±

续表

以下内容,仅在危机程度为 L3,L4 的情况下填写:

需要特别跟进服务的遗嘱之一般资料:

姓名: 性别:□男 □女 年龄: 与患者关系:

职业:

联系方式:

需要特别跟进服务的遗嘱呈现问题:

转介人员签字: 社工人员签字:

时间:

哀伤评估及跟进服务记录(续页,L3~4 需要)

病历号:＿＿＿＿＿＿＿＿

患者姓名:	性别:□男 □女	年龄:

哀伤者支持系统

家属: 关系如何:

亲戚: 关系如何:

朋友: 关系如何:

工作伙伴: 关系如何:

其他人: 关系如何:

工作及有意义活动

工作性质: 对哀伤者之意义:

工作地点: 工作时之情绪:

与同事的关系: 对工作之期待:

其他有意义的活动:

身体状况

睡眠　　□无变化　□有变化　□有明显变化,建议:

饮食　　□无变化　□有变化　□有明显变化,建议:

外观　　□无变化　□有变化　□有明显变化,建议:

身体疾病　□无变化　□有变化　□有明显变化,建议:

体重　　□无变化　□有变化　□有明显变化,建议:

其他身体变化

情绪行为表现

情绪　□忧郁　　　□罪恶感　　□愤怒　　　　□退缩　　□否认　　□麻木　　□哭泣

　　　□焦虑不安　□烦躁　　　□多言喋喋不休　□其他＿＿＿＿＿＿

66

认知：

行为反应：

自杀意图：□有　□无　建议：

酗酒、安眠药使用或其他行为改变：

其他压力来源			
经济状况：□良好	□尚可	□不好	□有很大困难：＿＿＿＿＿＿
居住状况：□无改变	□有变化：＿＿＿＿＿	□未决定	

最近发生的其他重大挫折事件：

跟进服务记录			
日期时间	问题说明	描述处置过程及哀伤者反应	签名

结案摘要

工作人员：　　　　　　　　　　结案时间：

8. 转介服务　当患者需入院接受安宁疗护时，主动提供转介服务，协助及安排入住安宁疗护病房等后续服务。

（八）病历

建立居家安宁疗护的服务病历（表 1-5-3-2）。

表 1-5-3-2　居家安宁疗护服务病历包含的项目及内容（参照全国宁养服务计划）

服务项目	服务内容
基本信息	个人及家庭基本情况、患者的家系图
疾病信息	既往史、现病史
系统回顾	一般情况、消化系统、呼吸系统、循环系统、泌尿生殖系统、运动系统、神经系统等
体格检查	一般情况、皮肤黏膜、淋巴结、头颈部、胸部、腹部、脊柱四肢、神经系统等
疼痛评估	常用疼痛强度评估方法有：数字分级法（NRS）、程度分级法（VRS）、视觉模拟法（VAS）、Wong-Baker 脸谱法
活动能力 生活质量评估	日常生活活动能力（activity of daily living, ADL）评分、卡氏（Karnofsky Performance Status, KPS）评分、生命质量（quality of life, QQL）评估等
记录表	居家安宁疗护服务病程记录表、居家安宁疗护服务医嘱表、居家安宁疗护服务护理单、居家安宁疗护服务哀伤支持评估及跟进记录等
知情同意书	居家安宁疗护服务知情同意书、麻醉药品、第一类精神药品使用知情同意书等

（九）教育与培训

给居家安宁疗护的护士提供定期培训，使工作人员具备安宁疗护居家护理的相关知识，不断提高实践技能。

（十）服务评价

患者满意度与家属满意度作为服务评价指标,详见医疗机构服务评价标准。

（应文娟　郭郁莲）

第四节　安宁疗护患者转介管理

安宁疗护个案首先遵循以下流程:个案对象纳入(住院患者、社区患者、居家患者、安宁疗护门诊患者)→安宁疗护个案确认→安宁疗护个案收治→个案转介→个案结案。但在患者收治期间,安宁疗护团队根据患者情况,将安宁疗护患者根据情况转介给医院、社区或家庭,终末期患者可在医院与居家之间双向转介,亦可经社区过渡,亦可在居家与社区间相互转介。

总体来说,安宁疗护服务团队在二级医院、三级医院、社区卫生服务中心及居家安宁疗护团队间建立转诊通道。打破二级医院、三级医院、社区卫生服务中心及居家间壁垒,形成医院、社区、居家的工作模式,为患者提供畅通的转介服务。

（应文娟　郭郁莲）

第六章　安宁疗护中的有效沟通

学习目标

完成本章学习,学员应能:

1. 复述　沟通的过程、类型、要素、原则及目的;安宁疗护中有效沟通的原则、内容及方法。
2. 列出　影响有效沟通的因素;安宁疗护中语言与非语言沟通的技巧。
3. 描述　安宁疗护沟通中常见问题及解决方法;安宁疗护中病情告知的步骤、注意事项与提问方式。
4. 应用　用沟通的技巧有效地与终末期患者进行沟通;能熟练地与患者及家属进行病情告知。

导学案例

　　李阿姨是一名肝癌晚期患者,因腹部多处转移已经不能进行手术或化学药物治疗,当李阿姨的家人听医护人员描述他们可以最后为李阿姨做点什么的时候,他们感到非常困惑,家属似乎并不理解为什么跟他们讨论关于李阿姨临终的问题。护士去询问主管医生,主管医生告诉家属,李阿姨向他保证她已经将她的病情和预后告诉了家人。护士推断,李阿姨实际上并没有告诉家人。因此跟李阿姨进行了交谈,她承认她告诉她的家人她的情况非常稳定,预计还能生活很多年。她要求护士帮助她,将不良预后的现实告知她的家人。

　　请思考:
　　(1)李阿姨和其家属存在的沟通障碍是什么?
　　(2)有哪些方法可以帮助李阿姨和家人进行有效沟通?
　　(3)在给李阿姨家属进行病情告知时,医务人员应注意些什么?

第一节　概　　述

一、沟通的定义

　　沟通是指信息发出者与信息接收者遵循一系列共同的规则,凭借一定的媒介交流信息,并通过反馈以达到相互理解的过程,是人际交往的主要形式与方法。沟通是为终末期患者及其家属提供高质量护理必需的技能之一,没有沟通就没有情感链接,也无法向患者表达同情和关心。护士通过与终末期患者及其照护者的接触,包括眼神对视、语言交流、坐行走等行动,体现对患者的真诚关怀,有效沟通才能顺利进行。

二、沟通的过程

(一)信息策划

信息是沟通的基础,在头脑中形成清晰、完整、有条理的信息是良好沟通的开始。信息策划就是对信息进行搜集、整理、分析的过程。信息策划过程可以反映信息量的多少以及信息发出者逻辑思维能力的高低。

(二)信息编码

信息编码就是将信息与意义符号化,编成一定的文字等语言形式或者其他形式的符号,以某种形式表达出来。编码最常见的是口头语言和书面语言,除此之外,还要借助于面部表情、声调、手势、身体姿势等身体语言和动作语言等。

(三)信息传输

信息传输,即通过一定的传输媒介将信息从一个主体传递到另一个主体。传送信息可以通过一席谈话、一次演讲、一份信函、一份报纸、一个电视节目等来实现。沟通过程有时需要使用两条甚至更多的沟通渠道。例如,对晚期患者的疾病知识宣教,医护人员在做了口头宣教之后,可以再提供一份纸质健康教育资料。

(四)信息解码

解码即将收到的信息恢复为具体的思想、意义,以便适于理解和接收。信息解码包含两个层面:一是还原信息发出者的信息表达方式;二是正确理解信息的含义。接收者在解码过程中,也必须考虑传送者的经验背景,这样才能更准确地把握传送者表达的真正意图,正确、全面地理解收到信息的本来意义。

(五)信息反馈

信息传递并不是沟通最重要的目的,沟通的核心在于理解、说服和采取行动。信息接收者在获得信息或根据信息采取行动后,会根据自己的理解、感受和经验提出自己的看法和建议,这就是信息反馈。信息反馈既是对上一次沟通结果进行评价的重要依据,也是对进一步改进沟通效果的重要参考资料。

(六)沟通干扰

人们在沟通过程中都可能面临一些干扰因素。这些干扰因素可能来自沟通者本身,也可能来自外部环境。沟通者之间的干扰有些是故意的,有些则是非故意的。外部环境的干扰则比较常见,例如沟通场所的噪声等。

三、沟通的类型

(一)沟通符号分类

1. 语言沟通 是指在人际沟通过程中使用语言、文字或符号进行的沟通。它是以语言为传递信息的工具,包括交谈、讨论等形式。语言沟通又分为口头沟通和书面沟通。

（1）口头沟通：是日常生活中最常见的沟通形式，交谈、讨论、开会、讲课等均属于口头沟通。口头沟通可以直接、迅速地交流完整的信息，且可以及时获得对方的反馈，并根据其反馈调整沟通过程。在所有沟通形式中，口头沟通是最有效、最富有影响力的沟通形式。但口头沟通也存在缺陷，与其他沟通方法相比，存在信息失真的可能性。在信息传递构成中，涉及的人和渠道越多，信息失真的潜在可能性就越大。

（2）书面沟通：是指借文字及符号为传递信息的工具的交流方式，如通知、广告、文件、书籍、杂志等，都属于书面沟通。书面沟通可以传递复杂完整的信息，不受时空限制。书面沟通也有其不足，相较于口头沟通，书面沟通耗时较长，所传达的信息比口头沟通少，不能及时提供信息反馈。

2. 非语言沟通　是指借助非语言符号，如表情、姿势、动作、空间距离等实现信息的传递。

非语言沟通分为动态语言、静态语言、类语言、辅助语言等。

（1）动态语言

1）头语：点头、摇头、仰头、低头。例如在和患者的交谈过程中，不时地点点头表示赞同患者的观点，摇头表示护士对患者的观点有不同的看法。通过头语，患者能感觉我们是认真地在听他说话，增进彼此的信任。

2）手势语：指示手势、情意手势、象形手势、象征手势。新入院的患者需要进行各项身体检查，患者来到陌生的医院，对医院不是很了解，当他们询问护士各种检查的具体位置时，护士可以运用指示手势如东面、西面、南面、北面、前、后、左、右等指示手势告诉患者具体的方位。

3）身体语言：是指挥手、耸肩、抚摸、拥抱等外表姿态进行沟通的方式。例如：诚恳友善地向患者招手或挥手，温暖和亲切感就会油然而生。

4）面部表情：微笑、悲伤、皱眉、难过等面部表情可以在某种程度上反映人们的内心，交谈时会使用扬眉毛、微笑、噘嘴等外表姿态进行沟通的方式，这些方式相当于无声的语言，也是很重要的方面。

5）人体触摸：包括职业性触摸、礼貌性触摸、友爱性触摸、情爱性触摸。据国外心理学家研究，接触的动作有时会产生良好的效果。例如，对于新入院的患者，护士能主动迎上前给予一个简单的握手，能让患者感受到护士的热情。同样，为咳嗽的患者轻轻拍背并递上一张纸巾、为手术的卧床患者按摩四肢、为腹胀的患者按摩腹部，以及在患者难过时给予一个拥抱，都能让患者感受到护士的关心与支持。

（2）静态语言

1）空间效应：包括个人空间和人际距离。

个人空间：当患者难过悲伤时，为其提供一个安静、独立的空间，让患者可以一个人在这个安静的空间里尽情地发泄。

人际距离：交往距离分为四种：①亲密区，约0.5m以内，可感到对方的气味、呼吸，甚至体温；②个人区，为0.5~1.2m；③社交区，即相互认识的人之间，为1.2~3.5m；④公共区，即群众集会场合，为3.5~7.0m。护士要有意识地控制和患者的距离，特别是对晚期癌症患者和老年患者，表示关怀和同情，主动缩短交往距离，使患者产生温暖亲切感，更有利于情感沟通。但也有些患者希望与护士保持一定的距离，如果此时与患者的交往距离过近，容易引起他们的反感和讨厌。

2）时间控制：掌握时间能传递相关的信息和态度，掌握时间还包括这行为是否礼貌的信息，所以沟通的时间一定要把握。不能过长，时间过长会造成沟通疲劳；时间过短的话，许多重要信息会接收不到。

3）环境布置：在优美、舒适的环境中沟通，不仅让人感到舒适、愉快，还会让人精神放松，有益身心健康。

4）衣着仪表：衣着与时协调、与景协调、与己协调；仪表自然，适当修饰。

（3）类语言：类语言交际是指有声而无固定的语言外符号系统，它是功能性发音，不分音节而发出的声音，例如笑声、哼声、叹息、咳嗽的声音。

（4）辅助语言：是指语言的非语言部分，包括说话时的语调、声音的强度、说话的语速、流畅度及抑扬顿挫等要素，它会起到帮助表达语意的效果。如，"我给你提点意见"这句话，如果说的声音低一些，语气很亲切，就被人理解为恳切的帮助；如果声响很高，语气又急又粗，就会被人理解为情绪发泄；如果加重"你"这个词，就突出对你一个人的不满意等。

美国心理学家艾伯特·梅拉比安曾经提出，在面对面交谈中：

信息的全部表达 = 面部表情和身体姿态（55%）+ 语调（38%）+ 语言（7%）

（二）组织程度分类

1. 正式沟通　是指在一定的组织机构中通过正式的组织程序，按组织规定和路线，进行信息传递与交流。正式沟通的网络有链式、轮式、全通道式、Y式等形式。

2. 非正式沟通　是指在正式沟通渠道以外进行的信息传递与交流。非正式沟通也有其人际沟通网络，主要有单线式、集束式、流言式、偶然式等典型形式。

（三）沟通传递方向分类

1. 自上而下沟通　是组织内上级对下级的信息传递，主要用于对下级传达政策、下达任务与目标，提供关于组织程序和行动的情况，即"上情下达"。

2. 自下而上的沟通　是指下级信息向上级传递，即"下情上达"。

3. 平行沟通　是指组织内部相同层级的部门及人员之间的信息传递，即横向沟通。

（四）互动性分类

1. 单向沟通　是指一方只发送信息，另一方接收信息的沟通过程。

2. 双向沟通　是指信息发送者与信息接收者双方互为信息的发送者和接收者。

（五）发送者和接收者的角度分类

1. 自我沟通　是指沟通作为同一个主体，自发地发出信息、自行传递、自我接收和理解的过程。

2. 人际沟通　广义的人际沟通是指在内在沟通以外的一切沟通。狭义的沟通是指人与人、面对面的沟通。

3. 组织沟通　是指在组织结构环境下的知识、信息以及情感的交流过程。

4. 公众沟通　是指职业化的传播机构传播媒介，如网络、电视、广播、报刊等与大众进行沟通。

四、沟通的要素

沟通过程由以下7种要素组成:信息背景、发送-接收者、信息、反馈、渠道、干扰和环境。

(一)信息背景

信息背景(message background)是指引发沟通的理由。海因(Hein)认为:一个信息的产生常常受发出信息者过去的经验,对目前环境的感受以及对未来的预期等影响,这些就称为信息的背景因素。因此,要了解一个信息所代表的意思,必须考虑到背景因素,不能只接收信息表面的含义,还须深入理解信息背景的含义。

(二)发送-接收者

一个人发出信息、表达思想时为发送者,获得其信息的人为接收者。然后这种过程逆向进行,即接收者同时又将其获得的信息回馈(又为发出者)给对方(又为接收者)。在大多数沟通情景中,人们是发送-接收者(sender receiver),即在同一时间既发送又接收。

(三)信息

信息(message)是指沟通者所要传递给别人的观念、思想和情感的具体内容。思想和情感只有在表现为符号时才能得以沟通。符号(symbol)是表示其他事物的某种事物。所有的沟通信息都是由两种符号组成的:语言符号和非语言符号。语言符号(verbal symbol)是语言中的每一个词所表示的某个特定的事物或思想。非语言符号(non-verbal symbol)是不用词语而进行的沟通方式,即我们前面所提到的非语言沟通,如面部表情、手势、姿势、语调和外表等。

(四)反馈

反馈(feedback)是发送-接收者相互间的反应过程和结果。例如你发表了一个观点,我则点头表示赞同,这是反馈。在医院,医生向患者进行某种健康教育后,要求患者复述或模仿一遍,以更好地判断沟通的效果,这也是反馈。

(五)渠道

渠道(hand)也称途径。信息媒介或通道,是指信息由一个人传递到另一个人所经过的路线,是信息传递的手段。不同的信息内容要求采取不同的渠道进行传递。在面对面的沟通中,信息传递的渠道主要是五官感觉和声音,在大众传媒中常利用网络、收音机、电视机、报纸和杂志等渠道。一些非语言信息还可以通过着装、接触、表情等渠道进行传递。

(六)干扰

干扰(disturbance)也称为噪声,指来自参与者自身或外部的所有妨碍理解和准确解释信息传递的障碍。外部干扰来自周围环境,会影响信息的接收或者理解。过于嘈杂的声音,或过冷、过热等不适的环境都有可能干扰沟通的进行。内部干扰指发送-接收者的思想和情感集中在沟通以外的事情上。如一个上课的学生因想着课间刚结束的游戏而没有听课;妈妈因考虑工作问题而没有听到孩子在说什么。

(七)环境

环境(setting)指沟通发生的地方和周围条件,包括物理的场所、环境,如办公室、病房、礼堂、餐厅等,能对沟通产生重大的影响。正式的环境适合于正式的沟通。例如,医生若在多人的病房中问及患者的隐私问题,显然很难得到良好的反馈。

五、沟通的原则

终末期患者作为一类特殊的患者,都承受着巨大的心理压力,要与其进行有效沟通,就必须遵循一定的原则。一般来说,一个完美、有效的沟通过程,必须遵循以下的基本沟通原则:

（一）尊重

尊重是人心理的第一需要,每个人都需要尊重。尊重又分为自尊和他尊,在尊重自己的同时,更重要的是尊重他人。在尊重他人的过程中,自己也同样会享受到他人的尊重。无论在什么场合,和什么人沟通,如果能把尊重放在第一位,沟通即成功了一半。

（二）真诚

真诚是沟通的基础和前提。沟通最基本的心理保证是安全感,没有安全感的沟通是难以发展的。只有抱着真诚的态度与人沟通,才能使对方有安全感,从而引起情感上共鸣。

（三）明确

当信息沟通所用的语言和传递方式能够被接收者所理解,就可以认为它是明确的信息。明确的信息才能够达到沟通的效果,所以沟通过程中要使用通俗易懂的语言。发布信息时,用别人能够理解的文字、语言、语气来表达,是信息发布者的责任。它要求发布者有较强的语言和文字表达能力,并熟悉信息接收者所用的语言。

（四）理性

确保沟通在理性的基础上进行,要避免情绪化。我们都有这种经历,当处于愤怒、抑郁、恐惧的状态下,或者当大脑塞满各种思想的时候,大脑很难正常思考。非正常思维状态下的沟通对象,会使沟通变得既"理不清"也"讲不明",如吵得不可开交的夫妻、对峙已久的上司和下属等。学会控制自己的情绪,冷静下来厘清这些造成情绪困扰继而影响思考的事实,可以帮助我们更清楚地思考、更有效地沟通、更正确地处理问题。

（五）连续性

有效沟通还必须具有时间、沟通内容与方式上的连续性。也就是说,沟通主体之间要达成有效的沟通,必须考虑到相互之间沟通的历史情形。这是因为,人们是依据自己的经验、情绪和期望对各种情形做出反应的。如果不了解沟通对象的过去,会影响预测他现在或将来的行为,而这种预测会明显影响与沟通对象在当下的沟通行为。

（沈波涌）

第二节 护患沟通的基础

一、护患沟通的定义及目的

（一）护患沟通

护患沟通指护士与患者及其亲属之间的沟通,是建立良好的护患关系的重要环节,也是满足患者被尊重、被关爱的心理需要的基本形式。护患沟通作为建立良好护患关系的桥梁,可以拉近双方的距离,加深护患双方的了解,增进理解和友谊,改善护患关系,提高医疗服务质量。

（二）目的

1. 建立维护良好的护患关系,使患者减少被疏远和陷于困境的孤独感。

2. 有助于患者正确认识自己的健康状况,在困境中做自我调整,提高自我控制的能力,减少对他人的依赖感。

3. 收集患者的资料进行健康评估,确定患者的健康问题。

4. 分享信息、思想和情感,对患者存在的健康问题实施护理活动。

5. 以患者为中心,减轻患者身心痛苦,促进患者的心理健康。

6. 促进患者主动参与治疗护理,配合治疗,降低护患纠纷发生。

知识链接

《医疗事故处理条例》

我国《医疗事故处理条例》第 11 条规定:"在医疗活动中,医疗机构及医务人员应当将患者的病情、医疗措施、医疗风险等如实告知患者,及时解答其咨询,但是应当避免对患者产生不利后果"。《医疗事故处理条例》中规定的告知、知情、同意、决策权等,从过去单纯道德伦理的要求上升到法规准则,在对癌症告知由"是否告知"的"原则性"问题逐步向"如何告知"的技术性问题转变,无疑是一个质的飞跃,具有十分重要的现实意义。

二、影响有效护患沟通的因素

（一）环境因素

1. **物理环境**　当医护人员与患者进行沟通时,周围如果传来噪声或者两人处于一个人多的环境,会在很大程度上影响沟通。

2. **语言环境**　当医护人员与患者进行沟通时,医护人员采用过多的专业术语,会给患者在理解上造成很大的障碍。

3. **心理环境**　沟通交流的双方如存在悲伤、焦虑、易怒、多疑等消极情绪,本身就会不利于交流。

（二）患者与家属因素

1. **晚期患者的心理因素**　大多数晚期患者确会出现一个心理难以接受的过程,他们怀疑、否认、绝望、拒绝帮助,甚至可能采取自杀行为。看到同病房患者出现的症状,如疼痛、剧烈呕吐、食欲下降,尤其是濒死期的症状,如呼吸困难、喘不上气等,会让他们对疾病及死亡感到极度恐惧。

2. **晚期患者的家庭文化背景**　来自不同的地区、不同的信仰、不同的文化层次、不同的民族、不同的语言及价值观的患者对死亡的认识不同。由于对生命的留念和对死亡的恐惧,患者因此容易产生愤怒、抑郁、绝望、悲伤等心理。

（三）安宁疗护护士的因素

1. 护理人力不足 护理人力欠缺,责任护士分管患者人数较多、治疗量大,大部分时间花在了治疗上,缺少和患者心灵上的沟通。大多数患者离开亲人来到医院这个陌生环境容易感到孤独和无助,当他们遇到疑问想要咨询护士时,护士冷淡和敷衍的态度,会加剧他们的无助。

2. 护士缺少沟通技巧 医院培训不到位,护士与患者的沟通中使用专业术语较多,语言使用不当,尤其疾病终末期患者比一般疾病患者对周围的环境更敏感,护士如果和患者缺少沟通或沟通不畅,导致患者怀疑或猜忌,容易加重患者的心理负担。

三、常见的沟通障碍与有效沟通

（一）常见的沟通障碍

常见的沟通障碍包括提供不切合实际的健康承诺,否认对死亡的恐惧,将话题转移到愉快的话题上,试图转移终末期患者的注意力,改变谈话方向寻找其他替代的话题,以逃避关于死亡的问题。医护人员在沟通中这些沟通障碍会严重阻碍终末期患者谈论死亡的愿望。

终末期患者寻求相关信息的渴望一直处于孤独的忧虑状态,大多数患者都希望终末期疾病能被告知病情。医护人员根据患者的个性特征、家庭社会支持、文化程度、情感和压力资源来判断如何告诉患者实情。由于担心终末期患者无法面对疾病实情,医务人员通常会回避主动开启这类谈话,他们会找出合理理由推迟提供重要信息,直到患者提出问题。医护人员潜意识中通常逃避预后不良或告知病情进展到终末期的谈话,这类会给医务人员带来强烈的挫败感,或者增强了死亡意识,这种对死亡的过度认同会导致沟通障碍。回避重要对话是另一个沟通中必须要解决的问题。

（二）有效沟通

有效沟通要尊重患者文化背景,提供沟通机会、用心陪伴患者、注重家庭支持影响、开放式沟通、支持患者及其家庭相关需求,关注团队形式在促进有效沟通中的重要作用。

1. 有效沟通原则

（1）准备:包括在告知坏消息之前建立融洽的关系,安排一个安静、隐私、有支持性功能的地点进行讨论。

（2）评估:包括了解对方想知道什么,已经知道什么,及将要提供的新信息对他们可能意味着什么。

（3）提醒:这部分对于告知坏消息至关重要。通常需要提前通知对方,以便在情感上做些准备接受坏消息。通常理解为"鸣枪预警"。一个通知可以帮助对方有所准备,可减少收到坏消息时的情绪打击,还可以提高对所提供信息的理解。

（4）告知:这部分包括尽可能以诚实、开放和易于理解的语言提供所有信息;给患者理解和接收信息的时间,理解接收到的信息所需要的时间必须由告知对象确定,照顾者只需安静地陪伴在身边,直到患者再次开始交谈。

（5）情绪反应:这部分是坏消息告知阶段的延伸,它包括等待对方提问;面对对方的否认不要争论;可提供非语言的情感支持,如握着患者的手、把手放在他的肩膀上,不打断他们的各种情感表达,如哭泣、咒骂或踱步。

（6）重组：这部分需要照顾者提出问题，帮助患者关注新的希望，实事求是，讲解重建／确认护理目标的重要性。

2. 有效沟通方法

（1）建立融洽的关系：通过沟通，了解患者及其家属的故事，护士根据患者知识水平、理解能力、性格特征、心情处境，以及不同时间和场合的具体情况，选择患者易于接受的语言形式和内容进行交流沟通。使用清晰的语言和非语言行为，鼓励眼神交流、支持性态度、点头回应，避免表现出坐立不安。沟通的重点是提供以患者为中心的同情与关怀，以满足个人及其家属的需求，建立融洽的关系。

（2）语言和非语言交流同步：沟通时要注意语言与非语言行为同步，否则，传达的信息不会被患者感知。如有一位护士在照护终末期患者时，她很关心患者，但她说话时眼睛一直盯着输液袋，不看患者，也不和患者有眼神交流，不触摸患者或坐在患者身旁温和地聆听患者需求等任何表达关心的非语言行为。护士所传达的信息让患者感到冷淡，没有热情和温暖，患者感受不到护士发自内心的关心，体会不到被安慰、被尊重和被倾听，而患者感受的尊重与重视又是促进和支持患者维持希望和超越死亡恐惧所必需的情感。

（3）当患者知道他是被重视的、独特的、被尊重的时候，对护士才会有信赖：护士可以使用很简单又可以带来积极感受的非语言行为，如在患者行动不便时递给他／她一张纸、倒一杯水，或者坐下来安静陪伴、倾听患者对死亡的恐惧和担忧，提供富有情感的沟通。只有让终末期患者及其家人感受到护士的善良温情，才能获得他们的信任并打开心扉，护患关系才有良好的链接。沟通直接影响护理质量，其中非语言行为的沟通所占比例超过80%，安宁疗护护士要学会有效应用非语言沟通。

（4）尊重患者价值取向文化：尊重患者价值取向和提供机会指在了解患者认知和价值水平的基础上进行沟通交流，应认识到由于信息和教育不同所带来的认知不同，用谦逊的情怀去识别和尊重价值取向，基于个人的沟通和患者的护理需求制订符合患者认知和情感特点的护理计划。应用多种方法提高患者对预后和照顾方案的抉择，并为患者提供宣教，以确保患者在充分知情的情况下做出决定。

（5）用心陪伴：用心陪伴至关重要，它强调运用同理心，主动倾听、理解患者需求、运用非语言沟通技巧，并关注患者在接受治疗时的非语言行为。安宁疗护护士从多角度理解和接纳不同观点，提高对患者的兴趣和专注力，不应凭主观判断患者的需要，同时还应培养快速适应不同沟通情境的能力。

（6）家庭参与：家庭参与指应告知家属的重要角色和他们独特的沟通方法。鼓励医护人员评估不同家庭照顾者的需求并提供支持。个人的文化水平和心理社会状态与家庭的影响密不可分，尊重家庭在个人生活和照护中所起的重要作用，有效利用原生家庭的影响，可以促进和支持既定护理目标实现。

（7）开放式讨论：与患者的沟通过程中，护士应尽量鼓励患者主动表达自己的内心想法，多倾听和认同，切忌打断，以此提升患者的自尊，增强其自我价值感。通过主动分享建立信任关系，对患者和家人分享的他们所经历的故事表示理解。开放式讨论注重家属和患者互动，确定坦诚沟通信息的方法，避免关系紧张，安宁疗护人员必须及时把握可以与患者及其家属谈论病情变化和应对方法的机会，以帮助患者及其家人适应终末期段可能发生病情变化，以及共同抉择的方案。开放式讨论鼓励医护人员保持警觉，不要忽略可能帮助患者成功适应的机会,这些机会通常在讨论诊断、治疗计划及疾病进展的一开始就会出现。

（8）明确相关需求:相关需求包含支持患者和家属的多方护理需求,各需求之间可能会存在冲突,需要医护人员能通过有效沟通找出其中的"共通之处",从而形成各方都可接受的护理愿景。医护人员应以个人和家庭成员目前对疾病进程的理解和接受程度为基础,与他们一起努力探讨。

（9）多学科团队合作:不同领域专家的意见和建议可以为终末期患者及其家属提供个性化支持,通过沟通让团队所有成员明确共同的目标,让他们的决策和计划保持一致,从而促进高质量临终照护的实践及推广。安宁疗护团队成员协作,进行有效的沟通,以帮助完成患者及家人的心愿/希望。

（沈波涌）

第三节 安宁疗护中的护患沟通

一、安宁疗护中护患沟通的内容

（一）入院阶段的沟通

不同类型的患者其心理活动、对病情的了解程度、治疗方案的认知程度都不尽相同。第一次与生命末期的患者见面交谈时,首先了解患者近况,专注倾听患者及家属的叙述,以了解患者对疾病知情程度有多少?期望值是什么?承受能力如何?以及了解医患双方对疾病所存在的认知差异,从而针对不同的认知行为进行针对性沟通。

（二）入院后知情同意沟通

"临终"的临近对患者及家属是一个重大的精神刺激,除了患者生理上疾病不断进展给患者带来痛苦外,同时心理上和精神上也带来严重的创伤。患者及家属会产生应急失调,表现在对疾病过度夸大,出现惊恐不安、紧张、焦虑,甚至万念俱灰,丧失生活的信心;或者表现为故意疏忽疾病,认为医生夸大疾病事实,对医生产生不信任感,甚至敌对情绪。因此,应首先及时与家属沟通,再根据患者的心理状况,决定谈话的深浅度,选用贴近患者的语言,多鼓励,多解释,有目的地让患者正确认识疾病,积极配合。在此过程中注意:重要和必要的沟通应及时在病历中记录。

（三）住院期间的护患沟通

在对终末期患者的照顾中,应遵循个体化的原则,根据病情的不同为患者找到适合的护理方案,建立在良好的护患关系基础上,使其相信医生的建议对他来讲是最好的。这是一种"生命相托"的特殊关系,患者对医务人员的信任是医患关系得以建立的前提与基础。在沟通中,要坚持"以人为本"的原则,尊重和关爱患者,尊重患者的个人隐私,对诊治过程中某些重要的治疗、特殊的检查、某个护理方案的确定等,都要及时、有效地加强与患者之间的沟通,详细说明情况,争取患者的理解和配合。同理终末期患者的境遇与内心感受,避免使用刺激对方情绪的语气、语调、语句;避免压抑对方情绪,刻意改变对方的观点;避免过多使用对方不易听懂的专业词汇；避免强求对方立即接受医护人员的意见和事实。尽可能耐心、专心和关心地倾听患者的叙述，不可唐突地打断患者的谈话，并随时有所反映，如变换表情和眼神，点头作"嗯、嗯"声，或简单地插一句"我听清楚了"等，让患者能感受关心、同情和爱护。坚持患者获益最大、痛苦最小的方式，增进患者安宁舒适。

二、安宁疗护中常用的护患沟通技巧

（一）重视首因效应，树立良好的第一印象

入院时护士一个微笑、一句问候、一杯温水都能让患者倍感温暖。安宁疗护患者入院时，护士应做好各项接待工作，仔细向患者介绍科室环境、规章制度、科室主任、护士长、主管医生和护士等内容，让患者感觉自己被尊重和重视。

（二）启发患者主动说话，把握说话时机

有研究表明，护士对患者是否有同情心，是患者是否愿意和护士交谈的关键。对于患者来说，他认为自己的病痛很突出；而对于护士来说，由于每天接触的都是病患，认为患者有病痛是正常的事。如果护士不能站在患者的角度去理解和思考，就会缺乏对患者的同情心；如果患者感到护士缺乏同情心，他就不能主动和护士交谈，即使交谈也是仅限于护理的技术性内容，而不流露任何情感和提出对护理工作的看法。所以，护士只有尊重患者，取得患者的好感，同情和理解患者，才能引导患者说话。只有患者开口说话了，护士才能深入了解患者的心理，从而有针对性地进行心理护理。

（三）开启对话，避免沟通阻断

让终末期患者及其家人感到被重视和尊重的方法是不要忽视终末期患者开启对话和开诚布公的讨论。护士是最能发现终末期患者担忧的最佳人选，能够看到"房间里的大象"的人，他们能明白和发现那些未讲出的需求，知晓患者的状况和患者的所思所虑，鼓励他们表达对照护的诉求。

如果终末期患者告诉护士："我头又开始痛了"。如果护士这样说："哦，是具体哪里痛？怎么个痛法？什么时候开始的？"或者问："痛得很厉害吗，我能为你做点什么？"这样患者谈话就不会终止，护士可以从患者的回答中继续提问，这样"封闭式"的谈话就转化成了"开放式"的谈话。如有护士去给患者进行肌内注射，患者对护士说："我怕"。护士答："你不用害怕"。终末期患者及其家人的这些担心以及其他需求如果护士没有发现或不理解而被忽视时，用封闭式谈话，或者护士有意识中断那些让自己不舒服的谈话，导致沟通不畅。这位护士可能很想安慰患者，但是没有鼓励他们表达担心的具体原因，站在主观角度思考。

（四）重视反馈信息，及时给予反馈

患者和护士谈话时，护士对所理解的内容及时反馈给患者，例如，适时地答："嗯""是的""是这样的"或配合点头的方式表示赞同，这样表示护士在仔细听，也听懂了，已理解患者的情感。同样，护士向患者说话时，可采用目光接触、简单发问等方式探测患者是否有兴趣听、听懂没有等，以决定是否继续谈下去和如何谈下去，这样能使谈话双方始终融洽，不致陷入僵局。

（五）成为倾听者，促进沟通流畅

一位好的沟通者首先应是好的倾听者和观察者。大多数沟通都是非语言的，因此安宁疗护护士必须具备识别肢体语言的能力,如眼神交流、面部表情和身体姿势。如果一位安宁疗护护士专注于自己状态,心不在焉、似听非听,或者随便打断患者的谈话、随意插话、只问那些封闭的问题,对患者和家属犹豫不决的质疑不耐烦,不可能成为优秀的沟通者。全神贯注倾听对方所谈内容,甚至听出谈话的弦外之音,听到患者的生理、认识和情感内在反应。抓住患者诉说中的主要内容,边听边思考边整理分析,沟通效果会更好。

（六）有效利用非语言沟通

医护人员可通过患者的语言和非语言行为充分评估症状管理的效果,同时必须意识到有很多因素影响患者对症状管理和精神需求的表达,如文化和家庭的影响,害怕镇痛药成瘾、身体虚弱和无价值感,"能忍则忍",尽量不去"打扰"医务人员,或者因害怕疾病进展而否认临床症状。安宁疗护护士这时重视语言沟通的语调,所强调的词、语音高低轻重、叙述得快慢等语言作用的同时,配合相应的动作、表情及手势。如护士与患者沟通时应面带微笑,身体前倾,并注视患者,让其感到你对此次交流的专注与理解,以增强患者感受到的被尊重,患者能表达需求,达到有效沟通的目的。

（七）少用医学术语,尽量使用通俗易懂的词语

比如,做皮试前,护士会询问患者对某某药物是否过敏,许多患者会表示不理解。而此时护士更换另外一种询问方式,如,"您以前打过消炎针吗？有什么是不能打的,打了就会不舒服的药吗？"认真询问患者哪里没听懂、哪里不明白,然后用简明的日常用语进行表达。而不应该用质疑或是藐视的态度对待患者,这样容易给患者留下不好的印象,以致患者不愿和护士过多描述自己的想法,害怕遭到护士的冷眼。

（八）使用积极语言,提高沟通质量

护士每天与患者接触,频繁交往,如果能注意发挥语言的积极作用,必将有益于患者的身心健康,增加患者治疗的信心。

1. **礼貌性语言** 可以使患者感到自己受到重视和尊重,给患者留下良好的印象,护患双方容易建立一种融洽的关系,为护患沟通打下进一步交往的基础。使用文明礼貌用语,如"您好""谢谢""对不起""再见"。与患者说话时,注意使用合适的称谓,多使用商量的口吻与患者交谈,少用命令性口吻。

2. **安慰性语言** 对生命末期的患者要多用安慰性语言。例如,对刚进院的患者,护士主动对他说:"我是您的责任护士小张,您在住院期间有任何需要帮助都可以找我"。在早晨见到刚起床的患者,可以询问患者昨天晚上的睡眠情况,虽然是简短的谈话,但通过聊天,护士可以了解患者最近的睡眠情况,同时患者也能感受到护士对他的关心。对不同的患者,要寻找不同的安慰语言。对牵挂丈夫、子女的女患者,可安慰她:"要静心养病,他们会照料好自己的"。对于较长时间无人来看望的患者,一方面通知家属亲友来看望,另一方面对患者说:"你住进医院,家里人放心了。他们工作很忙,过两天会来看您的。"

3. **鼓励性语言** 护士对患者的鼓励,实际上是对患者的心理支持,它能调动患者与疾病作斗争的积极性。所以,护士应当学会对不同的患者说不同的鼓励性的话。比如:"您今天看上去气色比昨天好多了"。

有效的沟通通过调动正向态度和综合力量提升患者的希望。创造积极的氛围有助于改善患者的心理社会问题。

（沈波涌）

第四节　病情告知

一、病情告知的目的

1. 帮助患者及家属了解目前的病情及患者状态，以及下一步需要采取的最合适的医疗手段。

2. 在患者了解自己病情及自身状态的基础上，对下一步计划作出一个规划，减少遗憾。

3. 让患者感受到被重视和尊重，与医务人员形成一个互相信任、开放性的医患关系和护患关系，为安宁疗护工作创造良好的人际工作环境。

4. 为了更好地实施安宁疗护工作。建立在公开、坦诚的沟通基础上的良好的医患关系，有利于调整患者的情绪、心态，更好地了解患者的身心需求，提供针对性、个体化的医疗护理服务。

二、病情告知的意义

在安宁疗护实践中，病情告知是一种科学的工作方法，也是一门艺术，是安宁疗护工作中的一个至关重要的环节，具有非常重要的意义。实际上，在生命的最后阶段，绝大多数患者愿意知道真实病情，不愿意知道、不愿意面对和不能承受打击的患者仅占少数。在信息交流快捷、医学知识逐渐普及的今天，要做到对患者完全隐瞒病情是不太现实的事情。因为患者可以通过多种渠道知晓或了解病情，如从家属沉痛的心情、突变的表情和支支吾吾的言语中，从医师查房时不经意的言语流露中，从各种辅助检查申请单、报告单的描述或结果中，从来访探视人员不自然的神情和惊讶的神态中以及自身的种种不适中，等，患者得知疾病实情的途径很多。尽管有些患者家属为了不让患者知晓病情，故意撕掉药品标签或说明，甚至不带患者到安宁疗护专科病房，但这些行为更会引起患者的猜疑，造成恐惧不安，加重心理负担，甚至影响患者对医务人员及其家属的信赖，其结果将会与保护患者身心的良好初衷相违背。如果医护人员告知患者及家属疾病的实际情况，相互之间能坦诚地针对疾病的治疗、预后及未来计划进行沟通和交换想法，一方面能让患者感到被尊重和重视，更重要的是，让患者对自己的疾病有一个明确的认识，从而能规划下一步的计划，完成自己未竟事宜，减少遗憾。

三、病情告知的步骤

在安宁疗护工作中，大多数的病情告知都是要告诉患者及家属一些不好的消息，如治疗方法无效或疾病进展不可逆，即所谓的坏消息。终末期患者家属得知坏消息的最初打击导致他们对信息的理解通常是碎片式的。医护人员可以应用"告知坏消息的八项原则"开启告知患者病情的谈话和进一步的讨论。

1. 使用简单易懂的语言。

2. 先问问自己"这个诊断对患者意味着什么"。

3. 保持冷静,告知消息前先了解患者和疾病情况。

4. 等待对方提出问题。

5. 面对对方的否认不要争论。

6. 提出你的问题。

7. 不要摧毁一切希望。

8. 实事求是。

在临床实践过程中,告知坏消息已经成为安宁疗护从业人员的一项职责和必备技能。因此,建立一套能真实的、有同情心的、能给予希望的告知坏消息的方法对医务人员会有很大的帮助(对患者来说更重要)。美国德州 M.D 安德森医院的 Walter Baile 博士提出的 SPIKES(setting、perceives、invitation、knowledge、empathizing、summary)模式在临床实践中被广泛应用,为临床工作带来了积极意义,也越来越多地受到各国医务工作者的关注。

1. S 代表设置(setting) 指设置好本次谈话,具体的技巧有以下内容。

(1)预测患者的反应:医务人员在告知坏消息前要预测患者可能出现的情绪反应,要问下面这些问题:5W1H。

Why？在医学上、伦理上、心理上、精神上对患者及家属的关系上,有无强有力的理由告知或不告知坏消息。

When？根据患者的实际情况决定什么时候告知患者。

Who？由谁来告知患者?应选择患者感到信任与亲善的人员。

Where？告知地点应注意保护患者隐私、不被干扰、患者感觉舒适和安全的地方。

How？告知过程中,应注意讲话的态度、距离、角度、视线、速度等沟通技巧。

What？具体应告知患者的内容,应根据患者的需要,实行个体化告知。

(2)安排一段合适的时间,确保自己不会受打扰,把自己的手机调成静音。如果病房的电视机开着,请把它关掉。

(3)准备纸巾:如果患者情绪不稳定,请在手头准备一盒纸巾,放在患者触手可及的地方。当患者哭泣时,如果需要,随时可以拿到,而尽量不要递上纸巾。

(4)坐下来,保持目光接触:眼睛是心灵的窗户,目光的水平对视有利于情感交流。

(5)让患者做好准备:在这一步要争取达到以下效果:医务人员做好了谈话前的准备,用积极的心态推进整个谈话的过程,患者在谈话前得到放松并与医生建立了情感交流。当然,判断患者是否做好了接受坏消息的准备也很重要。一些患者想等到家人在场再听坏消息,一些情况下(比如患者刚刚结束治疗回来),患者身体状况可能不允许再接受坏消息的打击。在我国,很多情况下都是首先将病情告诉家属,所以要提前(在同患者建立个人关系之前)同患者及家属讨论怎样处理疾病信息,这样可以避免盲目将病情告诉患者后出现的尴尬情景。

2. P 代表对疾病的认知(perceives) 了解患者知道多少关于疾病的知识是很有帮助的,这样可以缓和患者已知的信息与我们准备告知信息之间的差距。比如,你觉得患者的癌症又复发了,就给他做了一个 CT 扫描,但是患者却以为这只是一次常规检查,那么坏消息对他们造成的打击会很大。因此，如果患者的认知和事实之间存在差异，我们需要在告诉患者坏消息之前重新给他们讲解，让他们了解事实。

3. I代表邀请（invitation）　大多数患者想完全了解他们的病情，但是随着时间的推移和病情的发展，患者可能就不想知道那么多了。在西方国家，许多患者在疾病诊断时希望看到他们的透视结果，而在病情严重以后就不这样想了。此外，一些患者（当然这种患者比较少见）可能更倾向于让家人最先知道。接下来重要的就是要明确患者希望如何处理他们的疾病信息，是想多了解一点还是少一点，是否想让家人共同分担这些信息以及想让其中的哪个人知道等，从而确定以何种方式告诉患者关于疾病治疗的情况。为了达到这种目的，医生可以约见患者并问一些开放性问题，如你想知道哪些详细的信息，或者你还希望谁知道你的病情。提前问清患者希望如何处理坏消息，这样就不会出现之前提到的那种我们盲目告诉了患者坏消息而家属要求不要告知患者的尴尬情形了。

4. K代表知识（knowledge）　如果患者有心理准备，那么坏消息是容易被接受的。这一步也强调患者的认知情况（P），因为要告诉患者哪些知识取决于患者之前已经了解了什么。最好先预测一下患者知道坏消息后的反应，以便让患者做好准备，然后再传达消息。一次告诉患者的信息不要超过一个或两个概念，然后还要评估患者的理解程度。患者抱怨最多的就是医务人员讲解疾病信息时使用一些让他们无法理解的语言和概念。因此要注意你的解释用语，同时还要牢记你是在跟患者说话而不是给医学院的学生讲课。

5. E代表共情（empathizing）和探究（exploring）　患者在得知坏消息时经常表现得很激动。要认可患者这个时候所有的情感，因为这些情感可能妨碍患者的理解力，这一点很重要。有时坏消息的传达者也会感到悲伤和无助，自己也会产生共情反应，例如会对患者说让我来告诉你这些消息，对我来说真的很难。

6. S代表总结（summary）　在和患者会谈结束时，要对谈话内容进行必要的总结，帮助患者更好地理解和掌握医务人员要传达的信息。研究表明，让患者在现场录音或者让另外一个在场的人做些记录能够提高患者的理解能力。可以把好的治疗方法推荐给患者，不要使用命令的口吻，说"我建议""我们应该这样做"比说"我们得这么做"要好得多，因为前者在做出治疗决定时考虑到患者的意愿并且能同患者一起承担起治疗的责任。绝大多数患者都会听从医生的建议。尽管患者可能很难抉择，医生需要告诉患者治疗方案的各种不同选择，这也是医学伦理和法律的要求。医生要清楚患者对某种治疗方法的担忧是什么，才能判断完成治疗所面临的障碍。最后告诉患者可以在什么时间来找医生，医生对患者进行随访的频率以及怎样能联系上医生。这就完成了最后的总结。

安宁疗护中告知坏消息不仅限于一种方式。终末期患者的愿望和个人目标必须得到所有医护人员的尊重和理解，而良好的沟通技巧非常重要，必须要学习。

四、病情告知注意事项

（一）在告知的同时给予患者希望

对癌症患者病情告知的目的不是简单地宣告诊断结果和治疗措施，而是通过告知使患者逐渐了解癌症、认识癌症，维护患者的知情权，此外，使患者知晓如何配合后续治疗、提高生活质量，这是医务人员和患者及家属共同的目标。在告诉患者病情的同时不仅是从专业的角度向患者讲述治疗措施和详细的治疗方案,同时也告诉了患者希望。通过为患者提供可选择的治疗方案、介绍治疗成功的案例,帮助患者缓解紧张心理、克服不良的情绪。癌症患者的病情告知既是肿瘤科医护人员面临的现实问题,也是一门沟通的艺术,是医护人员应有的素质修养。

（二）制订告知计划

在我国特定的文化背景下,医护人员在进行负性生活事件癌症病情和诊断告知时,首先应该考虑患者对自身疾病信息的需求,而不是家属对癌症告知的意见和建议。不能将肿瘤诊断结果如同普通疾病一样简单告知,以免引发患者的负性情绪,甚至出现自杀等过激行为。因此,癌症告知要得到家属同意和积极配合,讲究策略,并有计划地告知。WHO 于1993 年提出的告知策略的第一条,即为"医生应预先有一个计划"。由此可见,"医生应预先有一个计划"已经作为国际医学界告知病情的基本原则之一。

（三）告知应个体化、循序渐进

告知病情变化的坏消息需要经过一系列的讨论传递所有需要的信息。对于坏消息,患者只能一点点接收,医护人员应根据个人不同的接收速度和节奏提供各种信息。医护人员还应摒弃个人的主观倾向,尊重终末期患者及其家属的价值取向,为患者实施护理。应根据患者不同性别、年龄、职业、身份、学历、性格特点、情感类型、承受能力、癌症的不同类型、病情与转归、不同的经济状况和需求等情况进行综合分析,区别对待。对于心理承受能力强、情感坚定且愿意知情者,应尽早如实告知病情,以利于患者配合治疗;对于患者愿意知情而家属要求隐瞒者,应尽可能地做好家属的说服教育工作,向他们讲清隐瞒病情的不利,以取得配合,及时将病情告知患者;对于患者本人一时不愿意面对现实,家属又要求隐瞒者,则应采取循序渐进、分段告知的方式,经常委婉地向患者逐渐渗透病情信息,使患者拥有一个充分的心理准备过程。从心理学角度讲,短暂多次弱信息刺激比快速强信息刺激更容易接受,可操作性强、反应积极,实际效果好。

（四）做好心理支持

当患者知道自己的真实病情时,会在心理上出现五期发展模式:否认期、愤怒期、协议期、抑郁期、接受期。告知患者坏消息后应多巡视、多安慰、多沟通,耐心听取患者意见,理解患者的情绪反应,满足患者的精神需要,使患者尽快度过不良的心理反应期。患者家属不仅仅是主要的照顾者,也是患者的精神支柱与主要社会支持来源,家属的生活照顾和情感支持对患者非常重要。在被告知坏消息后,大部分患者希望与最亲密的人在一起。医护人员在病情告知的过程中,应该关注患者家属的心理反应,家属的情绪可以直接影响患者的心理,不良的情绪变化可能给患者不好的暗示信息,对患者心理产生不良影响,影响后续治疗。

五、病情告知中的伦理问题

护士作为在安宁疗护中与晚期患者接触最多的医务工作者,临床工作中在病情告知的过程中会面临伦理决策的困境。因此,需要护士在临床实践中运用专业知识,整合评判性思维、临床思维、人际关系和信息获取等多方面能力。采用有效的沟通方式,采取负责任的伦理行动,关怀、照顾患者的身体和情绪反应,支持维护患者的根本利益,由此践行安宁疗护士支持维护、关怀照顾、行动负责和互助合作等伦理责任。

安宁疗护中沟通中的伦理重点

（一）信息披露

1. 患者的医疗状况、可能改善预后的干预措施，包括描述和过程的风险和收益，以及一些概率估计和不确定性相关的干预措施。

2. 提供患者可供选择意见的专业判断及基于患者受益的推荐。

（二）保密

对于一些敏感的个人信息，医护人员有义务避免泄露信息，并采取合理的预防措施来确保这些信息不由专业人员不当泄露。

（三）知情同意

1. 确保患者有能力理解所有的信息，包括推荐的治疗方案、治疗的选择、利益和风险及所有选项，同时有能力对自己的价值观与推荐的治疗方案进行理性地思考，作出决策。

2. 尊重患者的自主权。

（四）预先护理计划

当患者不再能够参与这些决定时，预先护理计划是这一问题的解决之道。

六、病情告知中常见的提问方式

（一）患者知道哪些

1. 你怎么看待你的疾病？

2. 你如何形容你的病情？

3. 你担忧过你的症状吗？

4. 医生告诉了你的病情和病程吗？

5. 最初出现症状时，你认为是什么？

6. 什么时候你认为严重的问题会出现？

（二）患者想知道哪些

1. 如果病情恶化，你会想知道病情吗？

2. 你想让我告诉你全部细节吗？如果不是，你想知道哪方面？

3. 有些人真的不想被告知他们身体出了什么问题，而是宁愿告知他们的家人，你更偏向于什么？

4. 你想让我去检查结果，并解释哪些我认为是错的吗？

5. 对这些问题我应该跟谁说？

（三）病情信息

1. 我不得不告诉你，肿块的生长显示是癌症。

2. 恐怕不是好消息，活检显示你有癌症。

3. 不幸的是，测试结果毫无疑问：这是癌症。

4. 报告回来了，这并不是我们所希望的。结果表明，你的结肠有一个肿块。

（四）对感受的回应

1. 我想这是困难的消息。

2. 你似乎生气了,你能告诉我你是什么感觉?

3. 这个消息吓到你了吗?

4. 告诉我对于我说的,你的感觉是什么?

5. 你最担心什么?

6. 这个消息对你来说意味着什么?

7. 我希望这个消息是不同的。

8. 我会尽量帮助你。

9. 你有没有想我给谁打电话?

10. 我会帮你告诉你的儿子。

（五）预后的交流

1. 你希望发生什么?

2. 你有与其他类似的人打交道的经历吗?

3. 你有跟那些已经过世的癌症患者打交道的经历吗?

4. 你最希望将会发生什么?

（沈波涌　刘冰心）

第七章 死亡与生死教育

学习目标

完成本章内容学习后,学员应能:

1. 复述 死亡、生死观、生死教育和生前预嘱的相关概念。
2. 列出 传统文化中的生死观、生死教育的基本内容。
3. 描述 死亡与生死教育的最新进展。
4. 运用 生死教育的基本技能。

第一节 概 述

导学案例

张太太,64岁,曾任企业管理人员,卵巢癌伴骨转移。多次住院化疗,目前因疼痛不敢下床活动,口服镇痛药半小时后疼痛暂时缓解。张太太:"我最近疼痛很频繁,感觉病情又重了。昨天晚上做了一个梦,梦见到我进入了一个黑暗的地道,很像传说中的死亡之地。你觉得我是不是时间不多了?"

护士:"您愿意和我谈谈您的感受吗?"

张太太:"我当时不知道怕,但是现在想想有点害怕。以前我觉得死亡是个很恐怖的话题,听着这两个字就很不舒服。经过这么长时间的病程,我也感觉快到时候了。我觉得啊,人活千岁也总是要走的。对于这辈子我思考了很多,我是个善人,没有做什么坏事,在单位工作很尽心,在家里抚养了一个儿子一个女儿,都很争气,也没有什么可后悔的了。"

护士:"您还有什么事情需要做吗?"

张太太:"我希望到时候不要太痛苦,希望儿女都能在身边;希望可以穿我喜欢的衣服;还希望每年的清明节,孩子们都能去看看我。"

请思考:

(1)死亡的定义和标准是什么?

(2)什么是生死观?如何理解中国传统文化中的死亡观及其现代意义?

(3)生死教育的概念是什么?生死教育的主要方式和内容包括哪些?

(4)什么是生前预嘱?生前预嘱"我的五个愿望"包含哪些内容?

一、死亡的定义

（一）死亡定义

传统的死亡（death）定义是指心肺功能的停止。1951 年美国布拉克法律辞典将死亡定义为："血液循环全部停止及由此导致的呼吸、心跳等身体重要生命活动的终止。"即死亡是指个体生命活动和功能的永久性终止。

（二）死亡标准

1. 经典死亡标准 传统医学上，把呼吸和心搏的永久性停止作为临床死亡的标志已经沿袭了数千年，也称经典死亡标准。临床表现为心搏、呼吸的永久性停止，各种反射消失，瞳孔散大，个体功能永久终止。

2. 脑死亡标准 随着医疗技术的不断发展，临床上可以通过及时有效的心脏起搏、心肺复苏等技术手段使部分心搏和呼吸停止的人恢复心搏和呼吸，从而使生命得到挽救；而心脏移植手术的开展也可能使心脏死亡的人恢复心搏；呼吸机的使用也使呼吸停止的人再度恢复呼吸成为可能。因此，心搏和呼吸的停止作为死亡金标准的权威性受到了很大的挑战，各国医学专家一直在探讨死亡的新定义和新的判断标准。1968 年在第 22 届世界医学大会上，美国哈佛医学院率先提出了脑死亡的概念和标准，把脑死亡定义为："脑功能不可逆性丧失"即脑干死亡。此后，"脑死亡"这一概念备受关注，世界上许多国家医疗界相继支持并采用和完善了这一标准，这是医学史上一次意义重大的观念转变，迄今，全世界已有 100 多个国家制定和完善了脑死亡标准，其中有 90 多个国家已经将脑死亡立法。

北京首都医科大学宣武医院作为原卫生部批准的脑损伤质控评价中心，在多年有关脑死亡判定临床实践和研究的基础上，于 2013 年发布了《脑死亡判定标准与技术规范（成人质控版）》。

脑死亡判定标准：脑死亡是包括脑干在内的全脑技能丧失的不可逆转状态。

（1）脑死亡判定的先决条件

1）昏迷原因明确。

2）排除各种原因的可逆性昏迷。

（2）脑死亡临床判定

1）深度昏迷。

2）脑干反射消失。

3）无自主呼吸：靠呼吸机维持通气，自主呼吸激发试验证实无自主呼吸。

以上三项临床判定必须全部具备。

（3）脑死亡确认试验

1）短潜伏期体感诱发电位（short latency somatosensory evoked potential，SLSEP）：正中神经 SLSEP 显示双侧 N9 和 / 或 N13 存在，P14、N18 和 N20 消失。

2）脑电图：脑电图显示电静息。

3）经颅多普勒超声（transcranial Doppler，TCD）：TCD 显示颅内前循环和后循环血流呈振荡波、尖小收缩波或血流信号消失。以上 3 项脑死亡确认试验至少具备两项。

（4）脑死亡首次判定、再次判定及两次判定时间间隔：临床判定和确认试验结果均符合脑死亡判定标准者可首次判定为脑死亡。首次判定脑死亡12h后须作再次判定,结果仍符合脑死亡判定标准者,方可最终确认为脑死亡。国际医学界,一般先制定脑死亡标准再进行脑死亡立法,即用法律形式确定脑死亡标准及其死亡认定的执行。现阶段,我国已制定脑死亡标准和技术规范,执行脑死亡标准有利于维护逝者尊严、科学地判定死亡,促进卫生资源的合理利用、器官移植的开展及道德、法律责任的确定,但目前尚未立法,不具备法律效力,推行脑死亡标准既有医学挑战更有伦理和道德方面的挑战。

二、死亡的特性

通常生物体的死亡是指其一切生命特征的丧失且永久性终止,而最终变成无生命特征的物体。死亡具有如下特性。

（一）不可逆性（irreversibility）

死亡是生命系统内所有的本来的维持其存在（存活）属性的丧失且不可逆转性的终止,死亡是永久性的,最后的,不可能再逆的。

（二）普遍性（universality）

凡是有生命的生物体都存在着死亡的必然性,没有不死的生命。

（三）功能停止（nonfunctionality）

死亡时所有的身体功能都会永久性停止。

（四）因果性（causality）

死亡是有原因的,分为外在原因和内在原因,人不会无缘无故地死亡。

三、死亡的过程

（一）临终前的常见征兆

1. **临死觉知**　通过漫长的生命过程或经历,大部分晚期患者会知道自己将近死亡。临死觉知通常发生在死前7~10d,终末期患者清楚自己即将死去、预感来日不多,会主动交代及安排后事,需要鼓励家人专注倾听让其说出,并答应交托之事让其安心。

2. **回光返照**　回光返照原意是当西边的太阳快要落山时,由于日落时的光线反射,天空会短时间地发亮,然后迅速进入黑暗。人在濒临死亡的时候,在大脑皮质的控制下,肾上腺皮质和髓质分泌多种激素,调动全身的一切积极因素,使患者由昏迷转为清醒;由不会说话转为能交谈数句,交代后事;由不会进食转为要吃要喝。这种现象对患者及家属来说是有一定的好处。如患者急于想见的人尚在路途中,可延长一段生命以实现患者的夙愿;患者尚有话没有交代完毕,也可延长一段时间让患者把话说完。以上征兆并非所有患者都会出现。

（二）死亡过程的分期

大量医学研究和临床实践资料表明,死亡是一个从量变到质变的过程,而不是生命的骤然结束。医学上一般将死亡分为三期:濒死期、临床死亡期和生物学死亡期。

1. **濒死期（agonal stage）**　又称终末期,指患者在已接受治疗性或姑息性治疗后,虽然意识清醒,但病情加剧恶化,各种迹象表明生命即将终止。濒死期是临床死亡前主要生命器官功能极度衰弱、逐渐趋向停止的时期。濒死阶段原则上属于死亡的一部分,但由于其具有一定的可逆性,故不属于死亡,但在死亡学和死亡学研究中占有非常重要的地位。濒死期是疾病晚期的表现,是死亡过程的开始阶段。主要表现有:

（1）神经系统:意识模糊或丧失,各种反射减弱或逐渐消失,肌张力减退或消失。可出现幻觉,躁动不安,紧拉床沿,看到幻影,梦到或见到已过世的人,看到其他人看不见的人或影像,看见天花板有蚂蚁、壁虎等现象,及出现注意力无法集中和意识改变等。

（2）循环系统:功能减退,心搏减弱,血压下降,患者表现为四肢发绀、皮肤湿冷等。

（3）呼吸系统:呼吸系统功能进行性衰退,表现为呼吸微弱、出现潮式呼吸或间断呼吸等。

（4）视觉:视神经系统功能退化,视物逐渐变模糊、目光呆滞、眼神涣散,睁眼或闭眼时,眼睛无法完全开合,双眼上吊。部分患者在临近死亡的 10d 左右可出现巩膜水肿（荔枝眼）或球结膜水肿,重度可出现眼睑闭合不全。

（5）听觉:听力是最慢消失的,能听到周围的声音,但无力回应或表示。

（6）味觉:口干、口苦、味觉改变、吞咽困难、舌根灼热感、舌苔厚、口角炎、口唇干裂,也可出现光滑镜面舌、舌内缩等现象。

（7）濒死嘎嘎声（death rattle）:晚期患者因无力将聚集在咽喉后部的口腔分泌物咳出,或由于肺部分泌物增加和集聚,于呼气时发出痰鸣般的嘎嘎声（在吸气、吐气时都会发生;如果嘎嘎声仅出现于吐气时,声音可能会较明显）。濒死嘎嘎声往往是濒死期的特有表现。

2. **临床死亡期（clinical death stage）** 是临床上判断死亡的标准。此期中枢神经系统的抑制过程从大脑皮层扩散到皮层以下,延髓处于极度抑制状态。表现为心搏、呼吸完全性停止,各种反射消失,瞳孔散大,但各种组织细胞仍有微弱而短暂的代谢活动。此期一般持续 5~6min,若能得到及时有效的抢救治疗,生命有复苏的可能。若超过这个时间,大脑将发生不可逆性变化。也有临床实证研究认为,在低温条件下,临床死亡期可延长至 1h 或更久时间。

3. **生物学死亡期（biological death stage）** 是指全身器官、组织、细胞生命活动停止,也称细胞死亡（cellular death）。此期从大脑皮层开始,整个中枢神经系统及各器官、细胞新陈代谢完全停止,并出现不可逆变化,整个生命体无任何复苏的可能。随着生物学死亡期的不断进展,相继出现尸冷、尸斑、尸僵及尸体腐败等现象。

（胡成文）

第二节 生死观与传统文化

一、生死观的定义

生死观是人们对生与死的根本看法和态度,是世界观、人生观和价值观的集中体现。不同的人生观,对生与死会有不同的价值评判,从而形成不同的生死观。即如何对待生命和如何对待死亡,生命是目的还是手段,是权利还是义务,是快乐还是痛苦等;人类是直面死亡还是惧怕死亡,是把死亡当作人生的必然,还是对人的惩罚。

二、中国传统文化的生死观

1. 原始文化的生死观　国人关于死亡的思考总是与自然或自然现象相联系的。中国原始文化的死亡观也与季节相联系,如认为冬季黑暗、寒冷、大雪冰封、万物肃杀,是死亡的季节。这种死亡观源于当时低下落后的生产力和科技水平,源于当时的人们对死亡和自然现象的未知、本能恐惧或向往。

2. 儒家文化的生死观　几千年来,儒家思想是中国人的思想基础,儒家重视品德修养,追求人生的福祉。儒家重视人的生命,活着的时候能健康长寿,生活富足康宁,具有高尚的品德,最后能得以善终,这就是儒家基本的生死观。儒家的生死价值是以个人的生死对社会的贡献来衡量的,即把人的生死价值归结于个人对社会、对他人的贡献上。孔子对儒家文化的生死观发挥了奠基性的作用,他认为死亡是自然生命的结束,人既然出生,就无法避免老、病、死,死亡是极其自然的现象。"未知生,焉知死",体现出孔子对生命的深切感悟。即一个人若不知道自己为何而生,就不可能知道自己为何而死;知道为何而生为何而死,就可以选择某一理想,以成全其生命的意义与目的。当人一旦对死亡采取主动态度,就不再被动地被死亡攫获,生命向度也会豁然开朗。在儒家看来,一个人临终时的表现,往往体现了他的信仰程度和修行程度,同时也就成了修行的衡量标准。故儒家关于死亡问题的讨论都是围绕通过思考"生"超越"死"而展开的,把人们对永恒的追求与现实建构统一起来,关注自身如何实现对死亡的超越,即道德价值的开拓或内敛。儒家看重生而刻意忽略死、舍生取义、强调一种生生不息的生命力,通过树立一种死后的崇高目标来给生命确立一整套的价值标准,提供理想和规范,促使人为民、为国、为他而去忠、去孝、去悌、去友,立德、立功、杀身成仁、舍生取义。儒家不讲来世,看重在有限的生命里实现自己的人生价值,坚持乐生,具有积极的生活态度,具有很强的现实意义。个体通过不懈的努力来追求生命的价值,具有很强的现实意义。看重在有限的生命里为国家做出自己的贡献,充分实现自己的人生价值,坚持乐生,对人生充满刚健有为的进取精神,对人生是乐观的,具有积极的生活态度,这是一种科学的"生",对于现时代社会的建设、个人的竞争都有很强的现实意义。

3. 道家文化的生死观　道家对待死亡的态度表现出一种浪漫主义的色彩。道家对于死亡的态度为批判喜生恶死的观念,抱有同等的欢欣去面对生与死。如果说儒家是努力在"生"中探寻"死",那么道家主张的就是"出生入死",老子把万物归结于"道",而"道"法自然,人的生死亦是如此。庄子对生死的必然性的认识更为深刻,他说:"生之来不能却,其去不能止。"庄子还把这种生死的必然性理解为"命":"死生,命也。其有夜旦之常,天也。"即人的生命是顺其自然的,是非人为因素决定的,有宿命论的意味。在庄子看来,死亡不过是回归自然而已,生存倒像是出去走了一遭。庄子妻子死的时候,庄子非但无悲痛戚容,反而"鼓盆箕踞而歌。"惠子指责他说:"太过分了",他于是大谈起"生死转换""死生同一"的理论来,死亡是生命返璞归真、回归自然的最佳状态。这生生死死就像春夏秋冬四时交替,循环往复、没有终止。凡事不能强求,要顺其自然。道家的死亡观是飘逸的、潇洒的,它要求人们不执着于生死、顺其自然,以一种安身立命、本真的态度来体验人生,寻找一种积极的人生态度。道家特别重视个体的生命价值,认为只有重视个体的生命价值,其他的一切才有意义。道家认为当生命存在时,应充分珍惜宝贵的生命,尽量让自己活得更好、更有意义一些;当死亡来临时应摆脱对死亡的恐惧,坦然接受。

三、中国传统文化中生死观的现代意义

人不可以选择是否死亡,但人可以选择属于自己的死亡观念,一个没有死亡意识、忧患意识的民族肯定是一个没有希望的民族。鲁迅作品中阿Q的愚昧就在于他的"没有过去、没有现在、没有未来"的没有"自我意识"。很多时候人们忘记了死亡这把悬在自己头上的达摩克利斯之剑,不再去体验人生的终极意义,一旦死亡之剑突然从头上掉下来的时候,他们是那样的措手不及,无可奈何。中国传统主流生死观,大多徘徊于儒、道之间,无论从各自坚守的质的层面,还是其相互交融处,皆蕴涵着尊重生命、善待死亡、努力实现人生价值的思想,闪耀着死得其所的生命光芒。尊重生命、善待死亡、恬淡物欲、崇尚自然、努力实现人生价值等思想,构成了中国传统文化中的伦理内涵,对现代人反思自己的生存状态、领悟生活的意义和价值、建立健康和谐的生命观和人生观有重要的启示。

(胡成文)

第三节 生 死 教 育

一、生死教育概述

生死教育(death education)是向人们传递死亡相关知识,唤醒人们的死亡意识,培养与提升死亡事件应对和处置能力的特殊教育。目的是帮助人们正确认识自己和他人的生死,尊重生命、接纳死亡,把死亡看作是生命的必要组成部分。"生死教育"在国内又称"生命教育",在国外称为"死亡教育",三者无实质性区别。不同国家、不同年代及不同学科领域的学者对死亡教育的界定有着各自的理解。

(一)中国生死教育现状

20世纪末,我国台湾地区首先将死亡教育引入,傅伟勋教授把死亡学扩充至生命学,提出"生死学"概念。我国台湾、香港地区生命教育的推广和普及十分成功,遍及中学、小学、大学及社会学校,针对不同年龄层设有不同内容。目前我国香港地区各大院校均将死亡或有关生命的议程纳入课程,特别是通识课程中。我国台湾地区构建了以死亡教育为核心内容的生命教育体系,该体系以高等医学院校为起点,以临终关怀与生死相关议题为主题开展,并逐渐拓展至普通非医学院校。

我国由于受到传统文化的影响,死亡是个忌讳的话题,生死教育发展相对迟缓。虽然从20世纪80年代开始的人生观教育从某种意义上也包含了生死教育的内涵,但是明确的生死教育直到20世纪90年代才逐渐被学术界所关注。1997年,烟台护士学校陈元伦等编著了第一本教材《人的优逝》,用于医学院校的死亡教育。2005年起山东大学医学院率先开设

"死亡文化与生死教育"选修课,2006年起南方医科大学开设"人的优逝"选修课等。目前我国生死教育相关研究多数在医学院校学生和医务人员中开展,在社会大众和患者家属中的研究较少,且多数为调查性研究。有关教育内容、教育方式及教育模式的研究均处于起步探索阶段。

（二）国外生死教育发展现状

生死教育源于1928年的美国,并于20世纪50年代末兴起,从19世纪初的"死亡学"到"死亡教育"学科,从大学教育到中、小学和社会教育发展迅速。英国于20世纪60年代拉开"死亡觉醒"运动,将死亡教育内容纳入教学课程大纲中。日本于20世纪70年代对死亡教育的意义与价值进行了积极研究与推广,在具体实践中多强调"为死亡所做的准备性教育"。韩国则构建了较系统的生死教育课程和教学内容体系,其体验式实训教育得到世界公认。

二、生死教育内容

国内外生死教育内容多以著名研究者Leviton提出的死亡教育3个层面的主要内容展开,即死亡的本质教育、死亡与濒死相关态度及情绪教育、死亡与濒死应对能力的教育。具体内容包括:死亡的基本知识、死亡与生命辩证关系、死亡哲学及特殊文化中的生死观、对死亡及濒死的态度、文学、美学等死亡文化、死亡心理学、死亡权利学、与死亡相关的伦理问题、慢性疼痛的止痛治疗、濒死体验、安宁疗护、生命意义、生前预嘱、遗嘱处理、死亡价值观的探讨、优逝教育等,以及针对学校教学过程中适合与中小学阶段的具体教育内容等。

三、生死教育方式及途径

综合国外和我国港台地区大量研究,结合内地实际,目前我国成年人生死教育应根据不同的人群分层开展,即普及性教育、专业性教育、特定性对象教育三个层面,针对不同的受众对象选择不同的内容和差异化的教育方式。普及性教育对象为所有社会公众,专业性教育对象为医学生、医务工作者（包括医疗卫生管理工作者）,而特定性教育主要针对老年患者、癌症患者、其他慢性病晚期患者及其家属。在教育方式和途径上,我国内地黄丽群等提出的针对医学生的"四阶梯教育模式"、我国香港中文大学"善美生命计划"提出的针对终末期患者的"二人三嘱"模式都是很值得借鉴的生死教育方式。

（一）普及性教育

1. **受众对象**　所有的社会公众（含医学院校的学生、医务人员、慢性病进展期患者和家属等）。

2. **教育内容**　以认识死亡为主,如死亡基本知识、死亡与生命辩证关系、死亡哲学与生死观、优逝教育等内容为主。

3. **教育方式及途径**

（1）推荐阅读浏览法:图书、宣传资料、宣传海报等。向社会大众推荐死亡教育相关书籍、制作生命价值观、死亡教育和优逝教育相关内容的海报、宣传标语,在社区、校园主干道及公共场所张贴宣传。提倡直面人生，提倡"生老病死人之常情"、重视"优生"，不忽视"优死""优生、优育、优活、优逝""优生是一种权利，优死也同样是一种权利"。重视"优生"，不忽视"优死"等。

推荐书目：《死亡如此多情》《医师与生死》《烟雾弥漫你的眼》《此生未完成》《向死而生》《直视骄阳·征服死亡恐惧》《最好的告别》《死亡教育》《人的优逝》等。

（2）推荐影片欣赏法：通过电影、电视、网络媒体、自媒体等途径进行生死教育相关的影片欣赏。通过观赏死亡相关的影片，跟随影片中人物一起体验死亡之旅，对死亡进行深入的思考，有利于死亡恐惧的释放和排解。

推荐影视：《唐山大地震》《生命里》《摆渡人》《人间世》《遗愿清单》《入殓师》《滚蛋吧！肿瘤君》《BBC 地平线：我们需要谈谈死亡》《临终笔记》等。

（二）专业性教育

1. 受众对象　受众对象主要为医学院校学生、医务工作者（包括医疗卫生管理工作者）及有志于深入了解和研究死亡相关知识的社会人士。

2. 教育内容　从认识死亡到直面死亡。在临床工作中，如何培养一些懂得医学、社会学、教育学、心理学等相关知识的医务人员和专业生死教育师资是开展生死教育的关键。专业性教育在普及性教育的基础上，对生死教育相关知识和相关技能进一步学习和体验，从自身认识死亡、直面死亡到一部分人成为专业性生死教育师资。

（1）推荐阅读浏览法：同普及性教育。

（2）推荐影片欣赏法：同普及性教育。

（3）教师课堂讲授法：通过讲授法对受众对象进行生命价值、生死观、死亡相关知识、生死教育相关技能等方面进行宣传、培训。讲授人可以是学校的老师、医务工作者、受过教育培训的社会工作者，讲授地点可以是学校课堂、各类社会学习的课堂、社会公众场所、医院等地方，为受众对象提供"以死观生""向死而生"的死亡、濒死等相关知识和技能，促使受众对象更好反思死亡与生死、生命意义、生死教育等方面的内容。

同时，本方法也可以用于感兴趣的社会公众的教育，使其进一步探讨死亡价值观，正确认识死亡，珍惜敬畏生命，如自杀问题的相关因素、生命与死亡关系的理解，在有益于社会的实践中理解自己的生命价值，形成恰当理解生死的社会氛围。

（4）体验式教学法

1）志愿者陪伴教育：安排受教育对象到医院肿瘤科病房或安宁疗护中心，走进终末期患者和家属。陪患者聊天，做一些基础的护理，如帮助患者剪指甲、洗头、聊天，和终末期患者一起制作一些小饰品装扮床单元和病房，协助他/她亲手制作贺卡，寄给最想感谢的人，帮助完成一些力所能及的愿望等。体验晚期患者的感受和需求，体验医务人员在照顾晚期患者中的一些感受和技巧。

2）死亡体验法：2004 年，韩国生死教育课堂上，教师通过让学员体验遗嘱书写、穿戴寿终正寝的衣服、身处封闭黑暗的入棺体验、假死体验等为核心的部分实训课程教育。体验"模拟葬礼"式教育，受到韩国大众的认可与政府、教育机构的支持。此外法国、荷兰、德国等国家也开设了生死教育课程。目前在我国港台地区的生死教育应用较多，也包括入棺体验、参观墓地、书写遗嘱、书写自己的墓志铭、临终关爱志愿者服务等活动，还有参观殡仪馆，参观体验遗体更衣、检查、化妆、遗体告别、火化、装拣骨灰等环节，近距离接触逝者，感受生死,亲眼见证生命最后的历程,更进一步体会到生命的珍贵。

3）仿真模拟法:利用标准化患者模拟教学,向受众对象提供临终教育且增强与濒死患者及家属和其他团队成员的沟通。包括基于人体模拟、标准化患者或基于计算机程序、虚拟模拟、混合模拟及任务汇报等进行教育。需要教育者事先做好充分的计划和准备,在整个模拟过程中教育者的场景布置及角色扮演安排起到引导和指导作用。

以上四种生死教育方法可根据不同受众人群的实际情况,教学内容和授课方式逐渐深入,可单独或联合应用。

（三）特定性教育——晚期患者和家属的生死教育

1. 受众对象 特定对象教育以终末期患者、癌症患者、其他慢性病晚期患者及其家属为主。

2. 教育内容 与患者和家属谈死亡不同于一般社会大众,要选择适当时机、利用适当方式,在双方建立相互信任基础上进行交流。目的是帮助其如何降低死亡焦虑和死亡恐惧,坦然接受及面对现实,面对死亡、接受死亡、学习/准备死亡,避免极端行为及情绪失控,学会直面死亡。力争达到无痛苦、体面、有尊严、坦然、平静、安详地走完人生的最后一程。针对晚期患者生死教育的内容主要是帮助其回顾人生的经历、发现生命的意义;预先做好"嘱咐"和"安排"离世后的事宜;协助四道人生——"道谢、道歉、道爱、道别",达到生死两无憾,缓解精神困扰,感受体验这个世界上美好的一切,并且创造美好,从平凡的事情中寻找快乐,无悔今生,活在当下。

（1）需遵循的原则:尊重患者的权利、设身处地为患者思考、对患者不同的死亡观念及言行不妄加评断、不勉强晚期癌症患者谈"死"及诚实的态度。

（2）事先做好计划和准备:和患者谈死亡需要他/她在了解病情的基础上,谈话人员需要有一定的知识储备,经过训练或学习,关于什么时候谈、谈什么内容、如何谈以及在哪里谈,要有充分考虑。同时很重要的一个环节是要对晚期或终末期患者家属进行生死教育,使其接受患者必须面对死亡的事实,让家属能够认识到死亡是人生命中的一个组成部分,积极做好各方面的配合并有充足的心理准备。在具体操作层面,晚期患者在交谈时尽量少用"死"或"死亡"的字眼。如果患者或家属主动提及,则就是合适的谈论"死亡"的时机。如患者说:"我感觉我的病情在加重了,有不好的感觉。""我感觉我的时间可能不多了。""我最近经常梦到我死去的父亲或母亲。"当患者愿意说的时候一定要鼓励他/她多讲一点,如:"您怕不怕啊?""您对您的病情是怎么认识的?""您今后有什么想法?""您今后有什么打算?"类似这样的语句,顺势引导。

3. 教育方式及途径

（1）适时病情告知:在信息社会高度发达的今天,对患者隐瞒病情已不太可能。大多数患者在治疗过程从家属反常的表情、过度的关心、表面上过分的轻松中已经知道自己患的可能是癌症。因此,对患者隐瞒病情往往是家属一厢情愿,需要我们专业人员与癌症患者家属进行沟通,寻找合适的时机告知患者病情,使其能够掌握自己的状况,只有患者理性地认知了自己的疾病,才能更好更积极地配合治疗。当患者和家属都能坦然面对的时候,心理都会轻松很多。当然,由于每个人的性格、职业、阅历、年龄、文化程度以及精神类型不一样,对"病情"承受能力也各有不同,需要把握时机因人因时而异。

（2）引导人生回顾:选择患者状态较好时段引导其进行人生回顾,回顾其未成年和成年生活,回顾一些重要事件或回忆与所爱的人的难忘事件,回顾整个患病经历,让患者多些欣赏自己及提升自我价值,品味人生过程,整合人生,不枉此生。

比如引导患者:①在生命旅程中,您最重要的事情是什么? ②最重要的人是谁? 曾拥有的美好事物、美好时光是怎样的? ③最骄傲的事情是什么? ④在人生的高峰里得到了什么? ⑤在人生的低谷中,学到了什么? ⑥最拿手的是什么? ⑦最喜欢的是什么? ⑧最欣赏自己的是什么? ⑨最珍惜的是什么? 等问题,启发对人生的咀嚼和回顾,引发对人生的领悟。

(3)启发人生意义:动与静是生命的基调。动是进取的姿势,是积极奔赴、有所担当的形象;静是心灵的常态,是回归心灵的栖居。经历了一趟人生的苦难旅程,回归心灵深处,静静思考、领悟生命的价值和意义,并感恩生命中的一切。帮助他 / 她体会到这一生,不论长短,都是有意义的,即意义治疗法(logotherapy)。

引导启发患者:做好自己认为最重要的角色、投入自己醉心的事和工作、为自己所爱的人做点付出、融入大自然去旅行、绽放生命潜能去渡过难关,认识苦难的意义,为生命和死亡赋予意义。比如:①我珍惜现在的每一天;②我会在未来的日子完成我的心事,做好以下的事情,为活着的每一天赋予意义,并让生命无悔;③未来的一星期,我可以做;④未来的 1 个月,我可以做;⑤未来的 3 个月,我可以做;⑥未来的,我还可以做。

(4)讨论照护计划:临终时的痛苦不是必然的,可以选择不同的医疗安排,让自己平和及有尊严地走完人生的旅程。在适当的时机,尤其是在患者或家属提及晚期照护计划时,指导其和家人商量,希望选择什么样的医疗方式、个人有哪些疑惑或不清楚的地方等。比如:您对今后的治疗有什么想法啊? 最希望在治疗方面做哪些事情啊? 引导其讨论和表达,做出合理的选择。应充分尊重患者知情权与决策权,深入患者内心,让患者参与治疗决策,真正获得生命的质量。

(5)协助履行四道人生:我国台湾地区安宁疗护之母赵可式博士倡导在照顾晚期患者时协助其履行四道人生,即"道谢、道歉、道爱、道别"。引导患者与其家人、朋友、同事相互道谢、道歉、道爱、道别,彼此交流分享。通过感恩、宽恕和祝福等方式陪患者度过人生中的最后时光,鼓励其与家人和朋友举行告别会,感恩生命中的一切。如:①感谢大家! 感谢所有的亲人和朋友! 天南海北,山高路远,我从不畏惧前行路上的阻碍! 因为有大家的陪伴! ②感谢你,我的爱人和孩子,你们给了我太多的关心和照顾,这一辈子我拥有你们足矣! ③以前我在家里有对你们发火的时候,是我不对,请你们原谅! ④我走后,你们要坚强,不要想我,每个人都要好好生活! 协助患者完成道谢、道歉、道爱、道别,完成心愿,达到生死两无憾。

(6)妥善指导预备后事:为死亡作妥善的预备,可减少家人事到临头的手足无措,甚至伤害纷争的情况。准备的内容包括为自己选择遗像、选择安葬仪式、丧礼的仪式安排、是否需要安排特别的程序、想留给亲人们和朋友们的礼物、保险安排、遗产安排、遗物分配、职责分担、将自己的心愿交代清楚,让家人知道如何安排处理日后的事情。如果有意愿的话,也可以讨论器官捐赠等事宜,积极做好各方面的准备,从患者最放心不下的人和事开始,引导交代未完的事宜,尽早完成自己的心愿。如引导患者:①您还有什么事情需要告诉家人的? ②您还有什么放心不下的? ③您今后有什么打算? ④您想怎么安排您的身后事? ……引导患者妥善预备后事,从容应对死亡。

总之,生死教育对于公众来说是提高认知;对于特定性患者和家属来说是降低死亡焦虑和恐惧,提升其生命意义与品质;对于医务人员来说是提高其生死教育的技能,其内容和教育方式将随着社会的发展和时代的进步而逐步丰盈和完善,但有 3 个目标是不变的,即:①接受死亡相关信息;②发展处理面对死亡相关事件的能力及技能;③澄清与培养个人的生命价值。

课堂游戏

1. 假如您得了绝症,并且已经被医生确诊医治无效,最多只能活 3 个月,您会有哪些感受?

2. 在这 3 个月的时间里,您最想做的事情有哪些?

3. 试着给自己写墓志铭。

(胡成文 黄 喆)

第四节 生前预嘱

一、概述

（一）生前预嘱概念

生前预嘱(living will)是指在健康和完全清醒的状态下,由本人自愿签署的、说明在不可治愈的疾病处于终末期时需不需要或需要哪种医疗护理的指示性文件。生前预嘱的本质是公民对自己生命权的处置,是立嘱人本人对自己临终的安排,它能使立嘱人按照自己的意愿,有尊严地走完人生的最后一程。

（二）生前预嘱的起源与发展

1. 国外生前预嘱的发展概况 "生前预嘱"的概念最早是由美国律师路易斯·库特纳于 1969 年提出,他的目的是尝试给予终末期患者更多的医疗自主权。1990 年美国通过《患者自主决策法案》后生前预嘱被广泛使用。2005 年 3 月 1 日美国女植物人泰利斯基亚沃在被拔掉进食管 13d 之后死去的案例掀起了世界对生前预嘱的广泛关注。生前预嘱的意义是十分重大的,当患者已处于不可挽救的生命末期,只能依靠医疗设备对其进行生命的延缓,在这期间患者在肉体和精神上都十分痛苦。而签署生前预嘱就意味着对自己生命尊严的尊重和对自己医疗自主权真实意愿的保护,可以有效避免很多不必要的医疗纠纷。此后,新加坡、德国、法国、韩国等国家也通过相关法律规定推行生前预嘱。

2. 我国生前预嘱发展概况 2000 年,我国台湾地区通过了"安宁缓和医疗条例",成为亚洲第一个生前预嘱合法化的地区。2015 年通过了"患者自主权利法",允许患者在疾病终末期有权签署生前预嘱并可随时更新或撤销。我国香港地区提出"生前预嘱"的实施方案,以非立法的方式推广生前预嘱,推出了我国香港地区建议使用的生前预嘱表格,目前已被广泛认可和接受。

2006 年我国内地首个以宣传生前预嘱为己任的《选择与尊严》网站建立,2013 年 6 月 25 日北京生前预嘱推广协会(Beijing Living Will Promotion Association, LWPA)成立。该协会是公益社团组织,推出了更适合内地法律环境和民众文化习惯的生前预嘱——"我的五个愿望"。

(1)第一个愿望:我要或不要什么医疗服务。

我知道我的生命宝贵,所以希望在任何时候都能保持尊严。当我不能为自己的医疗问题做决定时,我希望以下这些愿望得到尊重和实行。

1)我不要疼痛,希望医生按照世界卫生组织的有关指引给我足够的药物解除或减轻我的疼痛。即使这会影响我的意识让我处在朦胧或睡眠状态。

2)我不要任何形式的痛苦,如呕吐、痉挛、抽搐、谵妄、恐惧或者有幻觉等,希望医生和护士尽力帮助我保持舒适。

3)我不要任何增加痛苦的治疗和检查(如放疗、化疗、手术探查等),即使医生和护士认为这可能对明确诊断和改善症状有好处。

4)我希望在被治疗和护理时个人隐私得到充分保护。

5)我希望所有时间里身体保持洁净无气味。

6)我希望定期给我剪指甲、理发、剃须和刷牙。

7)我希望我的床保持干爽洁净,如果它被污染了请尽可能快速更换。

8)我希望给我的食物和饮水总是干净和温暖的。

9)我希望在有人需要和法律允许的情况下捐赠我的有用器官和组织。

(如以上内容不能表达您愿望的全部,可用文字补充或进一步说明)

(2)第二个愿望:我希望使用或不使用生命支持治疗。

我知道生命支持治疗有时是维持我存活的唯一手段。但当我的存活毫无质量,生命支持治疗只能延长我的死亡过程时,我要谨慎考虑我是否使用它。

注意!当我要求不使用生命支持治疗时它只包括。

1)放弃心肺复苏术。

2)放弃使用呼吸机。

3)放弃使用喂食管。

4)放弃输血。

5)放弃使用昂贵的抗生素。

以下是在三种具体情况下我对要或不要生命支持治疗的选择。

1)生命末期:如果我的医生和另一位医疗专家都判定我已经进入生命末期(生命末期是指因病或因伤造成的,按合理的医学判断不管使用何种医疗措施,死亡来临时间不会超过 6 个月的情况),而生命支持治疗的作用只是推迟我死亡的时间。①我要生命支持治疗;②我不要生命支持治疗,如果它已经开始,我要求停止它;③如果医生相信生命支持治疗能缓解我的痛苦,我要它。但要求我的医生在认为对我已经没有缓解痛苦作用的时候停用它。

2)不可逆转的昏迷状态:如果我的医生和另一位医疗专家都判定我已经昏迷且按合理的医学判断没有改善或恢复的可能,而生命支持治疗的作用只是推迟我死亡的时间。①我要生命支持治疗;②我不要生命支持治疗,如果它已经开始,我要求停止它;③如果医生相信生命支持治疗能缓解我的痛苦,我要它。但要求我的医生在认为对我已经没有缓解痛苦的时候停用它。

3）持续植物状态:如果我的医生和另一位医疗专家都判定我由于永久严重的脑损害而处于持续植物状态,且按合理的医学判断没有改善或恢复的可能,而生命支持治疗的作用只是推迟我的死亡时间。①我要生命支持治疗;②我不要生命支持治疗,如果它已经开始,我要求停止它;③如果医生相信生命支持治疗能缓解我的痛苦,我要它。但要求我的医生在认为对我已经没有缓解痛苦的时候停用它。

（如以上内容不能表达您愿望的全部,可用文字补充或进一步说明）

（3）第三个愿望:我希望别人怎么对待我。

我理解我的家人、医生、朋友和其他相关人士可能由于某些原因不能完全实现我写在这里的愿望,但我希望他们至少知道这些有关精神和情感的愿望对我来说也很重要。

1）我希望当我在疾病或年老的情况下对我周围的人表示恶意、伤害或做出任何不雅行为的时候被他们原谅。

2）我希望尽可能有人陪伴,尽管我可能看不见听不见也不能感受到任何接触。

3）我希望有我喜欢的图画或照片挂在病房接近我床的地方。

4）我希望尽可能多地接受志愿者服务。

5）我希望任何时候不被志愿者打扰。

6）我希望尽可能在家里去世。

7）我希望临终时有我喜欢的音乐陪伴。

8）我希望临终时有人和我在一起。

9）我希望临终时有我指定的仪式。

10）我希望在任何时候不要为我举行任何仪式。

（如以上内容不能表达您愿望的全部,可用文字补充或进一步说明）

（4）第四个愿望:我想让我的家人和朋友知道什么。你们这样做可使我的最后日子变得有意义。

1）我希望我的家人和朋友知道我对他们的关切至死不渝。

2）我希望我的家人和朋友在我死后能尽快恢复正常生活。

3）我希望丧事从简。

4）我希望不开追悼会。

5）我希望我的追悼会只通知家人和好友（可在下面写出他们的名字）。

（如以上内容不能表达您愿望的全部,可用文字补充或进一步说明）

（5）第五个愿望:我希望谁帮助我。

我理解我在这份文件中表达的愿望暂时没有现行法律保护它们的必然实现,但我还是希望更多人在理解和尊重的前提下帮我实现它们。我以我生命的名义感谢所有帮助我的人。

我还要在下面选出至少一个在我不能为自己做决定的时候帮助我的人。之所以这样做,是我要在他/她或他们的见证下签署这份《我的五个愿望》,以证明我的郑重和真诚。

我在由我选定的能帮助我的人的见证下签署这份文件。

我申明,在这份表格中表达的愿望在以下两种情况同时发生时才能被由我选定的能帮助我的人引用。

1）我的主治医生判断我无法再做医疗决定。

2）另一位医学专家也认为这是事实。

如果本文件中某些愿望确实无法实现,我希望其他愿望仍然能被不受影响地执行。

目前签署生前预嘱有两个途径,一是直接登录生前预嘱推广协会官网(www.lwpa.org.cn)进行注册填写;二是关注"生前预嘱推广"微信公众号,通过菜单栏注册中心进入填写。

（三）生前预嘱的相关问题

1. 生前预嘱拒绝"无益"的抢救措施 死亡,历来是个沉重的话题,谁也无法回避。在临终之前,人们都希望自己的生命能够延续下去。抢救本来代表着"重获生命"的机会,放弃就意味着死亡。但我们要知道这些抢救措施是否真的"有效"。我们要避免"无益无害"和"无益有害"的过度治疗,否则,这些抢救措施只会加重患者的痛苦。

2. 生前预嘱不是"放弃治疗" 生前预嘱是在健康或意识清楚时签署的,这是因为人们在心理、身体均健康的状态下,所做出的选择和决定相对更加全面和客观,可以结合自己的实际情况决定是否修改和完善。在"生前预嘱"中选择拒绝某些治疗,并不意味着放弃所有医疗,还有缓和医疗与安宁疗护可以为患者提供帮助。

二、生前预嘱与遗嘱的区别

（一）遗嘱的定义

遗嘱是指自然人在生前按照个人意愿并在符合法律规定的前提下单方面处分自己财产,安排自己所剩财产在自己离开人世归谁所有的行为。

（二）生前预嘱与遗嘱的区别

两者都是同一主体对个人事务的事先安排,但两者的区别在于:

1. 效力的发生时间不同 生前预嘱是在患者生前还未死亡时发生效力(根据心脏停止说观点,脑死亡),而遗嘱是死因行为,必须要在立遗嘱人死亡后才发生法律效力。

2. 做出方式不同 生前预嘱只能通过书面方式作出,而遗嘱的方式则多样,例如我国就规定了公证遗嘱、自书遗嘱、代书遗嘱、录音遗嘱和口头遗嘱五种形式。

3. 客体不同 生前预嘱所指向的客体是残存的生命利益,是一种具有强烈人身性又富有伦理性的权利,而遗嘱的客体仅仅是可以分配的财产。

三、生前预嘱的意义及发展问题

（一）生前预嘱的意义

1. 伦理道德层面 生前预嘱的产生,为保证患者尊严死提供了一种有效的方式,提高终末期患者生活质量。在就医过程中患者可以拒绝自己不想要的医疗或者过度医疗,同时也降低了家属对于接受不过度治疗所造成的情感和思想负担,是由自己对自己做出的自主决定,最大限度地解放了我们的生命意识。

2. 经济学层面 有资料表明,一个人一生 75% 的医疗费用都用在最后的抢救上。通过生前预嘱,能够降低家庭经济负担,同时使社会有限的医疗资源得到合理、有效的分配。

3. **社会层面**　生前预嘱的推广有助于统一治疗意见,患者在拥有决策能力时已经对要或不要哪种治疗做出明确说明,利于家属了解并尊重患者本人的生命意愿,由此避免了医务人员与患者家属在治疗意见上的分歧,在一定程度上能够降低医疗纠纷的发生。生前预嘱既是关于如何"死得好"的优逝教育,更是关于"如何珍惜现在,好好活在当下"的生命教育。

（二）生前预嘱的发展问题

1. **传统亲情观念及死亡文化的桎梏**　坚守孝道是中国从古至今的传统美德,对维护家庭、社会稳定都具有重要的影响。我国民众忌谈死亡,死亡教育严重缺失,人们认为谈论死亡是不吉利和忌讳的事情,而且如果医生接受终末期患者的意愿听任其死亡,医生会被冠以不道德的帽子,甚至会引发医疗纠纷,在这种死亡文化里,生前预嘱的推行受到了重重阻碍。

2. **医务工作者对生前预嘱的认知程度偏低**　医务人员对生前预嘱的认知程度普遍较低,相关知识的缺乏使得医务人员在与患者、家属沟通过程中起不到引导作用。加强医务人员对生前预嘱相关知识的培训,让更多的医务工作者认识生前预嘱有利于医疗水平的提升,并能促进生前预嘱的推广和实施。

3. **医疗发展水平与现实的挑战**　我国内地的医疗水平状况和经济发展状况是呈正比关系。从个人层面来看,经济收入和医疗保障制度的巨大差距,使得低收入人群和无医保人员因无法缴纳昂贵的医疗费而被迫放弃治疗;而收入高者与医疗保障水平高的又存在过度治疗,浪费医疗资源。如果在这种情况下贸然推行生前预嘱会受到国民的不解,认为自己还没有享受医疗救助的条件,就谈论选择医疗方式,或者不接受治疗而自然死亡,情感上是不能接受的。

但就整体而言,生前预嘱的推广涉及传统文化和孝道伦理,在我国这样一个非常传统的国家,推广"生前预嘱"并使它成为现实仍然是一条漫长艰苦的道路。目前,我国内地没有相关立法对生前预嘱进行明确的规定,社会大众对其接受度不高,全面实行仍存在很多困难。因此,应先从宣传、推广生前预嘱的概念开始,使更多人知道在生命尽头选择要或不要哪种医疗照顾以保持尊严是一种权利,再逐渐实现其立法、保障等环节。

（胡成文　黄喆）

第二篇
症状管理与舒适照顾

第八章　常见症状管理

学习目标

完成本章学习,学员应能:

1. 复述　疼痛、呼吸困难、咳嗽、咳痰、咯血、恶心、呕吐、呕血、便血等概念。
2. 列出　疼痛、呼吸困难、咳嗽、咳痰、咯血、恶心、呕吐、呕血、便血等症状的治疗方法。
3. 描述　疼痛、呼吸困难、咳嗽、咳痰、咯血、恶心、呕吐、呕血、便血等症状的评估方法。
4. 应用　疼痛、呼吸困难、咳嗽、咳痰、咯血、恶心、呕吐、呕血、便血等症状的护理。

第一节　疼　　痛

导学案例

王先生,50岁,因"左肺癌6个月余,左侧肩关节酸痛半月余"入院。半年前体检发现左肺占位,CT示左肺占位及纵隔淋巴结肿大,肺穿刺示腺癌。行培美曲塞联合顺铂治疗4周期。半个月前出现左侧肩关节持续性酸痛。入院后骨扫描检查示左侧肩关节有转移灶。责任护士对其疼痛进行全面评估,遵医嘱给予盐酸羟考酮缓释片20mg,12h/次口服,疼痛控制不佳,夜间睡眠受到严重影响,逐渐加量至90mg,12h/次口服,目前NRS 1~2分,夜间睡眠6~7h。王先生诉服用盐酸羟考酮缓释片后头晕较严重,已3d未排便,想减少药物剂量,责任护士给予相应护理。现王先生每天排便1次,按时按量服用盐酸羟考酮缓释片。14d后王先生反复出现呕吐、腹痛、腹胀,进食后加重,腹部平片示肠梗阻,禁食,予醋酸奥曲肽抑制肠道分泌,肠外营养,停用盐酸羟考酮缓释片改为芬太尼透皮贴剂,NRS 1~2分。半个月后王先生症状好转,腹部平片示肠道内气液平消失,拟第2天出院。但王先生很担心出院回家后出现问题无法及时寻求帮助。

请思考:

(1)请分析疼痛的原因。

(2)请选择合适的工具进行疼痛评估。

(3)请分析患者在住院不同阶段存在问题并给予干预。

一、概述

（一）定义

2018 年国际疼痛研究学会（International Association for the Study of Pain, IASP）将疼痛定义为"由现有的或潜在的组织损伤引起或与损伤有关的感觉和情绪上不愉快的体验"。

癌性疼痛（简称癌痛）是指由肿瘤直接导致或肿瘤治疗导致的疼痛（广义的癌性疼痛指癌症患者的所有疼痛）。

难治性癌性疼痛的定义是指肿瘤本身或肿瘤相关因素导致的疼痛，经过规范化药物治疗 1~2 周疼痛缓解不满意和 / 或不良反应不耐受的癌性疼痛。

（二）疼痛的分类

1. 按病理生理学机制 分为伤害感受性疼痛与神经病理性疼痛。

（1）伤害感受性疼痛：因有害刺激作用于躯体或脏器组织，使该结构受损而导致的疼痛。伤害感受性疼痛与实际发生的组织损伤或潜在的损伤相关，是机体对损伤所表现出的生理性痛觉神经信息传导与应答的过程。伤害感受性疼痛包括躯体痛和内脏痛。躯体痛分为浅表痛与深部痛。浅表痛指由浅表（皮肤、皮下或黏膜）的痛觉感受器受到伤害性刺激引起的疼痛；深部痛指由肌肉、肌腱、筋膜、关节或骨骼的伤害性感受器受到伤害性刺激引起的疼痛。躯体痛常表现为钝痛、锐痛或者压迫性疼痛，定位准确。而内脏痛指内脏受到牵拉、压迫、扭转或炎症刺激引起的疼痛，常表现为弥漫性疼痛和绞痛，定位不够准确。

（2）神经病理性疼痛：由于感觉神经系统受损，痛觉传递神经纤维或疼痛中枢产生异常神经冲动所致。神经病理性疼痛可以表现为刺痛、烧灼样痛、放电样痛、枪击样疼痛、麻木痛、麻刺痛、幻觉痛及中枢性坠胀痛，其特征包括自发性疼痛、触诱发痛、痛觉过敏和痛觉超敏。部分癌性疼痛如内脏痛等，虽无明确感觉神经系统受损，但具有神经病理性疼痛的部分特征，治疗时仍应考虑神经病理性疼痛相关方法。

2. 按发病持续时间 分为急性疼痛、慢性疼痛。

（1）急性疼痛：持续时间小于 1 个月的疼痛。其发生机制多为伤害感受性疼痛。

（2）慢性疼痛：持续时间超过 3 个月或超过疾病正常病程的疼痛。癌性疼痛是包含急性疼痛与慢性疼痛的混合性疼痛。慢性疼痛与急性疼痛的发生机制既有共性也有差异。慢性疼痛的发生，除伤害感受性疼痛的基本传导调制过程外，还可表现出不同于急性疼痛的神经病理性疼痛机制，如伤害感受器过度兴奋、受损神经异位电活动、痛觉传导中枢机制敏感性过度增强、离子通道和受体表达异常、中枢神经系统重构等。与急性疼痛相比，慢性疼痛持续时间长，机制尚不清楚，疼痛程度与组织损伤程度可呈分离现象，可以伴有痛觉过敏和异常疼痛，常规止痛治疗往往疗效不佳。

肿瘤骨转移导致的疼痛随着疾病的进展而不断变化，是一种机制复杂而又特殊的混合性疼痛，既包含有伤害感受性疼痛又有神经病理性疼痛。

（三）疼痛管理的目标

2018 年美国国家综合癌症网（National Comprehensive Cancer Network, NCCN）发布指南，强调疼痛管理应达到"5A"目标，即优化镇痛（optimize analgesia）、优化日常生活（optimize activities of daily living）、使药物不良反应最小化（minimize adverse effects）、避免不

恰当给药（avoid aberrant drug taking）、重视疼痛和情绪之间的关系（relationship between pain and mood）。依据"5A目标"，责任护士为王先生制订的癌性疼痛管理目标具体为：NRS评分≤3分，日常工作、生活恢复正常，头晕及便秘等药物副作用得到有效控制或缓解，按时按量使用镇痛药物，情绪稳定。

　　在安宁疗护中，WHO一直致力于把癌性疼痛放在重要和优先解决的位置。在我国，初诊癌症患者疼痛的发生率为25%，晚期癌症患者中有60%~80%伴有不同程度的疼痛。本节重点就癌性疼痛的评估、治疗及护理进行介绍，以期让安宁疗护人员对疼痛具有更深一层的理解。

二、评估

（一）癌性疼痛筛查

　　疼痛筛查的目的是找出疼痛患者和预期可能发生疼痛的患者。癌症患者的疼痛发生率较高，NCCN发布的《成人癌痛治疗指南》及2018年欧洲疼痛联盟（European Pain Federation, EFIC）发布的《欧洲癌症相关疼痛管理标准》中均强调了癌症患者疼痛筛查的重要性，指出癌症患者每次就诊，医护人员均应进行疼痛筛查。责任护士可采用常规问题来筛查刚入院的王先生是否有疼痛，例如"您是否存在影响睡眠及日常生活的疼痛？"，也可以使用疼痛评估量表来常规筛查疼痛。对于有疼痛症状的患者，责任护士应当将疼痛评估列入其护理常规监测和记录的内容。

（二）癌性疼痛评估

1. 评估要素　疼痛评估包括多种因素，其中疼痛部位（包括范围）、强度、性质和疼痛发生的时机特点是4个基本要素。

　　（1）疼痛部位：通过观察或与患者交谈，获得疼痛发生部位的信息，可通过患者的口头表达，或在身体上指出具体的疼痛部位（包括范围），也可让患者在人形图上画出疼痛区域，以准确定位疼痛发生的部位。另外，还应关注疼痛是局限于某一区域，还是弥散的、全身性疼痛，是否有牵涉痛或者放射痛，疼痛部位是固定的还是变化的，等。

　　（2）疼痛强度：疼痛强度是指疼痛严重程度，受个体体质、耐受力、心理状况、社会、文化和教育背景等因素的影响。不同个体对疼痛强度的感受不同。

　　（3）疼痛性质：患者对疼痛性质的描述是确定疼痛病因的重要参考。如针刺样疼痛、电击样疼痛、麻木、夜间痉挛或灼烧样痛多提示神经病理性疼痛。波动感或撞击感多提示血管病变。运动时出现锐痛常提示肌肉和骨骼的病变。内脏通常被描述为绞痛、痉挛性痛、尖锐痛、钝痛等。风湿性疼痛常被描述为酸胀痛、冷痛、钝痛或刀割样疼痛。

　　（4）疼痛发生的时间特点：护士通过与患者交流，了解疼痛开始发生的时间、持续时长及疼痛发作的时间规律等特征，可为临床诊断提供有价值的线索，如疼痛是持续、长期的，还是间断、短暂、瞬时的；是阵发，还是偶发；是定时、规律发生，还是不规律发生；是急剧发生，还是缓慢发生，等。疼痛发生的时间特征是进行紧急处理或常规诊治的重要参考因素。

　　（5）加重或减轻疼痛的因素：了解疼痛发生的诱因和缓解因素可为诊断疼痛提供线索。机械性因素（翻身、弯腰等）或精神性因素（如焦虑、抑郁等）均有可能加重疼痛。

　　（6）既往疼痛治疗史：在获得患者既往疼痛治疗史时，应重点了解哪些药物可以有效缓解疼痛,有哪些不良反应,患者能否耐受,患者是遵医嘱用药还是自行用药。患者既往对阿片类药物、非甾体药物或抗惊厥类药物的治疗反应能影响医生对疼痛病因的判断。此外,了解患者既往治疗史及效果,如患者既往对物理治疗、小关节注射、硬膜外激素注射和脊柱推拿等治疗的反应,对当前的诊断和治疗具有参考价值。

(7)疼痛发生时的伴随症状和情绪改变:疼痛发生时的伴随症状,如恶心、呕吐、大汗淋漓、颜面潮红、疼痛部位皮肤温度的变化等,常提示疼痛的原因和性质,为诊断提供线索。剧烈的急性疼痛患者几乎总伴有不同程度的惊慌、害怕、焦虑、愤怒或烦躁等情绪。慢性疼痛患者可伴有疲倦、沮丧、恐惧或悲观等情绪,且在慢性剧烈疼痛患者中尤为常见。

(8)疼痛对日常生活的影响:了解疼痛对患者生活的干扰,对病情评估和治疗开展均有帮助。例如疼痛造成患者失眠了吗? 患者因为疼痛丧失工作能力了吗? 疼痛使患者失去生活乐趣了吗? 疼痛是造成患者人际关系紧张的原因吗?

2. 疼痛评估工具(量表见附录1~5)

(1)单维度工具:用于疼痛强度的评估,常见的有视觉模拟评分量表(Visual Analogue Scale, VAS)、数字疼痛强度评分量表(Numeric Rating Scale, NRS)、词语分级量表(Verbal Rating Scale, VRS)、面部表情疼痛评估量表(Faces Pain Scale-revised, FPS-R)。

(2)多维度工具:用于疼痛全面的评估,常见的有简式McGill疼痛问卷(Short-Form of McGill Pain Questionnaire, SF-MPQ)和简明疼痛评估量表(Brief Pain Inventory, BPI)。

(3)行为疼痛评估工具:适用于认知障碍患者的量表有中文版晚期老年痴呆患者疼痛评估量表(Pain Assessment in Advanced Dementia Scale, PAINAD),该表的Cronbach's α系数为0.66属于可接受范围;推荐给成人危重症患者使用的量表主要有中文版危重症患者行为疼痛量表(Behavioral Pain Scale, BPS)。该表在我国已得到了汉化和信效度测定,并且临床运用较为广泛。

患者主诉是疼痛评估的核心标准。对于能交流的患者应选用自我报告型的疼痛评估工具;对于无法交流的患者,应选用适用于特殊人群的评估工具。美国疼痛治疗护理协会(American Society for Pain Management Nursing, ASPMN)推荐疼痛评估技巧的优先级别依次为:

1)尽可能得到患者的主诉。

2)寻找引起疼痛的潜在原因和其他病因。

3)观察患者有无提示其疼痛存在的行为。

4)得到主要照顾者关于患者的疼痛和行为改变的答复。

5)尝试用镇痛试验缓解可能因疼痛引起的行为改变。在癌性疼痛的全程管理中应选用同一种疼痛评估工具,以保证医、护、患疼痛评估结果的一致性。

3. 评估原则　癌性疼痛评估是进行合理、有效疼痛治疗的前提,应当遵循"常规、量化、全面、动态"的原则。

(1)常规评估:是指医护人员应主动询问患者有无疼痛并规律评估,常规评估疼痛特点相应记录在患者入院后8h内完成。常规评估还应注意鉴别疼痛暴发性发作的原因,患者是否合并肿瘤急症。

(2)量化评估:是指采用疼痛程度评估量表等量化标准来评估患者疼痛主观感受程度。重点评估最近24h内患者最严重和最轻的疼痛程度,以及平常情况的疼痛程度。量化评估应在患者入院后 8h 内完成。

（3）全面评估：是指对癌症患者的疼痛及相关病情进行全面评估，包括疼痛病因和类型（躯体性、内脏性或神经病理性）、疼痛发作情况（疼痛的部位、性质、程度、加重或减轻的因素）、镇痛治疗情况、重要器官功能情况、心理精神情况、家庭及社会支持情况以及既往史（如精神病史、药物滥用史）等。应当在患者入院后 8h 内进行首次评估，并且在 24h 内进行全面评估，在治疗过程中应及时、动态评估。

癌性疼痛全面评估时可使用 ID Pain 量表等辅助诊断神经病理性疼痛。

（4）动态评估：是指持续性、动态地监测、评估癌性疼痛患者的疼痛症状及变化情况，包括疼痛病因、部位、性质、程度变化情况、暴发性疼痛发作情况、疼痛减轻和加重因素，疼痛治疗的效果及其不良反应等。应为患者制订个体化癌性疼痛评估计划，并根据需要及时调整。

4. 姑息性患儿癌性疼痛评估方法　对于癌症晚期的患儿来说，由于表达能力差，无法准确地描述自己的疼痛状况，因此患儿的疼痛评估对于医务人员来说尤为困难。在评估中，要掌握 QUEETT 的原则，即向患儿提问（question the child, Q）、使用疼痛测评工具（Use pain rating scale, U）、评估行为及生理变化（evaluate behavioral and physiologic change, E）、鼓励父母参与（encourage parents' involvement, E）、考虑疼痛的原因（take cause of pain into account, T）、干预并评价效果（take action and evaluate results, T）。

在姑息性患儿癌性疼痛评估工具选择上，可选择自我报告、行为指标和生理指标对患儿的疼痛进行综合评估。在评估过程中，需注意的是：疼痛评分不能作为镇痛药物给予的唯一标准，对于一些惧怕医务人员的患儿，面部表情评分法不能真实地反映其疼痛程度。

三、治疗

疼痛治疗越早开始，患者生存获益越大。应在全面评估患者的基础上，联合多学科力量，采用综合治疗的原则，包括病因治疗、药物和非药物治疗等手段，给予患者个性化干预。

（一）病因治疗或姑息性病因治疗

即针对肿瘤本身或引起疼痛的特定病因如局部肿瘤压迫等进行治疗，包括手术、放射治疗、化学治疗、分子靶向治疗、免疫治疗及中医药等。

（二）药物治疗

常用的癌性疼痛治疗的药物又分为非阿片类药物、阿片类药物及辅助类药物。

1. 非阿片类药物　主要为非甾体抗炎药（non-steroidal anti-inflammatory drugs, NSAIDs）和对乙酰氨基酚，用于治疗轻中度疼痛，或与阿片类药物等联合用于治疗中重度疼痛。NSAIDs 超过一定剂量时或两种联用时，不仅不能增强镇痛效果，药物不良反应却将明显增加，因此禁止超剂量用药，也不主张联合使用。NSAIDs 和对乙酰氨基酚的日剂量达到限制性用量时，应更换为或加用阿片类镇痛药；若此类药物与阿片类药物组成复方制剂，也应注意日剂量限制问题（附录 8）。

2. 阿片类药物　中、重度癌性疼痛治疗的基础用药。ESMO《癌症疼痛指南（2018年版）》中指出，低剂量强阿片类药物可替代弱阿片类药物用于中度癌性疼痛的治疗，不会增加不良反应。羟考酮低剂量（≤20mg/d）、吗啡低剂量（≤30mg/d）、氢吗啡酮低剂量（≤4mg/d）时属于第二阶梯用药。

（1）剂量滴定：有短效制剂和长效制剂背景剂量滴定两种方法。剂量滴定时应注意区分患者阿片类药物是否耐受。阿片类药物耐受患者是指服用至少以下剂量药物者：口服吗啡 60mg/d，芬太尼透皮贴剂 25μg/h，口服羟考酮 30mg/d，口服氢吗啡酮 8mg/d，口服羟吗啡酮 25mg/d，或等效剂量其他阿片类药物，持续 1 周或更长时间，未达到此标准则视为阿片类药物未耐受。

1）短效制剂滴定：可以使用吗啡即释片及针剂进行滴定，阿片类药物未耐受的患者，根据疼痛程度，吗啡片剂 5~15mg 口服或针剂 3~5mg 皮下 / 静脉按需给药；阿片类药物耐受患者，计算 24h 所需药物总量，给予总量 10%~20% 的短效阿片类药物进行滴定；用药后根据药物达峰的时间进行评估，如果疼痛不缓解或增加，在前一次剂量基础上增加 50%~100% 再次给药；疼痛减轻，但缓解不满意，重复前一次相同剂量；疼痛缓解，患者满意，按需给药。密切观察疼痛程度、疗效及药物不良反应，如果 2~3 个剂量周期后疗效不佳，要考虑重新评估病情，必要时更改治疗方案；当用药剂量调整到理想的镇痛效果时，可以根据前 24h 剂量转化为等效剂量的长效镇痛药物。

2）长效制剂背景剂量滴定：目前国内外对于应用缓释阿片类药物为背景用药进行滴定的具体方法尚未统一。阿片类药物未耐受的患者给予盐酸羟考酮缓释片 10mg，12h/ 次，1h 即释部分达峰时要评估。备用即释阿片类药物处理暴发痛，可以给予吗啡即释片 5~15mg 或者盐酸羟考酮胶囊 5~10mg。24h 全面评估疗效和不良反应。

对于已口服长效阿片类药物治疗疼痛的患者，可根据患者的疗效和疼痛强度，使用长效阿片类药物进行剂量调整（附录 9）。

（2）维持治疗：在维持治疗过程中一般使用缓释阿片类药物的短效剂型进行解救治疗，为日剂量的 10%~20%。每天短效阿片解救用药次数≥3 次时，应当考虑将前 24h 解救用药换算成长效阿片类药按时给药。

（3）减量停药：采用逐渐减量法，按照阿片药物总剂量的 10%/d~25%/d 剂量减少，直到每天剂量相当于 30mg 口服吗啡的药量，继续服用 2d 后即可停药。

（4）剂量换算：吗啡如果从口服给药转换成静脉 / 皮下给药，静脉的剂量按照口服剂量的 1/3 给予；而皮下则给予口服剂量的 1/2 倍剂量，吗啡也可以经直肠的途径给药（其剂量与口服剂量相同）。从吗啡（或其他强阿片类药物）转变为另一种强阿片类药物是为了改善镇痛作用和 / 或减少不良反应。当从吗啡转化为另一种强阿片类药物时，或者反之，初始计量取决于这两种药物的相对镇痛效能。换用另一种强阿片类药物时，仍需要仔细观察病情，并个体化滴定用药剂量，以避免转换后用药剂量的不足和用药过量。不推荐阿片类药物联用，缺乏有力的循证医学证据，且两种阿片类药物联用对于晚期癌症合并心力衰竭、肥胖及严重哮喘等疾病的患者，可能会增加不良反应发生的风险；对于居家的癌性疼痛患者，处方两种阿片类药物可能会给他们带来剂量调整困难、不良反应来源难以判断的问题。

在此案例中，王先生从盐酸羟考酮缓释片 90mg，12h/ 次，即总量 180mg/d 换成芬太尼透皮贴剂，按照吗啡：盐酸羟考酮缓释片为（1.5~2）：1，那么相当于吗啡口服剂量 360mg/d，依据换算公式：芬太尼透皮贴剂剂量（μg/h，每 72h）=1/2 × 口服吗啡剂量（mg/d），那么芬太尼透皮贴剂剂量为 180μg/h，故遵医嘱予芬太尼透皮贴剂 25.2mg，72h/ 次外用镇痛治疗（芬太尼透皮贴剂 25μg/h 相当于 4.2mg/ 贴）。

3. 辅助药物 指能够辅助性增强阿片类药物的镇痛效果或直接产生一定镇痛作用的

药物,常用于辅助治疗神经病理性疼痛、骨痛、内脏痛。辅助用药的种类选择及剂量调整,需要个体化对待。辅助镇痛药物的疗效在 4~8d 内显现。辅助用药从低剂量开始,1 周内观察疗效,如果无效,在不增加不良反应的前提下增加剂量或更换药物。常用的辅助药物包括抗惊厥类药物、抗抑郁类药物、糖皮质激素、双膦酸盐、局部麻醉药等。

4. 三阶梯用药原则　在过渡和进展到应用一种强阿片类药物之前,首先应用一种弱阿片类药物没有药理学的理论依据。因此,现在许多国家已经简化三阶梯疗法为二阶梯疗法:越过第二级阶梯,直接从第一阶梯上调进入第三阶梯。近年来,癌性疼痛治疗研究进展以及各大指南已不再强调严格按照三阶梯原则进行"爬"阶梯给药,避免延误治疗。轻度疼痛:可选用非甾体抗炎药物(NSAID),如果存在使用非甾体抗炎药物的禁忌证,也可考虑使用低剂量强阿片类药物;中度疼痛:起始即可用低剂量强阿片类药物,加用或不用非阿片类药物;重度疼痛:需要立即使用强阿片类药物,加用或不用非阿片类药物。对于中重度癌性疼痛患者,阿片类药物治疗是基石,通常需要根据癌性疼痛机制的不同联合非甾体抗炎药物和 / 或辅助镇痛药物,一般不建议两种以上阿片类药物同时使用。如出现下列情况时需要进行阿片类药物转换或改变给药途径:疼痛控制,但患者出现不能耐受的不良反应;通过增加剂量未达到满意镇痛效果但不良反应增加。

（三）非药物治疗

非药物治疗措施能增加疼痛治疗的效果,可贯穿应用于整个治疗过程中。常见的方法有介入治疗、姑息放疗、针灸、经皮电刺激等物理治疗、认知 – 行为训练、社会心理支持治疗等。

1. 介入治疗　介入治疗是指神经阻滞、神经松解术、经皮椎体成形术、神经损毁性手术、神经刺激疗法、椎管内镇痛以及射频消融术等干预性治疗措施。对于癌性疼痛患者,介入治疗只能减轻患者的痛苦,是在其他治疗无效后采取的一种姑息性治疗。在临床上,对于大多数难治性癌性疼痛的患者,如药物治疗效果不佳,则介入治疗是难治性癌性疼痛的主要方法。

2. 姑息性放疗　姑息性放疗是控制癌性疼痛的有效手段之一。尤其当患者发生骨转移、脊髓压迫、脑转移等情况时,放疗不仅能有效缓解骨疼痛,还能降低病理性骨折的发生。且姑息性放疗对患者损伤较小,适用于一般情况较差的晚期癌症患者。

3. 针灸　根据中医理论,经络中气血运行不畅是疼痛发生的主要原因,讲究"不通则痛"。针灸镇痛是通过针具或穴位注射的方法,起到疏通经络、行气活血的作用,使病变部位的血液循环得到改善,以达到镇痛的目的。

4. 音乐疗法　大量研究证明,音乐疗法能使人放松,从而减轻疼痛。可以根据患者喜好,播放舒缓的音乐,以 30min 左右为宜。

四、护理

（一）药物护理

1. 给药途径　首选口服,有明确不宜口服指征的患者可选择其他途径,如皮下、静脉、直肠给药等。王先生出现肠梗阻症状后,不宜继续口服盐酸羟考酮释片,改为芬太尼透皮贴剂,责任护士需告知芬太尼透皮贴剂使用期间的注意事项,并密切观察更换药物期间王先生疼痛控制情况,及时给予干预。

2. 给药时间 指导患者按规定时间间隔规律服用镇痛药,按时给药可维持有效的血药浓度。

3. 阿片类药物

(1)剂量滴定:剂量滴定过程需要医生、护士、患者及家属共同参与。疼痛评估是进行剂量滴定的第一步。护士需对患者进行全面评估,并在给予干预措施后及时进行评估。护士需准确及时地执行用药医嘱,观察镇痛效果及药物的不良反应,详细记录滴定开始时间、滴定过程、滴定结束时间及患者情况。

本案例的具体滴定方法:王先生入院前长期口服盐酸羟考酮释片 20mg,12h/ 次,入院时疼痛评估 NRS 得分为 8 分,遵医嘱予吗啡片 10mg 口服,1h 后再评估 NRS 评分仍为 7 分,再次予吗啡 20mg 口服处理,1h 后疼痛 NRS 评分 5 分,再次予吗啡 20mg 口服处理后缓解;患者晚间出现暴发痛 1 次,NRS 评分为 7 分,遵医嘱予吗啡注射液 5mg 皮下注射,30min 后 NRS 评分为 6 分,再次遵医嘱予吗啡注射液 10mg 皮下注射后缓解。夜间再次出现暴发痛 1 次,遵医嘱予吗啡注射液 10mg 皮下注射后缓解。第 2 天药物总剂量 = 盐酸羟考酮释片 40mg+ 吗啡 50mg+ 吗啡注射液 25mg(盐酸羟考酮释片的等效剂量换算:吗啡片 50mg= 羟盐酸羟考酮释片 25~33mg,吗啡针剂 25mg= 吗啡片剂 75mg= 盐酸羟考酮释片 37.5~45mg)=102~123mg,故第 2 天固定剂量为盐酸羟考酮释片 60mg,12h/ 次口服。王先生在第 2 天出现两次暴发痛,均分别吗啡 10mg 皮下注射后缓解,故第三天药物总剂量 = 盐酸羟考酮释片 120mg+ 吗啡针剂 20mg(盐酸羟考酮释片羟考酮 30~40mg)=150~160mg,即第 3 天固定剂量为盐酸羟考酮释片 80mg,12h/ 次。第 3 天出现暴发痛 1 次,予吗啡注射液 10mg 皮下注射 1 次后缓解,故第 4 天总剂量 = 盐酸羟考酮释片 160mg+ 吗啡针剂 10mg(盐酸羟考酮释片 15~20mg)=175~180mg,即盐酸羟考酮释片 90mg,12h/ 次。王先生在口服盐酸羟考酮释片 90mg,12h/ 次后,疼痛控制良好,NRS 评分控制在 1~2 分。

(2)不良反应护理

1)便秘:便秘可能伴随阿片类药物治疗的全程,需积极防治。对患者便秘进行全面评估,了解病因,明确诊断。必要时急性直肠指诊、腹部 X 线等检查有助于判断是否合并肠梗阻,了解粪石的位置和便秘的程度。积极为患者排除便秘形成的可逆因素,如增加膳食纤维、适当运动等;对长期口服阿片类药物的患者,需应用药物预防便秘。治疗便秘的口服药物分为粪便软化剂和刺激性泄剂两类,有些药物或复合制剂兼有两种以上功能。口服药物治疗便秘前应明确患者是否有直肠内粪块滞留。发现患者直肠内有不易排出的粪块时,可首先考虑经直肠使用通便的栓剂,若无效则应灌肠,以上措施均失败时可考虑人工直肠取便。

王先生服用盐酸羟考酮缓释片就出现了 3d 未排便的情况,为服用镇痛药物后的不良反应。责任护士遵医嘱给予王先生乳果糖 30ml 口服,指导其多食蔬菜水果、多饮水,每天饮水量大于 500ml。告诉王先生便秘的发生是用药的不良反应,积极处理会得到改善。入院第 4 天,王先生顺利排出粪便,医嘱乳果糖降至 15ml/d 预防便秘,后期护士每天询问王先生排便情况,保证其排便正常。王先生自入院第 4 天起,每天能排便 1 次。

2)恶心、呕吐:阿片类药物最常见的不良反应之一,但患者恶心、呕吐的病因及诱因多种多样,如同时接受化疗、放疗等治疗,并发胃肠道炎症、肠梗阻等均可导致恶心、呕吐,在治疗前应首先明确病因。恶心、呕吐大多出现在患者初次使用阿片类药物的最初几天,可考虑同时给予甲氧氯普胺等止吐药物预防,若症状消失,则可停止使用。为患者创造舒适的休息环境,避免不良刺激,预防误吸,必要时监测生命体征及水、电解质平衡情况。发生剧烈呕吐时,暂时禁饮禁食,遵医嘱补充水分和电解质。如恶心持续1周以上,需要重新评估病因,考虑更换阿片类药物。

3）谵妄:阿片类药物所致谵妄的发生率低于5%,多见于首次大剂量使用或快速增加剂量时。评估患者的意识水平、注意力、思维、记忆、精神行为、情感和觉醒规律的改变,评估发生的药物及环境因素。积极去除可逆性病因,对于药物所致的谵妄,一旦确诊应减量或停药。遵医嘱给药,保持环境安静,避免刺激和外伤。

4）尿潴留:同时使用镇静剂的患者中,尿潴留发生率高达20%。尿潴留重在预防。老年患者避免使用镇静剂,避免膀胱过度充盈,积极治疗前列腺增生。尿潴留发生时应首先尝试诱导排尿或考虑中医手段。上述方法无效时可考虑导尿。对于持续尿潴留难缓解的患者,可考虑换用镇痛药。

5）嗜睡和过度镇静:重在预防。避免快速增量,尤其是老年患者,一旦出现症状,汇报医生,及时采取措施,避免呼吸抑制的发生。

6）瘙痒:皮脂腺萎缩的老年患者、皮肤干燥的患者及晚期癌症、黄疸及伴发糖尿病的患者使用阿片类药物时易出现皮肤瘙痒。指导患者保持皮肤湿润,避免摩擦、抓挠,选择棉质内衣等。瘙痒严重者可以进行局部或全身用药。

7）眩晕:多发生于药物治疗的初期。轻度眩晕可在药物使用数日后症状消失;中、重度眩晕则需要调整药物剂量;严重者可考虑应用抗组胺类、抗胆碱能类或镇静催眠药物。指导患者卧床休息,改变体位时动作缓慢,防止意外发生。

王先生服药第1天,就出现头晕症状,护士遵医嘱给予苯海拉明口服,告诉王先生改变体位时动作要缓慢,活动范围以病房内为主,活动时需有家室陪同,并告知眩晕为服用盐酸羟考酮缓释片后暂时的副作用,一般1周左右即可消失,不必担忧。王先生在用药第3天,主诉头晕消失。

8）药物过量和中毒:当镇痛药物用药剂量不当,尤其是合并肾功能不全时,易出现呼吸抑制。注意评估和监测患者的呼吸频率、节律等,保持呼吸道通畅,备好急救器材,必要时可临时给予强痛刺激及遵医嘱给予纳洛酮解救治疗。

4. NSAIDs 和辅助镇痛药

（1）NSAIDs:最常见的不良反应为消化道溃疡、血小板功能障碍和肝、肾功能损伤等,使用时选择恰当的药物种类（应首选 COX2 特异性抑制剂）,控制用药剂量,可以联合使用抗酸剂、米索前列醇等药物预防消化道溃疡;注意低血容量、低蛋白血症等合并症对用药的影响。

（2）辅助镇痛药物:此类药物种类较多,而且在用药选择、剂量及持续用药时间方面缺乏统一标准。联合用药时注意药物不良反应的防治及护理。

（二）非药物护理

恰当应用非药物疗法常常可以起到较好的辅助镇痛效果,包括按摩、冷热敷、经皮神经电刺激、放松训练、转移和分散注意力、冥想、催眠等。对于简单易行的方法,可指导患者家属自己实施,有些方法需要专业人员引导开展。对于介入治疗镇痛的患者,需做好术后伤口的观察、预防感染等相关并发症等。无论哪一种，均需在实施前做好评估和宣教。实施后应及时记录，以便为下次治疗提供依据。王先生在住院期间，护士与其沟通，掌握王先生的音乐喜好，每天播放其喜欢的音乐，每次 30min 左右，每次播放音乐时，王先生的疼痛情况就会得到改善，心情也变得晴朗。

（三）健康教育

1. 时机　时机覆盖治疗全过程，包括入院时宣教、住院期间教育、出院指导、出院后随访及门诊复诊时。

2. 形式　形式可采取一对一或集体宣教的形式。为患者提供疼痛相关的健康教育资料，宣教后评估其学习效果。鼓励家属参与宣教活动。

3. 内容　宣教内容包括疼痛管理的理念、疼痛评估的方法、治疗手段、不良反应的处理、常见的认识误区等。

4. 自我监测　指导患者疼痛日记的记录。疼痛日记主要记录患者的疼痛及其对日常活动的影响和镇痛措施的落实，可为个体化的疼痛管理提供参考信息。护士应指导患者在日记中记录以下信息：使用的药物和疼痛控制方法、疼痛的感觉及部位、疼痛加重因素、疼痛缓解的办法、疼痛对日常活动的影响、药物的不良反应等。日记记录频次可根据疼痛控制效果进行调整。

王先生对出院后居家期间出现暴发痛的处理及药物购买途径存在担忧。责任护士指导王先生居家期间疼痛日记的记录、门诊就诊及麻醉药品使用登记卡的办理流程，出现问题时求助的途径和方法，帮助其达到疼痛管理的目标，使得王先生的疑惑彻底解决。

（四）随访

疼痛患者的全程管理中，出院后随访是重要组成部分。疼痛随访需注意以下方面。

1. 疼痛患者出院时，医护人员应与病患者和家属共同制订随访计划，提供疼痛咨询电话，安排定期到门诊随访，或由医护人员通过电话、视频、上门等方式提供主动随访。

2. 如果疼痛患者出院后由疼痛门诊统一随访，需要有从病区到疼痛门诊的转接流程，以保证患者信息及随访支持系统的连续性。

3. 随访间隔　根据患者的疼痛和用药情况合理安排。对初次用药和疼痛控制不稳定的患者，应于出院 3d 内进行第 1 次随访。随着疼痛缓解或平稳，可适当延长随访间隔，可每 1~2 周进行 1 次随访。

4. 疼痛随访人员　应相对固定，需经过专业培训，具备疼痛管理经验。

5. 随访内容　主要包括患者当前疼痛及缓解情况、服用镇痛药情况、药物不良反应等内容。如果疼痛控制不满意需进行全面评估，以确定是否存在镇痛不足、服药时间和方法不正确、带药不足、药物不良反应不能耐受等问题，根据具体情况给予相应指导或安排就诊。

6. 规范记录　癌症疼痛随访记录单，记录应连续，每一次随访结束根据具体情况预定下一次随访时间，如终止随访应写明原因。

7. 建议患者记录疼痛日记　记录居家期间的疼痛变化、服药情况以及药物不良反应的程度，以便接受随访时向医护人员提供准确的信息。

8. 在门诊随访中，医护人员可通过药物计数的方法评估患者的服药依从性。对于出现药物不恰当使用或有滥用药物高危因素的患者，可适当减少处方量同时增加门诊随访的频次。

王先生出院时，责任护士与之共同制订了随访计划：责任护士在王先生出院 3d 内进行第 1 次随访,根据随访结果预定下一次随访时间:疼痛缓解则 1~2 周随访 1 次;疼痛控制不佳或药物不良反应较大时,增加每周随访的次数;疼痛持续加重、每天出现 3 次及以上的暴发痛或影响睡眠时,告诉王先生需咨询医师或来院就诊。

(袁 玲)

第二节 呼吸困难

导学案例

王先生,61 岁,初中文化,肺癌Ⅳ期,此次因"呼吸困难 1d,咳嗽咳痰 5d"入院。入院查体氧饱和度 84%,CT 示:两肺间质性改变,B 超示左侧大量胸腔积液,遵医嘱予以抗感染、平喘、化痰、激素及放腹水等对症治疗,高流量面罩吸氧 10L/min 持续吸入,患侧卧位。近日患者氧饱和度维持在 90%~92%,目前无法长时间离氧,患者对呼吸困难症状感到恐惧,害怕再次发病,缺乏疾病相关知识。

请思考:

(1)请分析呼吸困难的病因。

(2)请选择合适的评估工具全面评估呼吸困难。

一、概述

(一)定义

呼吸困难在呼吸系统疾病中最为常见,呼吸困难是指患者的某种不同强度、不同性质的空气不足、呼吸不畅、呼吸费力及窒息等呼吸不适感的主观体验,伴或不伴呼吸费力表现,如张口呼吸、鼻翼扇动、呼吸肌辅助参与呼吸运动等,也可伴有呼吸频率、深度与节律的改变。患者的精神状况、生活环境、文化水平、心理因素及疾病性质等对其呼吸困难的描述具有一定的影响。呼吸困难的界定是深入研究呼吸困难的基础。

(二)呼吸困难的病因

1. **治疗相关** 肿瘤化疗、放疗引起的肺纤维化均会引起呼吸困难。

2. **癌症相关** 癌症引起的胸腔积液、大支气管阻塞以及肺组织被癌组织代替、淋巴管炎性癌病、纵隔的填塞、心包积液、大量腹水、肺不张、肺栓塞、肺炎、肺气肿恶病质——厌食综合征和虚弱(乏力)。此案例中王先生发生呼吸困难是大量胸腔积液所致。肿瘤在胸膜上广泛转移,使胸膜表面毛细血管通透性增加,大量体液渗出到胸腔,产生积液,压迫肺组织,造成呼吸困难。

3. **并发症相关** 如慢性阻塞性肺疾病、哮喘、心力衰竭、酸中毒等。

4. **心理因素** 焦虑、抑郁、癔症等均会引起呼吸困难。

二、评估

（一）病史采集

1. **既往史**　既往检查、治疗经过、用药情况。

2. **体格检查**　包括生命体征、意识形态、胸部情况、营养状况等。

3. **实验室及其他检查**　实验室检查和影像学检查（脉搏血氧测定、动脉血气分析）。胸片、肺功能测定等各类检查对检测呼吸困难的存在与否或严重程度没有帮助。然而，此类检查有助于确定患者呼吸困难的原因，且有助于指导对治疗干预的选择。

4. **心理－社会因素**　患者有无焦虑、抑郁、癔症。

（二）呼吸困难的评估工具

呼吸困难评估包括临床感知情况评估、呼吸困难感受严重程度评估及呼吸困难症状的影响和负担等三方面，但目前还没有"金标准"评估工具可以同时评估以上内容。使用经过验证的症状评估工具来筛查是识别有无呼吸困难的第一步，例如记忆症状评估简表（memorial symptom assessment scale, short form, MSAS-SF）或修订版埃德蒙顿症状评估量表（revised Edmonton symptom assessment scale, rESAS）。在临床中，使用最广泛的测量呼吸困难强度的工具是呼吸困难可视模拟评分（dyspnea visual analog scale）、英国医学研究协会的呼吸困难量表（mMRC）、Borg 量表等。改良的 Borg 量表将言语描述词指定为 0~10 的数字值，该量表是研究文献中评估呼吸困难强度的一种常用工具。案例中王先生使用呼吸困难可视模拟评分法，严重时 AVS 评分有 8 分，经治疗后呼吸困难缓解，AVS 为 3 分。

三、治疗

（一）病因治疗

终末期患者的呼吸困难多是不可逆的，因此病因治疗也是有限度的，首要的就是针对可逆性病因的治疗，对症方法见表 2-8-2-1。

表 2-8-2-1　病因治疗

病因机制	治疗方法
因肿瘤引起的气道狭窄	根据状态进行局部姑息放化疗、激光治疗
胸腔积液 / 心包积液	胸腔穿刺引流
低氧血症 / 高碳酸血症	无创正压通气
癌性淋巴管炎 / 上腔静脉综合征	应用皮质激素
腹水	穿刺引流、应用利尿剂
心力衰竭	利尿剂、强心剂
肺炎	抗生素、物理疗法
贫血	输血或给予促红细胞生成素
高热	抗生素

（二）药物治疗

1. 阿片类药物 目前,低剂量阿片类药物已经证实可以改善呼吸困难,虽然作用机制尚未充分证明,但在患者病情允许,不存在呼吸抑制的情况下,使用阿片类药物可以明显降低呼吸中枢感受性,镇咳作用良好,减少耗氧量,有效改善呼吸困难的症状,阿片类药物包括吗啡、可待因、芬太尼、羟考酮等,给药途径可分为口服、皮下、直肠、雾化吸入。但对于未使用吗啡的患者,起始应从小剂量开始,2.5~5mg口服,后需要根据呼吸困难的程度和全身状态（肺、肾的功能）进行调整,在有规律地使用基本量的基础上,在呼吸困难发生时或活动前,建议缓慢增加剂量,即口服的情况下是每天剂量的1/6,注射的情况下是每天剂量的1/24（即1h的量）,接受阿片类药物镇痛的患者,增加阿片类的定时和必要时（pro re nata, PRN）剂量,增加方法是在先前剂量基础上按照25%~33%,而阿片类药物引起的副作用包括恶心、呕吐、嗜睡、便秘等,需要早期预防和应对。因阿片类药物服用过量可引起呼吸中枢的抑制,因此需严格控制用量,并与患者家属做好充分沟通。

2. 苯二氮䓬类药物 有证据表明,呼吸困难与不安和抑郁等精神压力有关系,特别是呼吸困难恐慌发作的患者、焦虑症患者,应用苯二氮䓬类药物可以减轻呼吸困难带来的不适感,尤其在晚期和濒死期患者中,地西泮、劳拉西泮和咪达唑仑是最常见的药物。但由于该类药物具有肌肉松弛的作用,以及对呼吸困难加剧的潜在影响,尤其是癌症恶病质患者,肌肉减少症患者需谨慎应用,根据患者的症状和药物作用时间（半衰期）选择合适的药物,晚饭后或睡前服用,从少量剂量开始,其常见的副作用包括困倦。

3. 皮质激素药物 激素类药物对哮喘和慢性阻塞性肺疾病引发的支气管炎有显著的疗效,也可用于癌性淋巴管炎、上腔静脉综合征、放射性肺炎、癌性气道阻塞而引起的呼吸困难,虽没有标准化的给药方法,但在使用激素类药物时要动态评价用药效果以及预后,其常见的不良反应包括消化道溃疡、感染的恶化等。

（三）非药物性治疗

1. 氧疗/无创呼吸机通气 根据患者的病情需求,必要时可辅助氧疗或是进行无创呼吸机通气治疗。氧疗可以改善患者的低氧血症,目前研究推荐每天氧疗至少15h,可以减缓肺动脉高压进展,改善神经心理健康,甚至过早死亡等现象。使用无创呼吸机通气符合缓和医疗原则,既避免了气管插管或气管切开等有创治疗,又可以保留患者在生命终末期的自主性。

2. 肺康复 肺康复在呼吸系统慢性病患者中被强烈广泛推荐,终末期患者同样也可以因其受益。但由于患者严重的疲乏和活动受限,肺康复必须在专业呼吸治疗师或康复治疗师的指导和监督下进行,如指导患者进行呼吸控制训练、放松训练,通过纠正姿势找到省力体位等。湿化空气、风扇吹风、开阔视野等改善呼吸的方法也可以为终末期的患者及照顾者提供一些努力的方向。

3. 呼吸训练 浅呼吸增加患者的呼吸困难感,指导患者进行缩唇呼吸以及腹式呼吸,告知患者尽量保持安静并充分放松心情与身体。具体方法:缩唇呼吸锻炼用鼻腔吸气,然后缩唇（鼓腮缩唇）利用口腔呼气,呼气过程需缓慢,呼气时间约是吸气时间的2倍;腹式呼吸锻炼时,左右手分别放在胸前以及肋下上腹部,吸气时右手随腹部膨隆抬起,呼气时随腹部塌陷,右手给予腹部一定的压力以促进膈肌回复。

4. 物理方法 在病情允许的情况下,研究显示使用步行辅助器可借助患者手臂有辅助器支柱及倾身向前来增加换气量,舒缓呼吸困难。此外,手持小风扇,借助冷风也可减少呼吸困难的感觉。

5. 其他 放松治疗、音乐治疗、咨询支持、呼吸放松训练等需要更多研究来确认其有效性。

四、护理

（一）药物护理

根据病情,正确选择用药。注意用药的时间、剂量、方法及不良反应的观察与护理。

（二）非药物护理

1. 一般护理措施 异常呼吸的观察:密切观察呼吸频率改变、节律改变、深浅度改变、音响改变等,对于濒死期患者常出现浅表不规则呼吸,有时呈叹息样。

（1）保持病房环境安静舒适、温湿度适宜,每天进行开窗通风。对有哮喘的患者,病房内应避免任何可能的变应原,如花粉、尘螨等。

（2）发放的衣服要宽松、舒适、透气,出入病房放慢脚步,操作轻柔。

（3）协助患者选择合适的卧位,如胸腔积液、心包积液、慢性心肺疾病的患者需抬高床头,取半卧位或端坐位,提供枕头或床边桌椅等作为支撑物,帮助患者找到舒适的体位,增加舒适感。

（4）根据患者呼吸困难的程度以及病情,告知患者及家属合理安排休息,在病情允许下,为患者提供拐杖、助步器,协助患者在床边进行适量走动,提高耐力,将日常用品放置于患者触手可及的地方,控制耗氧量。

（5）引导患者控制能量消耗,通过用手势或笔来进行沟通交流,取得家属理解配合,减少患者能量消耗。

（6）指导患者进食高营养、高蛋白、清淡易消化的饮食,少食多餐,避免便秘。

2. 心理护理

（1）放松疗法:呼吸困难的症状是胸廓和呼吸肌紧张。在日常护厘清洁、体位变换中,对患者进行身体接触按摩来减轻不适感。具体方法:轻轻按摩患者头部、前胸部、腹部、背部、双上肢,如患者感觉舒适,可以用热毛巾在前胸部和背部进行湿搓。另外,手浴和足浴同样也可以帮助患者松弛肌肉,安宁疗护护士增加同患者的交流。

（2）呼吸辅助法:患者常常因呼吸困难而陷入恐慌,为了更好地呼吸而集中于吸气,得不到充分的呼气而恶性循环,呼吸辅助法是帮助他们的方法。具体方法:将手放在患者胸廓间,使其与患者的呼吸同步,在患者呼气末阶段用有效的手法,用力弯曲肘部,紧贴患者胸部,轻柔包住胸廓,将胸廓向骨盆的方向向下拉,而后在开始吸气的时候,双手在放松的状态下自然诱导吸气,不要因患者胸廓的扩张而放开手,以充分呼气为目标,与患者同步呼吸。

（三）健康教育

1. 健康教育的形式和时机 可采取面对面谈话、多媒体、电话等多种形式,受众群体包括患者及其照顾者。健康教育的时机则为患者入院时、住院期间、出院随访等,从环境、饮食、呼吸功能锻炼、用药以及心理多种方面进行宣教。

2. 加强疾病知识宣教 向患者及家属讲解呼吸困难的病因、特点、治疗及护理要点、药物的作用和不良反应,以及治疗的并发症等,鼓励患者及家属积极配合治疗。

3. 告知患者及家属正确呼吸方法 呼吸困难时降低室温和湿度,开窗通风,取合适体位,轻轻按摩患者头部、前胸部、腹部、背部、双上肢,放松肌肉。

4. 告知患者及家属日常生活注意事项 在病情允许下,为患者提供拐杖、助步器,协助患者在床边进行适量走动,提高耐力,将日常用品放置于患者触手可及的地方;进食高营养、高蛋白、清淡易消化的饮食,少食多餐,避免便秘。

(袁 玲)

第三节 咳嗽、咳痰

导学案例

王先生,50岁,高中文化,肺癌Ⅳ期,CT示左肺占位伴多发转移。患者主诉刺激性咳嗽,少量白黏痰,咳嗽时伴左侧胸部疼痛,呈隐痛,活动后胸闷。入院后予患者口服盐酸氨溴索30mg,3次/d,磷酸可待因0.03g,每晚1次,雾化吸入等对症处理,主诉白天咳嗽、咳痰症状缓解,夜间仍有间断咳嗽、咳痰,白色黏痰,并伴有胸部疼痛,严重影响睡眠质量,且服用磷酸可待因后出现头晕症状,因此感到焦虑。

请思考:
(1)请分析咳嗽、咳痰的原因。
(2)请对咳嗽、咳痰进行评估。

一、概述

(一)定义

咳嗽(cough)是因咳嗽感受器受刺激引起的一种呈突然、暴发性的呼气运动,以清除呼吸道分泌物。咳嗽时咽喉部、气管及大支气管内过多的分泌物或异物随之排出体外,咳嗽本质上是一种保护性反射活动。

咳痰(expectoration)是借助支气管黏膜上皮的纤毛运动、支气管平滑肌的收缩及咳嗽反射,将呼吸道分泌物经口腔排出体外的动作。

(二)咳嗽的病因

1. 与晚期病程相关 如肿瘤浸润或阻塞、胸腔积液或心包积液、感染、胃食管反流、慢性阻塞性肺疾病(chronic obstructive pulmonary disease, COPD)或慢性心力衰竭加重等。多达80%的终末期患者咳嗽为常见症状,在接近生命结束时出现衰弱、肌无力和不能协调有效吞咽,导致无效持续性咳嗽。

2. 基础疾病 咳嗽也常见于有某些慢性进展性疾病的患者,特别是COPD和其他慢性肺疾病,以及心力衰竭。

二、评估

（一）鉴别诊断

区别急性与亚急性和慢性咳嗽很重要。急性咳嗽指 3 周以内发生的咳嗽,一般常见的原因是由呼吸道感染、感冒等病因导致。亚急性咳嗽也就是持续了 3~8 周的咳嗽。慢性咳嗽即持续发生了 8 周以上还未治愈,并且经过各种检查后原因依旧不明的咳嗽。

姑息治疗中亚急性或慢性咳嗽的鉴别诊断包括：心血管疾病（比如左心衰所致肺淤血、肺水肿）、胸膜疾病、中枢神经因素、伴鼻后滴漏的变态反应性鼻炎、反应性气道疾病、胃食管反流病（gastroesophageal reflux disease, GERD）、感染后慢性咳嗽和慢性支气管炎等。急性咳嗽通常由感染（肺炎和急性支气管炎）引起。

（二）病史采集

1. 既往史　既往检查、治疗经过、用药情况,如血管紧张素转化酶抑制剂（angiotensin converting enzyme inhibitor, ACEI）可能引起咳嗽、一些化疗药物可引起肺毒性,可能表现为咳嗽。

2. 咳嗽　类型（有痰 / 无痰）、诱发因素,以及咳嗽对生存质量的影响、咳嗽时间（日间 / 夜间）、咳嗽开始的时间。自癌症诊断后咳嗽发生任何变化或新发咳嗽提示可能和肿瘤的浸润相关。另一方面,更慢性的咳嗽可能和基础呼吸系统疾病相关,如 COPD 或慢性心力衰竭加重等。

3. 咳痰　评估咳痰的难易程度,以及痰液的颜色、性质、量、气味和有无肉眼可见的异物等。

4. 心理社会反应　评估精神、心理因素、社会关系、职业状况等。

（三）体格检查

包括生命体征、意识形态、胸部情况、营养状况等。

（四）实验室及其他检查

痰液检查、外周血常规、X 线胸片、CT 检查、肺功能测定等。对于有慢性或持续性急性咳嗽的所有姑息治疗患者,不需要都进行胸部 X 线检查的诊断性评估。是否继续进行诊断性检查的决定必须个体化。对姑息治疗患者的一般原则是,只有在能够找出影响治疗的信息时才会进行诊断性检查。

三、治疗

（一）病因治疗

1. 可能被逆转的病因治疗　在姑息治疗的情况下,很多基础病因将不能被逆转。然而,有一些咳嗽病因是可以逆转的,甚至是在非常晚期的疾病患者中（如暴露于吸入性刺激物、鼻后滴漏、感染、炎症和新的药物）。如抗组胺药物治疗变态反应性鼻炎、抗胆碱抗炎能减少黏液分泌,以及糖皮质激素治疗炎症。应用预防性抗菌药物以减少 COPD 患者急性发作和慢性排痰性咳嗽。对于接近生命终点的患者,鉴于难以预测其死亡的时间,也可采用氧疗、间歇正压通气呼吸和机械通气。

2. 疾病导向性治疗 对于存在中央气道梗阻的癌症患者,如果姑息性化疗、姑息性放疗、支气管内激光切除术或支架置入符合姑息治疗目标,这些治疗也可能改善症状。然而,姑息治疗可能需要数周时间才能改善咳嗽,糖浆可能对轻度咳嗽简单有效。

3. 症状导向性治疗 当不能确定具体病因,或针对病因的治疗不能进行或不能快速起效时,则适合对咳嗽进行经验性治疗。

（二）药物治疗

安宁疗护中药物治疗的目的是缓解症状,首要是减少患者的痛苦,药物应用时程相对较短。对于咳嗽、咳痰症状,处理用药可参照世界卫生组织（WHO）和国际姑息治疗及临终关怀协会（IAHPC）的用药目录。常见药物:

1. 镇咳药物 包括中枢性镇咳药和外周性镇咳药。咳嗽具有排痰和清洁气道的重要作用,对有大量排痰的咳嗽一般不要镇咳。只有因胸膜、心包膜等受刺激而引起的咳嗽,或痰液不多而频繁发作的刺激性干咳,才短时使用。对于恶性肿瘤相关咳嗽的患者,推荐应用具有中枢作用的阿片类药物治疗。对于从未使用过阿片类药物的患者,可待因每4h口服15mg、氢可酮每4h给予5mg或吗啡每4h给予5mg,都是合理的起始剂量。对于已经接受阿片类药物镇痛的患者,可能尝试增加25%~50%的剂量以抑制咳嗽。对于阿片类药物治疗无效的患者,可能尝试阿片类药物联合苯佐那酯。外周性镇咳药包括麻醉剂和黏膜保护药,如那可丁、苯丙哌林等。对于不明原因慢性咳嗽患者,如果因为有禁忌证或者其他原因而避免使用阿片类药物时,加巴喷丁或普瑞巴林替代阿片类药物。

2. 祛痰类药物 适用于痰液黏稠且患者能够咳出液化的黏液,临床上常用药有:乙酰半胱氨酸用于降低痰液黏度、盐酸氨溴索用于稀释痰液、桃金娘油用于增加呼吸道黏膜纤毛摆动等。

3. 其他 对于有支气管收缩因素的咳嗽,使用支气管扩张剂;对于存在炎症因素的咳嗽,使用糖皮质激素;对于咳嗽伴多痰者,使用镇咳祛痰药物（如复方制剂可愈糖浆、复方甘草制剂）,有利于痰液咳出。

（三）非药物治疗

常见的方法有饮食指导、有效排痰、机械吸痰、体位引流、心理教育、运动干预等。对于肺癌晚期患者,咳嗽无力又伴有大量痰液,容易发生痰阻窒息,可以采用机械吸痰的方式吸出痰液,促进患者舒适。

四、护理

（一）药物护理

根据病情、咳嗽性质正确选择药物。注意用药的时间、剂量、方法、用药效果和不良反应观察和护理。此案例中王先生使用磷酸可待因初期出现头晕症状,责任护士遵医嘱给予其苯海拉明口服,指导活动安全,双侧床栏保护在位,并告知眩晕为服用盐酸羟考酮缓释片后暂时的副作用,一般1周左右即可消失,不必担忧。

（二）非药物护理

1. 病情观察 密切观察咳嗽、咳痰的情况,详细记录痰液的颜色、性质、量。正确留取痰标本并送检。

2. 环境与休息　为患者提供安静、舒适的环境。

3. 体位护理　采取舒适体位。坐位或半坐位有助于改善呼吸和咳嗽排痰。

4. 饮食　给予高蛋白饮食，多吃水果蔬菜，适当增加维生素的摄入，尤其维生素 C 和维生素 E；避免油腻、辛辣刺激和产气多的食物。如无心、肺、肾功能受限，需补充足够的水分（>1 500ml）。

5. 促进有效咳嗽排痰

（1）有效咳嗽：有效咳嗽适用于神志清、一般状况良好、能够主动配合的患者。方法：患者尽可能坐位，先深而慢的腹呼吸式 5~6 次，然后吸气到膈肌完全下降，屏气 3~5s，继而缩唇，缓慢地经口将肺内气体呼出，再深吸一口气屏气 3~5s，身体前倾，从胸腔进行 2~3 次短促有力的咳嗽。咳嗽时同时收缩腹肌，或用手按压上腹部，帮助痰液咳出。

（2）气道湿化：包括湿化治疗和雾化治疗两种方法。主要适用于有痰液黏稠者。目前，临床最常用的为小容量雾化器，如射流雾化器、超声雾化器及振动筛孔雾化器。射流雾化器适用于呼吸道病变或感染、气道分泌物多，尤其是有低氧血症严重气促者；超声雾化器不适用于哮喘等喘息性疾病；振动筛孔雾化器雾化效率高且残量少，患儿应优先选择密闭式面罩雾化。针对终末期患者而言，雾化吸入能帮助患者痰液咳出，提高其舒适感，但由于药物不同的不良反应可能会出现口腔干燥、味觉障碍等，应加强口腔护理，及时洗脸防止药液残留；及时翻身拍背，有助于附着在气管和支气管上的痰液脱落，保持呼吸道通畅。

（3）胸部叩击：该法适用于长期卧床、排痰无力者。禁用于咯血、低血压及肺水肿等患者。方法：患者侧卧或坐位，叩击者两手手指弯曲并拢，使掌呈杯状，以腕部力量，从肺底部自下而上，由外向内，迅速而有节律地叩击胸壁。每一肺叶叩击 1~3min，每分钟叩击 120~180 次。

（4）体位引流：适用于肺脓肿、支气管扩张症等大量痰液排出不畅时。禁用于呼吸困难和发绀者、近 1~2 周内有大咯血史、年老体弱不耐受者和心血管疾病。引流原则：抬高患肺位置，使引流支气管开口向下，同时辅以拍背，借助重力作用使痰排出（图 2-8-3-1）。

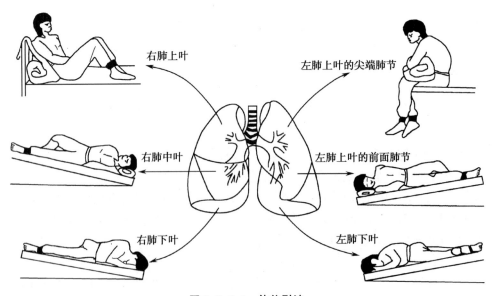

右肺上叶

左肺上叶的尖端肺节

右肺中叶

左肺上叶的前面肺节

右肺下叶

左肺下叶

图 2-8-3-1　体位引流

（5）机械吸痰：适用于痰液黏稠无力咳出、意识不清或建立人工气道者。吸痰是一项比较痛苦的操作，可根据情况与患者及家属沟通后进行。注意事项：每次吸痰时间 <15s，两次间隔时间 >3min。在吸痰前后提高氧浓度。

（6）气道分泌物的护理：对于很多患者，临终过程晚期可出现气道分泌物。唾液及口咽分泌物的积聚可能导致患者在每次呼吸时发出咕噜声、噼啪声或咔嚓声，称为"死前喘鸣"。停用非必需的静脉内补液或肠内营养有助于分泌物排出气道。

6. 心理护理　与患者主动交谈，倾听患者诉说，主动耐心诱导和开解。

（三）健康教育

1. 环境指导　外出戴口罩，保持室内空气新鲜流通、温湿度适宜，避免尘埃和烟雾等刺激，注意保暖，避免受凉。

2. 休息与体位指导　保持舒适体位。咳嗽剧烈时应取半卧位，痰多时经常更换体位，有利于痰液咳出。

3. 饮食指导　指导患者少食多餐，高蛋白饮食，多吃水果蔬菜，适当增加维生素；避免油腻、辛辣刺激和产气多的食物，可服用川贝炖梨、百合银耳羹。

4. 促进咳痰方法指导　指导并教会患者有效咳痰的方法，指导家属有效的胸部叩击方法。

5. 用药指导　向患者强调用药的重要性，指导患者及家属按时服药并指导患者及家属关注药物的疗效和不良反应。

6. 心理指导　对于终末期患者，予以心理疏导，减少其因咳嗽、咳痰带来的心理压力。

（袁 玲）

第四节　咯　　血

导学案例

奚先生，60 岁，确诊肺癌 8 年余。近期因"胸闷，痰中带血"入院。既往行右肺中下叶切除术，反复间断咯血半年余，胸部 CT 示右肺上叶磨玻璃密度结节。入院当天，24h 咯血量为 10~35ml，嘱其自服云南白药、后予酚妥拉明、巴曲亭、酚磺乙胺、氨甲苯酸对症治疗。行支气管动脉栓塞术，后观察患者咯血量减少，24h 咯血痰总量约 5ml，未见手术并发症。目前偶见痰中带血丝，已停用止血药物。

请思考：

（1）请分析咯血的临床表现。

（2）请分析如何对咯血患者进行个体化评估。

（3）请思考如何对咯血患者及家属进行健康教育。

一、概述

（一）定义

咯血（hemoptysis）指喉及喉以下呼吸道及肺组织的血管破裂导致的出血并经咳嗽动作从口腔排出。

2018 年韩国关于咯血的临床影像学检查指南中，将咯血程度的判断标准定为：小量，<30ml/d；中等量，30~400ml/d；大量，>400ml/d。

（二）病因

终末期患者咯血的原因为原发性或继发性肺癌、晚期血液学恶性肿瘤、肺部感染或脓肿、支气管扩张、肺栓塞、囊性纤维化、出血性疾病、抗凝血剂使用、肉芽肿性多血管炎，以及其他不太常见的情况，其中肺癌是常见病因之一。据统计，7%~10% 的患者起病时便有咯血，约 20% 的患者在病程中期出现咯血。虽然咯血在肺癌中很常见，但晚期大咯血（如肿瘤侵蚀入血管）较为罕见，仅 3% 的患者出现大咯血症状。大咯血是安宁疗护中一种非常紧急情况，其预后极差，死亡率很高（在使用支气管动脉栓塞之前高达 70%）。

二、评估

评估必不可少的初始步骤是确定患者是否为大咯血。大咯血仅指可能紧急危及患者生命的咯血。

（一）鉴别

发生咯血时首先确定出血部位。少量咯血者需要与口腔、咽喉、鼻腔出血鉴别；此外，咯血还需与呕血（上消化道出血）相鉴别。

1. 咯血患者　常有肺结核、支气管扩张症、肺癌、心脏病等病史，咯血前有咳嗽、喉部痒感、胸闷感，咯出血液为鲜红色，混有泡沫痰，一般无柏油样便；咯出物的 pH 呈碱性、泡沫样和 / 或存在脓液。

2. 呕血患者　常见于消化道溃疡、肝硬化、胆道出血等，呕血前常伴有上腹部不适、恶心、呕吐，呕出的血液为暗红色，混有食物的残渣，一般可伴柏油样便。

3. 假性咯血患者的特征（表 2-8-4-1）

表 2-8-4-1　假性咯血鉴别

原因	病史	体检	辅助检查
鼻、口腔、咽喉出血	无或很少咳嗽；鼻出血，刷牙时牙龈出血	牙龈炎；舌、鼻或鼻咽、口咽或下咽部的毛细血管扩张、溃疡、裂口或静脉曲张	无特异性检查项目
上消化道出血（呕血）	因与胃酸混合，血呈暗红色，常无气泡或泡沫样血痰；常伴恶心、呕吐或既往胃肠病史	上腹部触痛；慢性肝病体征	呕出的血 pH 呈酸性，鼻胃管吸引有血；必要时可进行钡餐造影，食管镜或胃镜检查后确诊

（二）病史采集

1. 既往史　既往检查、治疗经过、用药情况。

2. 咯血的量、颜色、性状、气味和有无混杂物等（表2-8-4-2）。

表2-8-4-2　收集病史可询问的问题

在进行病史收集时，可针对患者提问以下一些问题：

1. 过去的24~48h内咳出了多少血

2. 血中是否混有白痰或脓痰

3. 咯血频率

4. 症状是新发还是复发

5. 有无呼吸困难

6. 有无提示感染的其他症状（如发热、寒战或盗汗）

7. 有无提示全身性疾病的症状（如皮疹、血尿、关节疼痛或肿胀）

3. 心理 – 社会支持　评估患者精神、心理因素、社会关系等。

（三）体格检查

评估生命体征、意识形态、营养状况等，咯血初始评估定向体格检查（表2-8-4-3）。

表2-8-4-3　定向体格检查内容

定向检查时应包括

1. 评估是否存在呼吸窘迫　是否有呼吸急促、心动过速、辅助呼吸肌使用、发绀、乏力或出汗

2. 肺部听诊　是否有局部哮鸣音或弥漫性湿啰音

3. 心脏听诊　是否有二尖瓣狭窄或二尖瓣关闭不全的杂音

4. 皮肤　是否存在可能提示凝血病的瘀斑、Osler-Weber-Rendu 毛细血管扩张可触性紫癜或其他提示血管炎的皮疹

5. 四肢　有无外周性水肿、关节积液或关节周围温度升高

（四）实验室检查

实验室检查包括：血红蛋白和血细胞比容（评估出血的程度和长期性）、白细胞计数及分类计数（寻找感染证据）、尿液分析和肾功能（用于筛查诸如肺出血肾炎综合征或肉芽肿性多血管炎等肺肾综合征）、肝功能检查及凝血功能检查（以排除血小板减少或其他凝血病）。由临床表现和胸片检查结果决定的其他实验室检查，可能包括痰培养（包括分枝杆菌）和针对抗核抗体、抗中性粒细胞胞质抗体、抗肾小球基底膜抗体和/或抗心磷脂抗体的血清学检查。

（五）其他特殊检查

1. X线检查　除病史及体格检查以外，胸片是所有咯血患者最重要的初始检查项目。可发现肺内块状影、肺门影增大、肺不张、阻塞性肺炎、癌性空洞及胸腔积液等征象，有时X线体层摄影可帮助诊断。

2. CT检查　有助于发现细小的出血病灶。

三、治疗

（一）治疗原则

1. 小中量咯血 一般原则是对症治疗为主,咯血时关键是保持呼吸道通畅,取合适卧位,头偏向一侧,鼓励患者轻轻将血液咯出,防止窒息的发生。

2. 大咯血 急诊处理原则首先是明确出血部位、及时控制出血,防止窒息,结合病因对症治疗。对于内科药物治疗无效者,考虑介入栓塞或手术治疗。必要时输血、输液。

（二）治疗

1. 病因治疗 即明确诊断,针对引起咯血的病因,如肺癌、支气管扩张、肺结核等,积极给予药物抗炎抗感染措施、放疗、化疗、外科介入、个体化免疫治疗等。止血治疗是基础,病因治疗是关键。

2. 药物治疗 止血药物的选择应根据病情和药物特点合理选择。常用的治疗药物有扩血管药物、缩血管药物、作用于血小板药物及作用于凝血机制的药物(表2-8-4-4)。

表 2-8-4-4 咯血常用止血药物

类别	作用	药物名称	用法	备注
血管收缩剂	收缩内脏小动脉,降低末梢血流速度	垂体后叶激素	肌内、皮下注射、稀释后静脉滴注。	止血效果明确、起效迅速,高血压、冠心病、肺源性心脏病患者及孕妇慎用
血管扩张剂	扩张血管,使肺循环压力降低	酚妥拉明	稀释后静脉滴注	低血压、冠心病患者禁用,与研究显示,该药与垂体后叶素联用可增强止血作用。
作用于血小板	促进出血部位血小板凝集、增强其粘附性	酚磺乙胺	稀释后静脉滴注、肌内注射均可	
作用于毛细血管	降低毛细血管通透性,促进毛细血管回缩	卡巴克洛、维生素C	口服	止血作用弱,可作为后续止血辅助用药
作用于凝血机制	抑制纤维蛋白酶原激活因子活性,抑制纤维蛋白的溶解	氨甲苯酸、氨基己酸;氨甲环酸	稀释后缓慢静脉滴注;静脉滴注或口服、局部灌注	有研究显示,氨甲环酸灌注可有显著止血作用。三种药物只选一种即可,不可联合使用
	提高凝血因子活性发挥作用	巴特罗酶	1~2kU,肌内注射或静脉注射	血栓、栓塞引起的咯血禁用
	缩短凝血时间	云南白药	口服	止血作用弱,可作为后续止血辅助用药

3. 非药物治疗

（1）支气管镜治疗:大咯血发生时支气管镜检查不仅仅局限于检查评估、还可以通过多种内镜技术确定出血源,进行局部止血。使用该技术时,保持气道通畅是关键。

（2）微创血管内治疗:支气管动脉栓塞术(bronchial artery embolization, BAE)是复发性

大咯血的首选方案。其目的是降低受累部位支气管动脉的全身动脉灌注压力来止血。支气管动脉栓塞只能治疗症状,故有时需反复栓塞。有严重心肺功能不全的患者禁用。而对于姑息性患者而言,则应该考虑患者耐受情况、经济因素、生存期及患者及家属的意愿,然后去决定是否进行该项治疗,其目的是减少患者痛苦。

常见并发症是暂时性胸痛和吞咽困难。最严重的并发症之一是脊柱动脉栓塞后脊髓缺血引起的横向脊髓炎。躯体感觉诱发电位(somatosensory evoked potientials,SSEP)监测具有早期发现脊柱栓塞的优势。

4. **手术治疗**　外科手术应该是经过多学科止血治疗、确定出血原因和确定切除的必要范围后的一种选择性程序,切除出血源意味着手术切除是一种疗效确切的治疗方法,复发率仅为 2.2%~3.4%,具有良好的长期效果。对于安宁疗护患者,应进行多学科讨论及家庭会议评估后考虑是否进行手术治疗。适应证及禁忌证见表 2-8-4-5。

表 2-8-4-5　咯血外科手术治疗适应证及禁忌证

适应证	支气管动脉栓塞失败后,坏死性肿瘤疾病、海绵状结节病或难治性曲菌瘤引起的出血,以及创伤性或医源性肺血管损伤等特殊情况
禁忌证	侵犯气管、纵隔、心脏或大血管,以及严重合并症、晚期肺纤维化或肺气肿患者

四、护理

（一）一般护理

1. 密切观察患者咯血的量、颜色、性质及出血的速度,发生大咯血时要做好补血补液的准备,记录 24h 出入量,以便纠正电解质失衡;咯血时轻轻叩击健侧背部,嘱患者不要屏气,以免诱发喉头痉挛,使血液引流不畅形成血块,导致窒息。

2. **及时发现早期征象**　如患者咯血突然停止,并伴有明显缺氧症状(胸闷、气促、呼吸困难、发绀)、面色苍白、大汗淋漓、烦躁不安、神志不清、牙关紧闭等窒息征象应及时抢救。

3. 严密观察患者体温、脉搏、呼吸、血压及咯血先兆,保持呼吸道通畅。有无肺部感染及休克等并发症的表现。

4. **心理护理**　安排专人护理并安慰患者,根据患者的情绪状态,进行有针对性的心理疏导,调整患者心理状态。对精神极度紧张的患者,可建议给予小剂量镇静剂,避免因精神过度紧张导致血压升高而加重病情。

5. **口腔护理**　保持口腔清洁,防止因口咽部异物刺激引起剧烈咳嗽而诱发咯血。

6. **休息与卧位**　小量咯血者以静卧休息为主,大咯血患者应绝对卧床休息,尽量避免搬动患者。取患侧卧位,可减少患侧胸部的活动度,既防止病灶向健侧扩散,同时又有利于健侧肺的通气功能。

7. **饮食护理**　大咯血患者应禁食;小量咯血者宜进食少量温、凉流质饮食,因过冷或过热均易诱发或加重咯血。多饮水,多食富含纤维素食物,以保持排便通畅,避免排便时腹压增加再度引起咯血,必要时用缓泻剂辅助通便。

8. 环境　室内湿度以及温度分别为 50%~60%，18~22℃，确保空气流通，保持室内安静。

9. 用药护理

（1）垂体后叶素：可收缩小动脉、减少肺血流量，同时也能引起子宫、肠道平滑肌收缩和冠状动脉收缩，故冠心病、高血压患者及孕妇禁用。静脉滴注时注意速度不要过快，以免引起恶心、心悸等不良反应，使用药物期间应密切关注血压变化。

（2）镇静药和镇咳药：年老体弱、肺功能不全者在应用后，应注意观察呼吸中枢和咳嗽反射受抑制的情况，以早期发现因呼吸抑制导致的呼吸衰竭和不能咯出血块而发生窒息。

（3）靶向药物：对于癌症治疗药物（如贝伐单抗）引起的咯血，应遵医嘱立即减少药量或停止用药。

（二）终末期大咯血患者的抢救护理

大咯血是一种危及生命的紧急情况，若不进行干预，死亡率高达 50%~85%。对于大咯血尤其出现窒息症状的患者，需要做到以下几点：

1. 需要保持患者呼吸道通畅　安宁疗护护士熟练掌握抢救技能，协助患者取头低足高俯卧位休息，安宁疗护护士需要及时将患者咽部、口腔以及气管内的血块以及积血吸出。

2. 利用鼻导管给氧恢复患者气道有效通气　如果患者出现窒息症状，根据情况进行气管内插管或者紧急气管切开，有效清除患者气管积血，酌情考虑使用呼吸机，如家属已签订放弃抢救，则不予考虑。

3. 做好病情观察　床旁监测血压、心电图以及血氧饱和度，确保患者血氧饱和度>95%。

4. 遵医嘱合理选择止血剂对患者进行治疗，如氨甲环酸、垂体后叶素等。此外，出现大咯血时，需要暂时禁食。

5. 患者由于咯血导致肺水肿、肺不张、肺部感染以及肺功能不全时，及时清除患者气管内积血，合理选择抗生素。

6. 发生咯血 1~2d 之内，需要再次评估咯血者病情变化　根据需要酌情考虑采用支持生命的措施，如输血。

（三）健康教育

1. 加强疾病知识宣教　向患者及家属讲解咯血的病因、特点、治疗及护理要点，讲解药物的作用和不良反应，以及治疗的并发症等，鼓励患者及家属积极配合治疗。

2. 告知患者及家属日常生活注意事项　咯血期间注意保持室内环境通风良好、空气清新，以免加重感染；注意软质饮食，不要吃坚果、鱼肉等硬质带刺的食物；便秘时不要过于用力，可用开塞露通便。

3. 教会家属观察患者咯血先兆，以便咯血及时通知医护人员。

4. 指导患者及家属记录咯血的时间、频次和咯血量，以便医生根据病情调整治疗方案。

（袁　玲）

第五节 恶心、呕吐

导学案例

　　张阿姨,72岁,因"横结肠癌多发转移半年,恶心、呕吐半个月"入院。半年前因"反复上腹部不适"至某医院入院检查,全身CT提示:横结肠占位,腹腔及腹膜多发淋巴结转移,肝脏多发转移,肠镜提示横结肠中分化腺癌。张阿姨拒绝化疗,口服自备中草药,上腹部不适症状反复。半个月前张阿姨出现恶心,伴进食后呕吐,呕吐胃内容物为主,大便未解,肛门未排气。入院后完善相关检查,腹部立位平片提示不全肠梗阻,腹部CT提示横结肠增厚明显,腹腔及腹膜多发淋巴结较前明显增多、增大,肝脏多发转移较前增大,少量腹水。

　　请思考:

　　(1)请分析恶心、呕吐的原因。

　　(2)请阐述恶心、呕吐分级及对症治疗。

一、概述

(一)定义

　　恶心(nausea)、呕吐(vomiting)是临床常见消化道症状,恶心为上腹部不适和紧迫欲吐的感觉,可见有迷走神经兴奋的症状,如皮肤苍白、出汗、流涎、血压降低及心动过缓等,常为呕吐的前奏。一般恶心后随之呕吐,但也可仅有恶心而无呕吐,或仅有呕吐而无恶心。呕吐是通过胃的强烈收缩迫使胃或部分小肠内容物经食管、口腔而排出体外的现象,两者均为复杂的反射动作,可由多种原因引起。

(二)病因

　　引起恶心与呕吐的病因很多,按发病机制可归纳为以下几类。

　　1. 反射性呕吐 见于咽部受刺激、消化道疾病、腹膜及肠系膜疾病等。根据张阿姨病情评估,发生恶心、呕吐的原因是不全肠梗阻,是由内脏末梢神经传来的冲动刺激引起恶心、呕吐。

　　2. 中枢性呕吐 见于神经系统疾病如颅内转移瘤、脑血管疾病、颅脑损伤、癫痫等;全身性疾病如尿毒症、糖尿病酮症酸中毒,甲状腺危象、甲状旁腺危象、肾上腺皮质功能不全、低血糖、低钠血症等;药物、中毒和精神因素。

　　3. 前庭障碍性呕吐 见于迷路炎、梅尼埃病、晕动病。

二、评估

（一）病史

1. **恶心、呕吐的风险因素** 包括患者现有病情,有无腹膜刺激征、腹部体征、呕吐前进食情况,既往晕车史、饮酒史、化疗史。

2. 恶心、呕吐发生、持续时间,呕吐物性状、颜色、量及气味。

3. 患者对恶心和痛苦之间可能存在关联的感知。

4. 患者感知恶心对生活、角色、责任和情绪的影响。

（二）体格检查

1. **全身情况** 生命体征、神志、营养状况等。

2. **脱水症状** 如软弱无力、口渴、皮肤黏膜干燥、弹性减低、尿量减少等。

3. **评估腹部体征** 如胃肠蠕动波、腹部压痛、反跳痛、肌紧张、腹部包块、肠鸣音、振水音等。

4. **实验室检查** 血清电解质、肝肾功能、尿比重,必要时作呕吐物毒物分析或细菌培养检查。

（三）分级标准

1. **WHO 对恶心、呕吐分级标准**

0 级:无恶心、呕吐。

Ⅰ级:只有恶心,能够吃适合的食物。

Ⅱ级:一过性呕吐伴恶心,进食明显减少,但能够吃东西。

Ⅲ级:呕吐需要治疗。

Ⅳ级:顽固性呕吐,难以控制。

2. **视觉类比量表（visual analogue scale,VAS）** 为一条由左至右的直线,分为10 等分,每一份为 10 分。患者可按照恶心的轻重和变化情况,将自己的感受逐日记在这条直线上,据此,可将恶心的程度分为无（0~10 分）、轻（20~40 分）、中（50~70 分）、重（80~100 分）。

3. **食欲评估** 0 级:食欲不下降,正常进食;Ⅰ级:食欲稍下降,进半流质饮食;Ⅱ级:食欲明显下降,只能进流质饮食;Ⅲ级:食欲完全丧失,一点不能进食。也可用 VAS 法进行评价。

三、治疗

针对恶心、呕吐的治疗,越早干预效果越好,采用综合治疗原则,包括病因治疗、药物和非药物治疗等手段,给予患者个性化干预。

（一）病因治疗

明确诱发恶心、呕吐的原因,去除病因,纠正恶心、呕吐引发的病理生理紊乱。

（二）对症治疗

1. **纠正水、电解质紊乱** 持续多日或严重的呕吐可导致患者的水、电解质紊乱,包括低钾、低钠、低氯和低血容量等,需要监测 24h 出入量,并根据生化指标适当补充液体及电解质,必要时进行肠外或肠内营养支持。

2. 肠梗阻　肠梗阻所致恶心、呕吐,通过药物较难控制,需给予禁食、胃肠减压、灌肠等处理,同时需要给予充足的补液治疗。

3. 颅内疾病　颅脑病变诱发的恶心、呕吐,应给予降颅内压、脱水等治疗,如甘露醇、利尿药。

4. 止吐药物

(1)多巴胺受体阻滞剂:本类药物作用于延髓催吐化疗感受区,具有强大的中枢性镇吐作用。代表药物有甲氧氯普胺。

(2)5-HT$_3$受体阻滞剂:本类药物通过拮抗位于周围和中枢神经局部的神经元的5-HT$_3$受体而发挥止吐作用。代表药物有昂丹司琼、帕洛诺司琼。

(3)H$_1$受体阻滞剂:本类药物通过阻断平滑肌、毛细血管壁组织的H$_1$受体,从而与组胺起竞争性的拮抗作用,还有显著的中枢安定作用。代表药物为苯海拉明、异丙嗪等。

(4)糖皮质激素:镇吐机制尚不明确,可能与稳定化学受体触发区受体膜、抑制前列腺素生成有关。地塞米松为最常用的药物。

(5)神经激肽-1(NK-1)受体阻滞剂:本类药物通过中枢机制抑制化疗引起的恶心、呕吐,安宁疗护患者使用较少。代表药物为阿瑞匹坦、福沙匹坦。

5. 精神类镇静药物　用于不能耐受其他止吐药或治疗效果不佳者,但一般不能单独用于镇吐,常规与其他镇吐药物联合用于增强镇吐效果。可选用氟哌啶醇、奥氮平、劳拉西泮等。

6. 中医药治疗　中医药优势在于辨证施治、个体化治疗,可从扶正、解毒、和胃、健脾和降逆顺气等方面着手。临床上常常采用中西医药物综合治疗,多应用5-HT$_3$受体阻滞剂与中药联合,可以提高急性呕吐的控制率,并且大大提高延迟性呕吐的控制率。

四、护理

(一)一般护理

1. 环境与饮食　注意保持病房通风良好、无异味、温湿度适宜。根据患者需求,营造轻松愉悦的环境,鼓励患者阅读、看电视或从事感兴趣的活动等,可以转移患者的注意力,有助于稳定情绪,减轻恶心、呕吐症状。对于呕吐不止者,需暂禁食,及时处理呕吐物及保持床单位整洁。呕吐停止后,可给予热饮料,以补充水分。必要时根据医嘱给予补液。

2. 口腔护理　患者发生呕吐后,协助给予口鼻清洁。对于清醒患者,给予温开水或生理盐水漱口;对于婴幼儿、昏迷患者,应做好口腔护理,可选择海绵棒清洁口腔,增加患者舒适度。

3. 保持呼吸道通畅　窒息是呕吐最严重的并发症,因此保持呼吸道通畅至关重要。发生呕吐时应保持头偏向一侧,防止呕吐物呛入气管。当少量呕吐物呛入气管时,应轻拍患者背部可促使其咳出;同时评估窒息风险及后果,与患者及家属充分沟通,尊重患者的意愿选择是否用吸引器吸出,避免发生窒息。

4. 观察与记录　患者发生呕吐时,应了解呕吐前的饮食、用药情况、不适症状以及呕吐的时间、方式,了解呕吐物的性质、量、色、味,以便判断其发病原因。根据需要,保留呕吐物送检。呕吐物根据医院感染要求进行处理。同时做好记录。

5. 心理护理 终末期患者易产生悲观失望情绪,对生活失去信心,因此做好心理护理十分重要。对呕吐患者应给予热诚的关怀、安慰患者,缓解其紧张情绪,维护其自尊。对精神性呕吐患者应尽量消除不良刺激,同时通过家属及朋友等给予患者精神支持,从而降低迷走神经兴奋性,抑制大脑中枢敏感性,减轻负性情绪,必要时可用暗示、冥想等心理治疗方法干预。

6. 其他 穴位针灸、芳香疗法等可以改善患者恶心、呕吐的症状,其中芳香疗法通过自然吸入、熏蒸、穴位贴敷及沐浴等趋于自然的吸收方式,运用触摸等非语言沟通方法,能够对患者产生积极的心理影响。美国肿瘤护理学会(Oncology Nursing Society, ONS)在管理恶心、呕吐的循证实践中提供了药物治疗方法和非药物治疗方法相结合的措施,推荐芳香疗法和按摩作为恶心、呕吐管理的非药物学方法,并建议使用佛手柑、薄荷及生姜减轻患者的恶心、呕吐反应,同时可以帮助患者解除痉挛,达到肌肉放松的目的。芳香疗法需经专业芳疗师或通过系统培训合格的医务人员实施。

(二)药物不良反应护理

1. 便秘 是 $5-HT_3$ 受体阻滞剂最常见的不良反应。镇吐药物导致肠分泌及蠕动功能受损是临床上引起便秘最常见的原因,处理方法如下:

(1)饮食活动指导:多饮水,多吃蔬菜、水果及含纤维多的食物。鼓励患者多活动,促进肠蠕动,预防便秘。

(2)按摩:在患者腹部依结肠走行方向做环状按摩。做深呼吸,锻炼肌肉,增加排便动力。

(3)针灸天枢、足三里、委阳、三阴交等穴位,或艾灸上巨虚、内庭、足三里等穴位。

(4)药物防治:使用缓泻剂达到润滑肠道目的,如蜂蜜、香油或液状石蜡;中药,如麻仁丸、六味地黄丸和四磨汤等;或使用开塞露、甘油栓以及肥皂条塞肛。

(5)用药无效时,可直接经肛门将直肠内粪块掏出,或用温盐水低压灌肠,但对颅内压增高者要慎用。

2. 腹胀 是应用镇吐药物的不良反应之一。处理方法如下:

(1)轻度腹胀,不需特殊处理。明显腹胀,应行保守治疗,禁食、胃肠减压、肛管排气及应用解痉剂。

(2)中医药:中药保留灌肠、按摩、针刺或艾灸刺激中脘、足三里等穴位。

(3)腹胀严重导致肠麻痹时间较长,可应用全肠外营养,用生长抑素减少消化液的分泌,也可进行高压氧治疗置换肠腔内的氮气,减轻症状。

3. 头痛 是 $5-HT_3$ 受体阻滞剂的常见不良反应。处理方法如下:

(1)对于发作不频繁、强度也不很剧烈的头痛,可用热敷。

(2)按摩:抚摩前额,揉太阳穴;做干洗脸动作。

(3)针灸:针刺太阳、百会、风府、风池等穴位;或灸法气海、足三里、三阴交等穴位。

(4)药物治疗:在头痛发作时给予解热镇痛药;重症者可用麦角胺咖啡因。

4. 锥体外系症状 主要见于甲氧氯普胺,发生率约为 1%。处理方法如下:

(1)立即停药。

(2)急性肌张力障碍者,可肌内注射东莨菪碱、山莨菪碱、阿托品或苯海拉明或地西泮。

(3)对症治疗:少数有急性心肌损害者可静脉滴注能量合剂和复方丹参等,有助于改善症状。

（三）健康教育

1. 对于长时间禁食患者、长期控制饮食者或近期有恶心、呕吐，以及胃肠引流者，建议遵医嘱及时补充肠外营养及电解质。

2. 进食清淡、易消化、稍干食物，少量多餐，饭前和饭后尽量少喝水。忌食过热、过甜、辛辣等食物。

3. 呕吐时采取侧卧位，防止误吸。胸腹部有伤口者，呕吐时应按压伤口，以减轻疼痛及避免伤口撕裂。呕吐后漱口。观察呕吐物的性质、颜色及量。如有异常，及时告知医护人员，留标本送检。

4. 告知患者向医护人员报告病情变化的重要性，包括恶心和呕吐的程度、症状和体征。

5. 保持病室整洁、安静，避免和减少引发呕吐的刺激。

6. 建立出院、门诊恶心、呕吐患者随访制度，定期对患者进行随访，出院2d内进行第1次随访，根据随访结果预定下一次随访时间。如恶心、呕吐缓解，则1~2周随访1次；若患者出现恶心、呕吐次数增加，呕吐物性质改变，或出现伴随症状（如心悸、腹痛等），应及时来院就诊，做好随访记录。

（洪金花）

第六节　呕血与便血

导学案例

吴先生，62岁，因诊断"胃癌术后5年，全身多处转移，反复中上腹隐痛、呕血、便血1d"入院。入院后，吴先生主诉反复中上腹隐痛3d，空腹及夜间明显，进食后可暂时缓解。入院前一天夜晚中上腹痛加剧，早晨5时呕吐咖啡色液体2次，约60ml，解柏油样便1次，约80ml，并感头晕、心悸、出冷汗。

入院后评估吴先生出现焦躁不安，立即完善相关检查，胸腹部CT提示：腹腔及腹膜多发淋巴结转移，肝脏多发转移。血常规示：血小板计数101×10^9/L，血红蛋白68g/L，白细胞计数15.35×10^9/L，中性粒细胞百分比88%，血型A型Rh（D）阳性。

入院后给予全身抗感染、止血、抑酸、保护胃黏膜及维持水电解质平衡、全身抗感染等对症支持治疗。复测血红蛋白升至72g/L，出血量较前减少，吴先生病情趋于稳定出院。

请思考：

（1）请分析呕血、便血的原因。

（2）请选择合适的评估标准对出血量进行评估。

一、概述

（一）定义

1. 呕血 是由上消化道疾病（指屈氏韧带以上的消化器官，包括食管、胃、十二指肠、肝、胆、胰疾病）或全身性疾病所致的急性上消化道出血，血液经胃从口腔呕出的现象。

2. 便血 是指消化道出血，血液由肛门排出的现象。少量出血不造成粪便颜色改变，须经隐血试验才能确定者称为隐血便。

（二）病因

终末期患者呕血及便血的常见病因包括以下几个方面：

1. 消化系统疾病

（1）食管疾病：食管静脉曲张破裂、食管癌等。

（2）胃及十二指肠疾病：胃癌引起呕血。

（3）肝胆疾病：肝硬化门静脉高压时，食管 – 胃底静脉曲张破裂可引起出血。肝癌、肝动脉瘤破裂、胆囊癌等均可引起出血。大量血液流入十二指肠，造成呕血或便血。

（4）胰腺疾病：胰腺癌破裂出血通过胰管进入十二指肠等。

2. 血液及造血系统疾病 原发性血小板减少性紫癜、白血病、再生障碍性贫血、血友病、弥散性血管内凝血（disseminated intravascular coagulation，DIC）及其他凝血机制障碍性疾病等。

综上所述，终末期患者呕血及便血的原因很多，晚期肝癌、胃癌、食管癌、肝硬化患者容易出现呕血，甚至上消化道大出血；对于部分终末期患者，如脑卒中、脑转移患者，易出现应激性溃疡，造成消化道出血。

（三）临床表现

呕血、便血的症状有相似之处，呕血常伴有腹痛的症状，可能会引起脾的肿大，产生蜘蛛痣、肝硬化肝掌等。如果出现肝脏肿大，质地较硬，应考虑肝癌。呕血常伴有黄疸、黏膜性出血、血液病和凝血功能障碍等。

便血可能引起有肛门周围的皮肤变色、肛门疼痛难忍、肛裂等。当上消化道出血引起便血时，常有黑便产生，如果出血量很大，粪便颜色呈鲜红色。下消化道出血引起的便血原因不同，症状也就不同。

二、评估

（一）一般评估

1. 评估患者呕血与便血的原因、诱因及治疗情况，以及既往史和个人史。

2. 患者生命体征评估 评估患者的呼吸、脉搏、血压情况；患者有无发热现象的产生，若有，评估发热的时间、程度。

3. 患者精神状况评估 评估患者有无嗜睡、烦躁不安、昏迷、意识不清等。

4. 患者循环系统评估 评估患者尿量、皮肤、嘴唇及四肢末端颜色及温度。

5. 了解患者血常规、凝血功能、便隐血等检查结果。

（二）上消化道出血的评估（无下消化道出血评估）

1. 出血前上腹部不适、恶心、呕吐。

2. 出血方式为呕出，也可呈喷射状。

3. 血中混有食物残渣或消化液。

4. **评估呕吐物颜色**　呕吐物通常暗红色或棕黑色，偶为鲜红。

5. 出血量评估（表 2-8-6-1）。

表 2-8-6-1　失血的分级（以体重 70kg 为例）

分级	失血量/ml	失血量占血容量比例	心率/（次·min⁻¹）	血压	呼吸频率/（次·min⁻¹）	尿量/（ml·h⁻¹）	神经系统症状
Ⅰ	<750	<15%	<100	正常	14~20	>30	轻度焦虑
Ⅱ	750~1 500	15%~30%	>100	下降	20~30	20~30	中度焦虑
Ⅲ	1 500~2 000	30%~40%	>120	下降	30~40	5~15	萎靡
Ⅳ	>2 000	>40%	>140	下降	>40	无尿	昏睡

（三）下消化道出血的评估

1. **评估大便颜色**　柏油样、果酱样或鲜红色。

2. 评估大便的次数、量，是否伴有疼痛。

（四）出血好转的判断

1. 呕血次数及出血量减少，颜色由鲜红色转为咖啡色或者墨绿色。

2. 便血的次数减少且粪质由稀变软。

3. 中心静脉压及生命体征平稳。

4. 血液红细胞计数、血红蛋白量、红细胞比容等成分升高。

5. 周围循环改善，肢端温度较前升高。

（五）心理评估

1. 评估患者是否因担心疾病而影响生活和睡眠。

2. 应用焦虑自评量表（self-rating anxiety scale，SAS）评估患者情绪状态（附录17）。

三、治疗

治疗原则：寻找可能的诱因或病因，积极对症处理，酌情停止可疑药物、肠内营养，避免误吸、窒息；避免大量出血时输血及有创抢救措施；可予以适度镇静处理。

（一）病因治疗

明确诱发呕血、便血的因素，去除病因，减少诱发因素。

（二）止血治疗

1. **物理疗法**　用 10~14℃冷水经胃管反复冲洗胃腔，可使胃腔降温，血管收缩，胃分泌和消化活动受到抑制，从而达到有效止血目的。

2. **应用止血药物**　可以使用血管收缩剂去甲肾上腺素加入冰水或冷水中分次口服；或使用凝血酶冻干粉加入生理盐水，分次口服，可以有效地达到止血目的；也可以使用静脉输注或肌内注射止血药物进行止血,如氨甲环酸、垂体后叶素、氨基己酸、白眉蛇毒凝血酶、酚磺乙胺等。

3. 抑制胃酸分泌 H_2 受体阻滞剂及质子泵抑制剂可以有效地抑制胃酸分泌,从而升高胃内 pH,达到止血效果,对于消化性溃疡或者急性胃黏膜病变导致的出血尤其有效。有研究表明,静脉注射质子泵抑制剂和口服质子泵抑制剂疗效相当,但是还需高质量的随机对照研究进一步证实。质子泵抑制剂有奥美拉唑、兰索拉唑、埃索美拉唑、泮托拉唑等,H_2 受体阻滞剂包括西咪替丁、雷尼替丁、法莫替丁、罗沙替丁等。

4. 内镜下止血 当呕血控制不佳时,在与患者及家属充分沟通并征得患者与家属同意后,经内镜直视下喷洒肾上腺素注射液。对于呕血患者,可应用金属夹、热凝固术、注射硬化剂、纤维蛋白或凝血酶胶,均可单独或与肾上腺素注射液联合使用;也可使用碱式硫酸铁溶液进行局部喷洒,使胃壁挛缩,出血面周围血管收缩,从而进行有效止血;也可以在内镜下使用三腔二囊管直接压迫止血。对于便血患者,可使用去甲肾上腺素或凝血酶冻干粉局部喷洒治疗弥漫性渗血;而对于局部出血,可使用电凝、微波、金属夹、激光及硬化剂注射等方法进行治疗。

(三)其他

1. 胃黏膜保护剂 包括枸橼酸铋钾、胶体果胶铋、硫糖铝等可有效保护胃黏膜。

2. 终末期患者应尽量避免有创操作、有创抢救措施 若经保守治疗无效或呕血、便血症状持续加重时,医务人员应与患者及家属充分沟通有创操作的风险和后果,尊重患者与家属意愿,酌情是否手术治疗。若患者及家属放弃有创治疗,可以适当给予镇静剂镇静治疗,同时给予舒适护理。

四、护理

(一)一般护理

1. 休息与体位 尽量卧床休息,呕血急性期头偏一侧,保持呼吸道通畅,避免因大量呕血导致窒息。大出血时应绝对卧床,采取去枕平卧位或者侧卧位,以免呕吐液体被气管吸入,引起窒息和肺炎。

2. 环境 定时开窗通风,保持病房无异味、安静,避免噪声和强光刺激。

3. 饮食 对于少量出血患者,给予少许温、凉流质饮食,少量多餐,根据病情摄入适当蛋白质;大出血者应禁食。出血停止后,可少量饮用牛奶、豆浆等碱性流质,不得食用辛辣甜酸食物。

4. 出血患者的口腔护理

(1)呕血患者常常口腔中残留大量细菌,容易造成感染,应及时清理呕吐物并温开水漱口。

(2)应用棉棒或软毛刷蘸取生理盐水或漱口液每天行口腔护理早、晚各 1 次。

(3)注意舌头的卫生,刷牙必须刷舌头,这样可去除引起异味的细菌。

(4)为保持口腔清新,可含漱柠檬水祛除口腔异味。

5. 皮肤护理

(1)对病情较重、长期卧床患者,特别是老年患者,应注意翻身拍背及双下肢的按摩,以促进血液循环,尽可能避免压力性损伤。

（2）在病情稳定期,可协助患者沐浴,保持身体干净整洁,预防皮肤感染,使患者感到舒适。

6. 密切观察病情变化并准确记录

（1）密切监测患者生命体征:患者急性大出血时,病情极不稳定,应每 15min 测量脉搏、呼吸、血压 1 次,直至病情稳定。

（2）密切观察呕血、黑便的量及性状、次数,注意有无畏寒、头晕、乏力、面色苍白、四肢厥冷等急性失血的症状。出现任何不适情况及时报告医生。

（3）准确记录患者的尿量及出血量:尿量和出血量可反映全身循环状况及肾血流情况,同时可以为临床补充液体量提供准确依据。大量出血时,在征得患者与家属同意的前提下,可给予插入胃管,抽出胃内容物计算出血量。若患者的尿量为 20~30ml/h,说明其肾功能在正常范围之内。输注液体后,患者每小时尿量在 50ml 左右,说明血量补充充足。

（4）观察有无再出血迹象:上消化道出血患者病情经常反复,出血控制后仍应观察有无再出血,如患者反复呕血、黑便,颜色由黯黑变为暗红,甚至呕吐物转为鲜红色,血压、脉搏不稳定皆提示再出血。

7. 输血、输液,改善循环容量

若患者出现大量呕血、便血时,应考虑进行适量输液、输血,以补充血容量。输液开始时,速度应快,可使用一些代血浆用品。对于老年患者,输液速度应适中,避免发生肺水肿。对于肝硬化患者,应输入新鲜血液,防止血压过高引起患者症状加重。必要时测定中心静脉压作为调整输液量和速度的依据。在补充血容量时,若脉率 >120 次/min,尿量 <20ml/h,收缩压 <10.6kPa,则每小时补液 1 000ml;当血压 >10.6kPa,输血和补液速度应适当减慢,防止发生心力衰竭、肺水肿,以及血压过度升高导致的再出血。

8. 三腔二囊管压迫止血护理

（1）对于食管、胃底静脉曲张破裂出血的患者,熟练的操作和插管后的密切观察及细致护理是止血的关键。

（2）插管前仔细检查,确保食管引流管、胃管、食管囊管、胃囊管通畅并分别做好标记,检查两气囊无漏气后抽尽囊内气体,备用。

（3）协助医生为患者作鼻腔、咽喉部局部麻醉,经鼻腔或口腔插管至胃内。插管至 65cm 时抽取胃液,检查管端确在胃内,并抽出胃内积血。先向胃囊注气 150~200ml,至囊内压约 50mmHg（6.7kPa）并封闭管口,缓缓向外牵引管道,使胃囊压迫胃底部曲张静脉。如单用胃囊压迫已止血,则食管囊不必充气。如未能止血,继续向食管囊注气约 100ml 至囊内压约 40mmHg（5.3kPa）,并封闭管口,使气囊压迫食管下段的曲张静脉,管外端以绷带连接 0.5kg 沙袋,经牵引架做持续牵引。将食管引流管、胃管连接负压吸行器或定时抽吸,观察出血是否停止,并记录引流液的性状、颜色及量;经胃管冲洗胃腔,以清除积血,可减少氨在肠道的吸收。

（4）出血停止后,放松牵引放出囊内气体,保留管道继续观察 24h 未再出血可考虑拔管,对昏迷患者亦可继续留置管道用于注入流质食物和药液。拔管前口服液状石蜡 20~30ml,润滑黏膜及管、囊的外壁,抽尽囊内气体,以缓慢、轻巧的动作拔管。气囊压迫一般以 3~4d 为限,对于继续出血者,可适当延长。

（5）在留置管道期间,定时做好鼻腔、口腔的清洁,用液状石蜡润滑鼻腔、口唇。床旁置备用三腔二囊管、血管钳及换管所需用品,以便紧急换管时用。

（6）留置气囊管给患者以不适感,有过插管经历的患者尤其易出现恐惧或焦虑感,故应多巡视、陪伴患者,解释本治疗方法的目的和过程,加以安慰和鼓励,取得患者的配合。

（二）药物观察及护理

严格遵医嘱用药,熟练掌握所用药物的药理作用、注意事项及不良反应,如滴注垂体后叶素止血时速度不宜过快,以免引起腹痛、心律失常和诱发心肌梗死等;凝血酶现配现用,口服时不超过 37℃的温开水,局部用时应用氯化钠溶液配制,不能与酸性、碱性及重金属等药物配伍;使用冰盐水胃内降温止血时,应用 3%~5% 氯化钠溶液 300ml,在 −2~4℃下加去甲肾上腺素 8mg,分 3 次注入胃内等。

（三）心理护理

1. 患者出现呕血时,为保持其情绪稳定,可使用深色毛巾擦拭并掩盖血渍,减轻恐惧心理,必要时可注射镇静剂（肝脏功能异常患者禁忌使用哌替啶）。

2. 评估患者及家属的心理变化,适当心理疏导,减轻其紧张、恐惧心理,从而提高治疗和护理质量。

3. 可根据患者的需求,选择音乐疗法、正念冥想或精油抚触等方式帮助患者放松,促进心情愉悦。

（四）健康教育

1. 呕血、便血期间绝对禁止饮食,严格卧床休息。

2. 避免胃镜、血管造影等有创检查及有创治疗。

3. 告知其引起呕血、便血的常见原因。

4. 向患者及家属解释、安抚,指导其关于急性上消化道出血时的应急处理措施。

5. 嘱其出院后保持乐观情绪,定时定量服药,定期检查。

6. 饮食指导　嘱其进食清淡、易消化食物,少量多餐,切记辛辣刺激。

对于处于生命末期且出血风险较高的居家患者,目标侧重舒适度。较好的做法:针对未来出血的风险对患者及家属进行宣教,帮助他们制订适当的应急预案,如在家无法满足需求时可以选择转至住院临终关怀或舒缓医学机构。

（五）随访

建立出院、门诊呕血及便血患者随访制度,定期对患者进行随访。指导患者居家出现呕血、便血时,对出血量进行正确的评估和用药护理,建议患者按时复诊,做好随访记录。

（洪金花）

第七节　腹　　胀

> **导学案例**
>
> 程女士,66 岁,因"胆管细胞性肝癌术后 2 个月,腹胀 3d"入院。入院时程女士神志清楚,精神差,皮肤巩膜黄染,上腹部可见一长约 30cm 斜性手术瘢痕,愈合良好,右肋下见 PTCD 引流管,腹部压痛,无反跳痛,移动性浊音（−）,主诉 7d 未排便,腹胀明

显。入院后完善相关检查,腹部立位片示不完全性肠梗阻,上腹部磁共振检查提示:肝顶部及肝右叶多发结节;胆总管上段局部明显变窄、截断,其上胆总管及肝内胆管明显扩张,腹腔少量积液,腹膜后多发稍肿大淋巴结。责任护士对程女士进行全面评估,遵医嘱予以持续胃肠减压,禁食,给予醋酸奥曲肽抑制肠道分泌、肠外营养等对症支持治疗,给予中药灌肠后排出少量黄色稀便,程女士诉上腹部仍有饱胀不适。第二天责任护士经评估后对其进行健康宣教并遵医嘱行腹部精油按摩及腹部热敷。10d后程女士症状好转,腹部立位片示肠道内气液平面消失。

请思考:

（1）请分析发生腹胀的原因。

（2）请简述腹胀的治疗。

（3）请阐述腹胀的护理。

一、概述

（一）定义

腹胀是由于各种原因导致的腹内压增加,可表现为胃肠胀气、嗳气、肠鸣音亢进,伴或不伴腹围增大。既是一个症状,又是一个体征,可以表现为一部分或全腹部胀满;同时,既可为生理性的,又可为病理性的;可以是消化系统本身疾病,也可以是全身性疾病在胃肠道的表现。轻者仅表现为腹部稍饱胀感,重者全腹膨胀,影响呼吸,甚至影响工作和生活,是消化系统常见的症状之一。

（二）腹胀的病因

导致腹胀的原因有很多,具体如下:

1. 消化道器官病变（包括胃肠、肝胆胰等）引起的胃肠道胀气。

2. 腹水过多。

3. 腹腔内肿块或脏器包膜牵张。

4. 食物或药物代谢过程中产生过多气体。

5. 应激（包括心理、感染等）。

6. 其他系统疾病（心、肾、内分泌、神经、血液等）引致的胸腔积液、腹水等。

（三）腹胀的分类

1. 按照病因分类 器质性腹胀和功能性腹胀。

2. 按照腹胀的部位分类 上腹部腹胀和下腹部腹胀。

3. 按照腹胀的伴随症状,如上腹疼痛、胃灼热、嗳气、反酸、恶心、呕吐等症状的发作时间及程度进行分类。

（1）无症状。

（2）轻度:感觉不舒服,但可以忍受。

（3）中度:非常不舒服,但不影响日常活动。

（4）重度:极其不舒服,难以忍受,并影响日常活动。

二、评估

评估患者腹胀的部位、程度、持续时间、伴随症状、腹胀的原因、排便、排气情况、治疗情况、心理反应、既往史及个人史,了解患者相关检查结果。

1. 体格检查 通过视、触、叩、听,查看是否存在肠梗阻、腹水、腹部包块等情况。

2. 实验室检查 根据血常规、生化等检查初步判断腹胀的原因。

3. 影像学检查 根据 X 线、彩超、CT、MRI 等进一步确定腹胀原因。

三、治疗

治疗原则:寻找可能的病因、诱因及可实施的干预措施,如调整肠内营养种类、温度、可疑药物。必要时调整营养支持方式,予以胃肠减压、通便及灌肠处理。

（一）病因治疗

去除病因,明确诱发腹胀的因素,给予积极对症处理,如肠梗阻导致则解除梗阻原因,消化系统炎症导致则抗炎及对症支持治疗。

（二）一般治疗

限制产气食物的摄入,保持排便通畅。

（三）对症治疗

1. 针对肠梗阻导致的腹胀 实行胃肠减压、禁食、灌肠、营养支持等对症治疗。

2. 针对便秘导致的腹胀 二甲硅油促进泡沫层破裂和液体流动;促动力剂如多潘立酮、莫沙比利可促进胃肠蠕动。

3. 针对腹水导致的腹胀 在积极治疗原发病的基础上,可行腹腔穿刺引流术改善腹胀症状。

4. 适当给予益生菌、益生元,可改善肠道微生态环境,减少产气,减轻腹胀症状。

（四）其他

对于严重腹胀者,可采用肛管排气、胃肠减压、适当吸氧等,也可腹部热敷、脐部涂松节油等,适当心理疏导、舒缓情绪等心理治疗改善症状。

四、护理

（一）一般护理

1. 病情观察 密切观察腹胀的程度、伴随症状等。

2. 环境与休息 为患者提供安静、舒适的病室环境。根据病情协助患者采取舒适体位,若无禁忌采取半坐位,有助于改善因腹胀导致的呼吸困难。

3. 饮食护理 需要注意鼓励患者少食多餐,多食用蔬菜、高纤维食物,限制食用易产气的食物和引起便秘的食物如碳酸饮料、豆类、牛奶、坚果、干果等。有腹水的患者应摄入高蛋白、高热量、高维生素、低钠饮食。一般腹水患者不需限制饮水量,而当血钠在 130mmol/L 时,应限制饮水量约 1 500ml/d。

（二）减轻腹胀的护理

1. **减少肠腔内容物** 采用肛管排气、应用灌肠或软便剂导泻,以减少肠腔内容物,从而缓解腹胀症状。

2. **腹水引流** 患者有大量腹水时可行腹腔穿刺放腹水。穿刺前应说明注意事项,排空膀胱以免误伤;穿刺中及术后监测生命体征,观察有无不良反应;术后用无菌敷料覆盖穿刺部位,如有渗液要及时更换敷料,保持局部的清洁、干燥,必要时可加压包扎;记录腹水的量、性质和颜色,标本及时送检。若置管引流要做好引流管的护理,保持引流的通畅,预防感染发生、管道脱落、堵塞,每天准确记录引流液的量、性质和颜色,每次放腹水不宜过多,应约1 000ml/次;大量放腹水后患者应卧床休息8~12h。

3. **腹部精油按摩及腹部热敷** 评估腹腔内有无肿瘤,有肿瘤者禁止按摩,以免造成肿瘤破裂,引起患者生命危险。实施腹部按摩不仅能够通过改变腹腔内的压力,能使胃肠道副交感神经兴奋性增强,并对肠道形成一个机械和反射性的影响,从而促进肠道内气体的排出,而且腹部按摩会加快肠蠕动,促进肠道的排空。腹部按摩可用手掌或大小鱼际紧贴体表,手法柔和、轻重均匀,以患者可耐受为度,自右下腹部开始,两手一前一后顺时针沿升结肠、横结肠、降结肠和乙状结肠方向做单向旋转按摩,可以促使气体移向肛门部,利于气体排出。在精油按摩15min后再进行腹部热敷,腹部热敷可改善血液循环,升高皮肤及内脏温度,从而加快肠蠕动,促进排便、排气。热敷最多不超过30min,否则会造成相反后果。

4. **中医护理** 用艾条灸脐部,上下左右移动灸10~15min;指压足三里、天枢穴,或穴位注射新斯的明促进排气,减轻腹胀。

（三）用药护理

1. **合理安排给药时间** 腹胀患者常用药物为利尿剂和缓泻剂,应根据药物的起效时间选择给药时机,避免影响患者休息或增加其他安全风险,如跌倒、坠床等。

2. **观察药物不良反应** 如使用利尿剂,应特别注意维持水电解质和酸碱平衡,以每天体重减轻不超过0.5kg为宜;对有高血压、心脏病、糖尿病、肾功能不全合并便秘的终末期患者,应选用安全的缓泻剂,如聚乙二醇4 000;肠梗阻患者禁忌使用胃肠动力药物。

（四）健康教育

对于腹胀患者,轻者应限制活动,重者绝对卧床休息,期间应加强患者床上活动;长期卧床者应预防发生压力性损伤,失代偿期的重症患者大多身体虚弱,需长期卧床,加之腹水的生成或下肢水肿客观上限制了床上机体活动,患者大多易发生压力性损伤。预防措施:

1. 增加床垫的柔软度,有条件者可使用调节压力褥垫,上铺柔软棉布织物。

2. 保持皮肤清洁,防止汗液、尿液、消毒液等对皮肤的刺激。

3. 协助翻身,按时、按序、按规范变更体位,改善局部受压,并检查局部皮肤。

4. 对于皮肤瘙痒的患者,指导患者不要抓挠,嘱患者勤洗澡,穿棉制内衣,用炉甘石洗剂等涂抹。

5. 发生压力性损伤后,按照压力性损伤护理常规进行护理。同时注意观察患者生命体征,预防并发症发生;准确记录出入量,观察尿量及体重的变化。

（五）心理护理

患者对医院环境陌生、人际关系生疏、孤独感都会对患者情绪带来不利影响。因此护士在患者入院后应主动介绍病房环境、患者的主管医生和护士,介绍同室病友,减轻患者的陌生感,增加安全感,耐心向患者解释病情,缓解患者心理紧张和顾虑。安宁疗护护士要全面了解患者的思想动态、心情状态、工作情况、家庭经济情况、家庭关系、社会关系等因素,找出影响患者情绪的根本原因,深入病房,主动与患者谈心,特别注意语言要亲切、通俗、感人,对患者有同理心,建立良好的护患关系。同时应与患者家属充分沟通,取得其理解、支持和帮助。为更好地评估腹胀患者心理情绪,可采用焦虑自评量表(SAS)(附录17)进行评估,以及时发现患者的负性情绪。

(六)随访

建立出院、门诊腹胀患者随访制度,定期对患者进行随访,指导患者居家时腹胀评估和用药,出院时建议患者按时复诊,做好随访记录。

终末期患者腹胀形成的原因很多,目前没有有效药物可以控制,特别是有腹部包块和腹水的患者,只能通过排气、排便、胃肠减压、腹水引流等方法短时间内稍微减轻腹胀症状,给患者带来相当大的痛苦,也给护理工作增加了难度。要求护士具有高度的责任心和爱心,认真细致地完成患者的一般护理、减轻腹胀的护理、用药管理、健康教育及心理护理,与患者充分沟通,充分尊重患者的意愿,提高终末期患者的生存质量。

(洪金花)

第八节　水　　肿

导学案例

岳女士,70岁,诊断为子宫内膜腺癌(透明细胞癌),2个月前行“子宫切除 + 双侧附件切除 + 大网膜切除 + 阑尾切除 + 双侧盆腔淋巴结清扫 + 腹主动脉旁淋巴结切除术”,术后行多西紫杉醇静脉化疗。目前,岳女士因呼吸困难,再次入住综合内科。患者入院后,神志清,精神可,食欲食量较差,伴轻度低蛋白血症。近日患者颜面部轻度水肿,左下肢中度水肿,右下肢轻度水肿。实验室检查结果显示:白蛋白27.3g/L,血钾3.2mmol/L。遵医嘱给予20%人血清白蛋白100ml静脉输注,隔日1次,纠正患者低蛋白血症;间断低流量吸氧。

请思考:

(1)请分析患者水肿的发生机制,并制订水肿症状管理目标。

(2)请明确患者水肿的评估内容。

(3)请分析患者住院期间可能存在的护理问题,并实施相应护理干预。

一、概述

(一)定义

水肿(edema)是指过多液体积聚在组织间隙致使全身或局部皮肤紧张发亮,原有皮肤皱纹变浅或消失,甚至有液体渗出的现象。全身水肿(anasarca)是指液体弥漫性分布在组织间隙内;局部水肿(localized edema)是指液体在局部组织间隙内积聚。终末期患者所发生的水肿大致可分为淋巴水肿(lymphedema)、非淋巴水肿(nonlymphatic edema)及混合型水肿(mixed edema),其中淋巴水肿是指机体某些部位淋巴液回流受阻而引起的水肿,常为继发性;非淋巴水肿是指由于毛细血管壁通透性及血管与组织间静水压梯度等异常所导致的水肿;混合性水肿常常发生于长期慢性水肿波及淋巴系统时,是疾病晚期患者最常见的水肿类型。

(二)发生原因

水肿通常是由多种临床因素共同或相继作用的结果。对于疾病晚期患者而言,其发生水肿的原因可概括以下两个方面:

1. 全身性原因

(1)药物因素:水钠潴留类药物(非甾体抗炎药、皮质激素等)、血管扩张剂(硝苯地平等)、化疗药物(紫杉烷类等)、机制不明类药物(如加巴喷丁、普瑞巴宁等)。

(2)低蛋白血症。

(3)恶性腹水。

(4)贫血。

(5)慢性心力衰竭。

(6)终末期肾衰竭。

2. 局部性原因

(1)静脉功能不全。

(2)静脉梗阻(癌块压迫浅静脉、深静脉血栓形成、下腔静脉梗阻、上腔静脉梗阻等)。

(3)淋巴管静脉淤滞(制动与依赖、瘫痪、截瘫等)。

(4)淋巴管闭塞/梗阻(原发性/先天性因素、继发性因素)。

(三)临床表现

1. 淋巴水肿 可发生在躯体的任何部位,通常以一侧肢体及相连接躯干部位好发。

(1)伴皮肤紧绷感,肢体沉重感、暴裂感以及疼痛感等症状。

(2)淋巴管扩张、组织充盈增加、皮肤褶痕加深、肢体持续性肿胀。由于间质纤维化的作用结果,部分或全部肢体呈持续性非凹陷性肿胀,且并不会通过抬高患肢而减轻。

(3)水肿严重时可出现斯坦默氏征(Stemmer's sign,不能提起第二足趾的基底部皮肤皱褶)、肢端畸形、皮肤过度角化(表皮角蛋白增加,呈现鳞屑皮肤)、乳头状瘤病(扩张的皮肤淋巴管被包裹所引起的鹅卵石样病变)、蜂窝织炎,甚至出现液体漏出(淋巴溢)。

(4)当躯干也受累时,触诊时可发现皮下脂肪增厚;从躯干两侧同时捏起皮肤皱褶时,受累侧难以提起;受累侧常出现明显的内衣压痕;单侧下肢淋巴水肿的患者行站立检查时,其患肢同侧的臀部常大于对侧;女性患者淋巴液体外溢有时可出现外阴部潮湿。

2. 非淋巴水肿 水肿常为对称性;下肢水肿为最常见部位,其表现为下肢无力或沉重感、局部不适或显著疼痛、液体渗出、皮肤损伤和感染。多数情况下以足及足踝周围水肿直径变大。引起水肿的病因不同,呈现不同临床表现:

(1)心源性水肿(cardiac edema):主要见于右心衰竭。其特点为水肿首先出现于身体低垂部位(立位或坐位时,足踝为水肿首发部位;仰卧位时,骶部为水肿首发部位),伴颈静脉怒张、肝大等体循环淤血表现,重者可发生全身水肿合并胸腔积液和腹水。

（2）肾源性水肿（renal edema）:见于各型肾炎和肾病。其特点以晨起时眼睑与颜面（组织疏松部位）水肿为首要症状,后发展为全身水肿。肾性水肿的性质是软而易移动,常呈现凹陷性水肿（指压可出现局部皮肤凹陷）。肾病综合征患者常伴中度或重度水肿,可伴胸腔积液和腹水。

（3）肝源性水肿（hepatic edema）:见于失代偿期肝硬化。其特点是以腹水为主要表现,也可出现踝部水肿,逐渐向上发展,但头面部及上肢多无水肿。

（4）营养不良性水肿（nutritional edema）:由于慢性消耗性疾病、长期营养缺乏、蛋白质丢失过多等导致低蛋白血症而产生的水肿。其特点为水肿多自组织疏松处开始,然后扩展至全身,以低垂部位显著。水肿发生前常伴消瘦和体重减轻。

（5）药物性水肿:常见于肾上腺糖皮质激素、雄激素、雌激素、胰岛素和扩血管等药物应用过程中,与水钠潴留有关。

3. 混合型水肿　同时具有淋巴水肿及非淋巴水肿的临床表现。

（四）水肿对患者的影响

全身水肿者除上述临床表现特点外,无论是隐性或显性水肿,均可因体内液体潴留出现体重增加,伴尿量减少。严重者因心脏前负荷增加,可出现脉搏增快、血压升高,甚至发生急性肺水肿。中量至大量胸腔积液或大量腹水者可因呼吸困难导致运动功能减退。长期持续水肿者可因水肿区组织、细胞营养不良,或因严重水肿致液体渗出,引起皮肤水疱,易出现皮肤溃疡及继发感染、伤口不易修复。同时,水肿也被认为是形成深静脉血栓的危险因素,可导致机体功能下降,影响日常活动。在疾病晚期患者中,水肿对患者自尊及身体形象存在负面影响,会导致恐惧等相关心理问题。

二、评估

（一）病史评估

1. 评估水肿的临床病史、性质及特征　询问水肿发生初始部位、时间、诱因或原因及进展情况,根据临床表现确定水肿类型（淋巴水肿、非淋巴水肿、混合型水肿）。

2. 评估伴随症状及对患者的影响　有无尿量减少、头晕、乏力、呼吸困难、心率增快、腹胀等症状。

3. 评估诊断、治疗与护理经过　详细了解水肿相应治疗情况,所用药物的种类、剂量、用法、疗程及其效果;重点监测每天饮食、水、钠盐摄入量、输液量、尿量等。

4. 评估心理－社会状态　患者有无精神紧张、焦虑、抑郁等不良情绪。

（二）身体评估

1. 评估患者一般状态　如精神状况、生命体征、体重变化、体位等。

2. 评估水肿发生的程度、范围及皮肤完整性　临床上按照指压恢复程度及水肿发生范围的分级标准确定水肿程度,分为轻、中、重三度。

（1）轻度水肿:水肿仅发生于眼睑、眶下软组织、胫骨前及踝部皮下组织,指压后可出现组织轻度凹陷,平复较快。

（2）中度水肿:全身疏松组织均有可见性水肿,指压后可出现明显的或较深的组织凹陷,平复缓慢。

（3）重度水肿:全身组织严重水肿,身体低垂部皮肤紧张发亮,甚至可有液体渗出,有时可伴胸腔、腹腔、鞘膜腔积液。

（三）实验室及其他检查结果评估

1. 血液学检查　如全血计数、血浆蛋白、血浆电解质和肌酐、血浆脑钠肽（以排除充血性心力衰竭或慢性心力衰竭）。

2. 影像学检查

（1）胸部摄片:排除其他疾病,如充血性心力衰竭、上腔静脉栓塞或上腔静脉梗阻。

（2）超声检查:确认静脉功能。

（3）CT 或 MRI 检查:确认疾病状态,查明是否存在淋巴结病。

三、治疗

对于疾病终末期水肿患者而言,多数水肿与原发性疾病进展有关,为不可逆性,治疗非常困难。治疗的目的主要是全面改善患者状况,让患者感到舒适。

（一）对因治疗

积极治疗原发病,减少或控制引起患者水肿的各种病因。

（二）对症治疗

1. 物理治疗　对于水肿局限于四肢者,可抬高四肢,配合使用弹力绷带或弹力袜进行适当压迫治疗,做好皮肤护理,注意弹力袜末端肢体肿胀情况,减少形成淤滞和压迫性溃疡的风险。抬高患肢时,可适当配合手法按摩,但重度水肿或癌症累及皮损区域等特殊情况除外。

2. 药物治疗　优先选择物理治疗,在姑息性治疗中,尚无临床数据证实利尿剂治疗水肿的疗效,但其仍是目前临床治疗的主要药物。通常,医生建议使用小剂量噻嗪类利尿药或呋塞米。患者需定期监测血清电解质,根据具体情况补钾或加用小剂量保钾利尿药物（如螺内酯）,同时密切关注电解质和液体消耗的风险。对于可坐起或能走动的患者,密切监测血压,一旦出现低血压,应立即停用利尿药;对于继发性低蛋白血症水肿患者,可输注白蛋白结合利尿治疗;对于利尿药治疗无效且症状严重的顽固性水肿患者,输注少量高渗盐水加大剂量呋塞米,可显著改善其下肢无力症状和沉重感。虽然这些治疗方法可能有效,但不宜常规使用,仅限于无选择的、有严重症状的难治性水肿患者。

四、护理

（一）皮肤护理

1. 保护皮肤　保持床褥清洁、柔软、平整、干燥,做好全身皮肤清洁及护理,预防压力性损伤。水肿较重者应注意衣着柔软、宽松,必要时使用气垫床;对于卧床时间较长者,定时协助或指导患者变换体位,膝部及踝部、足跟处可垫软枕以减轻局部压力,预防压力性损伤;必要时协助翻身或用软垫支撑受压部位。水肿部位皮肤菲薄,易发生破损,清洗时勿过分用力,避免损伤。使用便盆时动作轻巧,勿强行推、拉,防止擦伤皮肤。用热水袋保暖时,水温不宜太高,防止烫伤。低蛋白水肿时,身体皮肤弹性降低,营养供给不足,骶尾部皮肤较易发生压力性损伤,应预防性使用减压敷料,如泡沫敷料、水胶体敷料等,保护局部皮肤。避免接触锐器;避免强光长时间照射;做好会阴部护理,减少大小便的刺激,保持会阴部皮肤清洁和舒适;及时处理破损皮肤,防止感染;避免医源性损伤,避免水肿部位的穿刺、注射和输液等操作及水肿肢体测血压、体温等。

2. 皮肤观察及处理　观察皮肤有无颜色变化,有无红肿、破损和化脓等情况发生。水肿患者的皮肤弹性差,容易发生破损,护士指导照顾者定时协助患者变换体位,并且保持床褥的清洁、平整、干燥。同时指导照顾者要每 2~3h 为患者受压、骨突处进行轻柔地按摩,在骨隆突处如骶尾部等部位按摩后再贴薄型泡沫敷贴,以缓解局部的压力、剪切力和摩擦力,注意促进患者的局部血液循环,防止压力性损伤的发生。

（二）体位护理

1. 水肿局限于下肢且无明显呼吸困难时,可抬高双下肢,以增加静脉回流、减轻水肿。抬高肢体时,可应用绵软的枕头或特制的泡沫橡胶;上肢抬举高度应高于心脏水平,下肢抬举高度以舒适为准,同时可配合使用抗栓（弹力）长袜,注意弹力袜末端肢体肿胀情况,做好受压部位、骨突出处皮肤护理,减少形成淤滞和压迫性溃疡的风险,密切关注患者体位舒适与安全。当患者出现明显呼吸困难或胸腔积液、腹水加重时,可给予高枕卧位或半卧位。

2. 由于长期肢体水肿可导致患肢感觉障碍,因此在进行体位护理时要加用床档,防止坠床。嘱患者起床下地适当活动,防止下肢感觉障碍,避免劳累。

（三）饮食护理

1. 限制钠盐摄入　给予低盐或少盐饮食。限制钠摄入量,每天以 2~3g 为宜。告诉患者及其家属低盐饮食的重要性,并监督执行;告知限制含钠量高的食物,如腌制或熏制品、香肠、罐头、海产品、苏打饼干等;告知其家属注意烹饪技巧,可用糖、代糖、醋等调味品以增进食欲。

2. 控制液体入量　液体入量包括各种途径的液体输入,如饮食、饮水、服药、输液等以各种形式或途径进入体内的水分。液体入量视水肿程度及尿量而定,结合患者病情,遵医嘱进行液体管理。对于临床上严重心力衰竭患者,入液量应限制在 1.5~2.0L/d,有利于减轻症状及充血;肾源性水肿者,若每天尿量达 1 000ml 以上,一般不需严格限水,但不可过多饮水;若每天尿量小于 500ml 或有严重水肿者需限制水的摄入,重者应量出为入,每天液体入量不要超过前一天 24h 尿量加上不显性失水量（约 500ml）。

3. 补充足够热量、各种微量元素和维生素　足够的热量可避免引起负氮平衡,每天摄入的热量不应低于 126kJ/kg。根据患者病情需要提供高热量、高蛋白、高维生素的食物。临床营养师每天查房,制订适合患者的营养餐食谱,同时积极引导患者应少量多次进食,尽可能经口进食,保持胃肠道的消化功能而不是选择静脉营养液输入,同时为患者及其照顾者进行心理支持,提供烹饪建议,以期提高患者食欲,增加蛋白、热量的摄入,减轻照顾者的负担和焦虑。

（四）用药护理

1. 输注白蛋白　对于继发于低蛋白血症的水肿患者,应输注白蛋白结合利尿治疗。临床上常见到对于利尿药治疗无效且症状严重的顽固性水肿患者,该类患者可以输注少量高渗盐水加大剂量呋塞米,可显著改善其下肢无力症状和沉重感。

2. 遵医嘱正确使用利尿药　遵医嘱在晨间或日间应用利尿药物,以避免夜间排尿过频影响患者休息。应用利尿剂时,密切监测患者血清电解质及酸碱平衡情况,观察有无低钾血症、低钠血症、低氯性碱中毒。低钾血症可表现为肌无力、腹胀、肠鸣音减弱、恶心、呕吐及心律失常;低钠血症可表现为无力、恶心、肌痛性痉挛、嗜睡及意识淡漠;低氯性碱中毒可表现为呼吸浅慢、手足抽搐、肌痉挛、烦躁和谵妄;利尿过快过猛可导致有效血容量不足,出现恶心、直立性低血压、口干、心悸等症状。目前岳女士有口服排钾利尿药,此时应多补充含钾丰富食物,如鲜橙汁、西红柿汁、柑橘、香蕉、枣、杏、无花果、马铃薯、深色蔬菜等,必要时可遵医嘱补充钾盐。在患者需要口服补钾时,宜在饭后进行,以减轻胃肠道不适;在患者需要外周静脉补钾时,每 500ml 液体中氯化钾含量不宜超过 1.5g。

3. 注意观察药物疗效及不良反应　噻嗪类利尿药物不良反应有胃部不适、呕吐、腹泻、高血糖、高尿酸血症等。氨苯蝶啶类药物不良反应有胃肠道反应、嗜睡、乏力、皮疹,长期用药可出现高钾血症,尤其是伴肾功能减退时,少尿或无尿者慎用。螺内酯类药物不良反应有嗜睡、运动失调、面部多毛等,肾功能不全及高钾血症者禁用。此外,呋塞米等强效利尿药具有耳毒性,可引起耳鸣、眩晕及听力丧失,应避免与链霉素等具有相同不良反应的氨基糖苷类抗生素同时使用,作为患者的责任护士要详细了解其所用药物的不良反应,便于观察病情进展情况。

（五）活动指导

1. 制订活动计划　依据患者身体综合情况,指导运动训练,鼓励患者在床上、地下进行适量体力活动（心力衰竭或肾衰竭症状急性加重期或怀疑心肌炎患者除外）,督促坚持动静结合,循序渐进增加活动量。也可以根据心功能分级安排活动量。当患者心功能测评为Ⅳ级时,Ⅳb 级患者应卧床休息,日常生活由他人照顾,卧床期间应进行被动或主动运动,如四肢的屈伸运动、翻身、踝泵运动等,每天温水泡足,促进血液循环,防止长期卧床引起静脉血栓形成,甚至肺栓塞;Ⅳa 级患者可下床站立或室内缓步行走,在协助下生活自理,以不引起症状加重为度。心功能测评为Ⅲ级时,严格限制一般体力活动,鼓励患者日常生活自理,每天下床行走。心功能测评为Ⅱ级时,适当限制体力活动,增加午睡时间,不影响轻体力劳动或家务劳动,鼓励适当运动。心功能测评为Ⅰ级时,不限制一般体力活动,建议参加体育锻炼,避免剧烈运动。

2. 肢体锻炼　疾病晚期患者进行肢体锻炼的原则为维护肢体功能,而非改善肢体功能。可适当进行肿胀肢体的功能锻炼,以增加肌肉的收缩,从而促进潴留液体的回流或吸收。所制订的锻炼计划,应根据患者能力及全身状况随时调整。鼓励患者在卧床期间进行主被动肢体活动,避免剧烈活动,以免损伤浅表微细血管或皮肤。肢体锻炼时可配合打哈欠、伸懒腰和腹式呼吸,以改变胸腔内压力,有助于排空胸部和腹部内潴留液体。散步和其他的肢体运动有助于改善外周水肿情况。各种形式的关节活动运动可以维持患者关节功能。活动时,应借助适当的辅助设备或器械,如助行器、辅助穿戴设备等。对于严重水肿者,至少应该进行 2 次 /d 的被动锻炼,切忌患者单独活动,一定要有人陪伴。

（六）病情观察

1. 准确记录 24h 液体出入量　密切监测患者尿量变化,若患者尿量 30ml/h,应报告医生;密切观察与记录尿液的颜色、性质等。

2. 密切监测生命体征及症状　监测患者生命体征,尤其是血压;观察有无胸腔积液、腹水和心包积液；观察有无急性左心衰及高血压脑病的表现等。查房时采用观察法和按压水肿部位法，对患者水肿情况进行密切监测。

3. 密切监测实验室检查结果　如尿常规、肾小球滤过率、血尿素氮、血肌酐、血浆蛋白、血清电解质等。

4. 定期监测体重　每天晨起排尿后或早餐前测量体重。在患者体力和精力允许的情况下，每天在同一时间、着同类服装、用相同体重计测量体重，对其水肿情况进行监测。此外，如果患者存在腹水，应同时每天测量腹围。

（七）健康指导

1. 告知患者出现水肿的原因，水肿与钠、水潴留的关系。

2. 指导患者根据病情合理安排每天食物的含盐量和饮水量。

3. 指导患者避免进食腌制食品、罐头食品、啤酒、汽水、味精、面包、豆腐干等含钠丰富的食物，指导使用醋和柠檬、新鲜果汁等增进食欲。

4. 告知患者通过正确测量每天出入液量、体重等评估水肿的变化。

5. 向患者详细介绍有关药物的名称、用法、剂量、作用和不良反应，并告诉患者以及家属不可擅自加量、减量和停药。

（刘东英）

第九节　发　　热

> **导学案例**
>
> 　　王先生，67岁。一年前出现咳嗽、咳痰，时重时轻，并未诊治。半年前，因乏力、咳嗽、咯血做CT检查，发现肺部肿块。进一步检查结果显示，肺癌晚期，住院接受姑息治疗。王先生家庭经济状况良好，亲情融洽，自患病以来，妻子和女儿共同陪伴照顾，给予始终如初的关怀和支持，在陪伴过程中妻子经常与其交流谈心。近半个月来，患者感觉浑身发热，体温37.5~38.9℃，血常规检查结果显示：白细胞计数4.35×10^9/L，中性粒细胞占比63.4%。血常规及胸部CT提示无感染征象，痰培养无明显致病菌，非甾体药物治疗有效而抗菌药物治疗无效。根据患者的症状和影像学、实验室检查结果等提示为癌性发热。医嘱给予物理降温和药物降温，几天后，患者症状好转。但王先生因为发热反复出现，因此感到焦虑、烦躁，表现出对医生和护士的冷淡。
>
> 　　请思考：
>
> 　　（1）终末期患者实施物理降温措施有哪些？
>
> 　　（2）实施降温护理时，需要观察哪些方面的内容？
>
> 　　（3）实施降温时，需要注意哪些事项？

一、概述

（一）定义

1. **发热（fever）** 指机体在致热原或非致热原作用下,引起的体温调节中枢功能紊乱,致使产热增加,散热减少,体温超过正常范围。一般而言,当腋下温度超过37℃,口腔温度超过37.3℃,一昼夜体温波动超过1℃,可称为发热。

2. **根据发热期长短,发热可分为急性发热和长期发热。**

（1）急性发热:发热病程少于2周,常见于急性感染。

（2）长期发热:发热持续2周以上,常见于淋巴瘤、结缔组织疾病等。

3. **根据发热程度将发热分为四个等级** 体温在37.3~38.0℃为低热,体温在38.1~39.0℃为中热,体温在39.1~41.0℃为高热,体温在41℃以上为超高热。

（二）发热的病因

1. **感染性发热** 主要是由于各种病原体,如病毒、细菌、支原体、立克次体、螺旋体、真菌、寄生虫等引起的急性或慢性、局部性或全身性的感染而出现的体温升高。

2. **非感染性发热**

（1）无菌性坏死物质吸收:包括机械性、物理性或化学性因素所致组织损伤,如大面积烧伤、内出血或大手术,血管栓塞或血栓形成所致的心、肺、脾等内脏梗死或肢体坏死,恶性肿瘤、溶血反应所致的组织坏死与细胞破坏等。

（2）抗原抗体反应:如血清病、药物热、结缔组织病等。

（3）内分泌与代谢障碍:如甲状腺功能亢进、严重脱水等。

（4）皮肤散热障碍:见于广泛性皮炎及慢性心力衰竭等,多为低热。

（5）体温调节中枢功能障碍:常见于脑出血、颅脑外伤、安眠药中毒等。其产生与体温调节中枢直接受损有关,以高热无汗为临床表现特点。

（三）发热的热型

热型可分为稽留热、弛张热、间歇热、回归热、波状热和不规则热,对于终末期患者,发热的热型常为不规则热和弛张热,少数呈稽留热。

1. **稽留热（continued fever）** 指体温明显升高达39~40℃以上,达数天或数周,24h内体温波动相差不超过1℃。

2. **弛张热（remittent fever）** 指体温在39℃或以上,24h内体温波动相差超过2℃,但最低点未达正常水平的体温曲线类型。

3. **间歇热（intermittent fever）** 体温骤然升达高峰,持续数小时,又迅速降至正常水平,无热期可持续1d至数天。

4. **回归热（recurrent fever）** 指高热持续数日后自行消退,但数日后又再出现的体温曲线类型。

5. **波状热（undulant fever）** 体温逐渐上升达39℃或以上,数天后又逐渐下降至正常水平,持续数天后又逐渐升高,如此反复多次。

6. **不规则热（irregular fever）** 发热的体温曲线无一定规律。

（四）发热的临床分期

1. 体温上升期　特点为产热大于散热,体温上升。主要临床表现为皮肤苍白无汗、畏寒或寒战,继而体温升高,体温升高形式有骤升或缓升。

（1）骤升:是指体温在数小时内达 39~40℃或以上,常伴寒战、惊厥等,常见于大叶性肺炎、急性肾盂肾炎、败血症、输液或药物反应等。

（2）缓升:是指体温逐渐上升,数日内达到高峰,多不伴寒战,常见于结核病、伤寒等。

2. 高热期　特点为产热与散热在较高水平上保持相对平衡,一般体温上升至高峰后维持一段时间。主要临床表现为皮肤潮红灼热、呼吸深快、寒战消失、出汗并逐渐增多。发热维持时间长短因病因而异。高热可引起胃肠道功能紊乱,出现食欲下降、恶心、呕吐等症状;持续高热使机体物质消耗增加,若营养物质摄入不足,可致营养不良、体重下降;高热还可致谵语、幻觉等意识改变。

3. 体温下降期　特点为散热大于产热,随病因消除而降至正常水平。主要临床表现为汗多、皮肤潮湿,体温下降形式有骤降或缓降。

（1）骤降:是指体温在数小时内迅速降至正常,常见于急性肾盂肾炎、疟疾、输液或药物反应、大叶性肺炎等。

（2）缓降:是指体温在数天内降至正常,常见于风湿热、伤寒等。高热患者体温骤降时,常伴有大量出汗,以致造成体液大量丢失,年老体弱及心血管病患者极易出现血压下降、脉搏细速、四肢冰冷等虚脱或休克表现。

二、评估

评估要点

1. 发热的临床表现特点　评估患者起病缓急、持续时间、发热程度及诱因、热型、伴随症状等,评估患者意识状态、生命体征的变化。

2. 实验室及其他检查结果　了解患者尿常规、血常规、X线检查有无异常;血培养加药物敏感试验的结果有无异常;相应感染部位分泌物、渗出物、排泄物试验结果有无异常等。

3. 发热相关的疾病史或诱发因素　既往有无结核病、疟疾、结缔组织疾病等可引起发热的病史;有无传染病接触史及药物过敏史;有无感染的诱因,如过度疲劳、受凉、皮肤黏膜损伤、肛裂等;有无相关感染灶的临床,如咽部不适或咽痛、咳嗽（痰）及痰液的性质、胸痛、呼吸困难、尿路刺激征、腹痛、腹泻、局部皮肤红肿与疼痛等。

4. 发热对患者的影响　有无食欲低下、恶心、呕吐;持续发热者有无体重下降;高热者有无谵语、幻觉等意识改变;体温下降期大量出汗者有无脱水等。

5. 诊断、治疗与护理过程　用药情况、药物种类、剂量及疗效;有无采取降温措施,所采取具体措施及效果。

三、治疗

（一）病因治疗

积极治疗原发病,由于感染引起的发热,可根据病原菌类型和药敏试验结果选择合适的抗生素;由于肿瘤等其他因素引起的非感染性发热,抗肿瘤等对因治疗可能有效。

（二）对症治疗

以物理降温为主,终末期患者谨慎使用退热药物。

1. 体温过高 物理降温,用温水（32~34℃）或25%~30%乙醇溶液（32~34℃）擦浴大动脉处,擦浴时间约为20min。年老体弱患者慎用酒精擦浴,高热寒战或伴出汗的小儿一般不宜用酒精擦浴;用冰袋降温时,用毛巾包裹冰袋后放在额部、左右腋窝、左右腹股沟及左右颈动脉处;冰毯、冰帽、冰枕、静脉低温液体输注等也可用于降温;根据患者情况谨慎使用液体灌肠和肛塞剂降温。

2. 药物降温 非甾体抗炎药,代表药物为吲哚美辛、布洛芬、双氯芬酸、阿司匹林等。糖皮质激素药物,代表药物主要有泼尼松、地塞米松等。抗过敏药物,代表药物为异丙嗪及其他抗组胺类药物。

（三）预防措施

患者需卧床休息,多饮水,给予清淡、易消化饮食。

四、护理

（一）降低体温

1. 物理降温

（1）温水擦浴法:采用温水擦浴,水温应略低于患者皮肤温度（32~34℃）。使用温湿毛巾擦拭颈部、腋下、后背、腹股沟处,并要避开心前区、腹部。擦至腋窝、腹股沟等血管丰富处停留时间可稍长,以助散热,四肢及背部各擦拭3~5min,擦浴时间约为20min。擦拭时用力要均匀,可用按摩手法刺激血管被动扩张,促进热的发散。温水擦浴后使体表毛细血管扩张,提前发挥解热药的作用,以达到出汗散热的目的。皮肤接受冷刺激后,可使毛细血管收缩,继而又扩张,达到降温效果。温水擦浴后需用柔软大毛巾将身体包好,并要特别注意足部保暖,舒适卧位,30min后复测患者体温,并做好记录。

（2）酒精擦浴法:将75%乙醇溶液（医用酒精）兑温开水（32~34℃）,至浓度为25%~30%乙醇溶液进行擦浴降温。以离心方向擦拭四肢及背部。上肢擦拭时,取仰卧位,顺序为颈外侧、上肢外侧、手背、侧胸、腋窝、上肢内侧、手掌;同法擦拭另一侧上肢。背腰部擦拭时,患者侧卧,顺序为颈下肩部、臀部。下肢擦拭时,取仰卧位,顺序为外侧（髂骨、下肢外侧、足背）、内侧（腹股沟、下肢内侧、内踝）、后侧（股下、腘窝、足跟）;同法擦拭另一侧。每个肢体擦拭3min,全身擦浴时间不宜超过20min。注意腋窝、肘窝、手心、腹股沟、腘窝处等血管丰富处稍用力并延长擦拭时间,以促进散热。禁擦拭心前区（可引起心率减慢或心律失常）、腹部（可引起腹泻）、后颈部、足心部位（可引起一过性冠状动脉收缩）,以免引起不良反应。

（3）冷袋和水囊降温法:可在颈部、腋下、肘窝、腹股沟等处放置冰袋,但前胸、腹部、耳郭部位禁用。用柔软薄毛巾包裹冰袋,避免直接接触皮肤,每次放置时间不超过20min,在取下冰袋后30~60min后复测体温。冰袋可通过传导作用吸收机体热量,导致体温下降,同时由于冰袋重量轻、不易破裂、易操作等优点,易被患者和家属接受。

（4）医用冰毯降温法:当患者体温升到39.0℃以上时,其他降温效果差,可使用医用冰毯全身降温仪,降温效果稳定安全可靠,对于终末期患者易耐受,避免不良事件发生。

2. 遵医嘱药物降温

（1）遵医嘱给予患者降温药物,指导患者正确使用降温药物。

（2）观察用药后患者体温变化,并进行记录。

（3）观察用药后主要不良反应,根据患者情况对症处理。

3. 降温注意事项

（1）对高热寒战或伴出汗者,一般不宜采用酒精擦浴。因寒战时皮肤毛细血管处于收缩状态,散热少,如再用冷酒精刺激会使血管更加收缩,皮肤血流量减少,从而妨碍体内热量的散发。

（2）对高热无寒战又无出汗者,采用酒精擦浴降温,能收到一定的效果。但应注意受凉及并发肺炎。擦洗部位不能全部一次裸露,擦浴过程中,由于皮肤冷却较快,可引起周围血管收缩及血流淤滞,必须按摩患者四肢及躯干,以促进血液循环加快散热。

（3）一般不宜在胸腹部进行酒精擦浴,防止内脏器官充血,引起不适和并发其他疾病,如胸腹部扩散过多可引起胃肠痉挛性疼痛。

（4）采取降温措施 30min 后测量体温(最好测肛温,如测腋温,测量前需停止物理降温半小时),同时要密切观察患者血压、脉搏、呼吸及神志变化。

（5）对使用冰块降温的患者要经常更换部位,防止冻伤。腋下冰袋降温后,腋温的测量不易在 50min 内进行。

（6）对于应用医用冰毯降温的患者,体温探头应放在直肠或腋中线与腋后线中间为宜。

（7）物理降温与药物降温不宜同时进行,物理降温(头部冷敷外)与药物降温不能同时实施,原因是药物降温过程中,皮肤毛细血管扩张、出汗,通过汗液蒸发带走许多热量;物理降温是冷刺激,皮肤毛细血管收缩。有文献报道,如果药物降温和物理降温同时进行,会影响药物降温的效果。

（二）补充营养和水分

患者发热时,一方面由于迷走神经兴奋降低,胃肠蠕动减弱,消化液分泌减少,消化酶活性降低,胃肠活动及消化吸收功能降低;另一方面,发热使人体内各种营养素的分解代谢增强,营养物质和氧气大量消耗,体温每升高 1℃,基础代谢增高 13%,这样极易引起发热患者消瘦、衰弱和营养不良。

1. 给予高热能、高蛋白质、富含维生素和无机盐以及口味清淡、易于消化的饮食,根据病情可予流质、半流质饮食或软食　发热期间选用营养含量高且易消化的流食,如牛奶、豆浆、蛋花汤、米汤、绿豆汤、藕粉、鲜果汁、去油鸡汤等;体温下降、病情好转时可改为半流质,如大米粥、菜末粥、面片汤、碎面条、豆腐脑、银耳羹等,可配以高蛋白高热量菜肴,如豆制品、鱼类、蛋黄以及各种新鲜蔬菜;发热后的恢复期可改为普通饮食,如馒头、面包、软米饭、包子、瓜茄类、嫩菜叶和水果等。食欲较好者可适当给予鸡肉、鸭肉、鱼肉、牛肉、蛋制品、牛奶和豆类等。嘱患者少吃多餐,流质饮食每天进食 6~7 次,半流质每天进食 5~6 次,普通饮食每天 3~4 次。少食多餐制既可补充营养物质,又可减轻胃肠负担,有利于疾病的恢复。

2. 及时补充水分　高热可使机体丧失大量水分,应鼓励患者多饮水,必要时由静脉补充液体、营养物质和电解质等。供给充足液体,有利于体内毒素的稀释和排出,还可补充由于体温增高丧失的水分,可饮开水、鲜果汁、菜汁、米汤和其他汤类等。

（三）舒适照护

1. 休息与活动　指导患者卧床休息,避免劳累,减少机体消耗,有利于机体康复。周围噪声白天控制在 40~45dB、夜晚不高于 35dB，营造适宜的休息环境。高热者需卧床休息，并加用床挡；中低热者酌情增加活动，活动时注意安全，适当休息。

2. **口腔护理** 长期发热者，唾液分泌减少，口腔黏膜干燥，食物残渣易于发酵而促进病原体生长繁殖，同时由于机体抵抗力低下及维生素缺乏，较易引起口腔溃疡。应加强患者口腔护理，保持口腔清洁，减少并发症的发生。使用软质牙刷，每天刷牙 3~4 次，分别在晨起、三餐前后、睡前。漱口液可根据患者情况选用，主要为 2%~4% 碳酸氢钠、复方氯己定漱口液，4h/次，每次 20~30ml，要求患者头稍后仰，可使漱口液接触到口腔黏膜各个部位，停留 3~5min 后吐出。对于乏力明显不能配合者，用棉球擦拭法行口腔护理，时间及次数同前。首先核对患者，然后向患者解释口腔护理的目的、配合要点、注意事项，观察患者口唇、口腔黏膜、牙龈、舌苔有无异常，口腔有无异味，牙齿有无松动，有无活动性义齿。协助患者取舒适体位，颌下垫治疗巾，放置弯盘于硬腭部。探洗牙齿表面、颊部、舌面，温水漱口。对于昏迷或意识模糊的患者，棉球不能过湿，禁止漱口，操作中注意避免棉球遗留在口腔内。

3. **皮肤护理** 高热患者由于新陈代谢加快，消耗大而进食少，体质虚弱，应卧床休息减少活动。在退热过程中往往大量出汗，协助患者及时擦干汗液并更衣以防感冒。加强皮肤护理，保持皮肤清洁干燥，保持患者衣着、床铺的清洁、干燥。协助患者活动、翻身，受压骨突处贴压力缓冲贴等，预防皮肤发生压力性损伤、破损。

4. **房间环境管理** 温湿度适宜，室温维持在 20~24℃，湿度在 55%~60%。保持空气清新，光线适宜。室内物体表面清洁，地面不湿滑，安全标识醒目。

（四）心理护理

发热期的终末期患者常有心理恐惧、紧张、不安、烦躁等情绪，高热还会出现谵妄，应加强心理护理。

1. 做好充分的解释工作，让患者了解病情。

2. 在保障安全的情况下，尽量满足患者的需要。

3. 及时解除患者的不适，如患者感到口干、口渴，应提供糖盐水，并鼓励多饮水，补足大量水与电解质，防止虚脱，并可解除患者的烦渴。

4. 常去看望患者，随时排除患者不适因素，增加患者的舒适度。

5. 对于躁动、幻觉的患者，应全程陪护，防止发生意外，并使患者有安全感。

（五）加强病情观察和记录

1. **观察生命体征，定时测体温变化** 一般每天测量 4 次，高热时每 4h 测量一次，待体温恢复正常 3d 后，改为每天 1~2 次。降温措施实施 30min 后，要检测降温效果，做好记录和标识。注意观察发热类型、程度及经过，密切注意呼吸、脉搏和血压的变化。

2. 观察是否出现寒战、淋巴结肿大、出血、肝脾大、结膜充血、单纯疱疹、关节肿痛及意识障碍等伴随症状。

3. 观察发热原因及诱因是否消除。

4. 观察治疗效果，比较治疗前后全身症状及实验室检查结果。

5. 观察饮水量、饮食摄取量、尿量及体重变化。

6. 做好护理记录和体温单绘制。

（刘东英）

第十节 恶 病 质

汪女士,41岁,农民,身高150cm、体重35kg,体质消瘦,面色灰暗,贫血貌,一级护理,流质饮食。3个月前被诊断为肝癌,术后2周出现腰部、左髋部持续性疼痛,VAS疼痛评分8~10分,于术后20d转入疼痛科治疗。近一周以来,食欲较差,左下肢、双足呈凹陷性水肿,可适当下床活动,实验室检查呈低蛋白血症。Braden评分为12分,拒绝使用气垫床,全程采取积极护理措施,因腰部、左髋部疼痛取被迫体位,2周后放弃治疗,自动出院。

请思考:

(1)如何为恶病质患者实施皮肤护理?

(2)实施营养护理时,护士需要掌握哪些技能?

(3)在患者下床活动的过程中,护士需要注意哪些事项?

一、概述

(一)定义

欧洲姑息治疗研究协会(European Palliative Care Research Collaborative, EPCRC)将恶病质(cachexia)定义为:是一种多因素作用的综合征,为进行性发展的骨骼肌量减少(伴或不伴脂肪量减少),常规营养支持治疗无法完全逆转,并出现进行性功能障碍。可见于多种疾病,包括肿瘤、获得性免疫缺陷综合征(AIDS)、严重创伤、手术后、吸收不良及严重的败血症等,其中以肿瘤伴发的恶病质最为常见,称为肿瘤恶病质。其病理生理特点为因食物摄入减少和异常高代谢导致的负氮平衡及负能量平衡。

(二)发病机制

恶病质的发病机制仍不清楚,一般认为是由肿瘤因素、机体因素及疾病与机体的相互作用等多因素共同作用的结果。目前认为与以下因素相关:

1. 个体免疫系统和神经内分泌发生异常导致机体代谢紊乱引起的肌肉消耗、脂肪消耗及体重的下降,从而引起恶病质。

2. 机体肿瘤的生长,在蛋白水解诱导因子(proteolysis inducing factor, PIF)和脂质动员因子(lipid mobilizing factor, LMF)及炎症细胞因子作用下引起的代谢异常,从而导致机体的肌肉消耗、脂肪消耗和体重下降,最终发生恶病质。

(三)恶病质的分期及分级

1. **恶病质的分期** 恶病质在临床上分为连续的三期:恶病质前期、恶病质期和难治性恶病质期。

（1）体重下降≤5%，伴有厌食症、代谢改变者为进入恶病质前期。

（2）6个月内体重下降>5%，或体重指数（body mass index，BMI）<20kg/m²者出现体重下降>2%，或四肢骨骼肌指数与少肌症相符者（男性<7.26kg/m²，女性<5.45kg/m²）出现体重下降>2%，为开始进入恶病质期，常有摄食减少或系统性炎症。

（3）疾病持续进展，对治疗无反应，分解代谢活跃，体重持续丢失无法纠正，低体能状态评分，预计生存期<3个月。

2. 恶病质的分级　即恶病质的严重性。患者明确诊断为恶病质后，还需进一步评估以下三个方面。

（1）体重丢失及蛋白质消耗的速率，对于同样的BMI和体重丢失程度，存在肌肉减少的患者预后更差。对于此类患者，早期发现、早期干预是延缓恶病质进程的最主要的手段。

（2）能量储备量及摄入量：监测患者摄入量能够预测能量及营养素的摄入不足对营养状况及恶病质发展的情况，也能够直接反映恶病质的严重情况，另外可以作为疗效指标进行评估。

（3）炎症情况：营养干预如有效，则可能改变患者的炎症状态、厌食等症状，提高患者生存质量。

二、评估

（一）对恶病质的客观评估

主要包括三个方面：详细的病史、体格检查以及实验室检查。

1. 详细的病史

（1）身体症状因素：是否存在没有控制或控制不佳的疼痛、呼吸困难、恶心、呕吐、腹泻、嗅觉丧失、味觉改变、疲劳等其他不适。

（2）机械因素：是否存在口腔卫生差，或咀嚼困难、胃排空延迟或肠梗阻等。

（3）精神因素：是否存在抑郁症、精神病、痴呆或谵妄等。

（4）社会心理因素：是否存在贫困或缺乏照顾者。

2. 体格检查

（1）体重的检查：与之前的体重比较，监测体重的变化。

（2）人体的测量：评估肌肉的萎缩和皮下脂肪消耗的程度。

（3）肌肉力量和四肢的活动能力。

（4）外周组织的消耗。

（5）口腔和牙齿的检查：是否存在口腔疾病。

（6）腹部的检查：是否存在肠梗阻、肝大、脾大等潜在影响因素。

3. 实验室检查　身体成分测量、生物电阻抗（bioelectrical impedance，BEI）、全血计数（complete blood count，CBC）、电解质、尿素/肌酐、促甲状腺激素、白蛋白、睾酮、皮质醇、炎症标志物（C反应蛋白和血沉）和间接测量测定。

（二）对恶病质的主观评估量表

1. FACT-G　是由美国西北大学转归研究与教育中心的Cella等研制的癌症治疗功能评价系统（Functional Assessment of Cancer Therapy，FACT）。该系统是由一个测量癌症患者生存质量共性部分的一般量表，也称共性模块（generic scale，FACT-G）和一些特定癌症的特异条目（特异模块）构成的量表群。FACT 是美国测评生存质量的主要量表，其信度、效度、反应度及可行性亦可作为我国恶性癌症患者生存质量的测评工具。

2. **厌食症/恶病质治疗的功能性评估表** 是由 FACT-G 和 12 个针对食欲不振恶病质的特异条目构成，专门用于食欲不振癌症-恶病质综合征（cancer anorexia-cachexia syndrome, CACS）患者的生命质量测定。

3. 患者的主观自我评估也主要集中在患者整体营养状况主观评估量表上，该量表是由美国学者 Ottery 于 1994 年提出，专门为癌症患者设计的营养状况评估方法。它被美国膳食协会（The Ontology Nutrition Dietetic Practice Group of the American Dietetic Association）推荐为恶性癌症患者营养评价的标准，同时也被中国肿瘤营养治疗专家委员会作为 I 类证据推荐为恶性癌症患者营养筛查的理想方法。

4. **住院患者营养风险筛查 NRS-2002 评估表** 2003 年被欧洲肠外肠内营养学会所推荐的营养风险初筛工具，2005 年我国中华医学会肠外肠内营养学分会将其引入我国，推荐使用并作为首选工具。

三、治疗

进食量减少普遍存在于恶病质的患者，疾病本身和治疗方式都有可能影响进食的质和量。虽然肠内和肠外的营养治疗可以增加热量的摄取，甚至可以增加患者的体重，但是却只有少数个案能真正因此而改善生活质量及整体治疗效果。因此终末期患者营养治疗的目的应放在改善或维持患者的生活质量，并避免延长死亡期。

（一）营养实施的途径

给予营养治疗前应考虑以下几个方面：

1. 症状控制。

2. 生理障碍和营养给予途径。

3. 患者的期望和信念。

4. **营养的状态和需求等** 应遵循中国抗癌协会肿瘤营养与支持治疗专业委员会提供的营养不良五阶梯治疗原则进行补充。第一阶梯为饮食+营养教育；第二阶梯为饮食+口服营养补充；第三阶梯为全肠内营养；第四阶梯为部分肠内营养+部分肠外营养；第五阶梯为全肠外营养。当下一阶梯无法满足患者 60% 的目标需要量 3~5d 时，应选择上一阶梯来治疗。

（二）药物治疗

1. **醋酸甲地孕酮** 是一种合成的孕激素，其主要作用机制是直接作用于下丘脑，抑制细胞因子的释放，增加食欲。最佳剂量是 480~800mg/d，由于剂量 <480mg 无明显作用，且存在显著剂量依赖性的不良反应，如高血压、高血糖以及肾上腺抑制等，建议开始剂量为 160mg/d，根据患者耐受性增加剂量。

2. **皮质激素** 通常应用于恶性肿瘤晚期患者，主要作用机制是通过抑制肿瘤坏死因子及肿瘤本身代谢产物的释放，也可通过止吐和镇痛作用间接改善食欲。推荐剂量为：地塞米松 4~8mg/d，泼尼松 20~40mg/d。该药物作为食欲刺激剂对终末期患者有一定疗效，但其效果缺乏持久性，考虑此类药物的毒性（易发生口腔念珠菌病、水肿、类库欣综合征、消化不良等），仅限用于寿命较短（通常少于 6 周）的患者。

3. **甲氧氯普胺**　可增加食管下端括约肌压力和增加胃排空的速度,缓解消化不良引起的症状,如腹胀、嗳气、恶心等。临床上用法:三餐前 + 睡前服用,每次 10mg。

4. **氧甲氢龙**　是促蛋白合成激素,可增加体重,在数项研究中被证明可增加肌肉含量,同时在功能状态上也有改善。

5. **非甾体抗炎药**　大部分参与恶病质的发病机制的异常与炎性介质有关,布洛芬、阿司匹林是最常见的该类药物,可抑制前列腺素所致的炎症反应。

6. **褪黑素**　可降低肿瘤坏死因子(tumor necrosis factor,TNF)的浓度抑制细胞因子活性,数项研究表明:每晚 20mg 的剂量给药,可减轻患者的恶病质和乏力。

7. **沙利度胺**　是一种 TNF-α 的抑制剂,具备免疫调节作用及抗炎症因子的作用,可抑制促炎因子及肿瘤血管新生。

（三）非药物治疗

1. **评估可治疗的病因**　口腔是否存在口腔炎、溃疡或可能严重妨碍食物摄入的病损,如果有感染,给予表面抗生素、麻醉剂、口腔护理等。对慢性恶心或胃肠道症状的患者,积极治疗。

2. **改变饮食习惯**　对于食欲不佳的患者,应少食多餐,增加膳食吸引力,允许患者任何时间想吃就吃,取消饮食限制,但同时应避免强烈的气味及调味料,避免热食。

（四）肠内营养

对口咽、食管的梗阻性病变或慢性神经系统疾病导致吞咽困难的患者,可胃肠道插管提供营养支持,分为经鼻饲管营养支持和非经口肠内营养支持——经皮内镜下造口管。根据患者的营养评估结果按 25~30kcal/（kg·d）给予能量,蛋白质 1.2~1.5g/kg,氮热比 120∶1 营养补充。因有大量医学证据表明胃肠道置管伴随着多种并发症及显著病死率,因此应以安全有效的方式给予患者需要的营养量,保证患者的尊严和生活质量。

（五）肠外营养

目前没有证据表明全肠外营养对终末期患者有益,却与显著的病死率有关。其主要并发症为感染和过度输液。最近研究表明,仅有恶性肠梗阻患者接受全肠外营养有一定程度的好处,因此除了极少数例外,全肠外营养不适用于终末期患者。选择患者的标准是预期生存期大于 2~3 个月,功能状态卡氏（KPS）评分 >50 分,无严重器官功能障碍者。提供足够的水分,能量为 30~35kcal/（kg·d）以维持患者的营养需求。

（六）运动干预

根据患者的体力状态和乏力状况给予抗阻训练和有氧锻炼相结合,可选择散步、床上肢体活动等方式,每次 20min,每天 2~3 次,但避免剧烈运动。

（七）心理干预

由于患者处于疾病的终末期,终末期患者常常会对治疗失去信心,面对死亡处于焦虑、恐惧、抑郁的精神心理状态,应以全人 – 全程 – 全家 – 全队 – 全社区的“五全”理念为患者进行心理疏导、社会支持,可以改善患者的心理状态,使其更加积极地面对疾病、面对治疗、面对家人、面对自己,从而提高就医依从性。

四、护理

（一）营养干预健康指导

1. **经口进食**　对于可自行经口进食的患者,应鼓励患者经口进食。应用小盘上餐的方式给予患者心理暗示,即能吃完饭的成就感,允许患者想吃什么就吃什么,想何时吃就何时吃,取消饮食限制,如低盐。根据患者的实际消化能力调整饮食,保证营养供应。

2. 肠内营养

(1)鼻饲进食:对于不能自己进食的终末期患者,可以给予鼻饲等肠内营养护理干预,帮助改善患者的营养不良状况。可给予患者鼻饲豆浆、牛奶、蔗糖营养液、鸡蛋等热能高的食物,帮助维护患者胃肠的正常防御功能以及纠正负氮平衡。在输注鼻饲液时,患者应取半卧位,首先确认胃管在胃内且通畅,输注前后注以 30~50ml 温开水冲管,每次鼻饲量不超过200ml,间隔 >2h,温度以 38~40℃为宜,输注完毕后应嘱患者维持原卧位 20~30min,注意防止食物反流和胃管的脱落。

(2)胃肠造瘘管进食:根据患者病理生理特点,应注意营养液的温度、速度,避免因营养液的温度或速度过快导致呕吐、恶心、腹胀等情况发生。建议营养液温度控制在 38~40℃,输注速度应遵循先慢后适当加快,并控制在 30~120ml 为宜。每次输注前、后应用 30~50ml温开水冲洗营养管,以保持营养管通畅。输注后应观察患者是否存在感染、漏液等情况发生,同时应保持造口附近皮肤和造口的清洁,管饲过程中注意无菌操作。妥善固定鼻肠营养管,防止滑脱、移动、扭曲,防止因牵托等意外因素而脱落,对烦躁不安患者应适当约束,以防自行拔管。在翻身活动时,用手轻扶肠内营养管,防止脱落。管饲过程和管饲后 30~60min给患者采取半坐卧位,防止胃内容物反流而致误吸。若出现粪便干结、便秘,则可适当增加纤维素含量,服用乳果糖等药物辅助治疗。

3. 肠外营养
临床上常用的营养支持成分包括能量(碳水化合物、脂肪乳剂)、氮源(蛋白质、氨基酸)、维生素、矿物质等。肠外营养液应现配现用,室温中 24h 内输注完毕,每24h 更换输注器和输注装置,操作过程中严格遵守无菌操作原则,妥善处理血管通路的导管接头处,观察局部皮肤,穿刺点有无红肿、破溃和脓性分泌物等。输液过程中加强巡视,注意输液速度是否通畅,开始时缓慢,逐渐增加滴速,保持输液速度均匀,一般首日输液速度为60ml/h,次日 80ml/h,第 3 天 100ml/h,输液的速度及浓度可根据患者年龄及耐受情况加以调节。观察肠外营养输注过程中有无不良反应,及时处理并发症并记录。

(二)适量运动

告知恶病质患者运动对改善血液循环和预防压力性损伤的重要性,并和患者、家属共同制订制订关于恶病质患者的运动方案。有氧训练为每周 2 次,抗阻训练为:第 1 周床上过头推举、卧推、双下肢抬腿训练,3 次/d,10~15min/次,每周进行 3d;第 2 周及以后进行床上或床下锻炼如双上肢和双下肢抗阻训练(单臂和双臂间断 1kg 重物弯举),20min/次,3 次/d,3d/周。对于极度消瘦、水肿、疲乏、肌力减退甚至丧失的患者,应注意防止压力性损伤的发生。可使用气垫床分散身体与支撑面之间的压力作用,增加患者的舒适感。侧卧位时背部放一软枕或一 45°斜坡物品,起到支撑固定作用。建立翻身巡视卡,掌握好翻身时间,一般不得超过 2h;两腿之间以棉垫或毛巾被隔开,以防两膝之间相互压破皮肤;对出汗多、尿失禁拒绝留置导尿管的患者,及时以温水擦洗被汗液、尿液浸湿的皮肤,及时更换床单、尿垫、尿裤、内衣等,保持床铺、衣物干燥舒适;对腹泻、大便失禁的患者,以温盐水擦洗局部,待干后,喷赛肤润以保护肛周、会阴部皮肤黏膜。

(三)心理护理

首先和患者沟通交流时应保持足够的耐心,运用通俗易懂的语言和亲切的态度和其交流,获得患者的信任,让患者感受到来自医护人员的关爱。及时解答患者提出的相关问题,从而满足患者心理需求。多花时间陪伴患者,让患者无痛苦、无遗憾、有尊严地走完人生的最后路程。同时还需要安宁疗护护士转变护理观念,积极和患者沟通交流,耐心聆听患者诉求,为患者提供科学合理的正念指导。因终末期心理护理属于较为特殊的一环,从而要求安宁疗护护士以友善、真诚、热情的态度看待每一位患者,尊重患者的隐私和权利,尊重患者并积极鼓励患者说出内心的想法,并和患者家属有效配合,促使其愿望达成,同时辅以音乐疗法、放松疗法等以转移患者的注意力,消除不良心理因素的困扰,保持情绪稳定,最大限度让患者心理处于舒适状态。

（四）舒适护理

1. **维持良好、舒适的体位** 建立翻身卡,定时翻身,避免局部长期受压,促进血液循环,防止压力性损伤发生。

2. **加强皮肤护理** 对于大小便失禁患者,注意会阴、肛门周围的皮肤清洁,保持干燥,必要时留置导尿管;大量出汗时,应及时擦洗干净,勤换衣裤,并保持床单位清洁、干燥、平整、无渣屑。

3. **加强口腔护理** 在晨起、餐后和睡前协助患者漱口,保持口腔清洁卫生;口唇干裂者可涂液状石蜡;有溃疡或真菌感染者酌情涂药;口唇干燥者可适量喂水,也可用湿棉签湿润口唇或湿纱布覆盖口唇。对口腔卫生状况较差的并且感觉有明显疼痛的患者,可用稀释的利多卡因和氯己定含漱剂清洗口腔。

4. **保暖** 患者四肢冰冷不适时,应加强保暖,必要时给予热水袋,水温应低于50℃,防止烫伤。

（刘东英）

第十一节　口　　干

导学案例

张先生,40岁,一年前被诊断为鼻咽未分化型角化性癌 $T_3N_1M_0$,Ⅲ期（AJCC 第七版分期）,行 TP 化疗四程加同时期放疗后出院。一周前因背部疼痛就诊,经检查后诊断（鼻咽癌骨转移Ⅳ期）,再次入院治疗。患者主诉近半年来,口干症状明显,伴吞咽障碍、口臭、进食困难。

请思考:

（1）该患者口干的主要原因是什么?

（2）针对该患者的口干,护理上需要注意哪些事项?

（3）实施口腔护理时,护士需要掌握哪些技能?

一、概述

唾液由人体唾液腺（涎腺）不断分泌入口腔，在正常情况下口腔中唾液的分泌与呼吸、咀嚼、吞咽、语言等唾液消耗须达到平衡，即口腔中保持一定的唾液量，以润滑、保护口腔中的黏膜、牙体和牙周组织。唾液是一种复杂的生物液体，对口腔卫生起重要作用。它作用于口腔和牙齿，可以降低感染和营养不良的危险性，对整体健康状况有着间接的重要作用。唾液的主要功能是：

1. 润滑和清洁口腔。

2. 抵御口腔微生物的致病作用。

3. 补充牙齿矿物质。

4. 促进食物消化。正常情况下人体 24h 生成唾液大约 1.5L。

（一）口干

口干（dryness of mouth）是生活中常见的一种主观感觉，短暂并可通过自我调节的。当口腔中唾液分泌量减少或消耗量增加，口腔中就会出现唾液分泌和消耗的负平衡，发生口干。

（二）口干症

口干症（xerostomia）是唾液分泌减少或成分变化引起的口腔干燥状态，为口腔科最常见的临床症状之一。当口腔中唾液丧失的刺激达到一定阈值后引起了主观口腔干燥、口腔烧灼感觉的一种症状。产生口干感觉的阈值因人而异。口干症不是一种独立性疾病，而是一种自觉躯体症状。

通常当口腔内唾液的黏膜吸收速率和蒸发速率之和大于分泌速率时，患者会感觉到口干。日常生活中因天气炎热、液体摄入不足、讲话太多、剧烈运动后所出现，但通过饮水等措施能迅速缓解的一过性口干，不能称为口干症。口干症是持续、顽固及难以缓解的主观口干感觉，并且对口腔内各器官造成明显的影响。有学者认为，只要患者以口干为主诉就诊，就可诊断为口干症，并由临床医生通过客观的临床唾液流速检查以辨别真假性口干。

口干症影响世界上数百万人，而且随着年龄的增长及药物使用的增加而增加。它的发生率取决于监测人群，文献报道为 12%~30%，但特殊人群例如更年期女性及老年人发生率更高。此外，糖尿病患者、肾衰竭、心力衰竭、肝病终末期、晚期癌症患者也会出现口干症。

据报道，>75% 的晚期癌症患者唾液生成量减少，出现口干，常常影响味觉、咀嚼、吞咽、发音言语、义齿佩戴、口腔舒适感和生活质量。Epstein 发现头颈部癌症患者在放疗后有高达 90% 会长期遭受口干症的困扰。口干症的程度与放射治疗的照射范围及照射剂量有关，放射治疗时适当保留部分唾液腺可明显减轻口干症状。

（三）口干症的临床表现

口干症患者由于唾液分泌减少或丧失，导致口腔缺乏润滑。常见临床表现：口腔黏膜烧灼感、咀嚼和吞咽干性食物困难需要依靠汤水和饮料、味觉功能减退或味觉改变、口腔黏膜受损、口腔疼痛、龋齿、口臭、厌食，严重口干者可发生噎堵，甚至吸入性肺炎、言语困难、营养问题及睡眠障碍等，影响心理状况和生活质量。如果口干长期持续，可发生牙腐蚀、牙空洞、牙齿变黑和片状脱落。

临床口腔检查可见以下体征：口唇干裂、口腔黏膜充血、舌乳头萎缩、舌面干裂甚至出现沟裂纹、口腔溃疡，多半患者口腔有食物残渣、唾液腺肿大等。挤压腮腺和颌下腺，可见分泌物减少或缺失，甚至出现脓性分泌物。因唾液分泌减少，黏膜抵抗力下降，口腔内菌群失调，患者常伴有多种黏膜继发性感染，如白色念珠菌感染等。长期配戴义齿的口干患者，由于口腔黏膜和牙齿功能不良以及舌体活动障碍，常致言语交流受影响，并可发生猖獗龋、重型牙周炎。

（四）口干症的分类

根据唾液量可分为有唾液量减少的真性口干和无唾液量改变的假性口干。前者是由于唾液腺功能减退或者分泌受阻所致的唾液量显著减少和口腔干燥感，如涉及唾液腺（涎腺）的头颈部肿瘤、头颈部放射治疗、上呼吸道疾病、干燥综合征（Sjögren's syndrome）等；后者可能由于唾液成分改变所引起的口腔干燥感，但唾液分泌量无明显改变。

根据身体状况可分为生理性口干和病理性口干。前者是由于年龄增长和人体衰老，唾液腺结构发生改变，唾液腺腺细胞逐渐萎缩，腺导管变性，腺体功能衰退，从而唾液分泌量减少及唾液成分改变所致。后者是某些疾病导致的唾液腺腺体受损所致，如唾液腺腺体外伤、唾液腺炎症、口腔疾病、头颈部肿瘤放化疗治疗后、呼吸系统疾病、内分泌疾病和自身免疫性疾病等。

（五）口干症的病因

口干症的病因比较复杂，口干是口干症的主要症状之一。引起口干症的相关因素包括生理、病理、心理、神经、药物以及肿瘤患者接受放射治疗后等。发病机制包括唾液分泌减少、局部或全身脱水等因素导致口腔中唾液分泌和消耗的负平衡，造成客观的口干。

1. 口干症在进展期肿瘤患者中相当常见，发病率高达70%。有学者研究结果显示，头颈部肿瘤放疗时，唾液腺（涎腺）组织一般处于放射野中，受照射范围取决于肿瘤原发灶的部位和大小，放疗第1周患者的唾液量普遍会减少50%~60%。化疗和细胞毒性药物的药物不良反应，以及化疗后患者出现食欲缺乏、恶心、呕吐、腹泻等导致的脱水，也会引起口干。

2. 造成唾液分泌的外界刺激减少或传递障碍，均可导致口干症的发生，如天气、温度、声音、光线、食物（尤其柠檬、橘子、李子、白醋等酸性食物）带来的视觉或想象刺激；老年人往往生活比较安静闲适，社会活动和外界环境的刺激减少，唾液分泌中枢的冲动减弱，限制了唾液腺的分泌能力。这也是老年性口干的主要原因之一。

3. **感染方面的影响**　如唾液腺感染、正中菱形舌炎所引发的口干，包括口干症、唾液腺（涎腺）发育不全，以及肿瘤或其他原因造成唾液腺（涎腺）破坏、萎缩等导致的口干。

4. **自身免疫性疾病的影响**　如原发性泪腺萎缩或继发性泪腺萎缩、瘤样淋巴上皮病变（Von Mikulicz 综合征）、糖尿病、甲状腺功能低下、内分泌疾病或者女性更年期，以及血液系统疾病（缺铁性贫血和恶性贫血）等，都可引发口干症。

5. **药物对唾液分泌的影响**　患者服用各种药物引起医源性口干，这是临床上最常见的口干现象。据美国学者调查，100种常用处方药物中，最常见的副作用就是口干，如经常服用抗胆碱能类药物（阿托品）、东莨菪碱、抗抑郁药（三环类抗抑郁药）、副交感神经类药物、抗甲状腺功能亢进药物、利尿剂、镇静催眠药、降糖药、β受体阻滞剂、抗癫药物等，均可发生口干症。

6. 精神心理的影响　据统计，心理压力大、情绪剧烈波动、精神心理障碍、抑郁症或焦虑症等可引起口干。惊恐发作的患者由于情绪恐慌紧张，长时间经口呼吸亦会有口干症状。

7. 佩戴义齿的影响　义齿做工粗糙、与口腔不吻合、固定不良或固定方式不正确等，都会造成口干。

二、评估

口干症患者进食黏稠、坚硬的食物会有困难，吃饭时经常需要饮用少量汤水或液体来帮助咀嚼和伴随吞咽；口干症可引起味觉改变、食欲下降、膳食结构改变、食量减少，从而使患者的营养状况受到影响，体重减轻。口干严重者甚至会影响睡眠，导致睡眠障碍。慢性口干症的患者有时会出现口腔感染、口腔上皮的退化或萎缩、痛性脱皮或溃疡，甚至念珠菌感染和舌、颊黏膜等其他口腔感染。口干症与许多症状和体征相关，口干感觉阈值的个体差异性显著，患者的主观感受和客观表现不一样，很难以统一的标准来评估口干程度。为更好地评估口干症的严重程度和治疗效果，需要全面综合地回顾患者的病史、既往史、目前用药、伴随情况等资料，以便正确识别导致口干的原因，准确评估口干情况和严重程度。

（一）主观症状评估

口干症是一种自觉症状，口干程度主要根据患者自我描述来确定。临床上对于主观症状的评估有多种方法。

1. 视觉模拟评分法（visual analogue scale，VAS）及问卷法　先让患者自我评价口干程度，在100mm的直线上画出代表对应程度的点线并测量长度。然后根据问卷内容提出问题，由患者自行回答，再以相应标准进行评分，总分表示口干症的轻重程度。常用的问卷很多，以Hay等（2006）使用的11项口干症问卷为例。

（1）你需要饮水以帮助吞咽食物吗？

（2）进食时你感觉口干吗？

（3）你感觉嘴唇干裂吗？

（4）对于某些食物你有吞咽困难吗？

（5）你口腔内干燥吗？

（6）你夜间不得不因饮水而起床吗？

（7）你的眼睛感觉干燥吗？

（8）你感觉吃干燥的食物困难吗？

（9）你脸上的皮肤干燥吗？

（10）你会含食糖果或嚼口香糖来缓解口干吗？

（11）你鼻腔内感觉干燥吗？每项条目的评分为五级评分（1~5分），11项条目评分相加为总得分，以此表示口干症的严重程度。

2. 口干症综合量表（summated xerostomia inventory，SXI）　口干分为无、轻、中、重4级。0~5分为无口干症，6~8分为轻度，9~12分为中度，13~15分为重度。

（二）客观症状评估

唾液化学成分的变化是唾液腺分泌功能改变的另一项重要指标。客观的口腔检查除唾液流率和唾液化学成分的检测外,还应包括唇红、颊黏膜、舌背黏膜的干燥情况、挤压大唾液腺导管口流出分泌物的情况,以及牙齿的龋、失、补牙数(Decayed Missing and Filled Teeth Index, DMFT)等五项指标。问卷回答的总分加上五项客观指标的检查结果,对患者口干症的评价则更全面、更准确。

1. 如经常发生龋齿和牙周病,可以使用两个标准床旁试验来评估监测患者是否存在口干症。

(1)饼干试验:给患者一块干的饼干。如果没有水,患者不能嚼食并吞咽饼干,则证明存在口干。

(2)舌叶片试验:将叶片置于患者的舌面上,如果叶片能黏附于舌面上,则证明患者存在口干。该项实验是口腔检查的延伸。

2. 记录患者口干的程度,可采用美国放射治疗协作组(Radiation Therapy Oncology Group, RTOG)欧洲癌症研究和治疗组(European Organization for Rresearch on Ttreatment of Cancer, EORTC)提出的放射性口干症分级标准:口干分为0级~4级。0级表示没有口干;1级为轻度口干,对刺激有反应;2级为中度口干,表现为对刺激反应差;3级为完全的口干、对刺激无反应(重度);4级为唾液腺纤维化。

三、诊断和治疗

(一)口干症的诊断标准

从口干症的定义来说,当患者以口腔干燥主观感觉为主诉时,就可以明确诊断。口干症的病因诊断,需详细询问病史与用药,还要排查免疫、心理、内分泌等方面因素,并行详细系统的口腔检查。特别应注意疾病的起始和进展、目前使用的药物、是否有头颈部放疗史、口干与眼干、咀嚼和吞咽困难、味觉改变的关系。

(二)口干症的治疗

1. 一般治疗　口干症的早期诊断有助于早期治疗,而且还能改进患者的营养状况,促进改善牙齿健康和睡眠状况,有益于患者精神心理,改善社会交往情况,从而提高整体生理状态与生活质量。

应尽量处理潜在的病因,包括详细地回顾用药史。患者可根据口腔科或牙科医护人员的专业指导意见,进行日常的综合性个人口腔卫生管理;任何口干症的患者都伴有不同程度的客观口干,大多数是由唾液腺功能障碍引起,所以主观的口干症治疗与客观口干的治疗是分不开的。根据造成口干的不同原因制订不同的治疗原则:对于由疾病引起的口干,应进行对因治疗;对于由感染引起的口干,首要任务是治疗潜在感染;对于由药物引起的口干,应当评估药物应用的必要性,酌情进行减量、停用或替换用药。

2. 纠正可逆转因素

(1)评估药物治疗方案,减少抗胆碱能药物的剂量,如果药物不能停用,可以减少药物剂量或改变用药时间,以避免或减轻夜间口干的情况;也可使用无抗胆碱能作用或作用较少的药物,如用氟哌啶醇代替丙氯拉嗪或氯丙嗪。

(2)积极治疗口腔念珠病菌。

(3)非药物治疗:鼓励患者多饮水,保持口腔清洁,也可酌情使用等量的纯净水和碳酸盐混合漱口以维持口腔新鲜感。对于其他情况如生理、心理因素引起的口干,可应用唾液的代用品来缓解口腔症状。目前临床常用的唾液代用品有两类,一种是羧甲基纤维素、黏蛋白或黄原胶为基础构成的人造唾液,一种是含氯酚和黄原胶的唾液替代品。

(4)药物治疗:药物治疗是目前治疗口干症的主要方法。美国食品药品管理局(FDA)建议使用两种药,一种是毛果芸香碱(pilocarpine),它属于 M 胆碱受体激动剂,选择性兴奋 M 胆碱受体,小剂量应用能增加分泌稀薄、酶含量少的唾液,推荐剂量为每天 3 次,每次 5mg,作用时间为 1~3h。据研究统计,毛果芸香碱只可改善患者的生活质量及降低口腔不适感,但对唾液分泌程度及口干症则未有显著改善;另外一种药物是西维美林(cevimeline),它和前者都属于是胆碱受体激动剂,能与毒蕈碱受体结合,促进唾液腺、汗腺等外分泌腺的分泌作用,推荐剂量是每天 3 次,每次 30mg,作用时间为 3~5h。当西维美林的用药剂量达到 40mg 时可以显著增加放疗患者口腔内唾液分泌,有学者提出可用于干燥综合征中口干症状的治疗。

四、护理

(一)常见原因

据报道,生命末期患者的口干发病率一般为 30%~90%。

1. 药物副作用 晚期患者和老年患者常用的药物中有 80% 可致口干(抗胆碱能药物、抗组胺药物、阿片类镇痛药物、利尿剂、抗惊厥药物、抗抑郁或精神病药物等)。

2. 化疗、头颈部放疗、头颈部外科手术等抗肿瘤治疗。

3. 晚期癌症所致 如颊黏膜糜烂、肿瘤组织侵占唾液腺、高钙血症脱水、感染。

4. 慢性基础疾病所致 如难治性糖尿病、甲状腺功能低下、自身免疫性疾病等。

5. 焦虑、烦躁、抑郁情绪。

6. 液体摄入不足、脱水、出血。

7. 持续张口呼吸、未经湿化吸氧。

(二)治疗

对于晚期癌症和生命末期患者出现的口干症状,首选非药物手段缓解症状,严重者可辅以药物综合治疗。

1. 动态观察患者的唇、舌、牙齿、口腔黏膜、唾液分泌、饮食、营养、睡眠、心理等情况,结合病史、治疗、用药和实验室检查结果,综合评估患者口干的主要原因、症状表现与严重程度。

2. 去除诱发因素,减量或替换可致口干的药物,纠正脱水,控制导致口干的原发疾病。

3. 润滑口腔,刺激唾液分泌。

(1)含食酸味的水果切片或蜜饯(柠檬、橘子、猕猴桃、菠萝等)。

(2)啜饮冷饮和酸味果汁饮料。

(3)口中滴入酸味滴剂或 2% 柠檬酸滴剂。

(4)含食冰块、硬糖、维生素含片。

(5)咀嚼无糖或木糖醇口香糖、木糖醇含片。

（6）必要时可以应用人造唾液或唾液代用品。

4. 鼓励患者少量多次经口适量补充水分，有吞咽障碍者可含食冰块和雪糕，可于饮用液体中加入凝固粉（食物增稠粉）以防呛咳。

5. 保持口腔清洁和湿润，预防龋齿和口腔内继发感染。

（1）清醒患者鼓励勤漱口，每天多次用清水、淡盐水或淡茶水含漱，早晚使用软毛牙刷和含氟牙膏刷牙。

（2）指导患者进食后使用洁牙线或牙线棒清洁牙缝，有条件者可使用电动水牙线和洗牙器冲洗牙缝。

（3）酌情使用含氟漱口液，避免使用含酒精的漱口液，以防损伤口腔黏膜。

（4）口唇涂抹润唇膏预防干燥皲裂。

（5）使用人造唾液、唾液替代品和口腔润滑剂，如口腔保湿喷雾、口腔润滑凝胶，必要时予专用漱口液。

（6）对于意识不清或无自理能力的患者行口腔护理，早晚及进食后使用口腔海绵棒以淡茶水或清水清洁口腔及舌面，每小时以棉棒蘸温水湿润口腔黏膜及舌体。

（7）对于濒死患者，可运用小喷壶、滴管和海绵棒等工具以水湿润舌头和口腔，或将小颗冰块置于舌底缓慢融化滋润。

（8）预防口腔白色念珠菌感染，对病危易感人群口腔局部使用碱性或含抗真菌药物的漱口液和含片。

6. 房间保持通风，维持室内温度和湿度适宜，可使用空气加湿器、喷雾电风扇、氧气湿化等。

7. 指导患者戒烟戒酒，避免饮用含酒精和咖啡因的饮料，饮食清淡湿软，在保证热量和营养摄入的情况下适当增加半流类食物和汤水，避免过干、过硬或油炸烧烤类食品，减少重口味食物和浓味酱汁，少用味精、鸡精、酱油、鱼露、辣椒酱等调味品。

8. 指导佩戴义齿的患者保持义齿清洁，勿戴义齿过夜，夜间取下义齿泡于清水、氯己定溶液或专用义齿清洗液中。

9. 舌苔厚的护理

（1）及时清洁舌体，使用软毛牙刷或舌苔刷，蘸 6% 过氧化氢洗涮舌面。

（2）将等量的苹果汁与苏打水制成混合溶液，含漱并刷洗舌苔。

（3）将 0.25g 维生素 C 泡腾片放置在舌面上，几分钟后用牙刷蘸水刷洗舌苔局部。

（4）条件允许时，可使用新鲜菠萝切片置入口中，如同吸咂硬质糖果般吮食鲜菠萝片。菠萝中含有的天然菠萝蛋白酶属于一种蛋白水解酶，新鲜菠萝比罐头菠萝或干菠萝片含有更多菠萝蛋白酶，可达到清洁口腔和舌苔的作用，并且口感较佳易于接受，对濒死患者都可以尝试使用。

10. 遵医嘱使用药物治疗 毛果芸香碱 5mg，3 次 /d 口服，西维美林 30mg，3 次 /d 口服，或者 2% 毛果芸香碱口服制剂 4 滴左右用水稀释漱口。

（黄薇 宋欢）

第十二节 失 眠

导学案例

　　周女士,52岁,小学老师。诊断患乳腺癌半年,多次行乳腺癌灌注化疗术及靶向药物治疗。已婚25年,夫妻感情和睦,育有一子(22岁,大四住校学生),城镇医保,家庭经济一般,社会支持系统良好。2年前丈夫因患肝癌离世,自诉其丈夫从患癌症到逝世的10年期间,患者倾心照护,内心时常感到压抑却无法释放负性情感。3年前因抑郁曾就诊精神心理科门诊,口服抗抑郁药3个月,后因药物副反应较大自行停药。丈夫离世后,患者持续心境低落,悲伤消沉,做事提不起劲,缺乏活力和兴趣。平素入睡困难、易醒,入睡后多梦醒后有严重的疲劳感,诊断患癌后失眠情况加重,尤以住院期间明显。患者自述诊断乳腺癌后"眼前一片漆黑,仿佛被黑洞吞噬撕扯"。此次入院拟行乳腺灌注化疗术,护士遵嘱术前为患者留置针。患者因血管条件欠佳,穿刺时表现紧张、怕痛,成功穿刺后患者不敢轻易活动该侧上肢。偶有护士见其默默垂泪,夜间护士巡房常见周女士床头灯长亮,患者表示精神身体疲惫却难以入睡,但怕影响同一病房的2位患者,不敢下床走动,只能躺床上看手机。"大脑异常清醒,一合上眼,往日丈夫患病痛苦不堪的情景犹如电影一般,一幕幕不间断地在脑海中播放重现,思绪汹涌,百感交集,担忧自己像丈夫一样承受病痛折磨,害怕死得很痛苦"。

　　请思考:

　　(1)周女士出现入睡困难和眠浅易醒的可能原因是什么?

　　(2)如何准确评估周女士的睡眠状况?

　　(3)假如你是其责任护士,你将采取什么措施改善患者的睡眠?

一、概述

(一)定义

　　失眠(insomnia)指患者对自身睡眠不满足和不满意的一种主观体验,并以影响白天社会功能为表现,同时也是睡眠不好的主诉,患者总觉得难以入睡、入睡后多梦、易醒,醒后难再入睡;或早醒、醒、因睡眠时长不足而引起睡眠质量感受差,多伴有醒后疲乏、头痛等感受。

　　疾病晚期和生命末期的患者,反复失眠后往往无法应对身心压力,也难以解决日常生活的困难;更容易出现疼痛、食欲减退、消化不良、精神萎靡、活动无耐力等躯体症状,精力下降导致难以处理情绪问题;生理功能和心理功能均受影响。

(二)相关概念

　　1. 失眠障碍 以频繁而持续的入睡困难或睡眠维持困难并导致睡眠满意度不足为特征的睡眠障碍。

2. 入睡困难　睡眠潜伏期或入睡后觉醒时间延长，和青年成人≥20min，中老人≥30min。

3. 早醒　比预期的起床时间早醒30min且总体睡眠时间明显减少。

（三）病因

失眠的病因复杂繁多，包括生理因素、心理因素、行为因素、环境因素和药物因素等。失眠的三大类主要因素归纳总结列于表2-8-12-1。

表 2-8-12-1　失眠的三大类主要因素

因素	说明
易感因素	性别（以女性居多）、年龄（常见老年人）、失眠的既往史和家族史、焦虑抑郁情绪、精神疾病、心理障碍、妊娠期、月经期、围绝经期等
诱发因素	躯体疾病、身体症状（疼痛、咳嗽、气促、恶心、呕吐、腹胀、腹泻、尿频、皮肤瘙痒、谵妄、阻塞性睡眠呼吸暂停等）、治疗和药物、睡眠环境、应激因素、重大人生变故、严重精神打击
维持因素	不良睡眠习惯或生活行为（如睡前使用电子产品时间过长、白天卧床时间过多、睡前饱食或摄入含咖啡因或酒精的饮品、晚上进行剧烈运动或观看恐怖片等）、昼夜节律紊乱 对睡眠的错误认知（如对睡眠时长和质量持有过高期待、对睡眠的意义有认知歪曲等）

综合参考宁晓红主译的《临床实践中的缓和医疗》及国外相关研究结果，将疾病晚期患者失眠的原因及相关因素说明列于表2-8-12-2。

表 2-8-12-2　失眠的原因及相关因素

因素	说明
抑郁	与损伤、慢性疼痛、肿瘤对中枢神经系统影响、代谢/内分泌紊乱有关的重度抑郁
焦虑	与对疾病、诊疗、疼痛、死亡的恐惧及药物和肿瘤对中枢神经系统影响相关的适应障碍或广泛焦虑症
认知障碍	继发于药物、代谢紊乱及肿瘤直接侵犯中枢神经系统的谵妄
发热	伴或不伴出汗、寒战
疼痛	与肿瘤直接影响、诊断或治疗有关或非特定的因素
恶心和呕吐	与化疗、药物或原发胃肠道病变有关
呼吸窘迫	起于缺氧和/或焦虑、阻塞性睡眠呼吸暂停、胸膜痛
药物	兴奋剂、气管扩张剂，激素类、降压药、抗抑郁药；因服用镇静催眠药或其引起的撤退或反跳反应
精神生理因素	由条件唤起反应、消极期望和不良的睡眠习惯引起
觉醒节律	与正常节律紊乱、睡眠时间过多、夜间睡眠扰乱相关
环境	光线、温度、湿度、噪声、睡眠被频繁打断、缺乏私密性、周围环境陌生、不安全感、床具和睡眠用品不舒适或不习惯
不宁腿综合征	继发性或周围性神经病变、帕金森病、铁缺乏、抗抑郁药物、咖啡因中毒、镇静催眠药撤退反应、贫血、尿毒症、白血病

二、评估

（一）临床评估

失眠的临床评估应涵盖睡醒节律评估、病史和体格检查评估、心理情绪评估等多方面，结合患者身、心、社、精的状况进行细致的全面多维度评估。

1. 睡醒节律评估　包括日常作息时间、失眠的具体特点、日间症状的基本表现及持续时间、失眠的演变；睡前的饮食、行为及心理活动状况（从傍晚到入睡前）；睡眠环境；日间活动和功能。

2. 病史和体格检查评估　包括躯体疾病、精神障碍、睡眠障碍、身体不适症状、当前治疗和使用药物、应激因素、妊娠史、月经史、围绝经期症状、家族史、精神检查、实验室检查等。

3. 心理情绪评估　包括个人背景、家庭情况、自身性格特征、重要人际关系、近期重大生活事件、对当前疾病或人生困境的认知和理解、目前现实困难和心理困扰、心理痛苦程度、焦虑和抑郁程度、社会支持系统等。

（二）主观测评工具

1. 睡眠日记

2. 评估量表

（1）匹兹堡睡眠质量指数（pittsburgh sleep quality index，PSQI）。

（2）睡眠障碍量表（sleep dysfunction rating scale，SDRS）。

（3）Epworth 嗜睡量表（the Epworth sleeping scale，ESS）。

（4）失眠严重指数量表（insomnia severity index，ISI）。

（5）清晨型与夜晚型量表（MEQ–19）。

（6）睡眠信念与态度量表（beliefs and attitudes about sleep scale，DBAS）。

（三）客观测评工具

1. 多导睡眠监测（polysomnography，PSG）　通过多个导联及束带连接分析仪器，由专业的监测人员对患者全夜的睡眠情况连续、同步描记，包括监测脑电、眼电、下颌肌电、口鼻气流和呼吸动度、心电、血氧、鼾声、肢动、体位等十余项指标，仪器自动分析、人工最后核实后得出患者睡眠情况分析结果。是用于记录、评估和诊断失眠的常用方法之一，能够提供睡眠质量尤其是睡眠结构最全面的信息。

2. 多次睡眠潜伏时间试验（multiple sleep latency test，MSLT）　是通过白天多次固定间隔时间对睡眠的监测来判断患者嗜睡程度的一种方法。本试验有助于判断失眠患者的失眠原因。

3. 清醒维持试验（maintenance of wakefulness test，MWT）　用于评价患者保持清醒能力的试验，是对患者一定时间内保持清醒能力的有效客观评价。MWT 有 20min 和 40min 两个试验方案。

4. 体动记录检查（actigraphy）　检查所用的体动记录仪由传感器、存储器和数据分析系统组成，应用传感器感知相应电极部位的三维加速运动并将其记录下来。患者通过佩戴手表式装置来监测身体运动情况，用于区分睡眠和清醒周期，并记录昼夜节律。在居家生活环境中的监测将更贴近真实的睡眠 – 觉醒情况，可作为失眠的诊断依据。装置便携，使用方便,易被患者接受。

三、诊断

根据 ICD-10 精神与行为障碍分类,非器质性失眠症的诊断标准为:

1. 主诉或是入睡困难,或是难以维持睡眠,或是睡眠质量差。
2. 这种睡眠紊乱每周至少发生 3 次并持续 1 个月以上。
3. 日夜专注于失眠,过分担心失眠的后果。
4. 对睡眠量和 / 或质的不满意,引起明显苦恼或影响社会及职业功能。

四、治疗

针对失眠患者的病因处理是治疗的关键。抗癌治疗期间对失眠患者应给予必要的处理,针对不同病因制订不同干预措施,尽量消除肿瘤及治疗引起的不适症状,以达到恢复社会功能和提高生活质量的治疗目标。据文献报道,未得到有效控制的癌性疼痛是造成晚期癌症患者失眠的重要原因。医护人员应积极评估患者疼痛的部位、程度、时间,准确掌握积极治疗患者疼痛的方法。对于存在焦虑、抑郁情绪或精神心理障碍的患者,应该按精神心理专科原则治疗控制原发疾病,同时治疗失眠症状。失眠的临床治疗流程详见图 2-8-12-1。

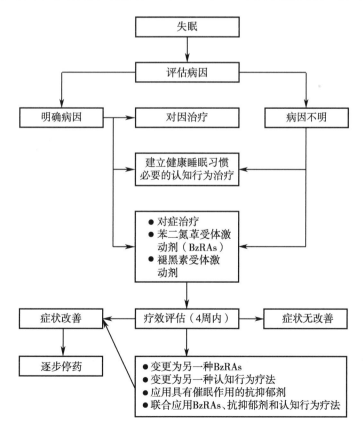

图 2-8-12-1 失眠的临床治疗流程

（一）药物治疗

使用药物治疗癌症患者失眠时,常根据治疗普通人群失眠的经验,缺少相关研究,须注意药物不良反应和多种药物同用的相互作用,一些催眠药物可能会加重癌症患者的乏力症状。总体原则:催眠药物应短期使用,从小剂量开始,逐渐增加剂量,若与阿片类药物同时使用时,应注意过度镇静等副作用,应酌情减少剂量。

1. 苯二氮䓬类　短效(半衰期<5h),如咪达唑仑等;中效(半衰期5~25h),如劳拉西泮、阿普唑仑、艾司唑仑等;长效(半衰期>25h),如硝西泮、氯硝西泮、地西泮等。

2. 非苯二氮䓬类　环吡咯酮类(如佐匹克隆)、咪唑吡啶类(如唑吡坦)。

3. 抗抑郁药　帕罗西汀、米氮平等。

4. 中成药　如朱砂安神丸、复方丹、酸枣仁安神胶囊、补心丹等,对改善患者的睡眠状况有一定效果。

但应用苯二氮䓬类药物时应注意以下几点:

（1）呼吸抑制的加重。

（2）老年人较青年人易发生药物中毒情况。

（3）老年人更易出现镇静催眠作用时间延长。

（4）对苯二氮䓬类等镇静催眠药物敏感性高的人群,易出现精神错乱、共济失调等不良反应。

（5）禁忌证:重症肌无力、闭角型青光眼。苯二氮䓬类药物的常见不良反应列于表2-8-12-3。

表 2-8-12-3　苯二氮䓬类药物的常见不良反应

常见不良反应	可见不良反应	少见不良反应
眩晕	食欲不振	黄疸
嗜睡	恶心、呕吐	皮疹、瘙痒
朦胧	口渴	血液问题
目眩	便秘	震颤
乏力	排尿困难	手足发麻
疲倦	头痛	出汗
共济失调	低血压	少尿、尿蛋白
		水肿
		月经异常

（二）非药物治疗

1. 认知行为疗法(cognitive behavioral therapy for insomnia,CBT-I)　2016年美国医师协会发布的《成人慢性失眠障碍管理指南》强烈推荐所有成年慢性失眠患者均应接受针对失眠的认知行为治疗,并作为慢性失眠的初始治疗。CBT-I包括多个治疗部分。

（1）睡眠相关认知治疗。

（2）睡眠行为干预(刺激控制、睡眠限制、放松训练、心理暗示、矛盾意向)。

（3）睡眠卫生健康教育。

睡眠相关认知治疗的重点是纠正患者对睡眠的错误认识和不合理信念,协助改变其过度关注失眠结果的观念,避免陷入焦虑 – 失眠 – 焦虑 – 失眠的恶性循环中。护士可向患者说明 8h 的睡眠时长并不是人人都要遵守,睡眠时长少于 8h 的人也可以精力充沛地迎接第二天的工作和生活,使其对睡眠的时长有正确的认识。也不要把目前发生的一切问题都归咎于受失眠的影响,尽量保持自然入睡,避免强行自己入睡,不要因为一夜没睡好就产生不良的负面情绪;接纳负面情绪,合理宣泄内心压力。

睡眠行为干预即限制日常卧床时间,以保证与其实际睡眠时间相符合,避免床上清醒时间过长。当睡眠效率(睡眠时间占卧床时间的比例)<80% 时,减少卧床时间 15~20min。通常睡眠效率为 80%~85% 时,保持卧床时间不变;睡眠效率 >85% 且持续 >1 周者可增加卧床时间 15~20min。刺激控制疗法:如体力可支,仅在困倦时卧床,如卧床 ≥20min 不能入睡,应离开卧室到其他房间,待困倦时再卧床。

睡眠卫生行为教育,即教育患者学会控制与纠正各种影响睡眠的行为。如保持规律的日常作息习惯(包括节假日)、在卧室里不从事与睡眠无关的行为、不在床以外的地方睡觉、临睡前 1h 不进行锻炼并且不看手机和电视等。

2. 芳香疗法 根据国内外的多项研究结果显示,芳香疗法对失眠有效。可单独或多种方式结合应用芳香精油帮助患者放松身体和情绪,促进入睡。

(1)把 2~3 滴芳香精油与几滴椰子油或橄榄油调和,取少量置于掌心搓热,按压太阳穴和眉心位置,按摩面额、耳郭、头部、肩颈、脊椎、小腿肌肉、足底等。

(2)将芳香精油滴 1~2 滴到掌心,轻轻摩擦温热后,把双掌合拢呈捧水状捂住鼻周做深呼吸数次。

(3)芳香精油滴入温水中,湿热毛巾热敷配合眼周、肩颈、腰背、膝盖等部位。

(4)芳香精油滴入温热水里进行足浴,同时按摩小腿和足底。

(5)使用扩香仪释放芳香精油,临睡前 1h 打开扩香仪,睡觉时关闭。

可针对不同的失眠类型、躯体不适症状、个人喜好来选用不同的芳香精油配方,薰衣草、洋甘菊、佛手柑、檀香、乳香、鼠尾草、花梨木、绿橘、柠檬、薄荷、银合欢、芳樟、香蜂草等植物提取的芳香精油均对失眠的缓解有一定帮助。常用芳香精油搭配使用方案列于表 2–8–12–4。

表 2–8–12–4 常用芳香精油搭配使用方案

失眠特点	芳香精油搭配方案
间歇性失眠	薰衣草、岩兰草、洋甘菊、黑云杉、芳樟
易醒噩梦性失眠	薰衣草、佛手柑、乳香
环境噪声性失眠	薰衣草、岩兰草、檀香
焦虑紧张心理性失眠	檀香、马郁兰、洋甘菊、黑云杉、芳樟
抑郁担忧心理性失眠	佛手柑、乳香
急躁易怒心理性失眠	岩兰草、洋甘菊、黑云杉、芳樟

3. 正念减压练习(mindfulness-based stress reduction,MBSR) 大量临床和心理的循证依据表明,正念减压练习可以缓解疼痛、高血压、心律失常、失眠、厌食和暴食等诸多心身相关躯体症状,减轻心理压力,舒缓抑郁和焦虑,提高睡眠质量,改善疲乏,全面提高生活

质量,有效地促进多种慢性疾病的临床治疗和康复。另外,有多项研究表明,MBSR能提高免疫系统功能,调节神经内分泌系统,减低压力激素水平;增强细胞端粒酶活性,保持端粒长度;提高免疫系统功能。国际整合肿瘤学协会(Society of Integrative Oncology)在2017年发表的乳腺癌整合治疗临床指南中推荐使用MBSR治疗乳腺癌患者的抑郁和情绪障碍。

正念减压练习的基本练习包括呼吸觉察、身体扫描、正念伸展等。其中,身体扫描对帮助放松、改善情绪、舒缓身心压力、促进入睡、延长睡眠时长和提高睡眠质量尤为有效。

4. 渐进性肌肉放松、呼吸放松、意念引导、音乐疗法、运动疗法、园艺治疗、冥想、瑜伽、穴位按摩、针灸、足浴、太极拳等,均有研究结果显示对失眠有一定的改善和帮助。

五、护理

（一）护理评估

详见本节第二点。

（二）护理诊断

睡眠形态紊乱。

（三）护理计划

1. 协助患者分析失眠原因,舒缓焦虑、抑郁等负面情绪,去除诱因。

2. 提供舒适、安全的睡眠环境,控制治疗护理时间,减少睡眠干扰。

3. 控制疼痛、咳嗽、皮肤瘙痒等影响睡眠的症状。

4. 通过睡眠卫生健康教育纠正患者不良的睡眠卫生习惯及错误认知。

5. 根据个体化情况,帮助患者重新建立睡眠 – 觉醒节律。

6. 尊重患者的合理生活习惯和嗜好,如睡前沐浴、热饮、轻音乐助眠等。

（四）护理实施

1. **尊重患者的生活习惯,协助患者保持规律的作息时间,防止睡眠颠倒**　白天尽量不要躺在床上补觉,大睡要放在晚间。白天的睡眠时间应严格控制1h以内,且避免在下午三点后午睡。白天打盹过多会导致夜晚睡眠时间被剥夺。卧床患者白天适当增加活动量,如力所能及的功能锻炼和社交活动,尽量促进自然睡眠,做好晚间护理,协助卧床患者做好睡前准备。

2. **根据患者体力与病情安排适当的娱乐活动和运动锻炼**　下午锻炼是帮助睡眠的最佳时间,而有规律的身体锻炼能提高夜间睡眠的质量。

3. **提供心理情绪疏导,改善患者的心理状态**　安宁疗护护士应态度温和,对新入院患者详细讲解病房的陪护、探视及作息制度,尽量减少患者对环境的陌生感;鼓励家属多陪伴患者,促进与患者的良性沟通,减轻心理压力;及时提供各种诊疗相关信息及注意事项,减轻焦虑和担忧。

4. **合理安排治疗护理操作,尽量不在夜间进行**　做到"四轻",包括走路轻、关门窗轻、操作轻、说话轻,避免各种可能让患者感到不安全的因素。

5. **营造舒适的睡眠环境**　包括减少噪声,保证夜间病房光线柔和,降低医疗护理设备运转音量。病室保持适宜的温度和湿度。卧室温度稍低有助于睡眠。提供柔软,舒适、整洁的床铺,使用水床或气垫床,采取半坐卧位睡觉,定时协助翻身,也有助于睡眠。

6. 积极控制躯体症状,积极关注患者的不适主诉,协助医生查找原因,恰当应用药物治疗和非药物治疗,积极控制躯体症状,缓解患者的躯体不适。

7. 睡前 1h 播放轻柔背景音乐舒缓情绪,温水泡足或温水洗澡放松肌肉、进食少量点心和热饮,均可帮助睡眠。

8. 睡前 1h 不宜进食过饱,避免刺激性的食物或药物,如咖啡、浓茶、过分饱食;避免进行剧烈的运动锻炼,可慢速散步;避免睡前精神紧张和情绪激动,如阅读小说、写信,或观看紧张刺激的电视剧;睡前不宜看手机超过 30min,手机的蓝光会影响大脑分泌褪黑色素,妨碍入睡。

9. 遵医嘱规律使用促进睡眠的药物,避免过量或突然停药,并积极关注患者用药情况和药物不良反应。

10. 增加患者对环境和人际的安全感,例如让患者知道医护人员在病区守护照顾,陪护人员随时在身边可以协助翻身、拍背、按摩等;房间内可播放轻柔的音乐,或播放连续、均匀、宽带的背景白噪声(例如风声、海浪声、下雨滴水声、溪河流水声、虫鸣鸟叫声、马达引擎声等),可增加患者的安全感,促进入睡。

11. 应用非药物疗法促进患者睡眠。

12. 定期运用简单易行的睡眠相关量表(如匹兹堡睡眠质量量表)为失眠患者进行护理评估,并可作为临床护理失眠患者的评价指引。

(黄薇 王婷)

第十三节 谵 妄

导学案例

史某,男性,65 岁。诊断:食管癌。8 月 27 日在全身麻醉下行胸中段食管癌根治术,手术顺利,术后返回观察室继续治疗。

8 月 29 日 21:30 患者出现焦虑,遵医嘱予阿普唑仑 0.8mg 鼻肠管注入,可短时间安静休息。22:30 患者脉搏血氧饱和度(SPO$_2$)示 93% 左右,床旁 B 超提示右侧大量胸腔积液,行胸腔闭式引流术引流出 1 000ml 暗红色胸液。后患者 SPO$_2$ 上升至 96%~97%。

8 月 30 日 00:30 患者情绪突然激动,自行坐起,言语混乱,要求饮水(患者禁食)、拒绝治疗,欲拔除各种引流管回家,值班护士安抚无效,患者激动至极欲从病床上自行跃下,遂做好约束措施,严密观察病情变化,家属 24h 陪伴安慰。通知值班医师后给予硫酸吗啡肌内注射,并给予盐酸右美托咪定泵入,患者反复喧闹数次后,在药物作用下安静休息 3h。醒来后患者仍有轻度抑郁的表现,但未再有过激行为。

请思考:

(1)如何辨识患者出现谵妄?

(2)患者出现谵妄的处理措施有哪些?

(3)患者谵妄时的护理重点是什么?

一、概述及流行病学

谵妄（delirium）是生命末期阶段常见的一种精神症状，是一种短暂的（数小时至数天）、通常可以恢复的、以认知功能损害和意识水平下降为特征的脑器质性综合征，症状随时间变化而波动。谵妄可表现为迟滞、亢进或混合型，临床表现各异。

谵妄常见于严重的躯体疾病，谵妄的发生不仅干扰患者的治疗，还影响患者的生活质量。在住院患者中，10%~30%存在谵妄表现，终末期患者在生命最后几周内出现谵妄的比例可达85%以上。

二、病理生理及病因

（一）谵妄的病理生理

谵妄的病理生理变化复杂，目前尚不完全明确。药物毒性、炎症、急性压力均可能扰乱神经递质传递而导致谵妄。谵妄现象与乙酰胆碱（acetylcholine）神经系统关系密切，乙酰胆碱在大脑神经突触浓度的变化，直接造成意识混乱与认知功能障碍。当乙酰胆碱浓度偏低时，患者可能出现负向症状（negative symptoms），如少动、少言、昏沉等。当乙酰胆碱浓度偏高时，患者可能出现正向症状（positive symptoms），如躁动不安、幻觉、妄想、胡言乱语等。

（二）谵妄的病因

谵妄和生命末期躁动是由多种原因引起的，尤其是接近生命末期的患者，往往存在多种用药和多系统衰竭的复杂情况，这些情况均有可能诱发谵妄。谵妄最常见的一些原因列于表2-8-13-1。

表 2-8-13-1　可能引起谵妄的原因

药物相关的原因	非药物相关的原因
阿片类制剂	脱水
抗胆碱制剂	贫血
H2 受体阻滞药物	感染
抗惊厥药物	发热
精神类药物	疼痛
抗帕金森	器质性病变：脑转移、颅内压增高
抗组胺药	排泄改变、尿潴留
非甾体抗炎药	粪便嵌塞/便秘
呋塞米	情绪变化：恐惧、焦虑、意识混乱
地高辛	环境的原因：过冷、过热、尿床
激素	癌症的治疗：化疗、放疗
戒断反应	代谢紊乱：高钙血症、低钠血症、低血糖
激素	肾衰竭、肝衰竭
酒精	
尼古丁	
抗惊厥药	
苯丙二氮䓬	
阿片类药物	

三、诊断

（一）谵妄的临床表现

意识障碍、感知觉障碍、睡眠－觉醒周期紊乱、精神运动障碍、思维不连贯、注意力不集中、记忆力障碍、情感障碍是谵妄的典型症状。谵妄通常急性发作，起病时间短（数小时或数天），各种症状在一天内具有波动性，且有昼轻夜重的特点。

1. **意识障碍**　是谵妄最为标志性的症状。表现为对周围环境的认知障碍，包括对时间、人物、地点的定向障碍，注意力不集中，思维无逻辑不连贯，记忆力（特别是近期记忆）下降。注意力的集中、保持和转移的能力下降是谵妄的核心特征之一。谵妄患者很容易受环境变化的影响而分散注意力，可能记不住指令而要求对方重复所提出的问题。

2. **知觉障碍**　误解看到的事物，甚至产生错觉（illusion）或幻觉（hallucination）。幻觉是谵妄患者经常出现的症状，尤以幻视最为常见，幻视内容可以从简单的图形、光线、颜色到无生命的物体、动植物、昆虫猛兽以及鬼怪神魔等，多生动而逼真。有些患者则会出现幻听。谵妄的患者经常会有解构且不连贯的思绪，甚至是出现妄想（如被害妄想），一些患者会伸手去摸拍、搏斗反抗、大声喊叫、与之对话或者试图逃跑。在这些知觉障碍的影响下，患者多伴有紧张、恐惧等情绪反应和相应的兴奋不安、行为冲动，甚至造成外伤或发生意外。

3. **睡眠－觉醒周期紊乱**　在谵妄患者中很常见，表现为睡眠减少、睡眠倒错（即白天嗜睡、夜间失眠），甚至彻夜不睡，很多患者还会在夜间失眠时出现躁动不安的表现。当合并意识障碍时，患者可能会发生危险，如坠床、乱拔输液管、自行拔除鼻胃管或尿管等重要管道。

4. **精神运动障碍**　既可以是精神运动性兴奋，如大喊大叫、攻击冲动等不协调性兴奋，甚至会出现攀爬、毁物、拔管、冲动伤人、自伤等；也可表现为精神运动性抑制，如嗜睡、少语或退缩行为。

无论是知觉障碍还是思想障碍，其症状的内容经常与患者过去的生活经验有极密切的关系，因此偶有照顾者误以为患者是清醒的，而把患者的言语内容当真，导致一些不必要的困扰。

（二）谵妄的分型

1. **功能亢进型（激越）**　与自主神经的过度兴奋有关，特征为存在幻觉和妄想，常伴随颜面潮红、瞳孔散大、结膜充血、心悸、出汗等症状。

2. **功能减退型（嗜睡）**　特征为精神错乱和镇静状态。

3. **混合型**　特征为激越和嗜睡交替出现。

（三）谵妄的诊断标准

《美国精神障碍诊断与统计手册》第4版（DSM-Ⅳ）对谵妄的诊断标准如下。

1. 意识障碍（如对周围环境的意识清晰度降低），伴有注意的集中、保持或转移能力的下降。

2. 认知改变（如记忆缺陷、定向不良、言语障碍）或出现知觉障碍，而又不能用原先存在或正在进展的痴呆来解释。

3. 症状在短时期（通常数小时或数天）内发展起来,并在一天中有波动趋势。

4. 病史、躯体检查或实验室检查有证据表明障碍是躯体情况的直接生理后果。

谵妄状态的诊断并不困难,可根据意识模糊、定向力障碍、丰富生动的错觉和幻觉及相应的紧张恐惧情绪和兴奋躁动行为等症状判断。但病因诊断相对困难,需通过病史、体格检查和有关实验室检查及器械检查方可明确。对于接近生命末期的慢性疾病晚期患者,由于有时并无必要进行实验室及器械检查,故近一半的患者难以明确病因。

（四）谵妄的鉴别诊断

谵妄和痴呆有时很难区分,故此回顾患者的病史非常必要。如果患者已经有或曾有视幻觉、语言丧失、认识受影响、不稳定的情绪反应,以及记忆、判断或思考方面存在问题,相关症状急性发作,谵妄则是最可能的诊断（表 2-8-13-2）。

表 2-8-13-2 抑郁、焦虑、谵妄、痴呆的比较

病种	视幻觉	发病进程	失语	意识改变	不稳定的情绪反应	影响记忆、判断和思考	睡眠－觉醒周期
抑郁症	－	可能急性	－	－	偶尔	－	正常
焦虑症	－	可能急性	－	－	++		正常
谵妄	+++	急性、可逆（生命最后几个小时不可逆）	－	++	+	+	改变
痴呆	－	逐渐发生、进展缓慢、不可逆	+	++	－	+	基本正常

（五）谵妄的评估

谵妄是一种可能致命的疾病。相关研究已表明,在生命末期安宁疗护的患者中,约有50% 患者的谵妄和生命末期躁动可能是可逆的。因此,确定和生命末期躁动最常见的相关可逆性因素应为谵妄的评估重点。

尽早识别谵妄的早期体征并予适当的治疗,宜早不宜迟。早发现早处理可以防止危象的发生。可以采用“是否能够准确书写自己的名字和地址”作为甄别早期谵妄的方法,且它与某些需要较长时间或具侵袭性的检验一样敏感。

通过判断患者认知功能,临床工作者能快速掌握患者情况。认知功能包括: 判断力（judgement）、定向感（orientation）、记忆力（memory）、抽象思考（abstract thinking）、专注力（concentration）或计算力（calculation）,简称 JOMAC。对判断力的评估,可采用一些简单的对话进行判断。如询问患者:“如果你现在闻到房间里有烧焦味,接着你要做些什么？”通过患者的反应,医疗工作者可以了解患者的判断力。有时候仅从定向感三个维度（人、时、地）的混乱,也可以掌握患者谵妄的病情。了解记忆力的功能是否存在,通常会要求患者记3 样不相干且非同类的事物或不相关词汇,然后于 5min 后再问患者,例如“钢笔、快乐、风筝”。抽象思考能力可通过询问患者事物的相似性或成语解释来了解。专注力与计算力可以用“100-7”运算系列来进行症状的评估。

1. 病史评估

（1）症状及简易问题判断。

（2）疾病及诱因（表 2-8-13-1）。

（3）躯体状态：病史、生命体征、躯体及神经系统检查、麻醉相关记录、药物治疗记录。

（4）精神状态：精神状态检查、认知测验（画钟测验）。

（5）辅助检查结果：血生化、血常规、血糖、动脉血气分析、血药浓度（地高辛、苯巴比妥等）、尿常规和尿培养、心电图、胸片、脑电图、头颅 CT 或 MRI。

2. 筛查工具

（1）简易精神状况检查（mini-mental state examination，MMSE）：MMSE 能够有效地检验认知受损的情况，最为常用，但不能够区分谵妄和痴呆。它主要评价认知的 5 个方面，包括定向力、记忆力、注意力、计算能力、回忆力和语言能力，其总分范围为 0~30。MMSE 简单、易行、易接受，敏感性较理想，但特异性略低，检查结果受年龄和文化程度等因素的影响。

（2）神经行为认知状态测验（neurobehavioral cognitive status examination，NCSE）：是目前公认的、具有分测验的、灵敏度较好的第二代认知筛选量表，能区分不同程度认知功能缺损。NCSE 强调独立评估认知功能的三个一般因素（意识水平、集中注意力和定向能力）和认知功能的五个方面（语言能力、结构能力、记忆力、计算能力和推理能力）。

（3）意识障碍评估（confusion assessment method，CAM）：CAM 是根据《美国精神障碍诊断与统计手册》第 3 版（DSM-Ⅲ-R）中谵妄的 5 个操作性诊断标准所制订的，用于老年谵妄的临床辅助诊断，具有比较好的信度和效度，需要由受过训练的专业人员使用。

（4）谵妄评定量表（delirium rating scale，DRS）：DRS 是用于临床工作者评定躯体疾病患者发生谵妄及其严重程度的量表。DRS 的评定基于对患者 24h 的观察，因此，所有与患者的访谈、精神状态检查、护士观察和家人报告的有用信息都对 DRS 的评分有帮助。总分范围为 0~32，推荐的分界值为 10 分或 12 分，该量表可能更适用于研究而非常规临床应用。

（5）谵妄护理筛查量表（nursing delirium screening scale，Nu-DESC）：Nu-DESC 只有 5 个条目，中文版 Nu-DESC 诊断阈值取 3 时，以金标准 DSM-Ⅳ作为效标，灵敏度为 0.80、特异度为 0.92，诊断符合率为 90.4%。Nu-DESC 最大的特征是便捷和易用，5 个条目内容非常容易记忆，安宁疗护护士在常规护理操作中，利用与患者简单交流得到的信息就能完成评估。

四、影响

谵妄的症状特别令照顾者不安，无论是患者家属或专业人员，难以从患者本人处获得知情同意书，因此须在没有患者参与的情况下决定治疗方案。

出现谵妄，虽然患者本人通常没有自知力，一般无心理负担，但因为谵妄的发作常常影响家属亲友与终末期患者进行有效沟通，会给亲属造成较大心理痛苦，使得患者在生命末期无法与亲友进行有意义的情感互动，难以完成自己最后的心愿，不能实现生命最后的"四道人生"（道谢、道歉、道爱和道别）。

在姑息性治疗中出现谵妄，尤其是伴有生命末期躁动，标志着医护人员已不能只是被动地观察，而应当及时采取干预措施。在疾病迅速进展时出现谵妄，可能会更容易加速患者的病情进展、多系统进一步衰竭，此时谵妄逆转更具挑战。终末期患者一旦出现谵妄，病情经常迅速发展到严重的生命末期躁动。

生命末期躁动以躁动行为、烦躁不安、情绪激动和认知丧失为特征,属于谵妄的一种变异,往往会使家人至亲和长期照顾者承受巨大的压力,陷于身体疲惫、精神痛苦和心理压抑的状态之中。因此生命末期躁动的治疗,应考虑作为姑息性治疗的紧急情况。如同谵妄一样,一般认为生命末期躁动是多病因和多系统衰竭共存,并有多重用药、身体、情绪、精神和心理上的各种因素,如果不能控制生命末期躁动,姑息性镇静往往是唯一有效的治疗选择。

五、治疗与护理

(一)总治疗原则

鉴于谵妄的早期评估和处理对患者病情发展会产生深远的后果,故此临床应及时识别并处理谵妄。早期明确引起谵妄的原因,给予具有循证依据的治疗,充分考虑医学和人文多方面因素,并结合患者的预期寿命、病情进展速度、合并症情况、治疗目的和目标,以及患者及家属的愿望等,帮助患者和家属做出恰当的治疗决策。临床治疗应遵循伦理、慈善、不伤害以及生命末期关怀的原则,既不加速也不延长死亡,认真思考治疗干预对生命质量的影响及负担。

在安宁疗护病房,重点是要寻找谵妄的可逆转性原因,最常见的原因是药物的副作用(通常是阿片类和抗组胺类)和代谢失衡(电解质紊乱、脱水)等。末期谵妄应该考虑是否存在药物的戒断状态(如阿片类镇痛药物)。寻找谵妄潜在的可逆转原因,一般都受到限制。与急性疾病引起的谵妄相反,末期谵妄较缓慢地发生,绝大多数由多因素引起,几乎不可能完全缓解。

对于疾病末期患者,谵妄的安宁疗护目标分为四步。

1. 预防末期疾病患者出现谵妄。

2. 早期筛查简单干预。

3. 对精神错乱和谵妄的早期干预,以恢复认知功能。

4. 当患者处于濒死状态和激越性谵妄不能逆转时,镇静可提供舒适、减轻痛苦。

(二)治疗

谵妄在晚期癌症和慢性疾病末期阶段中发病率高,预防谵妄的发生是谵妄管理的首要任务。一旦谵妄出现,应尽早采取非药物及药物治疗的方式处理。非药物干预可以快速改善谵妄患者的症状,促进认知好转。单独使用非药物治疗或支持疗法对控制谵妄症状时常是无效的,必要时需要联合使用抗精神病类药物治疗。

1. 谵妄的预防 进展期癌症患者出现的谵妄对其自身和家属产生严重困扰,30%~40%的谵妄可以预防,应首选非药物治疗并采取措施预防谵妄的发生(表2-8-13-3)。

2. 非药物治疗

(1)一般处理:非药物干预可快速改善谵妄患者的症状,促进认知改善。但与常规治疗相比,这些干预措施并不能降低死亡率和提高生活质量。幻觉、噩梦和错误的理解往往使患者恐惧和焦虑,医护人员应努力尝试帮助患者表达其身心痛苦,增加陪伴和安慰解释。

表 2-8-13-3　预防谵妄的措施

临床情况	预防措施
认知功能损害或定向力障碍	适当的光线和清晰的标识 可看到钟表和日历（让患者保留时间定向） 向患者解释他在哪里、他们是谁；你的角色是什么（让患者重新定位） 进行刺激认知的活动（如回忆旧事） 协助家人和朋友经常探望
脱水或便秘	鼓励患者喝水，必要时鼓励皮下或者静脉补充液体 对有合并症（如心力衰竭或者慢性肾疾病）又需要控制液体平衡的患者，建议必要时寻求帮助
低氧血症	评价低氧血症的情况并在必要时保证氧饱和度
不能活动或活动受限	鼓励患者： 1. 术后尽早活动 2. 走动（必要时提供助行工具，这些需求应该随时能够获得） 3. 鼓励所有患者（包括不能行走的患者）进行力所能及的运动
感染	寻找和治疗感染 避免不必要的置管 按照感染控制指南开展治疗及护理工作（NICE 临床指南 2）
多种情况并存	对服用多种药物的患者要进行药物核查，要考虑药物的数量和类型
疼痛	评估疼痛。寻找非言语的疼痛表现，尤其是对那些沟通困难的患者 对发现或可以有疼痛的患者，采用合适的镇痛治疗方案
营养不良	遵循 "成人营养支持"（NICE 临床指南 2）中关于营养的建议 如果患者有义齿，应该确保义齿合适
感觉受损	去除任何导致损伤的可逆性因素（如耵聍阻塞） 对需要助听器或者眼镜的患者，要保证这些设施随时可以得到
睡眠障碍	如果有可能，在睡眠时间要避免护理及医疗操作 调整药物时间以避免干扰睡眠 在睡眠时间将噪声降到最低

　　1）提供合适环境：保持环境安静、空气流通、温度适宜、床铺整洁，避免冲突及过度声光刺激；白天房间光线柔和，晚上调暗灯光或给予夜视灯；将患者病床调到离护士站近的房间，以便近距离密切观察，且避免其他患者围观；工作人员说话轻声，避免在病房中交谈和讨论病情；可播放轻柔舒缓的背景音乐，请患者信任的亲友陪伴安抚。

　　2）促进患者舒适：让患者留在熟悉的环境，时常提醒正确的人、时、地信息，尽量保持日常的生活作息时间，有助于患者增加安全感和稳定情绪；做好基础生活护理；像对待常人一样尊重患者，不可约束或禁锢，甚至捆绑，因为这样会增加患者的激惹程度，并且增加外伤的风险，但如果其他的方法不能有效控制患者的行为，同时患者有自伤或伤人的行为，此时可使用适当的躯体限制和活动空间限制，安全地使用床栏。

　　3）保障患者安全：由于患者有意识障碍，不能正确判断周围环境，而且受幻觉或错觉影响，有可能发生伤人、毁物、自伤或其他意外，因此需特别防范，最好派专人24h陪护。动态评估患者情况,创造安全的环境,以防患者跌倒或受伤,移除刀具、锐器、玻璃瓷器、绳索、杀虫剂、洗涤剂、化学品等危险物品,不在房间内存放药品,暂时关闭阳台和限制窗户打开的角度,避免患者发生激越行为发生意外,预防重物撞击和高空坠落。若患者平常佩戴眼镜或助听器的,在谵妄时同样让患者继续佩戴,以帮助他们能够看清或听清,增强安全感,消除恐慌。

4)积极睡眠管理:谵妄病程波动,朝轻暮重,必要时遵医嘱予药物催眠。白天尽量不要让患者睡觉,拉开窗帘,适当沐浴阳光;而到了晚上则要减少活动与灯光,让患者直观感知昼夜时间变化;夜间灯光应柔和暗淡,尽量减少人员走动,减少噪声,确保患者睡眠充足,以促进大脑功能恢复,尽量保证正常的睡眠－觉醒周期。安宁疗护护士夜间巡视时,要密切观察患者的病情,同时可以尝试以下措施避免惊扰患者:有计划地关上所有的门;最大限度地降低各种监护仪报警声量;在晚上11点至早晨5点,尽量协调和限制各种护理操作,避免用灯光直接照射;轻声说话,不宜使用电话、对讲器大声说话、看电视、听收音机。

5)心理护理:熟练掌握与患者沟通的技巧,尽量满足其合理要求,避免一切激惹因素,稳定患者情绪;认真对待和解决患者恐惧或焦虑的感受,对患者的诉说与提问予以回应和回答,适当共情倾听,耐心安慰解释;每次遇见患者时均简单自我介绍,即便数分钟前刚遇见过,以缓解患者的紧张、茫然和心理阻抗。

家属或医护人员的温柔陪伴及细心护理十分重要,所有跨学科团队成员都应参与加强社会心理、精神和情感上的支持。根据个体需要,采用音乐疗法、治疗性触摸、非医学的护理措施,谨慎使用抗焦虑药。

6)病情解释及沟通:向家属解释病情变化的原因,说明医护人员当前提供的治疗护理措施,重复解释重要和有帮助的信息;对患者和家属强调谵妄患者并非精神心理疾病或性格脾气问题,谵妄患者可间歇性清醒;建议患者和家属保持及时有效的沟通。

7)其他干预操作:有临床指征时,推荐使用口服或注射镇静用药,以帮助患者安静下来;非必要情况下应尽量避免各种增加患者痛苦的非必要诊疗操作;必要时给氧;合理安排治疗护理时间,操作轻柔、集中完成,保证患者休息时间,最大可能地减少刺激。

反复耐心、温和、尊重地帮助患者恢复定向力。如经常提醒患者当前具体的时间、所在地点、身边的陪伴者、工作人员的身份和名字、住院的原因以及医院的名字等;将日历、钟表、家庭照片放在患者所能看到的地方;对需要的患者应保证能够方便地使用眼镜和助听器。

对于思维紊乱的患者,鼓励进行适当的智力游戏和平常喜爱的生活活动,如打扑克、下棋、织毛衣、包饺子等,通过手脑并用的刺激促进改善思维混乱;提供充足均衡的营养饮食,进行有效的胃肠道及大小便管理策略;监控液体入量,补充水分选择经口饮入含盐液体,如汤、运动饮料、蔬菜汁;如若谵妄由尿潴留或疼痛引起,应及时管理排泄与疼痛。

对严重的谵妄,医护人员应该承认并接受患者当前的痛苦,并可运用共情技巧来回应对方,如"我感受到您现在的情绪有点恼火,心里有股莫名其妙的烦躁却不知道怎样表达",同时可以邀请患者回到病房和/或病床,以便进一步讨论交流。

3. 对因处理——纠正可逆转因素　对因治疗主要是纠正可逆因素。如伴有颅内压增高,应予脱水、地塞米松治疗;若存在感染和代谢性疾病,予抗炎、吸氧、改善肝肾功能、纠正酸碱平衡、电解质紊乱等;若是药物性因素,停用或减少引起意识混乱的药物,如甾体激素;必要时考虑将吗啡改用羟考酮等。

如果怀疑尼古丁的戒断症状,鼓励吸烟或给予医用尼古丁产品:如尼可雷尔鼻喷剂,含尼古丁 500μg/ 喷；经皮（TD）尼古丁透皮剂，11~22mg/24h。

4. 药物治疗 当患者过度激越、精神症状突出或者对自身及他人有潜在危险时，应予药物治疗，目的是尽快纠正躁动混乱的情绪。对一些症状不重、无明显不安或攻击性行为的患者，可不予特别处理。常用的抗谵妄药物有抗精神病药物和苯二氮䓬类药物。氟哌啶醇是最常用的抗精神病药物，新型抗精神病药物奥氮平、喹硫平、利培酮等对谵妄亦有效。若大剂量的抗精神病药不能控制患者的激越症状，则考虑在此基础上加用劳拉西泮。如果终末期患者在使用以上措施都无效，可以考虑姑息镇静。谵妄常见用药详见表 2-8-13-4。

表 2-8-13-4 治疗患者谵妄的常用药物

药名	剂量	使用方法		注意事项
抗精神病药物（逆转认知损害）				
氟哌啶醇	0.5~2.0mg	po/im/iv	4~12h/ 次	首选药物，静脉途径是口服作用的 2 倍，对严重的激越患者可静脉注射或持续静脉滴注，必要时可 2h 后重复给药；如病因不可逆则需维持治疗，24h 给药剂量不超过 30mg。常见锥体外系副作用、迟发性运动障碍、心律失常、急性肌张力障碍等副作用，使用时应监测心电图
奥氮平	2.0~5.0mg	po	12~24h/ 次	对癌症患者有效，镇静作用较强，常见直立性低血压、口干、困倦、躁动及外周水肿等副作用
喹硫平	12.5~50mg	po	12h/ 次	合并用药安全，但可能镇静过度，常见直立性低血压、口干、困倦、躁动及外周水肿等副作用
氯丙嗪	25~100mg	po/im/iv	4~12h/ 次	强镇静作用；可持续静脉滴注，需监测血压
利培酮	0.5~2.0mg	po	12~24h/ 次	对老年患者有效，对严重激越患者无效，常见直立性低血压、口干、困倦、躁动及外周水肿等副作用
苯二氮䓬类（为难治性、激越性谵妄患者提供镇静，二线用药）				
劳拉西泮	0.5~4.0mg	po	4~12h/ 次	与抗精神病药一起应用时最有效，单药可能加重谵妄
咪达唑仑	30~100mg	H/iv	24h/ 次	
麻醉药（镇静作用）				
丙泊酚	10~50mg	iv	1h/ 次	快速起效，作用时间短，非抗精神病药物，可滴定到镇静水平

注：po= 口服；im= 肌内注射；iv= 静脉推注；H= 皮内注射。

5. 末期镇静 尽管采取了以上非药物及药物治疗的措施，濒死患者偶尔仍会变得严重激越。如果是疾病终末期，则有必要向家属说明谵妄是死亡临近的标志。

少数严重病例，在生命的最后几天或几个小时，兴奋躁动、神志错乱的情况比较严重，烦躁不安、痛苦异常、呻吟不断，这种情形下需要进行末期镇静，此乃标准的姑息照护措施之一，但应与家属充分沟通并知情同意。常用药物及剂量详见表 2-8-13-5。

表 2-8-13-5　生命最后 48h 镇静药物及抗精神病药物的使用剂量

药物	平均剂量（mg/d）	中位剂量（mg/d）	有报道的剂量（mg/d）
咪达唑仑	22~70	30~45	3~1 200
氟哌啶醇	5	4	5~50
氯丙嗪	21	50	13~900
左美丙嗪	64	100	25~250
苯巴比妥	—	800~1 600	200~2 500
异丙酚	1 100	500	400~9 600

（黄薇　李敏）

第九章 安宁疗护中的舒适照顾

第一节 舒适照护概述

导学案例

　　邵女士,71岁,4年前因腰痛发现腹膜后占位,经手术确诊为"高级别软组织肉瘤",先后行3次肉瘤扩大切除术及30次放疗。半年前肉瘤再次复发,右腰背部可触及一大小约10cm×12cm肿块,压痛明显,局部皮肤坏死破溃,近2个月体重下降5kg。医疗团队通过与患者沟通得知其完全了解病情,目前最需要的就是控制症状,减少痛苦。医生调整镇痛药物,患者始终没有被疼痛困扰;针对便秘给予通便药物,并结合患者的需求选择了灌肠治疗;患者腰背部肿瘤创面渗液较多,予按时换药,保证其始终干燥没有异味;为预防压力性损伤,予以骨突部位硅酮胶敷料保护、定时翻身等综合管理;患者单独拥有1间病房,丈夫和儿女可以时刻陪伴在身边。患者在接受了缓和医疗团队的服务后有尊严地离开,家人也平静温情地陪伴了整个过程。

　　请思考:
　　(1)该患者最需要的是什么样的照护?
　　(2)实施舒适照护时,护士需要掌握哪些技能?
　　(3)实施舒适照护时,护士需要注意哪些事项?

一、舒适照护的目的及意义

　　舒适护理(comfort care)是一种整体的、个性化的、创造性的、有效的护理模式,其目的是使患者在生理、心理、社会、精神上达到最愉快的状态，或缩短、降低不愉快的程度。1995年Kolcaba提出舒适护理的概念（theory of comfort care），认为舒适护理应作为整体化护理艺术的过程和追求的结果，更注重患者的舒适感受和满意度。随着现代护理学科的发展，护理工作不再是单纯简单的技术操作，更应注重"以人为本"的护理过程，提高生命质量是舒适护理的使命。患者在死亡前的6个月因家庭背负沉重的精神、经济负担，加之疾病导致的周身不适、难以控制的疼痛及焦虑，严重影响患者生活质量。因此，在缓和治疗中，强调控制疼痛症状，满足患者基本生理需求，解决心理、社会、精神问题是最重要的，目标是实现患者及家庭最好的生命质量，使患者在治疗疾病的同时得到身体舒适、心理安慰、社会支持以及精神慰藉。

二、舒适照护的具体要求与方法

（一）舒适护理内涵

舒适护理的内涵包括身体舒适、心理安慰、社会支持和精神慰藉4个方面，其中，身体舒适指的是身体最直接的感觉，患者对身体舒适方面的需求是舒适护理中首要满足的条件之一；心理安慰是指患者的心理感受，包括平和的心态、愉悦的心境等心理状态；社会舒适是指家庭、人际关系、就业、学校等多个层面给人带来的舒适，安宁疗护护士应帮助患者获得更广泛的社会支持；精神慰藉指的是个人信念等方面带来的舒适。

（二）舒适护理原则

预防为主，促进舒适；加强观察，发现诱因；采取措施，消除不适；互相信任，心理支持。

（三）实施方法

1. 生理舒适方面

（1）消除或减轻疾病症状：疼痛是影响患者舒适的最常见也是最严重的症状。以疼痛护理为例，镇痛措施包括药物镇痛、物理镇痛（冷热疗法、理疗、按摩、推拿等）、针灸镇痛、经皮神经电刺激疗法镇痛。镇痛原则遵循WHO推荐的癌性疼痛三阶梯疗法，即按阶梯给药、口服给药、按时给药、个体化用药。镇痛药物的应用原则：诊断未明确前不随便用药及疼痛发生前给药。同时注重心理护理：减轻患者心理压力，建立信赖关系，尊重患者对疼痛的反应；组织患者参加活动、音乐疗法、有节律按摩、深呼吸、松弛疗法、想象以分散注意力。

（2）保持正确、舒适的体位：患者卧位的平衡性与人体的重量、支撑面呈正比，与重心高度呈反比，所以保证患者卧位时支撑面大、重心低、平衡稳定可使患者感到舒适、轻松。体位姿势要符合人体力学要求，关节处于正常的功能位，体重平均分布到身体各部位；患者的每个部位每天均应活动，除禁忌者外改变卧位时应进行全范围的关节运动；同时更换体位时注意适当遮挡，保护患者隐私，促进身心舒适；特别注意根据病情需要采取适当的体位，如中凹位、头低足高位、端坐位等。

（3）帮助患者做好个人清洁，保持皮肤完整：每天予口腔护理，保证口腔清洁；按时或按需予床上洗头，保持皮肤干燥清洁，每天予温水擦浴，如有大小便失禁或体液渗出应及时擦洗更换衣物，床单位保持干燥、平整、无渣屑，卧床时床头抬高不高于30°，避免患者同一部位长期受压，卧床患者至少每2h翻身一次，必要时使用气垫床、脂肪垫、水球等工具，翻身时避免拖、拉、推等动作,以避免人为导致的摩擦力和剪切力,鼓励卧床患者每天进行主动活动,促进血液循环。

（4）保证患者良好的休息、睡眠:创造良好的睡眠环境,排除影响睡眠的环境,医护人员做到"四轻":走路轻、关门轻、操作轻、说话轻;注意各种治疗尽量安排在患者休息前,入睡时降低室内光线强度,避免光线直照眼睛,睡前避免过多饮水,可用温水泡足;必要时遵医嘱使用助眠药物。

2. 心理舒适护理

（1）建立支持性护理环境:建立一个安全、和谐的护理环境。对患者的称呼亦有技巧,可尽量使用患者在社会上或单位上的称呼,如"老师""教授"等,为患者找回被人尊重的自信,也可根据患者年龄、喜好进行称呼调整。

（2）增加安宁疗护护士礼仪及业务素质能力:安宁疗护护士的职业美感直接影响患者心理情绪的变化,要求护士仪表端庄、举止优雅、言语得体。亲切的问候、文雅的风姿、轻盈的步伐、敏捷而轻巧的动作都可增加患者的舒适感受。同时安宁疗护护士只有具备扎实的专业理论知识、掌握娴熟的护理操作技能才能取得患者的信任,增加患者安全感。

（3）进行心理评估:美国国家癌症综合协作网（National Comprehensive Cancer Network,NCCN）早在 1999 年就建议对癌症患者进行心理痛苦筛查及管理。目前,用于评定心理痛苦问题的评估工具有 33 种,NCCN 推荐使用心理痛苦管理筛查工具（Distress Management Screening Measure,DMSM）筛查心里痛苦程度和相关因素,DMSM 在多国、多癌症病种使用都被验证具有良好的信度、效度及诊断准确性。

（4）心理护理:心理痛苦干预方法有认知行为疗法、支持性心理疗法、正念减压疗法、意义为中心小组干预疗法等。正确运用干预手段同时,安宁疗护护士应注意与患者进行有效沟通,更多地了解患者个性特征、情绪特点、心理感受等信息,以亲切自然、谦逊温和的态度更好地满足患者被尊重的需要,使他们感到即使疾病缠身,自己的存在是有价值的,是被人接纳的,从而激发患者自尊、自信、自强、自我价值得到满足的舒适感。

3. 社会舒适护理 根据病情安排适当陪护,满足患者的归属感,患者需要来自家庭亲友的陪伴、鼓励;允许亲友、同事等亲密的人探视,每次最多 2 人,15~30min 为宜,以患者的病情为主要谈话主题,使患者在安静的环境下得到安慰和鼓励;适宜的时间可召开病友会,帮助患者从新的人际关系中获得舒适感。

4. 环境舒适护理 美化环境,使病区清洁、明亮、安静、舒适,利用壁柜、床头柜等妥善放置患者生活用品,保持良好的通风采光和环境净化;完善床单位准备,避免患者身处于已被污染或有潮湿褶皱的床褥上;完善淋浴、热水供应等设施;应注意的是治疗环境应避免强烈的阳光、噪声及强烈的气味,保证病室清新的同时患者情绪舒缓并重拾自信。

三、影响患者舒适的相关因素

不舒适,即个体身心需求不能完全满足,身心负荷过重时的一种自我感觉。影响患者舒适的因素主要包含以下几个方面:

（一）身体方面

疾病导致机体不适如疼痛、恶心、咳嗽等;姿势和体位不当都可导致肌肉和关节疲劳、麻木、疼痛而引起不适；患者活动受限，如约束带、夹板、石膏约束时可能引起不适；个人卫生状况不佳，如口臭、皮肤污垢、汗臭、瘙痒、伤口渗液等引起的不适。

（二）心理方面

患者通常担心疾病造成的伤害或不能忍受治疗过程中的痛苦，对疾病的发展及死亡充满恐惧和焦虑，从而引起不适；患者担心得不到家属或安宁疗护护士的关心与照顾或在护理活动中身体隐私被暴露，引起不被尊重与重视的感觉，自尊心受到损害等；同时患者可能感觉到面临压力，如对必须面对的手术或治疗感到担心、对疾病的预后缺乏信心等。

（三）社会方面

住院后生活习惯被改变，作息时间紊乱，患者往往感到不适，老年人尤为严重；缺乏支持系统，如与家人隔离或被亲朋好友忽视及缺乏经济支持；患者角色适应不良也易引起不适，如在适应角色的过程中可能出现角色行为冲突、角色行为缺如等。

（四）环境方面

新入院的患者进入一个陌生环境，会感到紧张和不安，缺乏安全感；同时环境条件不良，如室内空气不新鲜和/或有异味、噪声过强或干扰过多、温度和/或湿度不适宜、被褥不洁、床垫软硬不当、光线过强过暗等，都可能引起患者的不适。

（刘 薇）

第二节 舒 适 环 境

导学案例

患者，女性，44岁，已婚，有两个儿子。肝内胆管细胞癌多发转移伴肠梗阻入院。主诉肝区剧烈疼痛，无排气、排便。入院后得知已不适合做肝内介入治疗时，无法接受疾病状况，脾气暴躁，睡眠质量差。患者进行第一次灌肠治疗后强烈拒绝再行灌肠，肠梗阻症状进一步加重，腹胀、腹痛剧烈。经过与患者多次沟通，了解到患者拒绝灌肠原因是患者处于病房三人间中间床位，中间无床帘遮挡，担心同室病友看到她灌肠的样子，也担心灌肠产生的不良气味影响他人，感到羞愧。安宁疗护护士将患者床位挪至靠窗位置，在两床间布置屏风遮挡，在灌肠前准备精油进行室内扩香，灌肠后及时开窗通风，患者逐渐接受灌肠治疗，结合疼痛控制，腹胀腹痛较前缓解。为患者窗台布置绿植，适当放宽探视要求，允许家属轮流陪伴，同时将患者儿子的画及写的贺卡装裱在患者床头。患者情绪逐渐好转，在家属陪伴下把家里的事情逐项做了安排，于入院1个月后，平静地离世。

请思考：

（1）环境舒适护理包含几方面内容？

（2）实施舒适照护时，护士需要注意哪些事项？

一、舒适环境的目的与意义

环境是指人类生活的空间中能够直接或间接影响人类生存和发展的各种自然因素和社会因素的总称。人体的健康要考虑自然环境和社会环境对人体的影响。健康就是个体与环境在心理、躯体上的适应、协调的结果，是处于自然和社会系统中的个体系统的平衡状态。近代护理学创始人南丁格尔对环境和护理曾做过深入的观察和研究，她认为环境是影响生命和有机体发展的所有外界因素的总和，环境因素不仅可以引起机体的不适，而且可以影响人的精神状态，能够缓解或加重疾病和死亡的过程。环境护理的目标是以患者为中心来创建环境，满足各种患者的需要，注意护理、健康、环境和治疗的相互关系，把患者安置在空气清新、整洁、温暖、安静及光线充足良好的最佳环境中，同时护士有责任帮助患者正确认识所处的环境，并且尽可能改进不良环境，营造一个安全、清洁、整齐、安静、舒适的治疗环境。

二、舒适环境的具体要求

（一）物理环境

1. **空间**　室内空间是人类活动营造出的室内活动场所，空间的大小和空间的围合是其构成元素。在设计中，要使患者获得心理上的稳定感和安全感。关于患者所处的环境，空间过于高宽显空荡缥缈，使人有渺小孤冷之感；过于低窄则显纤紧束缚，使人有压抑窒息之感。可以通过屏风、拉布帘、病床及物品的布局，以及将环境中的光线、色彩与材质最终融为一体，塑造出和谐协调的室内空间环境。许多卧床患者感受外界的主要方式是通过观察，观察户外大自然的变化或观察公共环境其他人的活动，这已成为患者排除因患病所带来的烦躁心理和消遣时间的重要手段；另一方面，患者亦希望自己需要帮助的时候能被他人观察到。因此，保持与室外和公共部分的视线联系，进行良好的视线设计，是评价病房方便、舒适的一个重要标准。

2. **温度**　病室的温度以18~22℃为宜，在适宜的室温中，患者可以感到轻松、舒适、安宁，并降低身体消耗。具体措施：年老、体弱的患者常怕冷、怕风，可将其安排在向阳房间，室温宜高些；对于腰椎间盘突出症患者，尽量避免长时间处于空调环境。有研究显示：北方冬季寒冷，一楼室内温度较其他楼层室内温度偏低，且探视人员直接由寒冷的室外进入室内，身体所带的凉气也会影响室温。从患者的年龄和性别来看，老年女性由于体内雌激素水平的降低，导致神经血管功能不稳定，全身或局部血液循环不良，容易引起腰、背、小腹、手、足或全身发冷。因此，建议医院尽量不将一楼设置为病房；若为病房，应考虑患者的年龄、性别，并做好各项御寒措施。

3. **湿度**　病室内的相对湿度以50%~60%为宜，可使患者感到舒适。湿度过高，使汗液蒸发受阻，患者感到胸闷、困倦、乏力；湿度过低，患者感到口干唇燥、咽喉干痛，甚至出现呛咳不止。病室内湿度不适宜可能与病房患者多，使室温升高、空气中的湿度低有关。建议管理者在病房增加提高病房湿度的相应设备，如加湿器等，或在温湿度的调控方面权衡患者的整体感受。安宁疗护护士也可以通过在暖气上安放水槽等简单措施，提高患者对病房湿度的舒适感。

4. 噪声　根据 WHO 规定的噪声标准,白天医院病区较理想的噪声强度是 35~40dB。强烈的噪声可刺激人体的交感神经,使其心率加快、血压升高;疼痛患者的痛感觉加剧,更严重影响睡眠。良好的听觉环境的标准:想听的声音能听清,并且音质优美,而不需要的声音则应降低到最低的干扰程度。可采取的一些有效措施有:

（1）医护人员要意识到外界的高水平噪声来自他们的活动,工作人员要做到"四轻":说话轻、走路轻、关门轻、操作轻。

（2）门窗是传播声音的主要途径,对门窗应做隔音处理,采用双层玻璃窗,病室的门及桌椅脚应钉橡皮垫,推车轮轴定时滴注润滑油。

（3）在有条件的病室,床头可增设耳机装置,医院广播室可定时向病区播放节目,也可根据患者的喜好,选择收听适当的音乐、曲艺节目等。另外,改良技术设备,调整机器噪声、隔离门窗、提供环绕床的门帘等对疾病的康复和患者的舒适感受非常有益。

5. 光线、通风　明亮柔和的光线有助于开阔患者的心胸,减轻其压抑感,带来舒适、欢快和明朗的感觉。具体措施如下。

（1）中午患者休息时,应拉上窗帘,使光线偏暗,以保证午睡质量。

（2）灯具应该带有保护角或者漫射玻璃罩,并应限制灯的亮度。室内墙面、天花、地板也应采用低光泽度的表面装饰材料,采取一切可行的手段避免眩光产生。

（3）有眼病的患者室内用深色窗帘,避免对眼睛的刺激。

（4）对于长期卧床的患者,床位尽量安排到靠近窗户的位置,以得到更多的阳光,对患者更加有利。另外病房应保持安静,空气要流通。污浊的空气会干扰人的生理和心理状态,使人出现烦躁、头晕、倦怠、食欲减退等表现。研究显示冬季病房在温度较高、阳光充足的时间段,采用每天定时开小窗（0.3m×0.5m）通风 30min,更换室内空气,可达到有效降低病房细菌总数、预防院内感染的目的。

6. 装饰　不同的色彩给人截然不同的感受,相应地,病房的氛围会由于各种色彩而迥异。了解色彩的功能特性,加以正确运用,有助于缓解疲劳,抑制烦躁,调节情绪,改善机体功能。墙体颜色可选择低彩度的调和色,窗帘挑选浅色系,医护人员服装选择柔和的浅蓝或浅粉色,在室内放置适当的绿色植物;也可根据患者的病症特征和体质特征来选相应的环境之色。

（1）根据性格特征来选色。如消极、麻痹、忧郁者可选择使其精神振奋的红色、黄色;情绪易激动、高血压、肺炎患者可选用蓝色、绿色等有镇静作用的颜色;失眠、精神紊乱患者可选择具有松弛运动神经作用的紫色。

（2）根据病症特征来选色。青光眼患者戴上绿色的眼镜可使眼压降低。红色、黄色促进血液循环,增加食欲。蓝、绿色可用于失眠症、高血压等。除颜色选择外,亦可设计一些可以令人暂时忘记身处医院的细节:艺术风的指示标志、造型大方的屏风、衣帽橱、镜子、床边的小格柜、粘贴照片的图钉板、电视机、电话、闹钟、足够的插座、可以调解的灯具、个人邮箱等。

（二）化学环境

在医疗环境中,疾病的治疗,病室的清洁、消毒、灭菌,以及医用器械的清洁和无菌处理等,均需要使用大量的药品、化学用品。这些药品可用来治疗疾病,化学品创造清洁无污染的环境,但是对人体健康也会产生不同程度的不良反应和损伤。应该加强管理,避免住院患者接触到任何化学药品。常用药品、物品等定点存放、摆放有序、标识清楚、不得混装。无过期、变质现象,口服药原始包装保存,高浓度药品单独存放。清洁工人打扫或用消毒液体擦拭病房时,要及时开窗通风,避免化学气体蒸发对患者产生不利影响。

（三）人文社会环境

患者接触环境的不同、角色的改变、人际关系的变化、生活方式的改变、文化的差异、规章制度的约束等,必然会给患者造成不同程度的压力。患者主要心理需求包括需要被尊重、需要有所群属、需要信息、需要安全感及新鲜感。清洁优美的环境,本身即是一种良性刺激,医院室内环境需要考虑住院患者的视觉需要,环境的美观是很重要的,应该尽可能维护并加以提高,精心设计绿色空间和美观的事物,避免环境出现无法忍受的、粗糙或者乏味的感觉。就诊环境气氛希望安宁静谧,清洁,宜人,有安全感;同时病房环境应有适当的刺激、新鲜感,避免过于单一的环境,使其产生厌烦感;较易对灯光、电视等设备进行控制,可方便使用电话,护士可随叫随到;有存放个人物品的地方;有接待来访者的地方;病房外有吸引人的去处,以鼓励患者下床活动;有一定的交往、娱乐与消遣的空间以及可供漫步的趣味空间。研究发现使用探视控制系统的患者,其心率和舒张压降低,用证据表明放宽家庭探视可改善患者的预后。

三、环境安全管理

（一）环境评估

住院环境中的跌倒危险因素是系统层面的因素,应将定时对环境评估融入现有的病房管理巡查常规之中,主要评估内容包括病室的整体环境安全、家具设计、配套设施、医疗设备、个性化环境策略等,可按照环境因素的固定程度确定不同的评估频率,并尽可能地使在病房中工作的医务人员参与其中,包括医生、护士、辅助人员、后勤保障人员等。针对发生跌倒的环境危险因素,提出预见性环境改造可以降低住院患者跌倒的发生率。

（二）病房布局

1. 病区环境危险因素的修正　国外的一些研究显示,良好的居住环境、合理的布局设计可以为住院患者提供更好的医疗保健服务,减轻患者因跌倒带来的严重伤害。包括病房内外的环境,如床旁、室内家具、走廊、餐厅、浴室及洗手间等,还要注意时间（如夜间）、天气（如雨雪）和气候（如冬夏）的变化对病区环境的影响。

2. 家具的选择

（1）使用低高度可调节病床,可使患者坐在床边时,双足能接触地面,为患者站立提供基础,即使由于患者不慎从床上滑落,低病床也可减少跌落及相关损伤。

（2）提供坚固的床垫,进行安全有效的床旁移动。

（3）可于病床上安装离床报警系统。对神志不清及焦虑的患者使用离床报警系统可有效预防跌倒坠床的危险。

（4）避免使用太深太厚的沙发,防止沙发过于塌陷或松软而引起跌倒。

（5）家具简单稳固,衣柜、储物柜等高度适宜,摆放位置避开患者活动区域。

3. 配套设施的建立　提供相应的配套设施,厕所、浴室及走廊安装墙壁扶手,扶手的高度与患者腰部持平,洗手间建议安装垂直的扶手更为实用。浴室及厕所加装防滑垫,提供洗澡椅和坐便椅。病室内采光适当,床边灯及洗手间夜灯等都已经被广泛采用。

（三）辅助设备

为患者提供充足的辅助设备,如轮椅、平车、学步车、拐杖等,并由专业工作人员对这些辅助设备的安全性(防滑、刹车处)和耐用性进行定期评估、定期保养、及时修缮;在患者的床头、阳台、厕所、餐厅等常用活动区域均设置呼叫系统,并保持呼叫系统功能完好,定期检查,发现问题立即维修或更换;工作人员要熟练地掌握和使用各种医疗设备,确保使用安全。

（四）预防跌倒措施

1. 合理使用床挡 国外许多学者均指出,在患者卧床时安全合理地使用床挡,可有效降低病床相关跌倒的发生率。

2. 为了预防跌倒及跌倒相关伤害,病床高度应尽可能处于最低位。研究结果显示:病床高度处于低位可使跌倒下降 28.3%,跌倒相关伤害下降 47%。

3. 对特殊患者,包括记忆障碍、行动不便、有跌倒高危风险、尿失禁、睡眠障碍的患者,有针对性地提出个性化的预防护理措施,如使用低高度床、使用辅助设备助行器和床旁坐便器,根据患者的小腿长度调节床高,对于预防跌倒起到了显著效果。

（刘 薇）

第三节 口 腔 护 理

> **导学案例**
>
> 李先生,66 岁,胃癌晚期,行手术多程化疗、靶向治疗后病情进展,进入生命末期阶段。目前保留鼻饲管一根,棕褐色液体引出,伴腐臭味,口腔黏膜干燥,口内陈旧血性分泌物。患者主诉身体乏力,无力漱口,口腔及呼吸中伴有味道引发恶心,不愿与人交流。因自身离异,主要照顾者为前妻,不愿麻烦别人,故持续忍受。住院后予行舒适口腔护理,并指导患者如何含漱,告知主要照护者患者顾虑,沟通后照护者表示"往事已矣",愿全身心照顾患者。请芳香师配置精油改善气味。通过全团队、患者、家人的共同努力,异味减轻,患者口腔内湿润无分泌物,口腔黏膜无破损,鼻胃管无不适感。
>
> 请思考:
> (1)患者口腔问题有哪些?
> (2)护士如何做好口腔舒适护理,解决口腔症状?
> (3)护士在做好口腔舒适护理的同时如何解决患者心理问题?

一、口腔护理的概述

终末期患者由于疾病进展、治疗因素或癌细胞侵犯等,导致患者发生口干、口臭、口腔炎、溃疡、感染等口腔合并症。正确执行口腔护理,可缓解患者的口腔合并症并维持口腔清洁、卫生、舒适。口腔异味可导致患者自卑心理,降低交流的意愿,做好舒适口腔护理,可改善患者心理状态。

二、口腔护理的目的

1. 保持口腔清洁,预防口腔内溃疡。
2. 预防细菌在口腔内繁殖,防止口疮。
3. 增加口腔的舒适及美观。
4. 协助昏迷或不能自己刷牙的患者保持口腔清洁。
5. 减少异味,防止恶臭。
6. 按摩牙龈,促进血液循环,增加牙齿健康。
7. 镇痛及促进食欲。
8. 增进互动。

三、口腔护理的实施

1. 每天晨起执行口腔护理,此时患者处于较清醒的状态。
2. 若患者出现呕吐症状,呕吐后予以口腔护理,除去口中异味。
3. 可进食患者应早晚刷牙、三餐后漱口。鼓励患者自理。

（一）用物准备

适宜漱口液、杯子、小尿垫、海绵棒、毛巾、润唇膏（婴儿牙刷套、吸唾器、注射器、软针头）。

（二）实施步骤

1. 评估并记录 口腔黏膜状况评估:包括溃疡、破损、感染、舌苔、痰痂、吞咽状况,总结并做好记录。

2. 根据评估口腔内情况,选择适宜漱口液。

3. 体位摆放 抬高床头,头偏向一侧。

4. 胸前垫吸水小尿垫。

5. 打开吸痰器,接上吸唾器,置于口腔内低位。

6. 用海绵棒蘸取漱口液清洁口腔,清洁牙齿内外、咬合面、口腔内颊及舌头,清洁干净为止。

7. 用吸唾器抽吸患者口腔内残余漱口液。

8. 意识清醒患者可使用漱口水漱口,将漱口水吐在杯子内。

9. 用毛巾擦净患者口腔周围。

10. 以护唇膏或凡士林润滑唇部,预防口唇干裂。

11. 若患者有义齿,应取下义齿用冷水、软毛牙刷洗净,口腔也应清洁后漱口,义齿不用时浸泡在冷水中。

四、口腔症状的护理

1. 口干

（1）评估患者口唇、舌苔及口腔黏膜情况，了解唾液分泌情况。

（2）分析口干原因，告知患者及家属治疗口干的重要性。

（3）运用加湿器、雾化等方法，改变口鼻周围环境湿度。

（4）常漱口滋润口腔，使用小喷壶将绿茶水喷于口腔内。

（5）进食刺激口水或滋润口腔的食物，如淡柠檬汁、无糖口香糖、陈皮、话梅、果汁等。

（6）使用合成人工唾液、含碎冰块或使用口腔凝胶。

（7）嘴唇涂抹护唇膏防止干裂。

（8）对于神志不清且张口呼吸的患者，可使用生理盐水湿纱布覆盖口唇，以增加黏膜湿润度。

2. 口臭

（1）评估口腔状况，寻求口臭原因。

（2）将口腔清洁干净。

（3）使用绿茶水或蜂胶可去除异味。

（4）若有胃肠道出血，尽量止血。

（5）芳香治疗：在专业精油师指导下稀释精油漱口或用纱布擦拭。

3. 口腔黏膜炎

（1）口腔护理时使用生理盐水漱口有助于肉芽组织生成、促进伤口愈合、改善牙龈炎和口臭。

（2）食物不可过热，避免酸性或刺激性食物。

（3）可进食软质食物。

4. 口腔溃疡

（1）避免食用酸味强或粗糙生硬食物。

（2）饮用优酪乳可减少溃疡处的刺激。

（3）开水冲泡薄荷叶、枸杞，放凉后漱口，有镇痛作用。

（4）口腔护理前使用利多卡因漱口，减轻疼痛，饭前忌用。

（5）芳香治疗。

1）将月桂精油、胡萝卜籽精油、茶树精油混合后用小麦胚芽油稀释，涂抹于口腔伤口处，效果显著。

2）使用金缕梅纯露＋香蜂草纯露＋永久花纯露＋薰衣草纯露＋香桃木纯露混合后漱口及冲洗伤口。

3）芳香治疗应在芳香师指导下进行。

5. 口腔念珠菌感染

（1）口腔黏膜或舌头出现白斑、口腔黏膜干燥发红、疼痛，给予一般口腔护理后，遵医嘱给予伊曲康唑漱口液含服，5~8min 后吞咽。

（2）对于虚弱、无法张口或口腔癌症患者，可注射器连接软针头吸取漱口液或绿茶水进行口腔清洗,一边用吸唾器吸取冲洗后的漱口液。

6. 舌苔

(1) 软化舌苔:新鲜凤梨片切成小片冰冻后口含。

(2) 维生素 C 放于舌上融化。

(3) 1 茶勺苏打粉加 20ml 温水,清洗后需用清水洗净苏打水。

(4) 刮除舌苔:将凤梨片用纱布包裹,再替患者刷除口腔内舌苔,或是新鲜凤梨汁搭配海绵牙棒做口腔舌苔的清洁。

五、口腔护理的注意事项

1. 记录评估患者口腔状况。

2. 不要用化学漱口液(复方硼砂漱口液、醋酸氯己定漱口液)进行口腔护理,内含不宜吞咽化学成分。

3. 可用清水、盐水、茶、柠檬水、维生素 C、蜂胶(3~6 滴 +10ml 白开水中)、甘草水、新鲜凤梨汁等做口腔护理,若患者吞服也没关系。

4. 可利用新鲜凤梨片口含(将凤梨片用纱布包裹,再替患者刷除口腔内舌苔),或是新鲜凤梨汁搭配海绵牙棒做口腔舌苔的清洁。

5. **口腔护理工具**　海绵牙棒(可随患者口腔任意变形,较不会造成患者口腔伤害)、牙刷、洗唾器、婴儿洁口器(指套牙刷)、超声波喷雾器等,视患者情况决定用具。

6. 若口腔中有脓、血、痰等蛋白质分泌物,可用 3%H_2O_2:水 =1:4 进行清洁液调配,并根据患者的感受,调整清洗力度与溶液浓度。口腔护理前可使用超声波喷雾器湿化口腔软化分泌物结痂。

7. 若有溃疡时,需先用局部麻醉剂利多卡因镇痛,出血时则用盐酸肾上腺素止血。

8. 对于张口困难患者,可使用婴儿牙刷套进行清洁。对于无法使用工具清洁口腔患者,使用注射器连接软针头进行口腔清洗。

9. 如有口腔溃疡及感染,可请芳香治疗师指导协助。

(刘薇)

第四节　身体清洁护理

导学案例

患者,女性,46 岁,乳腺癌晚期,行手术、多程化疗、靶向治疗后病情进展,肺、骨转移,双下肢无自主活动,大小便失禁。因家中条件有限,两周没洗头、擦身。爱人表示愿帮助患者洗头、擦身,困惑于不知晓方式方法,怕给患者带来痛苦。患者情绪低落,自觉不愿给家人添麻烦,恐惧翻身过程中出现疼痛,不愿擦身。告知患者洗头、擦身的必要性,操作前可给予药物预防镇痛治疗,配合专业工具,操作的同时保证患者舒适度,邀请家属参与其中,指导方法,提供家用用具的使用建议指导。操作完成后患者舒适度提高,无疼痛发生,家人表示已学会方式方法,回家准备相关工具,提高了家人的有效陪伴。

请思考:
(1)了解患者拒绝洗头、洗澡的原因是什么?如何提供有效解决方法?
(2)了解如何解决家人的困惑?
(3)操作过程中重点注意事项是什么?

一、床上洗头

头发脏污瘙痒,会影响到患者的睡眠、心情及生活品质。给患者床上洗头是安宁疗护护士的基本功。只要安宁疗护护士能满足患者的基本需求,就能很快与患者建立信任与亲善的关系。

（一）目的
增进头皮血液循环,除去污秽和脱落的头屑,保持头发的清洁,使患者舒适。

（二）用物准备
长方形毛巾、塑料袋、小枕头、洗头槽、水桶、多孔美发干洗瓶、洗发液或中性肥皂、吹风机。

（三）操作步骤

1. **调整工作高度**　抬高床至适当高度,避免弯腰。

2. 移除床头板,准备洗头姿势。

3. **颈后放置毛巾**　于颈后垫一条长方形毛巾,以防溅湿衣物与床单。

4. **防水小枕替代枕头**　以防水塑料袋包裹一小枕头,放置于患者颈后作支撑。

5. **放置洗头槽**　放置床上洗头槽,将患者姿势调整舒适状态。

6. **洗头槽接水桶**　用一水桶盛接洗头的脏废水。

7. 打湿头发用多孔美发干洗瓶或将矿泉水瓶打小洞制作成冲洗壶,打湿头发。

8. **以洗发液洗头**　使用少许洗发液替患者洗头。头部如有伤口或放疗不建议使用洗发液,可用中性肥皂及清水。

9. **以指腹按摩头皮**　以指腹按摩头皮穴道,严禁使用指甲用力抓患者头皮,避免造成头皮抓伤。

10. **穴位按摩**　百会穴、风池穴,替患者洗头时可顺便进行头部穴位按摩。

11. **冲水**　可使用水瓢或多孔美发干洗瓶替患者冲水,以方便使用与取得为佳。

12. **擦干**　以垫在患者颈后的毛巾包裹洗好的头并擦干。

13. **吹干**　使用吹风机时,务必以手挡在患者的头与吹风机之间,避免烫伤。

（四）床上洗头注意事项

1. 使用的道具必须避免让患者感到不适,预防再度伤害。

2. 对于患者头部有伤口、肿瘤、做放疗者,必须特别小心,不可用指甲抓,不可用含化学成分的洗发精,可用中性肥皂。

3. 用指腹按摩头皮穴位。

4. 使用吹风机时,照护者要用手挡在患者头发与吹风机中间,以免烫伤。

5. 为了保护患者及保护自己,可戴橡皮手套替患者洗头。

二、床上擦澡

皮肤是抵御外界有害物质入侵的第一道屏障。对于长期卧床患者,由于疾病的影响,生活自理能力差,汗液中的盐分及含氮物质常存留在皮肤上,和皮脂、皮屑、灰尘、细菌结合,黏于皮肤表面,刺激皮肤,使其抵抗力降低,易致各种感染,因此,应加强卧床患者的皮肤护理。洗澡是患者的基本需要,床上擦澡不但是安宁疗护护士的基本功,也是快速与患者建立信任与亲善关系的良方。为患者擦澡同时可做皮肤按摩,常使患者之后能酣然入睡,情绪也会变好。

（一）目的

1. 保持皮肤清洁、干燥,使患者舒适。

2. 促进皮肤的血液循环,增强其排泄功能,预防皮肤感染。

3. 观察全身皮肤有无异常,为临床诊治提供依据。

4. 与患者建立信任与亲善关系的桥梁。

（二）用品准备

两盆水:一盆100℃,一盆冷水;毛巾;沐浴乳;乳液。

（三）操作步骤

1. **准备两盆水**　一盆100℃,一盆冷水。

2. **毛巾中央浸入热水**　将毛巾对折后,手握两端,只让毛巾中间浸入100℃的水中。

3. **握毛巾两端拧干**　手握毛巾两端,拧干水分(小心执行,避免烫伤自己)。

4. **毛巾做成手套装**　将毛巾包裹在手中做成手套,准备替患者擦澡。

5. **沐浴乳倒在毛巾上擦洗**　一遍沐浴乳,三遍清水,注意遮挡未擦部位,做好保暖。毛巾擦一遍后可翻转擦洗第二遍,清水洗净毛巾,再将毛巾放入100℃水中,再用。

6. **擦洗顺序**　双上肢、前胸、腹部(第一遍沐浴乳)→翻转毛巾→双上肢、前胸、腹部(第二遍清洁)→洗毛巾→双上肢、前胸、腹部(第三遍清洁)→翻转毛巾→双上肢、前胸、腹部(第四遍清洁);背部(第一遍沐浴乳)→翻转毛巾→背部(第二遍清洁)→洗毛巾→背部(第三遍清洁)→翻转毛巾→背部(第四遍清洁);双下肢(第一遍沐浴乳)→翻转毛巾→双下肢(第二遍清洁)→洗毛巾→双下肢(第三遍清洁)→翻转毛巾→双下肢(第四遍清洁)。

7. **快速按摩**　擦拭时稍加力度,促进血液循环,使患者感到舒适。有开放性伤口、深静脉血栓或骨转移患者除外。

8. **涂抹乳液**　擦澡后,30min内涂上乳液,否则影响乳液吸收。

（四）床上擦澡注意事项

1. 能用水洗(淋浴或盆浴)的患者,不要床上擦澡,因为干洗绝对比不上水洗。

2. 擦澡过程中注意患者保暖。

3. 擦澡过程中注意患者隐私,保护患者最隐私的身体部位。

4. 照护人员必须剪短指甲,小心不要伤害患者。

5. 利用适当技巧使擦澡用水温度适合又不致烫伤。

6. 擦澡动作迅速,以免患者受凉或疲倦。过程应在 10min 内完成。

7. 视患者皮肤情况使用肥皂。皮肤太干燥少用肥皂。选择中性肥皂或含有乳液的肥皂。

8. 选用长毛毛巾,不仅保暖又有按摩皮肤的作用。

9. 擦完澡后可涂抹保湿乳液。30min 内一定要涂上,否则影响乳液吸收。

10. 擦澡时可顺便全身检查与评估。

三、浴缸洗澡

洗澡是人的基本需要。患者因卧床多日未洗澡,不但影响日常作息,更影响心情。水有清洁及安抚的作用,适时为患者用盆浴水洗,可满足患者的基本需要、促进睡眠、安抚情绪,也为患者与家人提供更加亲密的交流机会。

（一）目的

1. 保持皮肤清洁、干燥,使患者舒适。

2. 促进皮肤的血液循环,增强其排泄功能,预防皮肤感染。

3. 观察全身皮肤有无异常,为临床诊治提供依据。

4. 与患者建立信任与亲善关系。

（二）用品准备

可升降浴缸、转移板、浴巾、毛巾、洗发水、沐浴乳、吹风机。

（三）操作步骤

1. 运用小推床将患者移至浴室,将患者翻身,放入移位板。

2. 将患者的双足与肩膀放于移位板上。

3. 手扶患者肩膀与髋部,平行将患者从大床滑至小床。

4. 取出移位板,绑上安全带,确保移动中患者安全。

5. 轻柔脱掉患者衣服并注意保暖。

6. 调节合适水温,邀请家属一同为患者沐浴洗澡。

7. 适时引导家属与患者互相"四道"人生（道谢、道歉、道爱、道别）。

8. 洗完澡后以毛巾、浴巾或被单包裹患者,避免着凉。

9. 患者洗完澡后可涂上乳液保持皮肤润泽。

10. 轻柔帮助患者穿上衣服。

（四）注意事项

1. 随时注意患者衣着,避免移动或洗澡时患者着凉。

2. 使用移动式小床移动患者至浴室洗澡。

3. 用移位板将患者从大床移至小床。

4. 移动至浴室时要保护患者,避免跌下小床。

5. 洗澡过程中要保护患者隐私,可以用毛巾或被单遮盖身体部位。

6. 邀请家属一同为患者洗澡,并引导"四道"人生(道歉、道爱、道谢、道别)。

（刘　薇）

第五节　皮 肤 护 理

> **导学案例**
>
> 　　李先生,67 岁,诊断"左肺癌合并骨转移 2 个月",转移部位包括肩胛骨、胸骨、腰椎、右股骨,且因脊柱压迫致下半身瘫痪。本次住院主要原因骶尾部 4 期压力性损伤,大小为 3cm×3cm,基底部 80% 黄色腐肉,渗出液大量、为脓性,有臭味,疼痛评分 4 分,入院诊断压力性损伤、伤口感染,发热,全身多处疼痛;责任护士对其进行 Bates-Jensen 伤口评估、疼痛等全面评估,遵照医嘱给予奥施康定 40mg,12h/ 次口服,抗生素应用,请伤口小组会诊、共同积极处理伤口;经治疗 2d 后,伤口创面未继续发展,疼痛控制理想,夜间能保证 4~5h 睡眠;1 个月后李先生伤口部分愈合,拟于近期出院,但出院回家后换药问题无法解决、寻求帮助。
>
> 　　请思考:
>
> （1）请为其制订护理计划。
>
> （2）请选择适宜的伤口评估工具进行评估。
>
> （3）请分析李先生住院过程中压力性损伤不同阶段存在的护理问题,请给予预见性护理干预措施,出院后伤口、造口门诊换药等延续护理方面相关问题。

一、皮肤瘙痒

　　晚期癌症、终末期患者的皮肤问题是安宁疗护症状护理的问题之一,虽不是影响患者生命的主要问题,但确是患者生活质量的影响因素。皮肤伤口问题如果不能得到及时、有效地控制,会影响患者的整体生活质量,造成身心改变与社交隔离。因此,解决终末期患者皮肤与伤口问题是安宁疗护护士照顾晚期癌症患者的重要任务,护士在全程、全人管理中发挥着重要作用。本节主要针对癌症末期患者常见皮肤问题(瘙痒、压力性损伤、肿瘤溃疡伤口)的照护进行介绍。

　　（一）定义

　　皮肤瘙痒(pruritus)是指皮肤或黏膜上有一种刺激性的感觉,是一过性、快速的,一旦有瘙痒的感觉就会出现反射性抓挠。癌症患者约有 10% 会发生此症状。对癌症患者而言,这虽然不是一种致命的症状,但会令患者感到非常不舒服,可能引起入睡困难,甚至严重到抓破皮肤引起局部炎症。

（二）病因

皮肤瘙痒由内、外因刺激皮肤所引起,当皮下感觉神经传导,会激活生理或化学刺激因子,影响血管的通透性、释放介质而引起瘙痒的感觉,伴随产生炎症反应,增加瘙痒的敏感度。终末期患者皮肤瘙痒因素有原发的皮肤问题、药物、疾病因素(慢性肾衰竭、恶病质、腹水、肝胆管阻塞、血液系统疾病、恶性皮肤浸润)及其他因素(焦虑、抑郁、脱水)。

（三）评估

1. 全身情况 了解生活卫生习惯、全身症状、发生时间、持续时间、瘙痒的程度等。

2. 局部评估

（1）皮肤是否有破溃、脱屑、红疹、红斑。

（2）皮肤颜色是否有黄染、发红等。

3. 实验室检查 胆红素、血中尿素氮、血氨等。

（四）治疗与护理

皮肤护理是解决瘙痒的有效措施,通过护理同时配合药物可以缓解症状。

1. 保持个人卫生,保证皮肤清洁,避免洗热水澡,勿使用刺激性强的沐浴用品,勿过度揉搓皮肤,使用软毛巾等。

2. 涂润肤膏,必要时睡眠期间使用磁扣式保护性手套,避免抓挠。

3. 其他 选择穿着易吸汗、宽松棉质服装,局部冷敷。

（五）注意事项

1. 不要搔抓、摩擦或使用热水烫洗皮肤(一般以 40℃为宜),洗澡不宜过勤,皮肤干燥的患者洗澡后涂润肤乳,勤修剪指甲,少用或尽量不用碱性肥皂以及接触洗洁精等,避免各种诱因刺激皮肤。

2. 限制饮用浓茶、咖啡以及辛辣刺激食物。

3. 局部瘙痒时可根据部位对症处理,如外洗制剂或皮质激素软膏外涂。

4. 穿宽松棉质内衣,必要时佩戴保护性手套。

知识链接

皮肤是人体的最大器官,有调节温度、合成维生素 D、保护人体不受细菌侵入等重要的生理功能。若遭到疾病或外在影响导致皮肤损伤,则易发生感染或因皮肤引起病变造成许多的身体不适,也可影响到社会心理层面。研究表明,癌症末期患者有 50% 合并皮肤及伤口的问题。皮肤问题虽然是所有症状中对生命威胁最小的因素,但却是最容易造成社交隔离,特别是伤口臭味,伤口合并严重感染或者出血严重影响社交及身心状态,因此,安宁疗护护士利用专业照护能力,遵循医学循证且充分考虑患者意愿,讨论、解决患者相关皮肤问题。

二、压力性损伤

（一）定义

压疮又称压力性损伤(pressure sore)是指皮肤和深部软组织的局部损伤,通常位于骨隆突处,或医疗器械导致的皮肤和软组织的局部损伤。其可以表现为完整的皮肤或开放性溃疡,可能伴有疼痛。

压力性损伤是由强烈和/或长期的压力或压力联合剪切力所致。皮下软组织对压力和剪切力的耐受性可能受到微环境、营养、灌注、并发症以及软组织自身状态的影响,是临床中影响患者健康结局、又可以被预防的护理问题。压力性损伤的临床治疗难度大、护理周期长、医疗费用昂贵,给患者和社会都带来了沉重的负担。

压力性损伤的分期:根据美国国家压疮顾问小组(NPUAP)2016年更新的压力性损伤分期如下。

1期:指压时红斑不会消失,皮肤完整。

2期:部分皮层缺失伴真皮层暴露。

3期:全层皮肤缺失。

4期:全层皮肤和组织缺失不可分期:全层皮肤和组织缺失。

（二）病因

皮肤组织受压导致缺血,甚至组织坏死。通常外在压力大于毛细血管压力25mmHg时会导致血液循环不良;当压力>70mmHg超过2h,细胞会产生不可逆坏死。癌症末期发生压力性损伤的比例约为20%,患者因疾病、营养不良或恶病质、自理活动能力下降,均属于压力性损伤的高危险人群。

1. 全身因素　恶病质、营养不良、贫血、意识不清、躁动。

2. 局部因素　高龄皮肤变化、剪切力、失禁与潮湿、局部皮肤疾病等。

3. 社会因素　照护不周、经济条件所限、照护知识不足。

（三）压力性损伤风险评估

压力性损伤的预防,分散压力是首要选择。因此翻身摆位护理,以减压、分散压力和患者舒适为重点,例如缓解或者移走压力源、避免剪切力、减轻摩擦及皮肤清洁护理。

1. 综合评估

（1）评估频次:初始评估筛查高风险患者、院外带入压力性损伤患者入院时、住院患者发生压力性损伤初次评估时进行首次PUSH评分,依据病情变化适时动态评估,每周至少再重新评估1次并记录;每周评估1次压力性损伤风险,压力性损伤痊愈时或住院期间部分愈合者于出院时进行出院评估。

（2）评估部位:对长期卧床患者,强迫体位患者,根据体位（仰卧位、侧卧位、俯卧位）评估压力聚集、骨隆突处皮肤情况（图2-9-5-1）。

（3）评估方法:由护士使用评估量表询问和观察完成评估。

2. 预防措施

（1）根据病情及患者意愿、舒适度和耐受度,定期调整患者体位,并翻身、摆位,每30min至2h为患者调整体位1次,或每2h抬高肢体减压1次,床头抬高<30°对于活动时感到极度疼痛的患者,在调整体位前30min给予镇痛治疗。

（2）向患者解释翻身原因并充分考虑舒适的翻身摆位,评估气垫床的压力。若条件允许,推荐使用测压工具测压（国外使用简易测压仪、测压毯）,也可将手掌置于床垫下,如果示指、中指抬至2~5cm后接触到骶尾部骨突出处,证明压力适中;选择改变支撑面的措施使压力再分布,建议使用气垫床或新型凝胶床垫（国外有建议高危患者使用减压床垫）或新

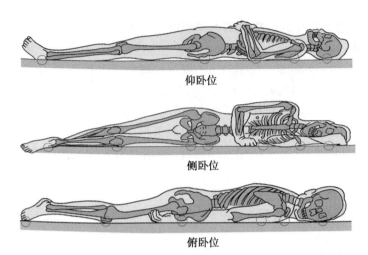

仰卧位

侧卧位

俯卧位

图 2-9-5-1 仰卧位/侧卧位/俯卧位评估压力性损伤风险部位示意图

型防压力性损伤床垫产品,如仿生设计床垫、防水、透气、防尿液渗漏弹力保健床单、含聚氨酯防压力性损伤床垫,Braden 评分≤12 分,必须使用气垫减压,同时使用顺滑的翻身垫(移位垫/移位毯)、各种 L 形软枕、小垫子等辅助工具。

(3)酌情使用预防敷料(泡沫敷料):尽可能使压力再分布,移位时注意方法,用手掌支托患者,注意避免拖、拉、拽,建议采用翻身垫,避免划破皮肤;保证患者的每一个关节不要牵拉、扭曲及强直,身体任何部位不受压,保证双侧肢体、膝盖无重叠、压迫,所有凹陷的关节均需软垫支撑。

(4)保持皮肤清洁:尽可能不使用热水及酒精,可选择润肤乳擦拭保护皮肤,棉质吸汗服装,减少身体摩擦。

(5)全身营养支持:符合患者病情及意愿的方式维持营养。

(6)适当活动:可选择坐轮椅、被动运动肢体等促进血液循环,避免局部长期受压导致压力性损伤。

知识链接

压力性损伤的评估工具,常用有 Braden、Norton、Waterlow 压疮危险因素评估表,Braden 评分≤18 分,Norton 评分≤14 分,Waterlow 评分≥10 提示患者有发生压疮的危险,建议采取预防措施;使用的风险评估工具应适用于使用该评估工具的患者人群,且有效可靠。国外有针对姑息性护理群体而研发的 Marie Curie Centre Hunters Hill 风险评估量表。安宁疗护患者皮肤护理的目标为充分镇痛,在满足患者意愿的前提下,采用"保持舒适、促进伤口愈合"的照护措施。

(四)压力性损伤伤口评估

伤口评估方法包括观察法及局部测量法。

1. 伤口的大小及深度

(1)面积的测量:测量表面最长、最宽处,以头为坐标、纵向为长、横向为宽;伤口的形状与部位可选择在透明贴膜上描绘记录。

（2）深度的测量：无菌长棉签或探针直接放入伤口的最深处，然后标记出棉棒或探针与皮肤表面齐平的一点，测量棉棒或探针顶头处到标识点的长度就是伤口的深度。

（3）伤口总创面评估：用"%"表示占比，用 25%、50%、75%、100% 描述或用 1/4、2/4、3/4、4/4 描述。

2. 伤口潜行与窦道的测量

（1）潜行：非视野所及的范围内还有创伤的存在，一般指皮肤边缘与伤口的袋状空腔，实际损伤要比创面大，如"烧瓶样"溃疡。

（2）窦道：窦道是指机体组织感染、坏死，经体表排出体外后而形成的一个开口于体表的、不与体内空腔脏器相通的潜性盲管，可发生于软组织、脂肪、肌肉，甚至骨质等。一般深部组织感染后，通向体外的腔体在破坏－修复－再破坏的过程中形成无血供的结缔组织通道，形成了有厚壁的窦道，即周围皮肤和伤口床之间形成的纵行腔隙。

（3）测量方法：同伤口深度测量方法，沿伤口四周边缘逐一测量；记录方法用顺时针方向记录，如 6~7 点方向有 3cm 潜行。

3. 伤口容量的测量
先用透明薄膜把伤口粘紧，用注射器将生理盐水注入伤口，然后用无菌注射器吸出和记录，就是伤口的容量。

4. 伤口渗出液

（1）量的评估：24h 评估无、少、中、大量渗出液。

（2）渗液性质及颜色：血性、血清色、浆液性、脓性。分为稀薄和黏稠：稀薄渗出液包括白色、淡黄、清亮、淡红色；黏稠渗出液包括黑色、红色、黄色、黄绿色、绿色、黄褐色。

（3）渗液气味：无味、有气味两类，有气味是由于感染产生，粪臭为大肠埃希氏菌感染，腐臭为革兰氏阴性厌氧菌感染，腥臭为厌氧菌感染，恶臭为混合感染。

5. 伤口组织类型
基底颜色的评估，常用黄色、黑色或红色、粉红色等几种色泽描述。

（五）压力性损伤伤口护理

安宁疗护患者压力性损伤伤口护理的目的是提高患者舒适度，减少伤口对生命质量的影响，预防感染，促进愈合。连续、动态评估是治疗痊愈的关键步骤，每次换药时观察患者创口情况，评估是否需要调整计划，对压力性损伤风险实施全程监测，以量化的方式将各分期有效联系，损伤愈合全程使用有效的伤口评估工具，推荐使用 Bates–Jensen 伤口评估与效果评价记录表单（Bates–Jensen wound assessment tool，BWAT）、压力性损伤愈合计分量表（pressure ulcer scale foe healing，PUSH）、压力性损伤愈合状态评价及分类量表修订版（depth，exudate，size，inflammation/infection，granulation，necrotic tissue，DESIGN–R）。

1. 护理流程
"一评二测、三沟通宣教、四上报记录、五预防处理、六分析总结"的压力性损伤护理流程。

2. 压力性损伤分期处理原则见表 2-9-5-1。

3. 伤口换药流程

（1）全身评估及局部伤口评估：使用伤口愈合评估工具评估创面组织伤口类型、部位、大小、伤口基底颜色、渗液量，伤口周围皮肤情况（附录 15）。

（2）疼痛评估（详见第八章第一节疼痛，附录 3）。

表 2-9-5-1　压力性损伤分期处理原则表

分期	局部处理	综合处理
可疑的深部组织损伤	1. 谨慎处理,不能被表象所迷惑 2. 取得患者及家属的同意 3. 严禁强烈和快速的清创 4. 早期可用水胶体敷料,使表皮软化	1. 适时评估患者,向患者及家属做健康教育及心理护理,使其主动参与护理 2. 减压护理 (1)气垫床、L形垫、软枕、翻身垫等 (2)定时翻身、摆位,间歇解除、分散身体各部位压力是预防及治疗最有效的措施 (3)掌握翻身摆位技巧,使用翻身垫,避免拖、拉、推等动作 3. 加强营养,改善全身状况,更换治疗方案 (1)创面加深或变大 (2)创面上渗出液变多 (3)伤口在 2~4 周内没有明显改善迹象 (4)伤口出现感染迹象 (5)治疗方案执行有困难
1 期	1. 透明贴　水胶体或泡沫敷料保护 2. 换药间隔　7~10d 或敷料自然脱落	
2 期	1. 创面渗液少　水胶体敷料 2. 创面渗液多　藻酸盐水胶体敷料,泡沫敷料外敷 换药间隔:3~5d 水疱的处理 (1)小水疱:注意保护,可用水胶体敷料 (2)大水疱:无菌注射器抽出疱内液体,挤出疱液 早期保留水疱皮,用透明贴或溃疡贴等水胶体敷料外敷	
3~4 期(建议由医生及专科护士共同治疗)	1. 黑色期:机械清创。外科清创或自溶清创后充分引流(藻酸盐、脂质水胶体)+ 高吸收性敷料外敷 换药间隔:1~2d 2. 黄色期:清创,水凝胶 / 水胶体糊剂,藻酸盐类敷料 + 高吸收敷料 / 水胶体敷料或纱布外敷 换药间隔:2~3d 3. 红色期:水胶体糊剂 + 高吸收性或水胶体敷料外敷 换药间隔:3~5d 4. 窦道(潜行): 渗出液多者使用藻酸盐填充条 + 高吸收性敷料或纱布外敷 渗出液少者用水胶体糊剂 + 吸收性敷料或纱布外敷	
不可分期	清创是基本的处理原则,足跟部稳定的干痂予保留 局部处理注意事项 1. 严格遵守无菌操作原则 2. 可用生理盐水涡流式冲洗创面(不主张创面过多使用消毒液),伤口边缘至周围区域干燥后,用敷料封闭伤口 3. 如怀疑伤口有感染,不能用密闭性湿性愈合敷料	

（3）清洗伤口及换药方式:非感染伤口用生理盐水由内向外清洗;有坏死组织的伤口,若是有不易清除的分泌物或组织,可加少许过氧化氢溶液混合冲洗,根据伤口情况,可采用外科清创或自溶清创等方法清除坏死组织后,用生理盐水清洗干净,再用无菌纱布蘸干(由内向外);伤口周围皮肤保护可使用皮肤保护剂、乳液或凡士林擦拭以维持皮肤的弹性及完整性。

（4）选择适宜的敷料:各种材质的敷料适用于不同种类的伤口,推荐选择通透性、保持伤口湿润度及清除坏死组织等特性的辅料,缩短伤口愈合时间。

（5）换药后填写伤口护理单。

三、肿瘤溃疡伤口

（一）定义

肿瘤溃疡（tumor fungating wound）是肿瘤引起的、很难愈合的伤口，来源于原发性、继发的或邻近组织癌细胞转移致使局部皮肤浸润及腐蚀，表现为皮肤增生和溃疡。多发生在癌症末期。

（二）病因

异常的组织增生导致缺氧、感染及皮肤溃烂、毛细血管破裂出血或伴有疼痛。有些伤口周围有不规则形态、伤口面积、深度呈进行性发展。

（三）评估

1. **局部评估** 同压力性损伤评估方法。
2. **伤口气味评估** 轻、中、重度臭味。
3. **伤口疼痛评估** 性质、持续时间、伤口换药时疼痛情况。

（四）护理措施

主要以舒适护理、减轻伤口臭味为重点。

1. **控制肿瘤生长** 放化疗。
2. **伤口换药及对症治疗** 选择适宜冲洗液。
3. **辅料选择** 推荐吸附臭味活性炭成分的敷料，渗液过多选择高吸收敷料。
4. **出血处理** 充分评估，加压止血或者药物止血。

四、皮肤舒适护理之手部、足部护理

（一）注意事项

1. 热水泡双手、双足各约 10min，选择适合水温，避免烫伤患者。
2. 擦干手、足后涂上乳液或加入芳香精油进行按摩。
3. 顺着经络穴道指压按摩，由远心端向近心端方向按摩。
4. 按摩者注意剪短指甲，小心指甲误伤到患者。
5. 禁止指压按摩的部位和情况 肿瘤部位、伤口、皮肤溃疡和血小板过低者。

（二）手部按摩护理操作流程

1. **准备塑胶垫** 铺上塑胶垫避免弄湿床单和患者衣物。
2. **去角质** 使用去角质凝胶去除患者手上老旧角质。
3. **清洁** 使用温水毛巾将附着在患者手上的角质皮屑清除，擦拭干净。
4. **试水温** 以患者前臂内侧测试水温，调整浸泡用水的温度，38~40℃。
5. **温水泡双手** 将患者的双手泡入温水中，约 10min。
6. **被动运动** 患者手部关节做被动运动。

（三）足部按摩护理操作流程

1. 可选择性进行单侧或双侧按摩。
2. 重复手部按摩护理操作流程（步骤 1~6）对患者足部进行清洁。

3. 由远心端向近心端进行足部按摩。

4. 美容蒸气机加精油,使用热气熏蒸足部,使足部保持在温暖、湿润的状态。

(冷菲菲)

第六节 协助进食和饮水

导学案例

黄先生,58岁,诊断为口腔癌合并有肿瘤性溃疡。其伤口位置在左面颊并且已深及口腔,因此进食牛奶时会从伤口处流出,造成患者进食量减少,患者活动功能指数(Karn of sky performance index, KPS)为60分,医师预计有3个月以上的存活期,建议插鼻胃管以方便进食,但患者因为担心插管后影响外观无法工作而拒绝,患者考虑希望做胃造口/肠造口(PEG/PEJ)替代插鼻胃管。出院1周后,患者因无法进食,自觉全身虚弱没有力气,故再次住院。

请思考:

(1)请为其制订护理计划。

(2)请选择适宜的营养评估工具进行评估。

(3)请分析黄先生住院过程中存在的护理问题,请给予预见性护理干预措施、出院后营养干预及营养指导。

一、协助进食和饮水的概述

恶性癌症患者31%~87%存在营养不良,约15%在确诊后6个月内体重下降超过10%,尤以消化系统或头颈部肿瘤最为常见,近20%恶性癌症患者直接死亡原因是营养不良而非肿瘤本身。为保证安宁疗护患者营养摄入的需求,照护团队经营养评估,对存在营养风险的患者选择适宜的协助进食、饮水方法。临床常用方法包括经口服、鼻饲法(鼻胃管、鼻肠管)、胃造口(percutaneous endoscopic gastrostomy, PEG)、肠造口(percutaneous endoscopic jejunostomy, PGJ)等营养支持途径照护。对于因疾病引起吞咽困难患者,经评估选择适宜进食方法及食物,达到纠正患者营养失调的目的。

协助进食、饮水是简单操作,但也会因操作引起误吸,甚至引起吸入性肺炎;鼻饲患者误吸物一般为污染的口腔内容物及胃内容物。有研究表明,鼻饲的患者比使用手工喂养(人工协助经口进食)肺炎的发生率低;另外不良的情绪、疼痛因素也是影响食欲的因素之一。在营养治疗中,营养配方确定后,下一步的工作均由护士完成,包括导管的置入及维护、营养液的配制技术、营养液的输注技术、相关并发症预防、建立患者的心理治疗及相关知识的宣教等。

（一）定义

1. **营养风险**（nutritional risk）　是因疾病或手术造成的急性或潜在营养代谢受损，营养支持对这类患者能带来好的临床结局机会较大。

2. **进食饮水吞咽困难**　进食，看似简单的动作其实需经过大脑皮质、小脑、脑干中枢对咽喉部肌肉做良好的支配，才能将食物或液体吞入并经由食管慢慢蠕动到胃里，若中间过程不协调或环节中出现问题，就会发生吞咽困难，导致营养的摄取量减少，甚至合并吸入性肺炎、窒息等情形。

3. **营养不良**（malnutrition）　因能量、蛋白质及其他营养素缺乏或过度，包括营养不足和肥胖，导致机体功能乃至临床结局发生不良影响。

（二）病因

安宁疗护患者多因疾病引起日常生活活动能力（ADL）下降、吞咽功能障碍和营养风险。进食饮水吞咽能力减退与年龄因素、疾病因素有关，口腔、咽喉、食管癌影响到吞咽任何阶段可导致吞咽障碍，痴呆也是口腔吞咽困难常见的原因，癌症患者对能量需求的改变，以及在摄取、消化、吸收、排泄环节障碍均引起进食形态异常、吞咽过程与吞咽功能异常。吞咽困难的原因有炎症反应、神经支配失调或食管、胃部上段有梗阻等；同时吞咽困难也存在着诸多复杂因素，需全面动态评估，例如，是否因饱胀感、没有食欲、不喜欢食物或是食物的形态不符合；口腔、咽喉或食管受白色念珠菌感染而有疼痛、吃东西容易呛到、不易吞咽食物等。

（三）治疗与康复

1. **药物治疗**　患者若因口咽部溃疡疼痛，可使用漱口水漱口，以减缓进食时的疼痛；若有念珠球菌造成口咽部及食管炎，可使用药物治疗；若有肿瘤压迫、局部神经浸润或是脑神经受损，可按医嘱药物治疗。

2. **放射线治疗**　缩小肿瘤体积，改善因压迫所导致的吞咽困难。

3. **康复**　安宁疗护患者因疾病原因和自理能力受限、高龄者可发生进食饮水障碍或误咽，建议酌情采用综合吞咽功能训练及物理疗法；必要时给予管饲照护，保证能量供给。具体方法：吞咽理疗是补偿性的（如吞咽时功能强侧向吞咽功能较弱的一侧）、间接的（吞咽肌的力量）或直接的（将每个食团分多次吞咽）。推荐包括"一口食训练"、改变食团大小、性质（增稠剂）或者将饮食限制在一些特定的性状等方法。

知识链接

PEG/PEJ 为经皮内镜下胃造口 / 空肠造口术的简称，肠内营养通路途径之一。20世纪80年代在美国、日本及我国香港地区等广泛开展。近年来，我国部分省市对恶性肿瘤造成的食管梗阻采用 PEG/PEJ，PEG/PEJ 绕过口咽和食管，使营养和药物直接进入胃或空肠，并经有功能的肠道吸收，并且因误吸的发生率很低逐渐被临床广泛使用，通常选用罐装营养补充液，初始选择在 30~60min 时间内靠重力作用缓慢脉冲式输入，也可选择持续性滴入。每次肠内营养管路喂养前后均应冲洗管饲管，持续滴注每天至少冲管 4 次。但也有研究提示，进食困难的痴呆患者无论采用哪种管饲营养，均不能改善死亡率、降低肺炎或其他感染的发生率、改善症状或功能、减少压力性损伤的发生率。禁忌证包括无法将内镜放入胃内、无法纠正的凝血异常、大量腹水、腹膜炎和肠梗阻。

二、协助进食和饮水的评估

营养评估主要包括：一般资料、体格检查、体重测算、人体测量、实验室检查和饮食史，常用评估工具 NRS 2002 营养风险筛查表。肠内营养喂养原则是早期开始，从稀到浓，从慢到快，加用胃动力药、使用针灸、中药，如果肠道恢复功能，尝试早期给予肠内营养。

（一）协助进食、饮水评估

协助患者进食、饮水评估，首先识别患者是否能自行进食、饮水，是否有吞咽困难，识别营养不良症状。同时考虑其他方面的原因，包括抑郁评估、心理评估，患者是否有过度的饮食限制、个人喜好，综合评估口腔健康状况、是否接受他人协助，评估是否停用或减少可能导致注意力不集中、口干、运动障碍或厌食的一些药物，并不是所有的进食问题都与吞咽困难有关，许多造成进食困难的因素都极有可能通过治疗来纠正。

1. 患者一般状态 口腔、食管、胃肠道，手术和放化疗等治疗的影响。

2. 日常生活活动（ADL） 吞咽障碍及治疗相关的身体限制、体位卧位。

3. 食物的形状 有吞咽障碍选择使用增稠剂、胶冻状物体。

4. 观察患者的进食状况及反应，也应向医生提供改变饮食形状的建议。

（二）吞咽障碍的评估

吞咽障碍的评估项目包括患者的主诉、触诊、神经功能评估、物理检查和疼痛、心理评估。神经功能评估主要就有无颜面抽搐、脸部运动不对称、呕吐、味觉改变、发音或者漱口实验等。

吞咽障碍评估工具包括洼田饮水试验、反复唾液吞咽测试（repetitive saliva swallowing test, PSST）、容积 - 黏度吞咽测试等床旁评估（volume-viscosity swallow test, VVST）及基于吞钡检查改良的电视透视吞咽功能检查（video fluoroscopic swallowing study, VFSS）、吞咽障碍入院评估表（附录 20），康复治疗师根据 VFSS 的检查结果推荐吞咽理疗师或调整饮食计划，指导安宁疗护护士给予照护。

（三）误吸的评估

咽部内容物误入气道称为误吸，吸入污染的口咽部菌群或胃内容物到达肺部，当其数量超过了人体的防御功能时所导致吸入性肺炎；鼻饲也是误吸的主要危险因素，胃内容物误吸或 Mendelson 综合征，又称吸入性酸肺综合征，通常会导致化学性肺炎。

三、协助进食和饮水的护理

临床经口补充营养有时受各种因素所限，进食困难患者需要人工协助进食和经管饲途径营养支持，营养支持管路包括鼻胃管、鼻肠管、经皮内镜下胃 / 空肠造口（PEG/PEJ）。

（一）协助患者经口进食、饮水护理流程

1. 室内环境和物品准备

（1）室内通风：目的是排除令人不愉快的气味。

（2）照明：室内需要适当的光线。

（3）整理：餐桌及所需的餐具。

2. 床单位和患者卧位准备

（1）床头、床尾 1/3 的部位抬高，协助患者取舒适的体位。

1）协助患者半坐卧位进食、饮水：摆正、稳定患者坐位,将软垫放入腘窝处,使膝部弯曲,将毛巾围于患者颌下、胸前,以保持服装、床单位清洁。

2）协助侧卧位患者进食、饮水：将毛巾遮盖患者胸部并披到托盘下面,准备饮水用吸管或吸壶。

3）协助仰卧位患者进食饮水：将托盘放在铺有餐巾的移动餐桌上或床上,让患者借助镜子看见饮食物品,注意保证患者肘部活动自如,协助把食物分为患者一口能咽下的团块,准备饮水用吸管或吸壶。

（2）督促并协助患者漱口、洗手,按需戴上义齿,评估口腔情况。

（3）呼叫器放置随手可取的地方,便于联络。

3. 判断准备的食物是否适合患者,巡视、观察患者进餐喜好,鼓励进食。

4. 观察患者进餐量,协助不能自行进食的患者,给予人工协助进食且尽量满足患者的喜好和习惯,速度、温度要适宜,固态和液态食物轮流各一口喂食。

（1）"一口食"喂养：小口喂食,每口食物用汤匙盛满 1/3 的食物,以便咀嚼和吞咽,遇有呛咳应立即停止,防止误吸。

（2）准备易下咽、不易误咽的食物或者添加增稠剂。容易吞咽的食物包括果冻和布丁等形状光滑的食物,通过喉部时可变形的柔软食物,黏度适中的块状食物,也可选择吞咽困难的患者专用食物。

（3）协助双目失明或双目被遮盖的患者喂食,先告知食物增加食欲,促进消化液分泌；如患者自行进食,按顺时针平面图安放食物,并告知食品名称（6 点处放置米饭,9 点处放置汤,12 点、3 点处放置菜肴）,便于按顺序取用。

（4）对于不能自行进餐患者,使用靠垫等保持体位,使头、颈部前伸,注意前伸的角度,如果颈部过伸会影响吞咽功能；把食物放在采用坐位进餐患者能看到的地方,并确认患者想吃的食物,按照"一口食"大小的团块,用餐具送入口中。

5. **饮食宣教** 适宜地讲解有关饮食知识,提供饮食咨询。

6. 用餐后,协助患者洗手、漱口或口腔护理,恢复舒适卧位,整理床单位。

7. 根据需要做好记录。

（二）协助患者肠内营养支持的护理流程

食物摄取不足,通常会考虑由其他方式供给,临床常见肠内肠外营养支持。

1. 肠内营养支持之管路喂养法护理流程

（1）床头、床尾 1/3 的部位抬高,协助患者取舒适的体位。

（2）宣教告知,洗手后毛巾围于患者颌下、胸前,以保持患者服装、床单位清洁。

（3）将助食器或者肠内营养装置连接于肠内管路,抽吸、确保通畅在位,注入少量温水,按医嘱给予滴注或者推注。

（4）每次入量 <200ml,观察患者状态,鼻饲结束,注入少量温水。

（5）胃管末端反折,妥善固定。

（6）整理床单位及卧位。

2. 注意事项 有胃液抽出后,注入少量温开水,缓慢灌注鼻饲液或药液,每次鼻饲量不应超过 200ml,间隔时间不少于 2h；药片研碎溶解后灌入；鼻饲液温度保持在 38~40℃；果汁与鲜奶分别注入,以免凝块；喂食前后温水冲洗管腔,避免堵管,胃管末端反折,防止空气进入胃内造成腹胀；所有物品每天消毒,以免引起腹泻。

（三）预防并发症

1. 患者进食后维持半坐卧位 60°~90°,保持 1~2h,预防食物逆流及吸入性肺炎,勿催促患者进食速度,减少进食时的压力。

2. 根据患者吞咽能力选择适宜形状的食物,若唾液分泌减少或口干不易吞咽,可采用流质、半流质饮食或在固体食物中加汤汁或选择适当的食物增稠剂便于吞咽。

3. 由于患者进食量少,选择优质蛋白质饮食,采用少量多餐,细嚼慢咽。

4. 患者若因疼痛引起吞咽困难,进食前给予局部镇痛剂或药膏使用。

5. 尊重患者的选择及自主权,提供最符合患者需要的方式。例如,若是有口腔开放性伤口可用鼻胃管或 PEG/PEJ 进食,但若患者已于濒死期则需全面评估患者消化功能,过多的食物会造成不适。

6. 防误吸措施

（1）体位选择:尽可能保证端坐位 90°,患者头部与颈部 90°,使气管稍弯曲不成一条直线,避免引起呛咳、误吸。

（2）自流质食物选用增稠剂。

（3）由嘴角缓慢喂入,避免呛咳。

（冷菲菲）

第七节　大小便失禁护理

一、大小便失禁的概述

晚期癌症患者大小便失禁一般来源于肾脏、泌尿道、盆腔肿瘤的压迫,造成患者腹胀、腹痛不适,同时神经系统疾病或者心功不全末期也是大小便失禁的诱因之一。如果不能及时、有效地控制,会严重影响患者的整体生活质量,甚至导致死亡。因此,解决癌症引发的大小便失禁问题是安宁疗护照护人员照顾晚期癌症患者的重大挑战及任务,在大小便失禁全程照护中遵循控制症状,以舒缓、无创、保证患者心肺功能为优选。

（一）定义

1. 大便失禁（fecal incontinence） 指肛门括约肌不受意识的控制,而不自主地排便。丧失对大便的控制能力,任何时间内均可排便。大脑中枢神经受损可引起大小便失禁。

2. 尿失禁（urine incontinence） 排尿失去意识控制或者不受意识控制,称为尿失禁。尿失禁分为真性、充溢性（假性）、压力性、混合型尿失禁。

（二）大小便失禁的病因

1. 尿失禁的病因及分类

（1）真性尿失禁（急迫性）:由于膀胱或尿路感染、结石、结核、肿瘤等疾患使膀胱逼尿肌过度收缩,尿道括约肌过度松弛,以致尿液不能控制从膀胱流出。

（2）假性尿失禁（溢出性）：由于膀胱出口、尿路梗阻（尿道狭窄、前列腺增生或肿瘤等）造成。膀胱逼尿肌无力、麻痹（先天性畸形、损伤性病变、肿瘤与炎症病变等导致调节膀胱的下运动神经元损害），造成膀胱过度膨胀，膀胱内压升高致尿液被迫溢出。

（3）压力性尿失禁：是由于尿道括约肌松弛，在用力咳嗽、大笑、打喷嚏、举重物时，骤然增加腹内压造成少量尿液不自主溢出，多见于中青年女性功能性尿道括约肌松弛、妊娠子宫压迫、产伤、巨大子宫纤维瘤或卵巢囊肿压迫等。

（4）混合性尿失禁：括约肌无力造成。

2. 大便失禁的病因分类　生理方面多见于神经肌肉系统病变，如脑部肿瘤、脊髓肿瘤、瘫痪、消化道疾患等。心理方面见于情绪失调等心因性原因。

（1）按程度分类：根据大便失禁的程度，可分为完全性和不完全性失禁。

（2）按性质分类：根据肛门失禁的性质，分为感觉性失禁和运动性失禁。

二、大小便失禁的评估

（一）尿失禁的评估

1. 评估的目的

（1）判断患者有无尿失禁。

（2）评估尿失禁的诱因和类型。

（3）为治疗和护理计划提供依据。

（4）准确评价治疗护理的效果。

2. 评估的内容

（1）询问病史：了解症状。

（2）辅助检查：尿液检查、肾功能检查、膀胱逆行造影等。

（3）观察患者尿流出量、性质、规律、习惯和使用尿垫的情况。

（4）分析引起患者尿失禁的相关因素。

（二）大便失禁的评估

1. 评估

（1）患者病史：详细的患者病史对大便失禁评估至关重要。

（2）大便失禁的性质和类型应该被描述，包括发作频率、持续时间、昼夜变化、粪便硬度、之前的管理、共存性尿失禁、食物摄入与体力活动的关系，以及对社会活动和生活质量的影响等（附录 21）。

（3）急性大便失禁还是主动排便。此外，确定患者是大量固体或液体粪便失禁、遗粪症还是少量液体粪便渗漏，对临床意义很重要。

2. 体格检查　会阴和肛管的体格检查是必须的。

三、大小便失禁的治疗

大便失禁的治疗越早开始，患者生存获益越大。在全面评估患者的基础上，联合多学科力量，采用综合治疗的原则，包括病因治疗、药物和非药物治疗等手段，给予患者个性化干预;治疗方法包括调理饮食、药物治疗、盆底肌训练(凯格尔操)及提肛训练、生物反馈治疗等。

1. 一般治疗 饮食调整,应限制乳品和乳制品,适当摄入水和纤维成分食物,增加活动,培养患者定时排便的习惯,利用胃结肠反射原理,鼓励患者餐后 30min 排便。

2. 药物治疗 对于大便失禁程度较轻的患者,可使用大容积纤维性物质制剂,药物可以改变粪便的硬度,使粪便硬一些和更容易控制;盐酸洛哌丁胺胶囊是目前临床常用的药物。

四、大小便失禁的护理

大小便是人的基本需要,若患者无法自理,需要照护人员协助患者床上如厕;对大小便失禁患者护理包括留置尿管护理、失禁患者使用尿不湿护理、预防失禁性皮炎护理等;责任护士针对患者皮肤、黏膜情况、排便等情况进行评估,若使用成人尿不湿但因照护不周会产生红臀、失禁性皮炎(incontinence-associated dermatitis,IAD)等,如会阴区皮肤、黏膜因尿渍浸润呈白色、表面点状破溃、异味大等,根据评估选择局部换药、温水冲洗、轻沾拭会阴区皮肤、涂保护剂等照护措施;若不能及时擦洗,及时更换尿不湿,有失禁性皮炎时遵照医嘱给予留置尿管。

(一)基本原则

1. 心理护理 失禁患者往往较自卑,心理压力较大,需要安宁疗护护士的安慰、理解和帮助。

2. 保持病室环境整洁 空气清新,定时开窗通风,去除病室内不良气味,使患者舒适。

3. 局部皮肤护理 便后使用软纸沾拭或用温水清洗会阴、肛门周围皮肤,再擦涂油剂予以保护。

4. 训练患者定时排便 了解患者排便时间规律,观察排便前表现,如多数患者进食后排便,照护人员应在饭后及时给患者使用便器;对排便无规律者,酌情定时给予便器尝试排便,逐步帮助患者建立排便反射。

(二)大小便护理注意事项

1. 挑选透明且开口光滑、平整、有柔软硅胶保护的大便器,以保护患者柔嫩的生殖器皮肤。

2. 使用骨科便盆让患者在床上如厕,减少患者抬高臀部幅度。省力又能避免脊椎受伤。

3. 男性患者小便护理应慎用大包小尿布(大尿布里再放置一小尿片包裹生殖器),以免发生尿布疹及红臀,纸尿裤使用时注意皮肤清洁。

(三)照护措施

1. 小便器(尿壶)的使用

(1)壶身选择:选透明的小便器,能清楚观察到患者尿液的颜色、量、质及是否有沉淀物。

(2)壶口选择:传统尿壶口粗糙,有尖锐突起物,容易刮伤患者生殖器。

（3）男性和女性壶口选择：建议使用开口平整、光滑且有柔软硅胶材质保护的尿壶，以避免生殖器受伤。

2. 大便器的使用

（1）勿使用传统便盆：传统便盆高度太高，患者需要费力抬高臀部才能使用，因非正常功能位置不利于卧床患者使用，容易造成患者脊椎损伤。

（2）建议使用骨科便盆：建议使用骨科便盆，患者的臀部不需抬高很大幅度便能使用，不容易造成患者脊椎损伤。

（3）骨科便盆上、下各垫看护垫以保持清洁：由于骨科便盆较浅，故建议在便盆上、下铺一层防水看护垫，避免床单与患者衣物被排泄物污染。

3. 男性小便护理之医用尿套使用

（1）尿布慎用大包小：慎用尿布大包小（大尿布里再放置一小尿片包裹生殖器）。患者生殖器周皮肤容易因浸润在尿液、粪便中产生侵蚀，而发生尿布疹及红臀。日本临床推荐使用尿布大包小，如使用，需加强观察、清洁等照护措施。

（2）尿套尾端打结：先将尿套尾端打结，避免尿液渗出。

（3）尿套前端反折：尿套前端反折，避免尿套开口伤害生殖器皮肤。

（4）魔术粘固定：使用魔术贴固定于生殖器上，切勿贴太紧影响血液循环。

（5）尿套装置完成：尿套放置较低位置，以使尿液不致回流溢出。

4. 男性小便护理之尿袋使用

（1）保护阴茎上的皮肤：阴茎的皮肤涂抹皮肤保护膜，减少尿液浸润所造成的伤害。

（2）套上专用接尿装置：需选择适合患者阴茎尺寸大小的专用的硅胶阴茎尿套式接尿装置。

（3）连接尿袋：将尿袋接上阴茎套式接尿装置。

（4）夹闭尿袋：提醒切记关闭尿袋（套）末端开关，避免尿液流出。若出现容易松脱的情形，可使用魔术贴加强固定。

5. 女性小便护理

（1）压——按压膀胱：当女性患者膀胱肿胀、解尿困难时，可通过由上往下按压膀胱协助排尿。

（2）拍——轻拍会阴部：当女性患者膀胱肿胀、解尿困难时，可通过轻拍会阴部协助排尿。

（3）冲——会阴侧面冲洗：当女性患者膀胱肿胀、解尿困难时，可由侧面冲洗会阴引发尿意协助排尿。

（4）尿壶使用：使用女性尿壶协助患者床上排尿，尿壶开口需紧贴于会阴部使用。铺尿布或看护垫于臀部，避免弄脏床单衣物。

6. 留置尿管护理

（1）评估留置尿管：妥善固定情况；尿液性质、颜色、尿量情况；会阴区皮肤情况等。

（2）护理措施：保持尿管在位固定稳妥；局部清洗与使用皮肤保护剂；观察尿液颜色、性质、气味、尿量等；观察会阴区皮肤情况等；定期更换尿管等。

7. 失禁性皮炎（IAD）的预防与处理

（1）首先全面评估：明确原因，与医生沟通针对病因采取措施，针对中断尿液和粪便对皮肤的刺激制订护理计划；同时采取营养、液体摄入管理、训练技巧等行为干预、应用成人纸尿裤之类的吸收性失禁产品等护理措施（表2-9-7-1）。

表2-9-7-1 失禁性皮炎与压力性损伤的区别

因素	失禁性皮炎	压力性损伤
原因	潮湿（＋摩擦）	压力（＋剪切力）
常见部位	会阴部	骨隆突处
形状	弥散的	局限的
深度	表浅的	从表层到深层
坏死	无	可能有
边缘	模糊、不规则	清楚
颜色	不均匀的红色	红色黄色、黑色

（2）局部清洗目的是清除尿液或粪便：使用"免冲洗"的皮肤清洗剂，减少擦拭皮肤造成的皮肤损伤，每天1次或每次大便失禁之后清洗皮肤。

（3）保护皮肤：尽量减少皮肤暴露于尿液或粪便。清洗之后涂保护剂，预防和治疗失禁性皮炎（IAD）。

知识链接

失禁性皮炎

失禁性皮炎（incontinence associated dermatitis，IAD）指皮肤长期暴露在尿液和/或粪便中所导致失禁性皮炎、皮肤炎症。失禁性皮炎发生的部位：会阴部、腹股沟、大腿内侧等。失禁性皮炎的三大因素：组织耐受力、皮肤所处环境、患者的移动力。临床表现以红疹、红斑、糜烂、感染、浸润为表现。失禁性皮炎防护三部曲，即"清洗、滋润、保护"。移除皮肤刺激物并且让皮肤远离刺激物。使用器械或产品让皮肤远离尿液与粪便，预防继发性皮肤感染、控制或转移引起皮肤潮湿的原因。

专家共识中给出IAD的主要危险因素：失禁、失禁频繁发作、使用封闭性护理产品、皮肤状况差、移动能力受限、认知能力降低、个人卫生无法自理、疼痛、体温升高、药物、营养状况差、严重疾病，年龄并不是IAD的独立危险因素。包括两方面：组织耐受性（低蛋白血症、组织缺氧、发热）、会阴部环境（失禁类型、更换床单或垫子）。

IAD的评估

专家共识明确了要对所有大小便失禁的患者进行皮肤评估并建议选择合适的IAD评估工具。

1. 皮肤评估 专家共识提出所有大小便失禁的患者应每天至少进行1次皮肤评估，或可根据失禁的发生频率及患者的情况进行调整；评估部位包括会阴、臀部、大腿、下背部、下腹部和皮肤褶皱；主要评估皮肤有无IAD的临床表现。

2. IAD 评估工具　目前,IAD 的评估工具较多,主要分为风险评估和严重程度评估,但大多没有中文版,如 IAD 干预工具(IAD intervention tool, IADIT)、直肠周围皮肤评估工具(perirectal skin assessment tool, PSAT)、IAD 皮肤状况评估表(IAD skin condition assessment tool, IAD SCAT)。IADS 中文版是一个有效、可靠的评估工具。

3. 严重程度　全球 IAD 专家小组在共识中建议对于 IAD 的评估应在皮肤损伤程度和严重性的基础上,采取比较简单的 IAD 分类工具(IAD categorization tool):①0 级(无 IAD):皮肤完好、无发红;②1 级(轻度 IAD):皮肤完整、发红、红斑、水肿;③2 级(中重度 IAD):皮肤发红、红斑、皮肤破损、水肿、糜烂、感染。

（冷菲菲）

第八节　体 位 护 理

导学案例

　　盛女士,56 岁,于×××年 9 月因咳嗽、呼吸困难入院,经胸外科病理活检,诊断肺癌第 4 期($T_4N_3M_1$),中度疼痛,疑似转移至 12 胸椎(T_{12})、胰腺、输尿管,预计实施化学治疗,但因病情恶化,体力虚弱,医生综合判断为不适合传统的化学治疗,加之患者不接受其他治疗方案,经讨论并结合患者意愿给予实施安宁疗护;确定安宁疗护方案 1 周后,检验报告提示血红蛋白 107g/L、白细胞计数 $18.5×10^9$/L;患者腰背部钝痛、疼痛评分(NRS 评分)4 分、焦虑、疼痛不适,卧床时常采用半坐卧位。针对此患者护理团队与患者、家属、医生积极沟通,以控制症状、舒缓疼痛、让患者舒适为原则,按照疼痛三阶梯用药原则规范给药,制订并实施体位护理计划,为预防压力性损伤,保护病变骨骼,减少病理性骨折,协助患者取平卧位、侧卧位休息,使用含聚氨酯防压力性损伤床垫,推荐使用测压仪器测量压力,结合患者具体情况,并根据循证基础制订翻身、摆位、移位等体位管理计划;颈下放置 U 形枕支托,防止身体悬空,凹陷部位使用 L 形、楔形垫支撑,手臂放置于凹槽枕,足踝、腘窝处放置软枕,翻身、摆位后查看身体是否在一条直线,舒适摆位后疏导患者、缓解患者情绪,倾听患者、家属述说心理感受,积极沟通,帮助完成遗愿。

　　请思考:

　　(1)体位护理(翻身摆位)的方法、原则有哪些?把床尾摇高好不好?

　　(2)安宁疗护护士人力资源不充足时如何借助科学的方法为患者更换体位?

　　(3)体位护理对患者的舒适护理起多大的作用?如何发挥创意,利用您手边的资源为患者翻身摆位?如何缓解患者的紧张、焦虑及不适?

一、体位护理的概述与原则

（一）概述

生活自理能力是健康人最基本的、完成日常生活作息的必备条件和能力,有些终末期患者因疾病造成生活无法自理,这将严重影响患者的生活质量。因此,帮助终末期患者解决日常生活是照护人员的重要任务,其中体位管理是舒适护理的基础,翻身、摆位、移位、起床等体位护理是安宁疗护照护的基本实践技能,安宁疗护护士在体位管理中起着至关重要的作用。本节重点介绍体位护理原则、基本要求及注意事项。

1. **目的** 体位护理包括翻身、摆位、移位等体位变换,是通过帮助不能自主活动的患者变换身体姿势和方向,达到减轻因体位固定而出现的痛苦和影响,通过翻身、摆位、移位做到分散压力、使压力再分布,达到预防长时间持同一姿势所引起的合并症,避免压力性损伤发生;体位变换也是帮助患者进行排泄、移动和更衣等日常生活护理的基础技术,起到舒适、促进咳痰等作用;变换体位也改变患者所面对的环境,故亦有转换患者心情的作用;因患者感觉环境、体位舒适达到减轻疼痛。

2. **技术依据和必备知识** 护士在操作前需基于充分评估,依据患者的具体情况采取有针对性、预见性的干预措施,达到防止并发症的目的。翻身、摆位是为了保证患者舒适及预防压力性损伤,摆位是保持头与躯干脊柱在同一纵轴,且维持关节在功能位,通过翻身、摆位、移位达到最大化减压,使压力再分布。

（1）体位变换对终末期患者来说也是一种负担,血压和血氧饱和度在实施后可能会有波动,因此要充分评估且根据皮肤、活动度及生命体征实施。

（2）要考虑体力和肢体功能状态,尽量开发和使用患者残存功能。

（3）为卧床患者进行体位变换最适宜高度是与操作者髋部相同的高度,如果是电动多功能床,预先将病床调节,床高度过低会增加护士、操作者腰背部的负担。

（4）护士应判断在协助体位变换时,如果手表有可能给患者带来危害,在操作前需摘下手表。

（5）原则上不将偏瘫侧放在下侧体位。但也有人认为将偏瘫侧放于下侧体位对患者益处较多,因此需要具体情况具体分析。

（6）合理使用减压床垫、软枕、使用测压仪。

（二）原则

遵循人体力学原理和操作技巧,达到体位护理目的。进行体位变换操作时如果不能很好地应用人体力学的知识,不仅会使患者感到不安全和不舒适,也会造成安宁疗护护士腰扭伤。

1. 按照人体力学原理及操作规范,预防照护者自己受伤。

2. 注意患者安全,严防身体各部位、肢体受伤或发生压力性损伤。

3. 先与患者充分沟通,然后再操作,边做边说,以免患者恐惧。

4. 保持身体各关节处于功能位置。

5. 身体凹陷部位（如颈部、腰部、腘窝）垫 L 形、U 形、楔形、凹槽枕、三角垫等多种形状软垫,让肢体有支托而不悬空。

6. 保证无任何肢体受到压迫、互相重叠或互相摩擦,符合患者舒适的原则。

（三）护士及照顾者保持良好姿势的要点

1. 按力学原理调整基底面积和重心等,借助软垫稳定姿势。

2. 避免影响到内脏功能。

3. 使骨骼和肌肉的用力达到最小限度。

4. 舒适、美观。

二、体位护理照护技巧及基本要求

（一）用物准备

1. **辅助用具** 普通枕头 2~3 个、小枕头,L 形、U 形、楔形、糖果枕、凹槽枕,三角垫、坐垫等。

2. 翻身垫 / 移位板 / 移位垫。

3. 毛毯、棉被、新型防压力性损伤床垫产品,如仿生设计床垫、弹力保健床单（防水、透气、防尿液渗漏）、防压力性损伤床垫（含聚氨酯）。

4. 测压仪器。

5. 清洁物品。

（二）照护技巧

1. 固定病床单元。

2. 调整病床至工作要求高度（与操作者髋部相同的高度）。

3. 调整枕头。

4. 翻向一侧放置枕头。

5. 移动患者。

（1）三阶段移身（头颈部、腰、下肢）。

（2）确认身体呈一条直线,弯曲膝盖。

（3）腿部被动运动。

（4）扶持大关节。

（5）皮肤检查和胸腔物理治疗。

6. 调整与支托支撑凹陷处。

7. 避免肢体交叠或悬空。

（1）避免两个肢体互相重叠或摩擦（如两个膝盖重叠）,放置小枕头支托。

（2）保证患者的每一个关节勿强直,亦不要牵强扭曲,维持正常功能位置。

（3）膝盖、足跟及足踝为容易发生压力性损伤处,要小心照护。

（4）注意要用"抬"的方法摆位,勿使用牵拉患者肢体的方法。

8. 检查耳朵,将肩膀挪出,避免压在身体下。

9. 胸前抱枕。

10. 避免足下垂。

（三）基本要求

翻身摆位频率应依据患者个性化的需求及生理状况（如皮肤、营养、活动度等）而定,而非机械执行 2h 翻身摆位。

1. 卧位患者的上下移位 解决患者滑向床尾及颈部悬空。

（1）多功能床位摇至平坦,拿掉枕头。

（2）托起患者肩膀、头靠于护士手臂,手扶患者起身,把枕头放置于患者肩胛骨下。

（3）托起双足,膝下放置枕头,使患者的两膝尽可能地保持屈曲状态。若双腿弯曲角度不够,不能达到向上移位。

（4）站于床头或者床侧,双手跨过患者腋下,拉住两侧枕头,平行上移。

2. 卧位患者的平行移动 解决患者体位不适、颈部悬空。

（1）多功能床位摇至平坦,将卧于床位正中的患者移动到靠近操作者一边,具体方法:托起肩膀、头靠于护士手臂,一只手支撑起患者的头部,同时用另一只手把枕头放置于肩胛骨下,拉向操作者一侧,轻轻将患者的头部放在枕头中央。

（2）使患者前臂紧紧地交叉在胸前,使患者的两膝尽可能保持屈曲状态。

（3）将手伸入患者肩下抓住患者对侧的肩膀,用上肢支撑患者的两肩。

（4）护士将另一只手置于患者对侧的腰部,右腿膝盖靠在床沿上,左足后退一步。

（5）护士将插入患者肩部的手,用力向自己一方拉近。目的是使置于床上作为轴心的右手肘部得到充分地伸展。

（6）护士取半蹲的姿势,用膝关节抵住病床,两手伸入患者的腰下,双手抱住患者的腰部按水平方向,向自己一侧移动。

（7）患者的下肢也按上一步骤的顺序移动,摆顺身体,也就是调整肌肉和关节的方向,调整其位置关系。

3. 仰卧位向侧卧位变换的方法

（1）如果要变换为左侧卧位,护士应站在患者的右侧,枕头放于肩下,利用枕头水平将患者肩膀向右侧拉,然后将患者的身体水平移向护士自己一侧;请参照仰卧水平移动进行,左手穿入腰部缝隙,手臂移至臀部,双手相握,经患者的臀部、双足移向护士自己侧。

（2）告诉患者"现在向左侧翻身",如果说"向这边"或"向那边"移动,患者不清楚;应当清楚地说明是"向左"还是"向右"移动。同时再将枕头向左侧拉动,将枕头向患者左侧拉 2/3。

（3）将患者双手交叉于胸前。如果是偏瘫患者,要让患者自己用健侧肢体把患肢拿起来进行交叉。

（4）护士用双手将患者的双膝立起,尽可能把患者的膝盖抬高。托起患者右足交叉放于左足上。

（5）护士将一只手搭在患者的臀部,另一只手搭在患者外侧的肩膀上,将患者翻向左侧,用 L 形软枕固定患者后背,将左肩向外拉出。

（6）护士独自进行时,护士应站在患者身体的对侧,把患者的臀部适当地往后拉,使髋关节弯曲。

（7）在患者腰背部以及两腿之间插入软枕用来调整体位,让躯干与髋关节呈弓形且两腿错开,将软枕插入能够支撑身体上侧下肢的位置。

（8）调整枕头的高度。确认下侧的肩关节和从骨盆到下肢的身体曲线有无扭曲。

4. 侧卧位到仰卧位的体位变换

（1）护士面向患者,告诉他要进行仰卧位的体位变换。然后用一只手支撑患者头部,另一只手把枕头挪到床中间。

（2）护士慢慢伸展患者的髋关节和膝关节,恢复仰卧位。整理体位,使头部、躯干和下肢位于一条直线上。

5. 向上方移动　由一个人进行体位变换时。

（1）护士将患者双膝立起,尽可能抬高膝盖,使患者两手抱肘。

（2）把病床的高度降低,高度为护士一只脚能抬腿上床,另一只脚能着地。

（3）护士将左腿跪在床上,用膝盖支撑患者的肩部;如左膝盖应该插入患者的右肩部,右膝盖应该插入左肩部。

（4）抓住患者的肩部和肘部,护士右手抓住患者右肘部,让肘部往躯干部位靠拢,左手抓住患者左肩峰。

（5）然后向患者说一声,将患者的上半身拉到护士的膝上。

（6）轻轻地将患者的头放下,将上身挪到病床中央。

6. 使用辅助用具

（1）选择摩擦系数较小辅助器具,可选横向滑动的折叠成双层的滑布铺在患者身体下。

（2）护士的脚沿着移动方向前后岔开,护士的重心由前向后移动的同时,将滑布单横向蹭着拉,此时护士只要移动自己的身体重心,就能把患者的上半身抬起来。如果垂直向上抬起患者需花费很大力气,护士容易伤及腰部。

7. 从仰卧位到坐姿的体位变换

（1）将处于护士对侧的患者上肢放到腹部,将头颈部转过来面向护士。

（2）护士将左上肢穿过患者肩下,用手掌抓住患者对侧肩膀,用前臂支撑住患者的颈部,将右手放在患者的右前臂上;护士双足分开,叉开的宽度稍宽于肩膀,左足在前,与病床单位成90°,右足在后与床平行站立。

（3）护士将插入患者肩下的左手从肘关节向着手腕用力,使其上半身向前倾斜,利用其反作用力和离心力原理,使患者头部做圆弧运动将身体拉起。护士以放在患者前臂的左手为轴,使其成为患者运动的支柱。

8. 从坐位到端坐位的体位变换

（1）适应证:适用于喘息、疼痛、恶心、呕吐、腹水等患者。

（2）操作流程

1）调节病床的高度:先将患者由平躺或侧卧位摆正、摇床头,多功能床的高度要调节到患者成坐位、将足放在床沿下时,双足能够着地面的高度。

2）使患者双膝弯曲,两手抱肘置于腹上。将枕头往下拉至肩膀下10~15cm(也可用2个枕头)。

3）护士将一只手插入患者的腘窝下,另一只手扶住患者的背部,使患者上身与大腿的夹角成V形。

4）以患者的臀部为支点抬高或旋转患者。

5）把患者的下肢放在床沿下,成坐位时身体稍微向前倾斜则重心更加稳定。

6）手肘处放软枕,支托关节处。

9. 辅助患者床、轮椅间转移

（1）辅助偏瘫患者从床到轮椅转移。

1）推轮椅到床旁，轮椅与病床成30°~45°夹角，刹住车闸，翻起脚踏板。

2）帮助患者坐于床边，双足着地，躯干前倾。

3）操作者屈曲髋部、面向患者站立，双下肢分开位于患者两侧腿部，双膝夹紧患者膝部并固定，双手抱住患者臀部或拉住腰部皮带，让患者双臂抱住操作者的颈部；操作者挺直后背并后仰将患者拉起，呈站立位。

4）在患者站稳后，操作者以足为轴慢慢旋转躯干，使患者背部转向轮椅，臀部正对轮椅正面，叮嘱患者慢慢弯腰坐至轮椅上。

5）帮助患者坐好，放下脚踏板，将患者双足放于脚踏板上。

（2）辅助偏瘫患者从轮椅到病床转移时，可按上述程序反过来进行。

三、体位护理的注意事项

1. 注意观察患者的表情和言行、体位是否舒适。当采用瘫痪侧肢体在下的侧卧位时，应将瘫痪侧肩胛骨向前拉，往后靠在枕头上；护士将手伸入患者背后，确认肩胛骨处于水平即可。

2. 若铺着床单或者浴巾时，可以活用这些物品，移动时由几个护士一起搬运，利用床单搬运的诀窍。

（1）人手的握力肌是强劲而有力，在握住床单的时候，应该将手掌向下，从上面握住床单。

（2）护士握床单的两手臂应该和双肩保持相同宽度，太宽或者太窄都会使水平拉力达不到100%。

3. 根据需要测量患者生命体征、确认各种管线、管路在位情况，是否有脱落，是否被拉扯、扭曲。

4. 再次观察患者的身体是否扭曲。如有身体扭曲的姿势，会造成以下问题：

（1）肌肉牵扯过度，酸痛及麻木。

（2）皮肤受损。

（3）睡眠质量不佳。

（4）影响脏器的功能：如肺不张，肠蠕动下降等。

5. 轮椅坐侧位时，评估臀部是否紧靠椅背、轮椅的脚踏板是否太低或太高，小心着凉，患者可带帽子或盖被等。

6. 预防主要照顾者的受伤，尽量不弯腰，将床头摇至身高适当高度，以蹲下代替弯腰，保护手腕韧带以防扭伤等。

7. 将衣服、床单及被褥上皱褶抻开。

8. 移动餐桌等可移动物品恢复到原高度或原位置。

（冷菲菲）

第九节 安宁疗护药物治疗

　　王奶奶,77 岁,确诊晚期肺鳞癌 3 年余、骨转移癌 1 年余,极度虚弱疲乏、咳嗽痰多、呼吸困难、全身疼痛。曾经使用化疗、放疗、靶向治疗和免疫治疗,胸部 CT 检查提示右肺门 6cm×7cm 肿块,较前明显增大,可见空洞形成,伴有气液平,双肺多发小结节,双肺炎症。已经服用盐酸安罗替尼(多靶点抗血管生成药物)2 个月,氨酚羟考酮片 2 周左右,镇痛药物使用 6 次 /d,仍感觉疼痛不适,影响睡眠,评分 8 分。

　　请思考:

　　(1)该患者有几种核心症状,分别是什么? 如何评估?

　　(2)下一步治疗的主要原则是什么,怎样帮助她减轻痛苦?

一、安宁疗护药物的基本概念

　　安宁疗护以"尊重生命,关怀生命"为伦理基础,以提高终末患者的生存质量为宗旨,为终末期患者提供身、心、社、精全面照护。安宁疗护体现了对不久于人世的患者最后的照护关怀,是危重症疾病全程综合治疗的重要组成部分,正是这一理念决定了安宁疗护的用药特点。

　　在安宁疗护工作中,医生固然是主导,但护士才是执行的主力。这支主力队伍要在临床用药中发挥积极作用,特别是在居家护理中,尤其需要护士有独立正确的药物处置能力。进入安宁疗护治疗阶段的患者已经失去治愈机会,挽救生命的对因或根治性治疗几乎不再奏效。此时,无论亲友还是医护工作人员,要承认现实,直面死亡,放弃使用所谓治愈性药物,包括化疗、靶向、免疫等抗癌药物,以及抗艾滋病病毒的药物、营养恢复神经元功能和调整免疫机制的药物、控制细菌感染的抗生素等,以避免无益甚至有害的过度治疗,徒增患者痛苦、浪费卫生资源,形成医学和伦理方面的双重困惑。

　　但是,这绝对不是说安宁疗护不需要药物治疗,相反,症状控制是安宁疗护的基石,要使患者安详、舒适、有尊严并有效缓解症状,就离不开药物治疗。安宁疗护药物的使用自有特点,其合理正确地应用依靠医护人员对安宁疗护理念的深刻理解。有些药物在用法、用量乃至适应证选择方面与平时用药在理念方面有所不同,实践中有一定难度,需要与患者的深度沟通理解;还有的药物仍需在临床实践中不断摸索积累经验。

二、安宁疗护阶段核心症状的界定

　　安宁疗护药物治疗需精准,精准就是有的放矢、对症用药,因此,遴选界定安宁疗护核心症状是一项重要基础工作。"核心症状"是一个相对概念,一般以其在晚期患者中的出现频率和严重程度为标准。尽管因晚期患者原发疾病的诊断、治疗和原有基础疾病不同,但关于核心症状的界定范围高度重合,且"靶点"指向逐渐趋同集中,为精准治疗打下了基础。

1. 我国《安宁疗护实践指南(试行)》中列举的核心症状　我国安宁疗护药物在可及性及公众知晓度方面尚处于初级阶段,推进安宁疗护核心症状的合理用药,需要行政、医护人员和公众的共同努力,以改变政策法规不完善以及有法不依的局面。原国家卫生与计划生育委员会于2017年1月发布了《安宁疗护实践指南(试行)》(附录36),其中参照国际临终关怀与姑息治疗学会(IAHPC)专门列举了13种核心症状,主要有疼痛、呼吸困难、咳嗽咳痰、咯血、恶心呕吐、呕血便血、腹胀、水肿、发热、厌食、口干、睡眠/觉醒障碍、谵妄。

不少同行认为安宁疗护涉及的专科多、疾病范围广,上述核心症状的范围应该拓宽,相信在"试行"阶段结束后,我国的安宁疗护核心症状的界定范围会有所增加。

2. 国外对安宁疗护核心症状的研究　近年来,对晚期患者的预后症状因素,如意识模糊、厌食、疲乏、恶病质、体重下降、呼吸困难和吞咽困难等症状,因可供选用的药物不多,疗效也不显著,既往关注不够。随着新药的出现,近年对缓解上述症状的治疗已有改观。

老年晚期疾病患者基础疾病多,更需照护。国外资料报道,安疗护阶段的老年患者常见症状的发生率在50%以上的依次为:疲乏、排泄异常、尿失禁、衰弱、疼痛、便秘和焦虑。这些数据对我国同行不无参考价值。

国内外的临床工作者还各自从自己的角度提出下列一些常见的症状,如乏力、恶病质、焦虑抑郁、便秘、血栓形成、顽固性呃逆、口腔溃烂、多汗等,在药物治疗方面给予更多关注。

目前,我国缺乏终末期患者症状的大数据材料,护理界同行完全有能力完成这项工作,为我国安宁疗护的基础研究作出贡献。

三、安宁疗护基本药物

世界卫生组织(WHO)2007年委托国际临终关怀与姑息医学协会(IAHPC)制订了《晚期肿瘤姑息治疗基本药物目录》(《目录》),2014年的《目录》又将收纳的药物由33种扩大到40种,其中绝大多数为我国市售药品,且多数已进入医保,能够满足患者的基本需要。相信这个目录的内容会有不断更新。我国制订的安宁疗护基本药物正在征询意见中,期望能尽快出台。

IAHPC提出的晚期肿瘤姑息治疗基本药物,虽然主要针对晚期肿瘤,实际可以解决大部分进入安宁疗护阶段患者的症状治疗,依其药理作用大体可做如下分类:

1. 镇痛药

(1)轻中度疼痛:阿司匹林、布洛芬、双氯芬酸、对乙酰氨基酚、曲马多、可待因。

(2)中重度疼痛:吗啡、芬太尼、羟考酮、美沙酮。

(3)神经病理疼痛:阿米替林、卡马西平、地塞米松、泼尼松龙、加巴喷丁。

(4)内脏痉挛痛:丁溴东莨菪碱、氢溴东莨菪碱。

2. 消化药

(1)恶心呕吐:甲氧氯普胺、昂丹司琼、氟哌啶醇、丁溴东莨菪碱、氢溴东莨菪碱、苯海拉明、赛克力嗪、地塞米松、泼尼松龙奥曲肽。

（2）便秘：番泻叶、乳果糖、比沙可啶、多库酯钠、矿物油灌肠剂。

（3）腹泻：口服补液盐、洛哌丁胺、奥曲肽。

（4）减少胃肠分泌：奥曲肽、丁溴东莨菪碱、氢溴东莨菪碱。

3. 改善食欲药　醋酸地屈孕酮、地塞米松、泼尼松龙。

4. 呼吸系统药

（1）呼吸困难：吗啡。

（2）终末期呼吸道阻塞：丁溴东莨菪碱。

5. 神经精神心理药

（1）失眠：地西泮、曲唑酮、唑吡坦。

（2）焦虑：地西泮、咪达唑仑、曲唑酮。

（3）抑郁：阿米替林、氟西汀、西酞普兰、米氮平、曲唑酮。

（4）谵妄：氟哌啶醇、左美丙嗪。

（5）临终缓和镇静：咪达唑仑、氟哌啶醇、左美丙嗪。

说明：上述部分药品为多系统使用。

上述药品主要适用于晚期肿瘤患者的安宁疗护，其他疾病的晚期症状处理可以为参考，适当扩大其用药范围，待我国新的安宁疗护用药指南出台后，将使安宁疗护具有更可靠的用药依据。

四、安宁疗护患者核心症状的药物治疗

原国家卫生与计划生育委员会在 2017 年 1 月发布的《安宁疗护实践指南（试行）》，详述了对 13 种核心症状的药物治疗原则和护理要点，这是目前我国对安宁疗护症状控制的唯一官方文件，建议大家仔细阅读执行。鉴于卫生健康委员会主持制定的我国新的安宁疗护药物应用指导意见可望近期颁布，届时我国安宁疗护用药将有更为全面明确、操作性更强的依据，本文对 13 种核心症状的药物治疗做简要介绍。

1. 癌痛　30 年前开始在我国推广的 WHO 三阶梯癌症镇痛方案虽然在实践中已有不少改变，但其基本原则没有变。对此，本教材已有专门章节论述，本章不多作阐述。

非甾体抗炎药物一直作为镇痛治疗的基本药物用于缓解轻度疼痛，或与阿片类药物联合用于缓解中、重度疼痛。近十余年来，人们日趋警惕非甾体抗炎药物对消化道、肝、肾等重要脏器和凝血状态的影响，使对乙酰氨基酚的应用日益广泛，且有替代非甾体抗炎药物的趋势。但不容忽视的是，关于对乙酰氨基酚对肝细胞微管系统造成的远期毒性作用的病例日渐增加，已经引起业内警惕，原则上每天用量不得超过 2~3g（我国药典建议不超过 2g），连续使用不得超过 2 周。对处于生命终末期的患者而言，由于以吗啡为代表的阿片类药物镇痛作用确切，少有重要脏器的远期不良反应，对接受安宁疗护的患者并无成瘾之虞，是 WHO 建议的治疗中、重度疼痛的首选药物。

近年来，癌痛的治疗原则和治疗目标较前有所变化，主要体现在：更强调个体化治疗原则，包括个体化用药、个体化剂量和预防及处理不良反应的个体化；更强调全面评估，分析疼痛的病因和病理生理学机制，以便针对性用药；更强调注意细节，细节体现在评估、治疗方法和防治副作用等方面；强调患者以及家属的参与，推荐与患者和家属共同分析疼痛原因、共

同制订治疗目标,推荐使用"疼痛日记"来观察和记录疼痛评分、疗效和不良反应;强调最大限度疼痛控制与最小不良反应的平衡,改善基本功能,达到身、心、社、精的全面平衡。

2010年欧洲肿瘤内科学会(European Society for Medical Oncology, ESMO)癌痛治疗指南提出:"终末期患者的难治性癌痛治疗,常规处理对疼痛难以奏效,甚至可能还会导致难以承受的副作用,建议给予镇静治疗",并认为"这可能是使患者摆脱痛苦的最后治疗手段",这一推荐在最新2018版仍未改变。近期我国抗癌协会癌症康复与姑息专家委员会癌痛学组编写出台的《难治性癌痛专家共识》和《癌性爆发痛专家共识》,对既往感到棘手的难治性癌痛和癌症爆发痛也提出了包括使用注射途径治疗的不少新建议,体现了ESMO指南的精神,值得关注阅读。

2. 疲乏　疾病晚期患者疲乏的发生率很高,甚至多于疼痛,特别是癌症晚期患者,表现为与癌症或与癌症治疗相关,但与劳累活动不成比例的持续无力疲惫感,常伴有身体各项功能障碍,情绪低落、认知能力下降、记忆力减退及嗜睡等。这种挥之不去的主观痛苦感觉极大地影响了生活质量。

疲乏很少单独发生,常伴发睡眠障碍、不良的睡眠卫生、精神障碍(如抑郁、焦虑)以及疼痛。能治疗癌性疲乏的有效药物不多。与疼痛类似,治疗疲乏前同样需要全面评估疲乏的病因,以便做到有的放矢。疼痛、精神障碍、睡眠障碍、不良的睡眠习惯、贫血、营养不良、活动水平下降、药物的不良反应、酗酒、药物滥用、伴发疾病以及抗癌治疗都会引发或影响疲乏的发生。因此,治疗时首先需要针对可纠正的病因,例如对于有明确贫血的疲乏者,使用纠正贫血药物,可使疲乏好转;对于营养不良、电解质紊乱相关的疲乏,可通过改善营养状况,纠正电解质失衡来减轻疲乏不适。

针对那些病因不清晰或者非单一因素以及病因难以纠正时,可酌情考虑以下药物。

(1)抗抑郁药物:对于患有抑郁的患者,尤其是睡眠失衡者,使用抗抑郁药物具有一定作用。

(2)皮质激素:短期内(1~2周)应用有效,长期使用获益证据不足。

(3)精神兴奋剂:盐酸哌甲酯或莫达非尼,针对重度疲乏且其他治疗无效时可短期试用,但疗效有限不建议常规使用。

近年来,有很多研究证实,中医药在治疗癌性疲乏方面具有独特疗效,北京肿瘤医院通过数据库搜索益气中药联合化疗干预随机对照单纯化疗患者,认为益气中药联合化疗相比单纯化疗能显著改善患者疲乏的症状;还发现使用参芪扶正注射液(党参、黄芪等组成),利用党参的补中益气、健脾益肺;黄芪的补气固表、敛汗生肌等机制,有一定抗疲乏作用。此外,还有中药足浴联合穴位按摩缓解晚期患者乏力获得成效的报道。

3. 终末期患者的呼吸困难　呼吸困难是临终前6周内最常见的症状之一,发生率为50%~70%,又称气短、呼吸窘迫,是一种在气道比较通畅时,无能力正常呼吸时的窒息感。可为发作性,严重时呈持续性端坐呼吸状,对氧气极度渴望,伴焦虑恐惧濒死感。心理情绪的紧张会进一步加重呼吸困难,形成恶性循环。

呼吸困难与呼吸急促、过度通气,两者客观体征完全不同;与中枢性呼吸抑制和呼吸阻塞也不是一回事,都需要注意分辨。治疗前还要评估是否存在感染、呼吸道梗阻、胸腔积液、贫血、血栓等可逆性病因,如患者预期存活时间较长,应考虑进行解除上述病因的治疗。

呼吸困难的基础治疗主要有吸氧、减少不必要的活动、确保处于最舒服的体位、改变饮食习惯,以及少量多次饮水和进餐。

对于呼吸困难不严重且病因考虑主要是焦虑的患者,可使用非药物治疗,包括了解他们最为担心或者焦虑的原因,帮助他们调整和应对;教授呼吸控制和放松技巧,减少无作用的浅快呼吸,鼓励患者进行正常的潮式呼吸,放松颈部、肩部和上胸部。促进一种放松和静息的呼吸模式,减少呼吸做功,以建立信心;使用小电扇。电扇距离面部 15~20cm,直接对着鼻子和口部吹风,以及其他包括芳香疗法、针灸以及家庭和社会支持等。

药物治疗包括以下几种。

(1)抗生素、糖皮质激素、茶碱类药物、抗凝药物的恰当使用。

(2)雾化吸入糖皮质激素、支气管扩张剂、化痰药物、β_2 受体激动剂等药物:若伴有气道分泌物过多,可以使用东莨菪碱、阿托品等抑制分泌。对放射性肺炎、癌性淋巴管浸润造成呼吸困难的患者,可考虑使用糖皮质激素。

(3)阿片类药物:在病因无法逆转、呼吸困难不可能纠正,而上述治疗措施仍缓解不明显时,尤其是静息性呼吸困难和终末期呼吸困难,及时应用吗啡为主的阿片类药物缓解末期患者的呼吸困难是必要的。

吗啡为主的阿片类药物用于减轻末期患者呼吸困难,已经在多个单中心或多中心的临床研究数据甚至荟萃分析中得到验证。吗啡减轻呼吸困难的作用机制包括降低机体对高碳酸血症、低氧血症/缺氧和活动等引起的通气反应、提高机体耐受性和减轻焦虑。

WHO 和 IAHPC 的姑息治疗药物基本目录以及中国《安宁疗护指南》中,均把吗啡列为治疗疼痛和呼吸困难的基本药物。关于治疗呼吸困难的吗啡初始剂量,不同指南建议稍有不同,但总的原则基本一致,即以往无阿片类药物用药史者,初始应用小剂量吗啡,推荐 2~5mg 口服,必要时每 2~4h 重复。如已使用吗啡治疗疼痛或呼吸困难者,剂量可适当增加 25%~50%。无法口服者可选择皮下注射或静脉用药,起始剂量 1~3mg,必要时每 2~4h 重复。对急性进展的呼吸困难,考虑增加吗啡剂量和滴定速度。如呼吸困难长期存在,可转换为适当剂量的缓释吗啡或静脉持续泵入吗啡。

(4)抗焦虑药物:末期患者常合并焦虑情绪,严重者引起失能或惊恐症发作,而呼吸困难会引发惊恐症发作,引发患者对窒息和死亡的恐惧,两者之间形成恶性循环。呼吸惊恐的特征包括:静息性突发性呼吸困难,与费力无关的呼吸困难,呼吸困难在数分钟内剧烈波动。抗焦虑药物本身并无缓解呼吸困难的作用,但减轻焦虑有助于帮助患者应对呼吸困难。

抗焦虑药物包括苯二氮䓬类和阿米替林,具体用法:地西泮 2~10mg 口服,1 次/晚,劳拉西泮可用于治疗阵发性焦虑和惊恐发作,剂量 0.5~1mg 口服或舌下含服。阿米替林起始剂量 10mg,1 次/晚,难治性呼吸困难使用阿片类药物 2.5~5mg 联用咪达唑仑 2.5~5mg 具有特殊疗效。

4. 咳嗽(咳痰) 咳嗽在末期肿瘤患者发病率较高,可达 50%~80%,肺癌和肺转移癌咳嗽发生率更高。咳嗽常出现在气道、肺、胸膜和纵隔肿瘤患者以及胸部转移肿瘤患者中。<3 周的咳嗽定义为急性咳嗽,>8 周的咳嗽称为慢性咳嗽。

呼吸道感染、胃食管反流、各种原因的气道刺激阻塞、肿瘤浸润、慢性阻塞性肺疾病(COPD)或慢性心衰加重、胸腔积液或心包积液等,都可以造成程度不等的咳嗽。应分析咳嗽原因对因治疗,明确是湿咳还是干咳,湿咳一般与炎症相关,是生理的防卫目的,应鼓励患者咳出痰液。干咳原因较多,止咳治疗很重要。

湿咳：抗感染、化痰药物（盐酸氨溴索、愈创甘油醚、羧甲司坦）、药物雾化（吸入性异丙托溴铵＋生理盐水＋吸入用布地奈德）、糖皮质激素，联合镇咳药物。一些中药化痰制剂也有较好疗效。

干咳：各种镇咳药物，右美沙芬、弱阿片类药物可待因，中枢镇咳药阿橘片，如果均无效，更换为即释吗啡5~10mg，4h/次或缓释吗啡10~20mg，12h/次。

有的慢性咳嗽患者存在胃食管反流，不应使用愈创甘油醚，可用制酸或胃动力药（如多潘立酮）。有哮喘史过敏体质造成的咳嗽、与肿瘤相关的炎性反应性咳嗽，使用支气管扩张剂和糖皮质激素治疗可能有效。伴有气道分泌物增加的终末期患者咳嗽剧烈时，可试用东莨菪碱等抗胆碱能药物以缓解气道痉挛减少分泌物，也可考虑雾化吸入局部麻醉药物，如利多卡因或沙丁胺醇气雾剂等。

作为中枢性镇咳药物，阿片类药物对各种咳嗽均有一定效果，建议选用双氢可待因、福尔可定口服液。口服低剂量吗啡（5mg）缓解咳嗽作用确切，但需注意提高吗啡剂量不一定能够提高止咳疗效。

阿片类药物效果不佳的慢性难治性咳嗽，可考虑以下药物：

（1）色甘酸钠10mg雾化。

（2）吸入麻醉剂，利多卡因0.2% 5ml或布比卡因0.2% 5ml。

（3）加巴喷丁0.3g口服，1次/晚，逐渐加量至0.3g，3次/d。

（4）地西泮5mg，1次/晚。

（5）巴氯芬10mg，3次/d。

5. 恶心呕吐 安宁疗护患者的恶心呕吐可能与多种症状同时出现，肿瘤本身及其合并症以及抗肿瘤治疗均可引起，需排除肠梗阻、水电解质紊乱、脑转移，以及贫血、低蛋白血症等。因解决这些问题需要较长时间，其中多数患者已经来不及对因处理，此时的关注要点是尽量抑制恶心呕吐，使患者感到舒适。

依其作用原理不同，可根据患者不同情况选择不同抑制恶心呕吐的药物：5-HT受体阻滞剂、糖皮质激素、NK-1受体阻滞剂、多巴胺受体阻滞剂和精神类等。如存在胃蠕动缓慢、逆蠕动、排空障碍，可用多巴胺受体阻滞剂（如甲氧氯普胺，5~10mg，6h/次，餐前和睡前）；胃炎或胃食管反流可用质子泵抑制剂；糖皮质激素适用于脑转移和肠梗阻；伴有焦虑或条件反射性恶性呕吐，可使用地西泮或氟哌啶醇；平时有晕车船倾向服用赛克力嗪（25~50mg，3次/d）或苯海拉明可能有效。联合用药可控制持续恶心呕吐，如糖皮质激素（地塞米松4~8mg/d）加奥氮平（4~8mg，6h/次）等。

最近上市的预防中、高度致吐性化疗引起的急性延迟性恶心、呕吐的复方胶囊制剂，内含奈妥匹坦和盐酸帕洛诺司琼，其中，奈妥匹坦是一种人体P物质/神经激肽1（NK-1）受体的选择性拮抗剂，帕洛诺司琼是一种5-HT₃受体拮抗剂，同时阻断急性和延迟性恶心呕吐，服用1粒后作用可持续多天，在安宁疗护阶段也可一试，但要注意防止便秘。

6. 便秘 便秘可造成终末期患者的极大不适，但常被忽视，其预防重于治疗。尤其是长期使用阿片类药物或长期卧床的患者，应重视患者教育、饮食调理，必要时预见性提前用药。

判断便秘有时不大容易，国际比较流行的功能性便秘诊断的罗马Ⅲ标准和伦敦大学国王学院团队的研究报告对便秘有详尽描述，可参考。一般将便秘概括为：排便次数减少和/或粪便通过困难，排便费力、粪便质地较硬、排便有不尽感等。晚期患者便秘发生率较高的主要原因是：卧床时间长、以往有便秘史、进食减少、使用镇痛或止吐药物等。

治疗便秘的药物很多，最好能对便秘原因作出合理解释，便于评估后的治疗。便秘严重给患者造成极大困扰时，常需人为协助使用矿物油灌肠剂，尽快给患者解决痛苦。IAHPC 推荐的基本药物乳果糖和多库酯钠作为渗透性泻剂最为常用，也可选择聚乙二醇电解质散，口服后在肠内形成高渗状态，阻止肠道吸收水分，使肠内容物容积增加，刺激直肠感受器促进肠蠕动，引起排便。但对于肠内容物过硬过多、肠道狭窄或者疑有肠梗阻的患者应慎用，避免肠内压过高引起肠穿孔。IAHPC 推荐的刺激性泻剂比沙可啶可以口服或纳肛，其作用优于果导片，但应避免长期使用。

7. 口干　口腔干燥与许多症状体征相关，严重影响患者生活质量。在进展期肿瘤患者中最常见，发生率高达 70%。肿瘤患者口干最常见的病因是治疗的副作用、放疗、化疗药物，以及镇痛、止吐、抗胆碱能药物，肿瘤浸润唾液腺或唾液腺神经也会引发口干。慢性口腔干燥中，口腔溃疡合并的念珠菌感染等口腔感染是常见病因。口干的主要原因是唾液分泌减少，唾液成分变化也会引起口腔干燥的感觉。唾液分泌减少或缺乏会影响食欲、吞咽、睡眠和说话，进而影响患者生活质量。

口干的处理重在预防，尤其是肿瘤患者头颈部放疗前后和放疗中，注意保持口腔卫生，定时漱口，出现口腔溃疡后尽快治疗，预防慢性感染或严重感染。口干的治疗可采取的非药物方法主要有少量多次饮水、含化冰块、咀嚼无糖口香糖刺激唾液分泌等，舌苔厚者清洁舌苔，均有助于减轻口干。

药物治疗的选择有唾液刺激剂（毛果芸香碱）、人工唾液、口腔润滑剂等。也可考虑中医针灸治疗。

8. 水肿　水肿是指从毛细血管的液体进入组织间隙的液体与组织间隙向淋巴管流出的液体之间失衡，而出现组织间隙的液体过量引起组织肿胀。病因主要包括低蛋白血症、心和 / 或肾功能不全、腹水、贫血、静脉栓塞（血栓 / 癌栓）、淋巴管闭塞 / 梗阻以及药物影响等。

如无法纠正病因，晚期患者水肿使用药物治疗，通常只能短期内缓解，而且有效的药物很有限，主要包括人血清白蛋白、利尿剂、抗凝药物以及适当使用皮质激素。

淋巴水肿是晚期肿瘤常见的并发症，属于水肿的特殊情况，但单纯的淋巴水肿，利尿剂几乎不起作用，早期曾推荐苯并吡喃酮（如香豆素、曲可芦丁）用于淋巴水肿，但系统回顾未予证实。对于癌性淋巴水肿，可考虑适当姑息性化疗等抗肿瘤治疗，癌性淋巴管炎可考虑皮质激素。蜂窝织炎相关的水肿需要针对性抗感染治疗。其他药物治疗对淋巴水肿均无明显疗效。因此，最重要的是尽可能使患者舒适，例如抬高患肢、保持皮肤湿润、适当舒服的体位，以及适当使用镇痛药物减轻痛苦。

9. 出血　出血可致 5%~10% 的晚期肿瘤患者死亡。出血可由多种原因造成，包括溃疡、炎症、肿瘤侵犯血管、凝血机制异常等。出血的治疗按照出血病因、出血量和出血部位不同，采取的措施不同。浅表的出血采取局部使用止血药（例如凝血酶冻干粉）、局部压迫的方法，如果是浅表肿瘤出血，可采取放疗控制出血。

全身药物治疗主要包括氨甲环酸、维生素 K、生长抑素等药物。

大出血属于急症，除了常规观察生命体征、扩容、使用止血药物等意外，依据病情和预后，寻找机会施行血管栓塞术，甚至外科手术治疗，有助快速止血。

10. 厌食 / 恶病质综合征（anorexia and cachexia symptom，ACS）　晚期患者

厌食常常与恶病质相伴存,是一个复杂的代谢过程,晚期恶性肿瘤患者发生率高达80%,并与22%肿瘤患者死亡有关。其特点是食欲减退、体重下降和组织消耗。病因通常较多且复杂,常见有恶心呕吐、便秘、梗阻、疼痛、抑郁、吞咽困难、慢性消耗,以及社会家庭支持不足等。

厌食/ACS的预防和早期识别是重要的策略,通过评估其家庭社会因素,进行改变加强;尝试增加食物多样性、增加蔬菜种类、多进软食、半流食等容易消化的食物,鼓励进食,在一定程度上有助于改善厌食。

药物治疗方面,对于长期卧床、便秘、有早饱感的患者,酌情使用胃肠道动力药(多潘立酮、枸橼酸莫沙比利);促进食欲药物(包括皮质激素、甲羟/地屈孕酮片)的使用需充分评估受益与风险比,甾体激素通常起效迅速,但3~4周后效果减退,不建议长期使用,建议起始剂量地塞米松4mg,或泼尼松龙30mg,每天1次,使用中注意观察水钠潴留、念珠菌感染、失眠、胃炎/胃溃疡等。孕酮起效慢于皮质激素,但维持时间较长。长期使用需要注意预防血栓发生风险,以及对血糖的影响,这两种药物不应当作抗恶病质药物来用,只会增加热卡,不会影响体重,且会增加骨骼肌分解代谢/异化,如使用需注意密切观察。

11. 失眠 或称睡眠/觉醒障碍,指入睡困难,或维持睡眠状态困难,睡眠质量不佳,导致日间功能受损和其他不适症状,如疲乏、认知障碍、情绪紊乱以及头痛等。失眠在肿瘤患者中较为常见,发生率在40%以上,且在女性、老年患者以及既往有失眠病史或伴发精神疾患者更为常见。

失眠的病因包括并发的痛苦症状(例如疼痛、呼吸困难、恶心呕吐、焦虑抑郁等)、药物因素、觉醒节律和环境因素等。非药物干预从以下方面改善:保证良好的睡眠卫生(睡前减少液体摄入、睡眠时调暗灯光和减少噪声等),尽可能保持规律的睡眠节律和积极的日间节律,可适当社会接触和轻微活动,皮质激素、利尿药物安排在上午使用,睡前充分镇痛、适当阅读和放松。可使用针灸、芳香疗法、认知行为疗法等辅助治疗。

失眠的药物治疗主要是镇静类助眠药物,优选短效类,苯二氮䓬类药物(地西泮、氯硝西泮、劳拉西泮等)最为常用(表2-9-9-1),其他可使用的药物如下:

(1)唑吡坦和佐匹克隆:属于非苯二氮䓬类催眠药,作用机制类似,且作用时间短。

(2)褪黑素:推荐用于老年患者的短期治疗。

(3)抗组胺类药物:如异丙嗪可用于治疗偶尔的难治性失眠或合并恶心呕吐时,但其长效的作用会引起第2天的困倦感。

表 2-9-9-1 失眠的药物治疗

药物	用法用量
替马西泮	10~20mg,1次/晚,口服,必要时加量至30~40mg
硝西泮	5~10mg,1次/晚,口服
氟西泮	10~30mg,1次/晚,口服
氯普唑仑	1mg,1次/晚,口服,必要时加量至1.5~2mg
劳拉西泮	0.5~1.5mg,1次/晚,口服
扎来普隆	10mg,1次/晚,口服,或入睡困难时口服
唑吡坦	10mg,1次/晚,口服
佐匹克隆	3.75~7.5mg,1次/晚,口服

12. 抑郁　抑郁是负面情感增强的表现,自觉情绪低沉、兴趣或快乐感丧失、负罪感、自我价值过低,常伴有思维迟缓、言语动作减少、意志活动减退。睡眠食欲异常,感觉乏力、注意力不集中,甚至有自杀倾向,以及增加躯体痛。抑郁在终末患者中高达75%,剥夺患者的幸福感和安宁感。

严重的抑郁通常较易识别,但是轻度抑郁症与日常生活中的情绪变化往往很难识别。临床实践中,抑郁的诊断包括3个核心症状和7项常见症状(表2-9-9-2)。

表2-9-9-2　临床快速诊断抑郁公式

核心症状	常见症状
心境低落	注意力降低
兴趣和愉快感缺失	自评和自信降低
精力降低(劳累感增加和活动减少)	自罪和无价值感
	认为前途黯淡悲观
	自伤/自杀的观念/行为
	睡眠障碍
	食欲下降

注:诊断抑郁的公式为:
若有2个核心症状、2个常见症状、持续时间大于2周,要考虑轻度抑郁发作(2+2+2)。
若有2个核心症状、3或4个常见症状,持续时间大于2周,要考虑中度抑郁发作(2+3或4+2)。
若有3个核心症状、至少4个常见症状、持续时间大于2周,要考虑重度抑郁发作(3+4+2)。

需要注意的是,并不是符合上述条件的一定是抑郁症,应与谵妄、痴呆、焦虑障碍,以及其他精神障碍相鉴别。同时,情绪低落、体重减轻和睡眠障碍虽然都是抑郁的表现,但也可能是患者在终末期的常见反应。因此,有必要区分抑郁和正常的悲伤状态。目前有很多抑郁量表,例如心理学专业常用的抑郁自评量表(self-rating depression scale, SDS)、汉密顿抑郁量表(Hamilton Depression Scale, HAMD)、PHQ-9抑郁症筛查量表等。对于晚期住院患者来说,医院焦虑-抑郁HAD量表(表2-9-9-3)较为常用。

表2-9-9-3　医院HAD量表

指导语:情绪在大多数疾病中起着重要作用,如果医生了解您的情绪变化,他们就能给您更多的帮助。请您阅读以下各个项目,根据您上个月以来的情绪状态,选择最适当的答案。对这些问题的回答不要做过多的考虑,立即作出的回答会比考虑后再回答更切合实际。

问题回答

题号	题目	1	2	3	4
1	我感到紧张(或痛苦)	①几乎所有时候	②大多数时候	③有时	④根本没有
2	我对以往感兴趣的事情还是有兴趣	①肯定一样	②不像以前那样多	③只有一点儿	④基本上没有了
3	我感到有点害怕,好像预感到有什么可怕事情要发生	①非常肯定和十分严重	②是有,但并不太严重	③有一点,但并不使我苦恼	④根本没有

续表

题号	题目	1	2	3	4
4	我能够哈哈大笑,并看到事物好的一面	①我经常这样	②现在已经不大这样了	③现在肯定是不太多了	④根本没有
5	我的心中充满烦恼	①大多数时间	②常常如此	③时时,但并不经常	④偶然如此
6	我感到愉快	①根本没有	②并不经常	③有时	④大多数
7	我能够安闲而轻松地坐着	①肯定	②经常	③并不经常	④根本没有
8	我对自己的仪容(打扮自己)失去兴趣	①肯定	②并不像我应该做到的那样关心	③我可能不是非常关心	④我仍像以往一样关心
9	我有点坐立不安,好像感到非要活动不可	①确实非常多	②是不少	③并不很多	④根本没有
10	我对一切都是乐观地向前看	①差不多是这样做的	②并不完全是这样做的	③很少这样做	④几乎从来不这样做
11	我有一种恐慌感	①确实很经常	②时常	③并非经常	④根本没有
12	我好像感到情绪在渐渐低落	①几乎所有的时间	②很经常	③有时	④根本没有
13	我感到有点害怕,好像某些事情在往坏的方向发展	①根本没有	②有时	③很经常	④非常经常
14	我能安静地欣赏一本好书或一项好的广播或电视节目	①常常	②有时	③并非经常	④很少

抗抑郁药物(表2-9-9-4)是抑郁药物治疗的主要选择,尽管新一代5-羟色胺再摄取抑制剂(selective serotonin reuptake inhibitors,SSRIs)具有副作用较小、耐受性好、患者依从性高的特点,成为治疗抑郁症的首选。但三环类抗抑郁药(tricyclic antidepressants,TCAs)和SSRIs是常用于终末期患者的两类药物,其中,阿米替林尽管起效时间长,需缓慢增加剂量,副作用相对SSRIs多,但其具有价格便宜、使用时间长的特点,除了抗抑郁以外,还常常用于慢性癌痛的辅助治疗,仍然是临床中的常用药物。另外米氮平、文拉法辛起效快于阿米替林,且米氮平还可用于难治性呕吐,文拉法辛也会用于焦虑,同样是安宁疗护的常用药物。

13. 谵妄 谵妄是终末期患者一种常见的非特异性脑器质性综合征,又称终末期神经精神综合征。患者临床表现多种多样,往往存在程度不同的意识障碍,经常产生错觉、幻觉乃至妄想,时而行为怪异狂躁,时而安静似常人。晚期疾病患者的谵妄出现率可高达80%,容易被忽略或误诊,应保持警觉及时识别,并请专科会诊。

表 2-9-9-4 抗抑郁药物

类别	抗抑郁	抗焦虑	相对毒性	不良反应	优点	缺点
5-HT 再摄取抑制剂						均有性功能障碍,焦虑、失眠
氟西汀	++	+		+	停药反应少	$t_{1/2}$ 长,清洗期长,药物相互作用(2D6、3A4)
帕罗西汀	++	++		+	镇静作用较强	头疼,困倦,抗胆碱能不良反应,药物相互作用(2D6)
舍曲林	++	++		+	药物相互作用较少	消化道症状较明显
氟伏沙明	++	++		+	镇静作用较强	恶心,药物相互作用(1A2)
西酞普兰	++	+		+	药物相互作用少	恶心,过量危险
选择性 5-HT 及 NE 再摄取抑制剂						
文拉法辛	+++	++		+	重度抑郁疗效较好,药物相互作用小	焦虑、恶心、头疼、血压轻度升高、性功能障碍
NE 及特异性 5-HT 能抗抑郁药						
米氮平	++	++		+	胃肠道不良反应少,性功能障碍少	镇静,嗜睡,体重增加,粒细胞减少罕见,如有感染应检查白细胞
TCAs						
阿米替林	++	++	++	+++	价格便宜	不良反应较多,过量危险
5-HT2A 受体阻滞剂及 5-HT 再摄取抑制剂						
曲唑酮	+	++	+	+	改善睡眠,抗焦虑	镇静、头晕、低血压、阴茎异常勃起
奈法唑酮	++	+++	+	+	改善睡眠,抗焦虑,性功能障碍少	镇静,药物相互作用(3A4)
NE 及 DA 再摄取抑制剂						
安非他酮	++	-	++	+	转躁少,性功能障碍少	过度兴奋,抽搐,失眠,恶心,头痛,震颤,精神病性症状
MAOIs						
吗氯贝胺	+	+	+	+	无镇静作用,无性功能障碍	头痛,失眠,焦虑,药物相互作用
其他						
噻奈普汀	++	++		+	抗焦虑,无镇静作用,性功能障碍少	口干、恶心

注:5-HT 再摄取抑制剂(SSRIs)如氟西汀等;选择性 5-HT 及 NE 再摄取抑制剂(SNRIs)如文拉法辛;NE 及 DA 再摄取抑制剂(NDRIs)如安非他酮;5-HT2A 受体阻滞剂及 5-HT 再摄取抑制剂(SARIs)如曲唑酮,奈法唑酮,NE 及特异性 5-HT 能抗抑郁药(NaSSA)如米氮平,可逆性单胺氧化酶抑制剂(RMAOI)如吗氯贝胺等。TCAs:经典抗抑郁药。

患者濒死时可出现不可逆的肌肉紧张、肌阵挛、类似癫痫发作,这种激越型谵妄也给家属、照料者造成极大的精神痛苦。

治疗时首先需排除患者内环境电解质紊乱、肿瘤脑转移,以及药源性、感染等因素。IAHPC 推荐的氟哌啶醇以及苯二氮䓬类药物(如米氮平、咪达唑仑等),是控制谵妄的理想药物,但也要注意有些药物(如地西泮)本身可致谵妄。此外,根据症状的严重程度,也可在医师指导下选择利培酮、奥氮平、喹硫平、氯丙嗪等进行处置。

对终末期谵妄是否应该给予药物干预,一直存在一些不同看法。持肯定意见者认为:激越型谵妄应给予抗精神病药物使其平静,药物的作用比较肯定且安全、有效,对患者有益;也有部分淡漠型谵妄患者有可能迅速转变为激越型谵妄,甚至对自身或他人安全造成威胁。不言而喻,应及时使用镇静或抗精神病药物控制。持不同意见者认为,应将谵妄视为临终过程难以避免的症状,幻觉和妄想是一个由生至死的过渡,有些患者经历的幻觉与妄想的内容是愉快、舒适的,不希望被打扰;此外,抗精神病药物或镇静剂可能导致低血压或呼吸抑制而加速死亡,有些还可能加剧谵妄,使意识更混乱,或造成过度镇静。

其实,这两种看法都有道理,关键在于在正确的时间点选择最适合患者的药物。这就需要我们密切观察病情,对不同病期的患者状态做出正确判断,并及时与家属沟通,果断进行处置。

五、关于终末期姑息性镇静治疗

姑息性镇静的名词于 1990 年首次出现,还被称为"持续性深度镇静(CDS)""姑息性镇静治疗""生命终末阶段深度镇静"等。患者如终末期出现严重的各种难以排解的痛苦症状和/或难治性谵妄,需结合患者之前的意愿(最好签署生前预嘱),在与患者家属充分沟通和知情的情况下,考虑姑息性镇静(palliative sedation, PS)治疗。适当应用常规合理、非致死剂量的镇静药物降低患者的意识水平,以缓解病痛。在实施前应与患者和/或监护人(患者家属)密切沟通,并由有经验的姑息或麻醉专科医生按照事先制订的流程谨慎进行。对晚期安宁疗护阶段的姑息性镇静治疗在我国还不普及,但患者及其家属的需求越来越强烈,相信会逐渐得以普及。

姑息性镇静能够使进入疾病晚期的患者尽量感知不到自己的痛苦,但绝不允许使用任何有意缩短患者生存期的药物。姑息性镇静可以根据患者情况,由浅入深进行间断或持续性镇静。

1. **间断性镇静(respite sedation)**　在镇静期可迅速缓解晚期患者尚未控制的症状,在镇静期安静舒适;镇静间隙时则需严密监护,尽力使患者能恢复先前的意识水平,以争取时机,尝试寻找其他使患者减轻痛苦的治疗方案。

2. **紧急持续性镇静(emergency sedation)**　生命末期突发严重症状,如频发癫痫、剧烈的难以忍受的疼痛、重度呼吸困难,为迅速缓解垂死患者的痛苦,需积极进行持续性深度紧急镇静。

咪达唑仑是姑息性镇静治疗最常用的药物,可静脉给药或皮下注射快速滴定,起效快、半衰期短。具有镇静/催眠、抗焦虑、抗痉挛、肌肉松弛及抗惊厥的特性。咪达唑仑可与阿片类药物或氟哌啶醇合用,其镇静作用可被氟马西尼逆转,可用于过量急救。其他可供选择的药物还包括左美丙嗪、氯丙嗪、苯巴比妥、异丙酚等(表 2-9-9-5)。

表 2-9-9-5　姑息性镇静常用药物用法及特点归纳

药物	用法	特点
咪达唑仑	起始剂量:0.5~1mg/h 静脉(IV)/皮下(SC)输注,0.5~5mg 按需使用 一般有效剂量:1~20mg/h 阻滞剂:氟马西尼	起效快,可以静脉或皮下给药,可于吗啡或氟哌啶醇联用 副作用:药物耐受,持续输注后突然减量可发生戒断反应,呼吸抑制,反常激越(paradoxical agitation)
劳拉西泮	0.5~5mg 口服/静脉输注/舌下含服,每 1~2h 按需使用,按计划 4~6h/次	劳拉西泮是长效的苯二氮䓬类药物,可以口服或舌下含服。其代谢不受肝/肾功能不全的影响。因此,可作为居家临终关怀的一种较好的药物选择
左美丙嗪	起始剂量 12.5~25mg,然后 50~75mg 持续输注 一般有效剂量:12.5mg/8h 或 25mg/8h,暴发性躁动每小时按需使用或每天最大剂量 300mg 持续输注	起效快,在谵妄的病例中具有抗精神病作用,有部分镇痛作用,可以口服或胃肠外给药(静脉/皮下/肌内) 副作用:直立性低血压,反常激越(paradoxical agitation)、锥体外系症状,抗胆碱能作用
氯丙嗪	起始剂量:12.5mg,静脉注射或肌内注射,每 4~12h;或 3~5mg/h,静脉注射;或 25~100mg 每 4~12h 直肠给药 一般有效剂量:胃肠外 37.5~150mg/d,直肠 75~300mg/d	对谵妄患者有抗精神病作用,可以口服或胃肠外给药(静脉/皮下/肌内)或直肠给药 副作用:直立性低血压,反常激越(paradoxical agitation)、锥体外系症状,抗胆碱能作用
苯巴比妥	起始剂量:1~3mg/kg 皮下注射或静脉推注,随后 0.5mg/(kg·h)输注 一般维持剂量:50~100mg/h	起效快,抗痉挛药物 副作用:在中老年患者中出现反常兴奋;低血压、恶心、呕吐、Stevens-Johnson 综合征、血管性水肿、皮疹、粒细胞缺乏症、血小板减少症
异丙酚	在一份报告中,患者开始服用剂量为 20mg,然后 50~70mg/h 输注	起效快,半衰期短,易于滴定

　　总之,为实现改善晚期患者生活质量的目标,症状处理是安宁疗护中最为重要的部分之一,每位患者有需要和有权利获得症状的全面管理,药物治疗固然重要,全面评估、有效沟通、个体化方案、患者教育、鼓励参与,每一步都是实现良好症状控制必不可少的内容,症状的全面评估在临床实践过程中应该是系统、定期的,除了考虑疾病本身因素,治疗因素,并发的基础疾病以及终末期虚弱同样会影响症状的发生和变化。而在症状处理阶段,首先需要考虑的是纠正可纠正的病因;其次,如果非药物治疗手段能够达到目的,选择非药物方法;最后,选择治疗药物,尽可能全面考量,尽可能减少用药,以避免多重药物带来的新的问题。

(张宏艳　刘端祺)

第三篇

心理精神社会支持

第十章 安宁疗护社会支持

学习目标

完成本章学习后,学员应能:
1. 复述 社会支持的相关概念。
2. 列出 社会支持的分类方法。
3. 描述 家庭照顾者的多种需求。
4. 应用 社会支持的理论和方法对终末期患者家庭进行支持。

第一节 概 述

导学案例

　　小张,男性,17岁,大专学生,农村人口,父母在城市务工,住在租来的平房中。3年前患者被诊断为鼻咽癌,接受了放疗和多周期化疗。由于家庭经济困难,抗肿瘤治疗不及时和不规范,患者病情逐渐加重,发生肺转移和多处骨转移。发现癌症已到晚期后,患者放弃住院治疗在家休养,出现剧烈疼痛、呼吸困难、活动受限、情绪低落,多次自杀未遂。父母面对儿子的痛苦无能为力,父亲负责打工挣钱,母亲每天在家照顾患者。家人帮患者买到一些便宜的镇痛药,但镇痛效果不佳。邻居目睹患者一家的遭遇,向临终关怀机构求助,希望机构安排医护人员帮助患者。机构安排由医生、护士、社工组成的专业团队上门服务。医生评估病情和疼痛后,为患者制订了科学的镇痛方案并提供免费的镇痛药品。护士针对患者的症状给予详细的护理指导。医务社工与患者和家属交流,评估患者的情绪、需要及社会支持情况。通过心理疏导、志愿者服务和捐款等方式,患者感受到社会温暖,情绪改善,接受病情,开始思考生死的意义,主动提出拍摄遗照和捐献角膜的要求。社工帮助联系捐献角膜的机构,在其去世后为其在城市联系了免费的墓地。

　　请思考:
　　(1) 当知道癌症已经处于晚期,患者呈现出来的问题有哪些?
　　(2) 如何评估晚期癌症患者需求?

一、社会支持定义

终末期患者身体功能、心理状态、经济情况、社会资源整合、照护等方面存在着诸多问题，为该群体建立有效的社会支持显得尤为迫切与重要。本章先简单介绍社会支持的定义和分类，再介绍安宁疗护社会支持相关内容。

（一）相关定义

1. 社会支持 社会学家林南综合了众多学者的讨论，对社会支持给出了一个综合的定义，即社会支持是由社区、社会网络和亲密伙伴所提供的感知的和实际的工具性和表达性支持。工具性支持是指引导、协助，以及有形的支持与解决问题的行动。表达性支持是指情绪支持、心理支持、自尊、情感及认可等。

2. 社会支持网络 指由个人接触所形成的关系网络，透过这些关系网，个人得以维持其认同，并获得情绪支持、物质援助、服务讯息、新的社会接触等。

二、社会支持分类

社会支持分类标准不一，种类繁多。常见的分类如下：

（一）按照支持的主体分类

社会支持按主体分为四类：由政府和正式组织（非政府组织）主导的正式支持；以社区为主导的准正式支持；由个人网络提供的网络社会支持；由社会工作专业人士和组织提供的专业技术性支持。这四类支持互有交叉，但在更多层面相互补充，已经初步形成了政府主导、多元并举的社会支持系统框架。

（二）按提供资源的性质分类

威廉等根据社会支持所提供资源的性质将社会支持分成四类：一是情感支持，指个体被他人尊重和接纳，或者说个体身处困境时获得的情感上的安慰和帮助，又称尊重性支持、表现性支持、自尊支持；二是信息支持，即有助于他人解决问题的建议或指导，又称建议支持、评价支持；三是物质支持，指提供财力帮助、物资资源或所需要帮助等，或者通过直接提供解决问题的工具，又称工具性支持、物资支持或实在的支持；四是陪伴支持，指陪伴他人共度时光，一起进行消遣或娱乐活动，或者为个体提供放松或娱乐的时间来帮助减轻压力，又称娱乐性支持。

（三）按支持来源的不同分类

分为正式支持（制度性的支持，如国家、社区和社会组织提供的支持）和非正式支持（由于血缘、地缘等关系，由家庭成员、邻里朋友等提供的支持）。不同的支持来源提供的支持类型不同。

（四）按主体感受即支持性质分类

如果从接受支持者对支持的感受来分，即按支持性质来分，社会支持可分为两类：一类是主观的、体验到的情感上的支持，指的是个人在社会中受尊重、被支持、被理解的情感和满意程度，与个体主观感受密切相关；另一类为客观的、实际的支持，包括物质上的直接援助和社会网络、团体关系等，是"人们赖以满足其社会、生理和心理需求的家庭、朋友和社会机构的汇总",是可以随时感受或利用的客观存在的现实。

（五）其他分类方式

对社会支持的划分除了以上几种划分方式外,还有一些与以上方式类似但又各自特色的划分方式,如 Pattison（1977）、Thoits（1982）、Cutrona（1990）把社会支持分为工具性和情感性两种；Wellman Wortley（1989）运用因子分析方法,将社会支持分为感情支持、小宗服务、大宗服务、经济支持、陪伴支持等 5 项；Cobb（1979）将社会支持区分为情感性支持、网络支持、信息性支持、物质性支持、工具性支持和抚育性支持 6 种；House（1981）将支持行为划分为情感支持、帮助、信息共享和工具性支持 4 种；Cutrona 和 Russell（1990）将社会支持区分为情感性支持、社会整合或网络支持、满足自尊的支持、物质性支持和信息支持5 种。

三、影响社会支持的因素

良好的社会支持,可以帮助个体缓解压力,应对危机,有益于身体健康和个体幸福。缺乏社会支持可能导致个体无法顺利应对危机,导致身心疾病、生活困难。并不是每个人都可以获得社会支持并且有效地利用起来。

影响个体获得和利用社会支持的因素主要包括:

（一）发展因素

人生不同发展阶段所获得社会支持的来源和获得的支持的内容不同。从发展的观点来看,个人对关系的看法是内在特质和环境相互作用的结果,过去经验不断影响现在的生活。

（二）环境因素

个人的出生环境、家庭环境、社区环境都会影响个体获得的社会支持的数量和质量。环境越积极多样化,个体所获得的社会支持越多。在开放的环境中,个人容易建立社会支持网络,更倾向于建立和利用社会支持。而在封闭的环境中,个人对社会支持的利用低。

（三）个人因素

个人的生理条件、心理状态、人格特质,甚至外貌的不同也影响其所获得的社会支持。一般来说,低自尊对建立关系是不利的因素,而高自尊可以获得较高的社会支持。社会化高的人倾向于利用更多的社会资源来满足自己的要求,重视建立广泛的社会支持网络。而自主性高的人倾向于自己解决生活和工作等问题,利用社会支持的主观意愿不高。

四、社会支持的作用机制

对于社会支持的作用机制,学术界则可谓见仁见智。总体来说,目前主要存在着三种理论模型,即主效应模式、缓冲器模式和动态效应模型。

（一）主效应模式

社会支持对个体身心健康具有普遍的增益作用。它既可以维持平时个体良好的情绪体验和身心状况,还可以在心理应激的情况下发挥作用。究其原因,是因为个体所拥有的社会网络能为其提供积极的情感体验、归属感、安全感,提升自我价值的认知。同时,个体更易于获得必要的帮助,以避免一些负性生活事件,如经济问题、法律纠纷等。这些负性生活经历往往会增加心理障碍或身体疾病的可能性。

在这个模型中,社会支持和身体健康之间也有关系。社会支持所具有的情感性支持能够有效调节个体的神经内分泌系统或免疫系统的功能,从而保持个体身体健康;而且,社会支持能够有效调节个体的行为方式,避免产生不良的行为方式,如吸烟、酗酒、药物滥用、不愿就医等,并形成较多的健康行为,如合群、主动寻求帮助、努力应对困境等。

（二）缓冲器模式

这种模式认为社会支持仅在应激条件下与身心健康发生联系,它能够缓冲压力事件对身心状况的消极影响,保持个体的身心健康。也就是说,如果没有明显的压力存在,社会支持并不会有太大效果。该模式认为,作为缓冲器的社会支持,常常是通过人的内部认知系统（包括心理应激强度、应激的耐受力、个体心理特征、意识倾向性和自我观念等）发挥作用的。

（三）动态效应模式

这种模式认为社会支持和压力或应激同时作为自变量通过直接或间接作用对身心健康水平起作用。压力或应激与社会支持的关系是相互影响和相互作用的,这种关系还会随着时间的改变而发生变化。这种动态模型在索茨（Thoits）等的研究中得到了较好的证明。索茨认为社会支持、应激、健康或心理困扰等建构在概念、方法学、与实证上应为复合性关系。理由:第一,社会支持与健康、幸福感是相互影响的;第二,社会支持的丧失本身就是应激事件,许多生活应激事件包括社会支持的丧失,如婚姻破裂、丧失亲人、搬迁等。

总之,人既有生物属性又有社会属性,任何人都不能离开他人而单独存在。在社会生活中,人们的很多问题都源于社会支持的缺乏。社会支持可以促进个人成长,提升身心健康,舒缓压力,有效地度过危机。

五、社会支持的评估

社会支持的研究离不开对社会支持的测量,因研究目的、方法的不同,对社会支持的测量方面也有所不同。

（一）以测量方式分类

1. 自我报告法 即由被试回顾以往向哪些人寻求支持,从哪些人那里获得了支持,这种支持的程度有多大。这种自我报告的方法是基于个体的回忆,所以个体可能会因为回忆或认知方面的差错而导致判断错误。

2. 结构化问卷 即根据一些事先编写好的问题,让被试回忆某一阶段中获得社会支持的情况。

3. 结构化访谈 这样的测量方法收集的数据比较的可靠、真实,同时也增加了处理的难度。

（二）以测量工具分类

社会支持主要有以下五种测量工具。

1. Sarason（1981）的社会支持问卷（social support questionnaire，SSQ） 该问卷有 37 个项目,分两个维度:社会支持的数量,即在需要的时候能够依靠别人的程度,主要涉及客观支持;对所获得支持的满意度,评定的是对支持的主观体验。

2. Henderson(1981)的社会交往调查表(interview schedule social interaction, ISSI)　将支持分为可利用度和自我感觉到的社会关系的合适程度两个维度。

3.　社会支持评定量表　由中南大学湘雅医学院的肖水源编制,该量表有10个项目,分三个维度:客观支持、主观支持和对社会支持的利用度。这是目前国内常用的社会支持评定量表。

4. Furman 等的《社会关系网络问卷》　该问卷包括8个维度,其中工具性支持、情感支持、陪伴娱乐性支持、亲密感、价值增进五个维度用来考察个体对重要他人(包括父母、最好的同性朋友、异性朋友、教师和亲戚)所提供的社会支持的主观感觉,对关系的满意度以及冲突与惩罚三个维度用来全面了解个体与重要他人的关系。

六、安宁疗护社会支持需求和对策

经历疾病和死亡的过程非常复杂,终末期癌症患者和家属的需求涵盖的范围非常广泛。医疗团队在服务时不应只聚焦在疾病和症状控制上,全面评估患者和家属的心理和社会需要等并给予相应的支持也很重要。

(一)安宁疗护患者的社会心理需求

1. **身体需要**　随着疾病进展,多数患者会出现疼痛、营养不良、大小便失禁、瘫痪等症状。患者不仅需要照顾者协助满足日常生活需求、维持身体舒适,还需要家属陪同就医买药住院,满足治疗需要。医疗团队除了关注症状控制,还可以提供患者疾病进程的恰当解释,教导家属照顾的技巧,寻找相应资源,增加照顾时的实际支持,减少家属的照顾负担。

2. **心理需要**　当患者和家属面对疾病和死亡等状况时,往往会产生恐惧、紧张、悲观、绝望等负面情绪,焦虑、抑郁等问题也比较常见。患者和家属都需要医疗团队的理解和支持。凭借这些支持,患者和家属可以调整情绪,并做出科学理性的医疗和生活安排。

3. **社会需要**　面对疾病末期的挑战时,患者和家属的关系、患者和家属与医疗团队成员的沟通,可能出现问题。医疗团队需要协助家庭成员相互体谅,提升沟通技巧,促进家庭关系和解。同时主动协调和沟通,达成医疗共识。安宁疗护团队有时还需要调动适当的人力、物力和财力资源来帮助患者家庭有效解决现实困难。

4. **精神需求**　面对疾病和死亡,患者和家属会产生紧张、恐惧、失落等情绪。有专家提出,人对死亡的恐惧分8种:对未知的恐惧、对孤独的恐惧、对忧伤的恐惧、对丧失身体功能的恐惧、对失去认同的恐惧、自我控制能力的恐惧、撤退的恐惧和对疼痛和痛苦的恐惧。在恐惧和失落中,癌症患者开始思考宗教、生命意义以及死亡的内涵,对自我价值和意义的探索更加强烈。

(二)安宁疗护中的社会支持

安宁疗护的社会支持需要从社会支持的主体、客体、过程和内容几方面了解。

1. 社会支持的主体(表3-10-1-1)

2. 社会支持的客体　社会支持的客体为患者和家属。患者家属扮演了多重角色,既是安宁疗护社会支持的客体,也是患者社会支持来源的一部分。

表 3-10-1-1　社会支持主体分类

社会支持分类	具体来源
正式社会支持	各级相关政府部门,非政府正式组织
准正式社会支持	社团、社区服务机构、"癌症患者自助团体"、志愿者等
个人网络	亲属(配偶、父母、同胞、子女等)、朋友、邻居、领导、同事
专业技术人员	医护人员、医务社工、营养师、心理咨询师等

3. 社会支持的内容

（1）情感支持:医疗团队需要向身处困境的家庭提供尊重、关心和倾听等,给予情感安慰。良好的心理支持可以为患者营造心理的驿站,帮患者舒缓压力、调整情绪,提升人生意义和价值感,向死而生。对于心理社会问题严重个案,需要转介给医务社工和心理治疗师来采取专业的方法进行干预。

（2）信息支持:社会支持中的信息指的是有助于解决问题的建议或指导。当癌症发展到终末期,患者会出现不同程度的躯体症状、心理问题、社会问题。安宁疗护团队要积极关注患者和家属的各种需求,主动为患者和家属提供相关信息。充足的信息支持可以提升家属的照护能力,有效解决问题,减少身心压力。信息支持可以采取家属教育团体、宣传单张、宣传片等形式进行（表 3-10-1-2）。

表 3-10-1-2　信息支持分类

分类	内容
疾病信息	疾病进展、症状处理、营养、照护技巧、沟通技巧等
家庭事务	预先规划、房屋遗产分配和继承、父母和子女安排等
丧葬礼仪	办理死亡证明程序、丧葬礼仪等
临终机构	提供居家、住院、门诊照顾的临终关怀机构等
政策福利	医保报销、低保、大病救助、特殊门诊等相关政策
救助机构	政府救助机构、民间救助组织等

（3）陪伴支持:每个人都渴望与人交往,受人接纳,有所归依。受中国传统注重亲情、相互关爱的文化影响,患者期望得到家族中更多亲属和朋友的关心和照顾,其原因不仅来自生理需求,还来自爱与相互关系的需求。家庭是癌症患者最可靠的社会支持系统,家属仍是癌症患者最希望的陪伴人选。医护人员和志愿者也可以陪伴患者,一起聊天和娱乐。

（4）物质支持:是指为患者和家庭提供财力帮助、物质资源或提供所需服务等。患者除了症状支持、心理支持,有时还需要经济和物质支持帮助维持生活和治疗,提高生活质量。目前患者的经济支持除了家庭以及亲属、朋辈群体以外,主要是来自政府、单位、社区等方面的医疗保险支持。物质可以是基金、救助金、生活慰问品,也可以是患者所需的医疗或生活设备如轮椅、制氧机等。

（三）为患者提供社会支持的过程

1. 评估　医疗团队正确评估患者和家属对社会支持的需求程度,运用相关知识提供有针对性的支持。评估时应考虑其所需社会支持的类型、来源、数量和利用度,并注意发掘家属的能力,协同家属寻求社会支持。对有特殊需求的患者,应转介医务社工进行支持。

2. 处理 患者和家属因生理和社会心理状况的不同,所需要的社会支持类型差别较大。患者家庭需要帮助的原因可能是:缺少必需的资讯;彼此之间不能充分沟通形成解决生活和医疗问题的方案;缺乏情感支持;或者是缺乏必需的资源。此外,患者去世后,丧亲个体和家庭也是必要的处置对象。

医疗团队除了直接帮助患者家庭解决困难,还可以在改变社会观念和舆论环境方面工作,可以通过联络媒体、相关组织开展积极有益的宣传等形式进行。这种宣传不应以"关爱""同情"等形式上的公平为核心,而应当以"尊重""交流"等实质性的公平为指导精神。并依靠各种组织、团体的帮助,给患者最大的精神和物质的帮助和支持。提供支持时应重视调动患者家属的主观能动性,发挥"助人自助"的精神,鼓励积极地争取资源,以提高社会支持的利用度。

(邹 然)

第二节 照顾者关怀

导学案例

患者,女性,60岁,诊断晚期乳腺癌,已经出现胸壁转移,胸部伤口溃烂和疼痛明显,放弃治疗并在家休养。患者共有三个子女,两个女儿在外地,儿子是主要的照顾者,23岁,无业。儿子每天需要带患者去附近诊所换药,每周为其领取免费镇痛药品。由于需要照顾母亲,儿子没有外出工作,母子依靠把家里的一间空房出租给别人经营棋牌室维持生计。

患者和儿子经常因为照顾和经济的问题争吵。一次,儿子吃下家中的所有安眠药,被送到医院洗胃。起因是出事的那天早上,母亲因为家庭琐事指责儿子,不断诉说儿子过错。一直忍让的儿子按捺不住愤怒,和母亲争吵起来。之后,儿子回到房间,找出安眠药,企图自杀。

这个家属进入了"枯竭状态"。枯竭状态是指从事照护者因为工作生活压力而逐渐失去其原有理想、热忱与目标。进入枯竭状态,不仅影响照护者本身,也会影响照护工作的品质。

这个个案中,社工对家属进行心理疏导,引导宣泄负性情绪,帮助其进行理性的思考。并讲解患者情绪的特点、应对方法和家属自我减压的方法。并和患者进行了沟通。家属得到有效的心理支持,情绪明显好转。

请思考:

除了心理辅导,医疗团队还可以采取什么方法帮助家属?

一、照顾者的概念和组成

家人罹患癌症甚至出现死亡,对一个家庭来说,是巨大的应激事件。患者和家属的日常生活、心理状况、家庭角色、家庭计划甚至经济收入等都会受到影响。不仅患者需要忍受身心痛苦,家属也容易出现心身问题。因此,安宁疗护的服务对象不仅包括终末期癌症患者,还包括患者的家属和主要照顾者。照顾者,顾名思义就是为需要帮助的对象提供关怀、支持与照料的人。终末期癌症患者的照顾者包括家庭照顾者、专业照顾者和义务照顾者等。他们是患者获得家庭支持与社会支持的重要来源。本章我们重点讨论家庭照顾者。

家庭照顾者大多数由患者的配偶、子女或父母担任,以照顾患者的疾病为主,并由疾病衍生出相关的活动。他们既是照顾者也是安宁疗护团队需要支持的对象。

二、家庭照顾者的压力及表现

(一)生理层面的压力及表现

照顾终末期癌症患者很多时候都需要大量的体力,如要为患者翻身、洗澡、扶持上厕所等,这些都使家属感到疲乏;如果患者因患病而导致残障,需要的照顾内容会较多和较为复杂;年纪大的照顾者,如本身的健康已出现问题,还要长期照顾患者,会感到很吃力。长期投入照顾中,照顾者极易出现失眠、关节疼痛、头痛、背痛、血压升高、上呼吸道感染、胃口不好、食欲下降等不适,严重时会引起或加重心血管或其他慢性病。

(二)心理层面的压力及表现

随着患者的病情进展和身体衰弱,不断有新的问题出现,照顾者付出的劳动时间和强度会逐渐增加。家属会出现悲观、恐惧、害怕、焦虑、抑郁、失去控制、无助、无力感,有时还出现注意力不集中、记忆力差、理解判断能力下降等。部分照顾者责任感较重、对自我要求较高,更容易自责、内疚和有心理耗竭感。患者去世前,家属会体验重要亲人即将分离的预期性哀伤。患者去世后,有些家属会出现严重的哀伤情绪。

(三)社会层面的压力及表现

当照顾者必须同时扮演多重角色时,常有一些冲突或混乱,不知应该如何选择。比如一个家属在工作和生活中、在照顾自己的父母和子女的选择中茫然无措。忙于照顾和工作,照顾者自己能够支配的时间会越来越少,脱离正常社交生活,缺乏与他人互动,造成人际关系疏离。

有些家庭照顾者可能要放弃工作去照顾患者,但需要继续维持生计、支付医疗和子女教育等费用,收支不平衡,家庭经济压力很大。

本身有多种问题的家庭,面对亲人罹患绝症这一重大压力事件,家庭关系受到挑战。家人在医疗决策、照顾安排与分工、经济、身后事等事项上意见分歧,无法做出一致的决定,甚至引发冲突。

此外,对疾病缺乏正确的认知及生死观的分歧引发周围人对照顾者的不良态度,也是照顾者可能面对的压力。

（四）精神层面的压力及表现

至亲至爱的亲人病重或离世，让家属悲痛欲绝，甚至对原本的信仰产生怀疑，怀疑人生意义，对未来失去信心，找不到工作、学习、生活的乐趣和目标。

三、照顾者的需求与对策

（一）信息需求

信息需求是照顾者的重要需求之一。大多数家属都是非医学专业人士，缺乏基本的护理知识和技巧，特别是在居家照顾环境下，面对复杂的症状和患者的痛苦，家属感到手忙脚乱、内疚、自责和缺乏信心。家属的需求非常广泛（表3-10-1-2）。医疗团队作为主要的支持者，应根据照顾者的文化层次、信息需求等，选取不同的知识传播方式，如面对面交流、发放宣传资料、举办知识讲座、科普系列文章等进行宣教和引导。

（二）喘息照顾

喘息就是照顾者暂时放下责任，进行休息，这可以帮助照顾者重新焕发精神，有能力更好地承担照顾责任。特别是心身耗竭的照顾者，更需喘息照顾。有效的喘息照顾不仅提供简单的替代性照护，让家属得到休息，更重要的是医疗团队的介入分担了专业医疗决策的压力，提供生前预嘱的方法，以及以患者为中心的共同照顾，能有限地减轻家属的心身压力。

（三）情绪支持

患者的心情受身体状况影响，大多数会时好时坏。面对患者跌宕起伏的情绪，家属不知如何应对，或担心错误的回应会引发患者更多的负面情绪，也容易出现焦虑、紧张等情绪。家属也需要有人陪伴和同理，教授与患者沟通的技巧，逐渐学会调整自己和患者的情绪。

（四）社会支持

患者生病后，家属缺乏足够的时间、精力和能力去了解家庭、社区和政府中可以利用的资源，也不知道如何强化现有的社会支持网络。尤其是家居照顾者，缺乏亲友、邻居的帮忙，亦可能不懂得如何向社会寻求协助。家属、朋友和义工是很重要的支持来源，可以提供很多实际的协助，如载送患者、购物、生活照顾、情绪和精神上的支持。医疗团队也可以就目前面对的困难给予物质支持，如基本的家居护理器材、设备、贫困救助金等。

（五）死亡教育

终末期患者随时可能死亡，照顾者要有充分的思想准备，需要了解死亡的过程和死亡的准备，接受死亡教育，正确看待生命与死亡，让患者走的时候保持尊严，避免过度医疗。在亲人去世后，照顾者需要正确面对关系的失落和生活的改变，顺利度过哀伤期，重建正常的生活秩序。

四、对照顾者的照顾

在安宁疗护工作中，护士仅靠自身力量往往难以实现高效的社会支持，医疗团队、医务社工和志愿者都可成为照顾者社会支持网的一员。对照顾者的介入主要包括两个方面：一是患者去世前的服务，二是患者去世后对家属的丧亲支持。

患者去世前,医疗团队评估家属的需求,从全人全家照顾的视角来制订"一对一"的个案服务计划,逐次有计划、有重点地提供个案服务。目前开展的个案服务主要侧重于以下内容:

1. **心理支持与情绪疏导** 绝大多数照顾者在患者临终阶段心态很复杂,充满自责、牢骚、愤怒、对未来没有信心、悲观、厌世,受患者病情进展和情绪变化的影响较大。医疗团队可以肯定家属的付出和努力、引导家属宣泄负面情绪、运用同理等技巧协助照顾者解决情绪及心理问题。

2. **经济及实质性援助** 对于在经济、物质和照顾上存在困难的家庭,护士和社工协助家属发现和有效利用身边的资源。可以协助申请低保、医疗补助、大病救助、慈善基金或联络慈善团体和组织志愿者服务。媒体宣传也可以引发社会对于特殊家庭的关注,但是要在患者及家属同意的前提下,尽可能减少私人信息被曝光引发的不良影响。

3. **生死教育和预期性哀伤辅导** 中国传统的教育环境下,我们只有"优生"的概念,缺乏"善终"的教育。很多照顾者会担心或害怕患者离世,对死亡有着一种抵触感和恐惧感。其实对家属的哀伤辅导应在患者去世前开始。医疗团队应保持充足的耐心、责任心和同理心与家属进行沟通、交流,取得患者家属的信任。在了解家属的态度后,医护人员可以结合患者疾病特征,通过多媒体、图片展示、座谈、集中授课等方式对家属进行引导和启发,让其接受死亡是生命的一个正常过程,我们不能改变死亡的事实,但可以选择从容智慧面对。指导照顾者在患者的生命末期,一同回顾人生,唤起其对美好生活的回忆,激发内在力量,提高生命意义感,减少患者和家属的负性情绪。协助患者完成最后心愿,进行"道歉""道谢""道爱""道别"四道人生,共同自然地面对和接受死亡,达到"生死两相安"。这项服务尤为重要,有助于减轻家属与患者离别的哀伤程度,减低家属产生复杂性哀伤的可能。

4. **共同制订"预立医疗照护计划"** 基于国内文化的背景,大部分患者在进入安宁疗护后,仍然是由其照顾者和医护人员讨论患者进一步的治疗决策。当照顾者选择某些治疗方案时,患者会对家属决策不理解、不配合,照顾者事后常常会为自己的决策而感到后悔,背负着沉重的心理负担。家庭成员间也可能因为患者的照顾问题、经济问题和遗嘱安排等出现矛盾。医疗团队在对家庭结构、家庭发展阶段、家庭功能进行评估后,进行家庭会议等干预,共同制订"预立医疗照护计划",调整患者和家属的期待,处理疾病引发的家庭矛盾冲突、促进患者与家属之间沟通及关系重整等。

5. **鼓励家属维持社会交往** 长期的照顾工作会让人孤立,有时家属不知如何寻求支持和帮助。维持社会交往,寻求帮助能在很大程度上帮助家属保持情绪的健康。鼓励家属照顾者与一位有同理心的朋友、亲属或是邻居甚至是社工交谈,即使是通过电话、短信或邮件,也能维持社会支持网络,振奋精神。

6. **协助料理患者的后事** 患者死亡后,家属虽然早有预料,仍可能会表现得手足无措。护士、社工或者是有经验的义工可以倾听照顾者的述说,疏导其负性情绪,关心其身体,并鼓励家属之间相互支持。必要时,团队成员可以协助家属料理后事,包括对墓地的选择、逝者仪表的整理、选择葬礼形式等,给予支持和建议。

7. **哀伤支持** 患者去世后,最亲密的家属需要一定的时间,适应亲人离开后的生活,重整生活的重心以及重建新的关系。尤其是在逝者所有后事安排妥当后,亲朋好友各归其位,遇到节日时家属的悲痛感强烈反弹,需要特别重视。

8. 组织家属互助小组 帮助家属建立互助小组,带领者可以是护士、社工或其他专业人员。需要鼓励照顾者交流照顾心得、表达哀伤、恐惧、内疚、愤怒、失去和快乐等情绪,交流应对困难的技巧,交换照顾者资源。为了缓解照顾者的压力、提高照顾者的健康水平,国外保健行业、政府和社区机构已成立了许多机构和组织,如家庭照顾者协会、国家家庭照顾者联盟等,为照顾者提供咨询、教育、培训、法律和财政等多方面的支持,定期对家庭照顾者的健康状况、需求情况进行评估,并提供相关服务。

(邹 然)

第三节 安宁疗护中的社会支持资源介绍

一、医务社工

安宁疗护团队由多学科专业人员组成,包括医师、护师、营养师、社工师等。医务社工是团队的一部分,又有独特的角色和功能,是患者的社会支持的重要来源

（一）定义

社会工作是由社会工作者运用其所掌握的专业知识和技能,为有困难的个人、家庭及社区(统称社会弱势人群)提供必要帮助,以便整个社会在健康和谐的气氛中得到发展,并达到助人自助的目的。

医务社会工作是指专业社会工作者在医疗卫生机构中,运用专业理论和方法为患者提供相关医疗卫生服务的专业化社会工作。医务社会工作者是从事医务社会工作的专业人员,简称为医务社工。目前,医务社会工作在医疗行业中的发展和实践主要集中在癌症、艾滋病、精神疾病和其他慢性病领域。它作为一门专业,本着"以人为本"和"助人自助"的专业理论,运用个案、小组、社区等专业方法逐渐介入安宁疗护的治疗中,一方面为晚期癌症患者提供全面的照顾和认知心理治疗,另一方面改善患者的社会环境、帮助患者寻找社会和经济帮扶、构建癌症患者的社会支持系统,从而实现患者最佳的照护效果,缓解患者的身心痛苦,提高患者生活质量。

安宁疗护的社工需要了解心理学、社会学、医学、法律、哲学等多学科知识,并且要获得社会工作的职业资格证书,以及通过医院选拔才能正式入职。

（二）安宁疗护中医务社工的角色

1. 评估者 2017年6月,美国国家综合癌症网络(National Comprehensive Cancer Network,NCCN)发布的《2017版安宁疗护临床实践指南》指出,为了让符合筛查条件的患者接受安宁疗护,其抗癌治疗的疗效和负担、生理症状、心理社会或精神困扰、个人目标、价值观和预期生存时间、教育及信息需求以及影响照护的文化因素均需要进行评估。安宁疗护是整体的、系统的照顾,除了关注患者的身体问题,也认为患者的情感和社会需求是重要

的。身体问题如疼痛和症状管理,这部分的评估和干预工作主要由医务人员完成。而对患者的心理和社会问题的评估工作,则主要由医务社工完成。医务社工对接受安宁疗护的患者及其家属会从情绪和精神需求、家庭关系和沟通、家庭拥有的物质资源和社会资源四个维度进行评估。其所做出的动态和连续的评估,可以帮助医疗团队制订个性化的诊疗计划,协助患者和家属做出合适的医疗和生活安排。

2. **心理支持者** 当患者及家人得知患者疾病已经处于终末期的消息时,容易出现焦虑、愤怒、沮丧、孤单、恐惧等情绪。医务社工可以运用心理学的方法,一方面为终末期患者提供心理辅导,减少情绪困扰和痛苦,适应疾病进程并接受死亡是生命正常发展过程这一事实,完成"道歉、道爱、道谢、道别"这些任务,使其平和地度过人生最后阶段,在平静、无痛苦、有尊严中离世。也可通过精神支持帮助患者重建生命价值,促进沟通,探索生命意义、重新建构生命故事,丰富自己的人生智慧,解决内心的冲突和矛盾,达到"去者善终,留者善别"的目的。

3. **照顾者** 中国社会中,家庭一直承担重要的角色。当患者生病,作为主要的照顾者家属也会出现巨大的心理和经济压力,出现情绪困扰。当双方都存在巨大的压力,而且本身都不会表达爱的时候,沟通也会变得困难起来。社工人员可以协助患者和家属进行情感与意见的表达,理解彼此对生活质量的期待,教会有效沟通技巧,进行情感与意见的表达。也需要帮助家属形成正确的生死观,保持平和心态,积极配合对终末期患者的护理,维护家庭正常运作,提供必要的社会支持。在患者去世后,医务社工还会对家属进行哀伤辅导,帮助其调整情绪,回归正常生活状态。

当一个家庭中有人病了,家庭需要作出医疗选择和重新平衡角色。社工可以通过召开家庭会议向全家说明患者的病情,让家属能理解疾病和照顾方式,做出共同决定(如患者出院计划等)。并增强家庭的照顾责任和安排任务,调和家庭矛盾,让患者与家属能安心。

4. **资源的整合者** 癌症患者和家庭的需求除了医疗需要,还包括多种社会支持。与医务人员和患者家属相比,医务社工对社会政策、社会保障、社会网络方面的了解更多。发现困难家庭后,医务社工可以主动发掘社会资源,协助患者申请社会福利、寻找符合条件的大病救助基金或者通过媒体向社会寻求帮助;或让患者返家后有可用的辅具,如气垫床、助行器,或适合使用轮椅的居住设备与环境设计;甚至帮助患者家属找工作(就业辅导),以解决患者治疗和生活问题。人力、福利、物质等多种社会资源的有机整合,把社会、社区和家庭连接起来,为患者营造一个积极的社会支持网络。借此,医务社工把人文关怀从医院延伸到了更广阔的区域。

5. **医务人员的合作者** 医务社工对患者的人文诊断是人文关怀的前提,也弥补了医学诊疗的不足。医疗团队面对死亡与失落、医疗伦理、团队合作等议题时,社工人员可以通过正式或非正式的团队和家庭会议进行沟通,激发团队士气与学习动力,澄清角色界线,做出以患者为中心的照护计划。当团队成员出现心理压力和悲伤时,社工需要设计情绪支持方案,如开展压力舒缓小组,帮助团队人员舒缓压力,重新储备能量,减少职业疲倦。

6. **生死教育和社会保障的倡导者** 患者可能"因病返贫"成为弱势群体。医务社工利用大众传媒工具,发动社会力量,使社会其他团体和民众了解并主动帮助患者家庭。医务社工还可以组织健康教育活动,在社区、学校、广场等公共场所,开展讲座、活动、义诊等,宣传临终关怀知识,生死教育,树立大众正确的死亡观。通过与政府、社会机构、普通公众以及媒体等多方面的沟通和联系,医务社工向社会正面宣传临终关怀的意义与价值,促进现有相关政策法规的完善。

7. 志愿者的培训和领导者 志愿者是在公共和志愿团体中,不接受报酬而奉献其服务和各种社会福利活动的任何人员,也称义工。患者疾病缠身,同时发生的社会、经济、家庭、职业、心理等复杂问题,常常千头万绪,绝非有限的人力在短时间内能解决,常常需要借助志愿者的力量。招募、培训和带领志愿者为患者服务也是医务社工的工作之一。如果使用恰当,志愿者能够很大程度上拓宽为患者及家属服务的形式和内容,成为安宁团队的重要力量。

二、志愿者

(一)定义

志愿者也叫义工、义务工作者或志工。联合国定义为"自愿进行社会公共利益服务而不获取任何利益、金钱、名利的活动者",指在不为任何物质报酬的情况下,能够主动承担社会责任而不获取报酬,奉献个人时间和行动的人。在安宁疗护团队中,志愿者主要由医务社工进行组织和管理。

(二)安宁疗护志愿者

安宁疗护志愿者是安宁疗护的重要辅助力量,可以弥补医护人员的人力和物力的不足,将照顾延伸到患者生活医疗和社区服务中。志愿者需要进行严格的招募、培训,才能进行服务,服务过程需要不断地接受督导,从而提升服务质量,并舒缓服务压力。

1. 志愿者需进行相关知识培训 由安宁疗护团队中接受过安宁疗护专项培训过的核心成员、社工和资深的志愿者,对新志愿者进行培训。培训内容包括:安宁疗护服务宗旨、服务理念、服务原则、服务内容、服务特点、国内外安宁疗护现状和新进展、义工管理、患者的照顾技巧、沟通技巧多方面。如果有条件,护士长和肿瘤专科护士还可以进行晚期癌症患者常见症状护理的培训和临床带教。

2. 志愿者工作要求及服务时间 志愿者需要服从安宁疗护团队负责人的工作安排,由志愿者组长调配。医院志愿者上岗时统一着装、精神饱满、工作积极,耐心为患者及家属提供优质服务。服务时间根据服务的性质决定。居家照顾的志愿者应根据要求,组队对患者进行一对一服务。服务时需要注意尊重患者和保护隐私。

3. 志愿者工作内容

(1)陪伴患者:与患者及家属加强沟通,了解他们基本信息,解决基本需求。志愿者上门陪伴,谈心聊天,读报讲新闻,回顾生命。

(2)协助申请社会资源:对有经济困难的家庭,如社工根据家庭情况确定患者可以申请社会救助,志愿者可以协助填写表格,取得经济资助。

(3)陪伴家属:协助照顾小孩,为患者子女提供免费功课辅导及情绪支持。患者辞世后,继续探访其家属、提供哀伤支持都可以是志愿服务的内容。

(4)共同庆祝节日:遇到特殊节日,如患者生日、新年、三八妇女节、母亲节、父亲节等,志愿者组织丰富多彩的活动,与患者及家属共同弹唱歌曲、合照留念,送上节日祝福,丰富患者和家属的精神生活,帮助他们摆脱孤独、完成心愿。

（5）协助安宁疗护团队开展各种宣传工作。

三、学术团体及民间组织

（一）抗癌俱乐部

1. 定义 抗癌俱乐部是指基于患者需求设立的,将相同病种的患者召集起来举办病友小组活动,旨在搭建医患沟通和病友支持平台,促进和谐医患关系及促进患者疾病康复。

2. 抗癌俱乐部的主要任务 在政府有关职能部门的支持下,抗癌俱乐部为广大患者提供活动场所和设施,定期举办保健、康复、心理、饮食等方面的知识讲座,专家咨询及病友交流会。所搭建的公共平台,可以宣传科学有效的抗癌治疗方法和手段,推动抗癌事业的发展和进步。

3. 医务社工为主体的患者俱乐部实施模式

（1）多样化健康教育:每个俱乐部设立专人管理,保证活动持续性和健康教育的内容科学性、系统性。调动志愿者资源,以微型音乐会、手工艺坊等形式穿插于患者教育活动中,提高患者兴趣和健康教育效果。

（2）个案心理辅导:医务社工根据量表测定患者心理状况,对心理状况较差的患者运用具体化、澄清、聚焦等社工个案技巧,进行一对一的心理辅导,缓解患者焦虑、抑郁等情绪。对于具有严重焦虑、抑郁甚至自杀倾向的患者,将之转至心理科,予以必要的药物支持治疗。

（3）社工小组活动:医务社工将患者聚集起来建立主题活动俱乐部,针对患者共同需求开展形式多样的社工小组,围绕患者社会、心理问题和医疗问题设立与其身体状况相适合的小组活动项目。

（二）生前预嘱推广协会

随着中国社会经济的发展和人们对生命质量日益重视,在临终时保持应有尊严的理念已经逐步深入人心。填写"生前预嘱（living will）",使人们根据个人意愿在临终时自主选择是否使用呼吸机等人工生命支持系统,是遵从自然规律和体现生活和谐的主张。帮助终末期患者实现符合本人意愿的"尊严死（death with dignity）",是对生命的最大尊重。在中国,公民拥有和使用"生前预嘱",不仅不违反中华人民共和国法律,实际上,我国的宪法、法律和行政法规中都有明确内容和条款支持这种做法。北京生前预嘱推广协会（Beijing Living Will Promotion Association, LWPA）是在创办于2006年的"选择与尊严"（choice and dignity）公益网站基础上成立的。作为中国大陆第一个推广"尊严死"的公益网站,它推出了供中国大陆居民使用的生前预嘱文本"我的五个愿望"。2010年至2013年,在全国人民代表大会和全国政协会议上多位代表提出在中国法律环境下推广生前预嘱和建立政府指导下的生前预嘱注册中心的提案。

1. 协会理念 推广生前预嘱,让更多人知道,按照本人意愿,以尽量自然和有尊严的方式离世,是对生命的珍惜和热爱。

2. 协会主要任务

（1）在主管部门领导下,与发起单位一同承担起生命教育之责,继续推广"尊严死""生前预嘱"理念,使"生前预嘱"文本《我的五个愿望》具有可实施和可操作性,使公民能够真正通过"生前预嘱"实现"尊严死"。

（2）继续扩大"选择与尊严"公益网站的社会影响力，并与其一起将已经取得的推广成果落地、实施，将利国利民的缓和医疗纳入工作重点，在创立缓和医疗学科（学会）、寻求国家保障制度上开展工作，以期有相应保障制度的缓和医疗机构尽早落地并惠及全民。

（3）以数据库支持系统，为以"生前预嘱"方式填写《我的五个愿望》的注册者提供高度保密且自由的修改、变更渠道，也为更多的可能的认同者提供网络服务平台，将生前预嘱注册工作作为协会最重要的服务工作之一来做。

（4）建立国际交流平台，如举办（组织）国际专家研讨会、学术交流会、专业人员和组织志愿者培训课程等，创立符合中国本土需要的"尊严死""生前预嘱""缓和医疗"。

（5）以学术、理论体系及缓和医疗实体为依托，为政府及其相关职能部门提供可寻资料与模式，以期获得政策支持。

（6）经有关部门批准，独立或联合举办教育、培训或其他服务活动。推广生前预嘱与实施缓和医疗是社会进步、人类文明所需。

（三）安宁疗护专业委员会

1. 概念 安宁疗护专业委员会，是顺应安宁疗护领域的研究、开发及应用的发展需要，由全国总学会设立的分支机构，是开展安宁疗护学术活动和科技活动的主体。专委会的成立有利于更有序地组织更多的专业力量，共同推动安宁疗护的专业发展，提高社会服务能力。

2. 机构宗旨 团结、联合、组织安宁疗护专业及相关领域的专业人士开展学术和技术交流、发展战略研究、制定专业技术标准、进行专业资格认可、举办专业培训等相关活动，提高所从事领域的科研、教学、应用水平，促进研究成果的应用和产品转化。

（四）各种癌症救助基金

随着社会进步和大家对癌症患者的关注和重视，政府和民间组织开始为晚期癌症患者家庭提供一定的慈善救助。癌症救助基金一般分为政府医疗保障、社会组织和互助等性质。政府医疗保障主要是医保报销、大病救助、特殊病种医疗救助、特殊门诊等。社会组织救助类型较多，多见为金钱救助、物资救助、助学、志愿者组织。各地区救助种类差别较大，需根据地方情况进行筛选。中华慈善总会、各地民政局、中国红十字会等也是安宁疗护的社会资源。

（五）中国抗癌协会肿瘤心理学专业委员会

这是依托在中国抗癌协会下的全国性心理社会肿瘤学术组织。成立宗旨：

1. 团结全国范围内的心理社会肿瘤学工作人员，促进国内心理社会肿瘤学的发展。

2. 组织各项相关健康教育、科学研究和学术交流活动。

3. 传播和普及抗癌知识，为年轻工作人员提供专业培训，促进年轻力量的成长。

4. 推动面对癌症患者和家属的人文关怀，以提高他们的生活质量。

（六）宁养院

宁养院是李嘉诚基金会"人间有情"全国宁养医疗服务计划和多家国内公立医院一起成立的居家临终关怀部门。"宁养院"是由李嘉诚先生亲自倡导、命名和捐资创立的，可以免费上门为贫困的晚期癌症患者提供镇痛治疗、护理指导、心理辅导、哀伤支持、社会资源链接、义工服务，以及开展临终关怀知识的宣传教育等服务的医疗慈善机构。

其服务对象为晚期、疼痛、贫困、癌症人群。多年来，宁养项目秉承"造福患者，造福社会"的理念,宗旨是"以人为本,全人服务",致力于提高贫困晚期癌症疼痛患者的生活质量,推动国内宁养医疗服务事业的发展,促进社会对晚期癌症患者的关怀与支持。因为其有效地减轻贫困晚期癌症患者的痛苦及给予心灵慰藉,使患者获得尊严、提高生命质量、感受到人间的真情与关爱,安详及有尊严地走完人生旅程,被患者誉为"生命尽头宁静的港湾"。

癌症对家庭来说是个重大的生活事件。人类在遭遇生活事件时,需要积极利用资源来应对问题,这些资源包括个人的内在资源和外在资源。社会资源可以缓冲事件和压力带来的负面影响,协助患者家庭顺利度过困难时期。安宁疗护团队既是患者的社会资源,也可以为患者寻找更多的社会资源。

（邹　然）

第十一章　居丧期护理

学习目标

完成本章内容学习后,学员应能:
1. 复述　悲伤的特征、分类、表现。
2. 列出　悲伤辅导的目的、原则和方法。
3. 描述　居丧期家属的情绪反应及护理要点。
4. 应用　悲伤辅导的原则和方法帮助居丧期家属走出悲伤。

第一节　悲伤辅导

导学案例

李女士,36岁,祖籍 A 省,现居住地为北京,5 个月前在体检中发现胆管癌,出现肺、胸膜、腹腔淋巴结转移,远在 A 省的 70 岁的父母得知消息后赶到医院陪伴。李女士多次入院,先后行化疗、放疗、靶向治疗,无效后开始安宁疗护治疗。父母面对女儿即将离世的事实悲伤不已,说:"一想起她过几天就要离开我们,说没就没了,心里就难受"。其父亲经常站在病房走廊沉默不语,母亲经常为女儿按摩身体,更换衣服,丈夫负责清洗。李女士经常眯着眼睛,一家人多数时间没有语言上的交流。在这期间,护士及时评估家属和患者的悲伤程度,鼓励家属倾诉,提供治疗和转归的信息,引导李女士和家人四道人生,为殡丧事宜做准备。患者濒死阶段,护士及时评估她的生命已接近终点,通知家属死亡已经临近,提醒家属通知亲属和朋友及时赶到,指导家属做一些必要的准备,鼓励家属陪伴患者。

请思考:

(1)当得知患者的疾病进展、治疗无望时,如何理解家属的表现?

(2)面对预期性悲伤的患者家属,护士需要具备哪些沟通的技能?

(3)面对濒死期患者的家属,护士应该做些什么?

一、悲伤辅导的概述

（一）相关定义

1. 失落（loss） 失去是指某种关系或财物的缺失，而失落是一种源自"失去"带来的情绪或感受，常伴随着悲伤反应以及哀悼的情感表达。

2. 悲伤（grief） 也称哀伤，指对失落的生理、社会、心理及精神的反应过程。

3. 丧亲（bereavement） 失落的状态及情况，有亲人亡故者称为丧亲者（bereaved）。

4. 服丧（mourning） 对失落公开的表达，尤其指亲人死亡后家属穿黑衣、戴孝等。

（二）悲伤的特征

1. 悲伤的过程是动态变化的，是有阶段性的 50%~85% 的人会在丧亲后的最初几周甚至几个月内体验到强烈的悲伤情绪，并伴随出现各种悲伤反应，如过度的怀念、闯入想法和画面、烦躁不安、认知混乱等。但这种悲伤反应随着时间的推移不断变化，它是一种适应的过程，持续时间一般认为需要六个月到两年。也有学者指出，悲伤没有绝对的终结时间，实际持续的时间因人而异，并且很大程度上依赖于周围的情境。

2. 悲伤具有个性化的特征 悲伤的程度、持续时间、表现形式因人而异，并受到多种因素的影响，例如逝者的疾病特征、年龄、与逝者生前的亲密程度、临终前参与护理的情况等。研究表明居丧者与逝者关系越亲密、逝者年龄越小、对于逝者离世没有心理准备、距离丧亲事件时间越短，其悲伤反应越重。另外，居丧者的年龄、人格特征、自身健康状况、以往的生活经历、支持系统的力量、文化背景也影响着悲伤的程度。

3. 正常悲伤是有限度的 丧亲之后，居丧者处于高度失落的情感期，这时的悲伤反应及行为表现都是正常的。但是悲伤是有限度的，当正常的反应持续时间过久过强，就有可能变成病态。常见的不正常的悲伤有：不正常的否认、麻木呆滞、无缘由的恐惧、强迫性思想、迟来的悲痛、极度绝望、幻想和幻觉等，并且这种悲伤反应迟迟无法缓解，有的研究者将这种不正常的悲伤反应称为"延迟性悲伤"或者"延长悲伤障碍"，表现出严重焦虑、抑郁、其他情绪问题、药物滥用、自杀想法等，应及时发现并提供专业的干预措施。

（三）悲伤的分类

1. 预期性悲伤 是指个人感知到有可能失去对自己有意义有价值的人或事物时，在改变自我过程中所出现的理智和情感的反应和行为。这种悲伤反应发生在丧亲之前。

2. 正常悲伤 是失落常见的感受、行为和反应，通常发生在丧亲之后，主要表现在以下几个方面：

（1）生理方面：丧亲之后，丧亲者会感到持续 20~60min 身体痛苦的感觉、喉咙发紧、呼吸困难、频繁叹气、腹部觉得空空、肌肉无力并有心痛紧张的感觉。Parkes（1972）另外加上抽泣和号哭，并称这些身体的痛苦感觉为"剧痛样"，这种感觉常常在丧亲后不久发生，并可能持续 2 周。有调查表明，丧亲后的 6 个月内，居丧者生理方面的症状较多，如头痛、眩晕、失眠、食欲不振、消化不良、呕吐、胸痛等。

（2）情绪方面：忧郁、悲伤、痛苦、困难和负担的减轻、愧疚感、愤怒、否认、精神问题。有的会出现不断"找寻"逝者的行为，或没完没了地谈论逝者和濒死时的情况。

（3）认知方面：居丧者可表现出不相信，尤其是死亡发生得很突然的时候。感到困惑、思绪混乱、注意力不集中或健忘等。全神贯注于逝者濒死的过程,强迫性思念,逝者受病痛折磨和濒死的场景总是在眼前。不肯承认亲人已经死亡的事实,仍希望逝者会回来,尝试用各种方法和逝者相见。并经常梦到逝者,对逝者的照片全神贯注地凝视,甚至产生短暂的幻觉。

（4）行为方面:失眠或惊醒,食欲不振或亢进、恍惚、心不在焉、远离人群、叹气、哭泣、持续地过度活动、工作受到影响、回避逝者的遗物、接近逝者生前去过的地方找寻有关逝者的记忆。

3. 复杂性悲伤　悲伤反应持续过久过强,就可能转变为复杂性悲伤,通常分为四种类型。

（1）慢性悲伤:特点是正常悲伤反应不消退,持续很长一段时间。

（2）延迟性悲伤:特点是居丧者有意或无意避免失落的痛楚,正常的悲哀反应被抑制或推延(例如拒绝和别人谈及悲伤感受,对逝者的一切后事都不感兴趣)。有的对逝者仍不放手,徒劳地想留住逝者。

（3）夸大性悲伤:是一种严重的悲伤反应,可能会导致噩梦、过激行为、恐惧感,甚至出现自杀倾向。

（4）隐性悲伤:是指居丧者并没有意识到由于失落而导致其正常的生活受到干扰,例如每天沉浸在对逝者的追忆中而不去工作、不参加社会交往活动。

二、悲伤阶段

传统学说认为悲伤是有阶段的。

第一阶段:逃避阶段,表现为个体意识到重大丧失已经发生而采取的正常的保护性反应。常见的反应有震惊、麻木、混乱、不相信、否认等,这是情绪麻醉期。

第二阶段:面对事实阶段。当不得不去面对不可改变的事实时,丧亲者感到难过、愤怒、遗憾,或出现找寻行为,有的会出现罪恶感和愧疚感,认定这一事件与自己有关,例如:若为年轻的胃癌患者肿瘤进展,其母亲一直自责,没有好好地照顾女儿的饮食,而致患病。

第三阶段:崩溃、绝望、认同阶段。面对亲人离世的事实无法接受,感到精神崩溃、对正常生活失去兴趣、感到绝望、找不到生活的意义。丧亲者通常表现出沉默、孤独、悲哀、无助、空虚、虚弱等反应。这个时期非常痛苦,因为所有的支持仪式都结束,支持者逐渐离开,最后要独自面对,这个时期最需要人陪伴,可是大部分陪伴者都出现在开始阶段而忽略了对这一阶段的陪伴。

第四阶段:重新调整和恢复正常生活。这个阶段居丧者会学习一个人如何生活,这是重组阶段,在这个阶段悲伤也会反反复复,尤其是节日期间,比如:中国的中秋节、春节,西方的感恩节、圣诞节,在节日来临时或者逝者的生日、忌日时会格外地思念亲人。因此,居丧支持应关注这些重点时间。传统的阶段论描述了丧亲者不同反应阶段的表现,但实际上居丧者的悲伤反应不一定按照这样的阶段进行。也有新学说提出人是变化的,悲伤过程不是按部就班、按阶段发展的,而是不断变化的。这是提供居丧辅导要注意的。

三、悲伤辅导的目的、原则和方法

（一）目的

失落与悲伤是人类共同的体验,一个人只要有思想、有感情,就会经历失落与悲伤。悲伤辅导的目的是帮助终末期患者面对即将逝去的生命,积极地为自己的离开做好准备;引导家属面对失去亲人引发的悲伤,鼓励表达而不压抑感受,从而顺利走出悲伤,重新投入新的生活。

（二）原则和方法

1. 患者临终阶段 当患者进入临终阶段,家属感受着预期性悲伤。预期性悲伤被视作悲伤历程的开始,且具有预警功能。对丧亲者的有利方面是有时间逐渐接受亲人即将离世的事实,有机会协助亲人完成心愿和告别,避免亲人猝然离世引起的措手不及,留下遗憾。不利方面是长时间的预期性悲伤,常使家属心力交瘁,疲惫不堪,并可能因此产生负面情绪,甚至导致爱心减弱。这时候对直接照顾者提供帮助缓解其照顾压力非常重要。

（1）在患者临终阶段对家属提供悲伤辅导的原则和方法

1）医护人员要向家属提供患者的治疗和转归信息,提供情绪支持。

2）解决家属和患者之间的冲突,鼓励家属和患者表达情感,协助完成终末期患者的心愿,练习说再见。

3）及时评估家属的悲伤程度,鼓励家属倾诉,寻求可能的支持性资源。

4）引导家属和患者预立医疗照护计划,为临终决策做准备。

（2）实践分享:在取得患者及家属信任的基础上,询问家属是否了解李女士目前的疾病状态,引导父母和李女士表达情感。护士在病房走廊上问满脸悲伤的父亲:"叔叔,医生和您说过李女士的病情吗?"父亲眼睛湿润了,说:"说过了,日子不多了,让我们做准备,唉……"护士轻轻地扶着父亲的手臂,问:"李女士有没有和您说过什么?"父亲:"没有,她什么也不说,我也不知道她怎么想的。"护士:"那咱们一起进房间,听听李女士的想法,我来引导,您来配合我,好吗?"父亲同意了。进入病房后,护士和父母都坐在李女士的床前。护士说:"李女士,刚刚父亲和我说,他因为有您这样的女儿而倍感骄傲。"李女士:"有什么骄傲的,我都不能为他们养老送终。"护士:"李女士,其实每个父母养孩子的目的不是为了给他们养老送终,而是享受养育他们的过程。"父亲说:"对呀,爸爸一直以你为傲,你是我们最优秀的孩子。"李女士:"爸爸对不起,以后您要照顾好妈妈和奶奶。"父亲:"放心,以后我就是家里那两个女人的依靠。"就这样,李女士和父母在饱含深情的倾诉中完成了人生的道谢、道爱、道歉和道别。后来她说:"我不怕死,但我就是不知道那个未知的世界是什么样子的。"护士:"虽然我也不知道那个世界的样子,但我相信,善良的你去的一定是一个没有痛苦的地方,如果有这样的一个地方,你准备穿着什么衣服走向那个未知的世界呢?"李女士:"我相信我先生的眼光,就由他为我准备吧。"李女士了无遗憾地离开了,亲人在临终阶段没有遭受痛苦,并且完成了心愿,这让家属感到安心,他们也将带着这段记忆继续他们的生活。

2. 在患者濒死期对家属的悲伤辅导

（1）原则和方法

1）通知家属死亡已经临近。

2）提醒家属通知亲戚和朋友及时赶到。

3）指导家属做一些必要的准备。

4）允许家属陪伴患者。

（2）实践分享：随着疾病进展，李女士的意识从嗜睡到昏迷，呼吸变得浅快，肢体变得越来越冷，喉咙发出嘎嘎音，血压微弱，脉搏细数，进入濒死期。按李女士清醒时的嘱托，放弃一切有创抢救，允许李女士的至亲即她的父母和丈夫24h陪伴，这一阶段的护理措施如下：

1）与家属保持连续的沟通：协助医生为家属提供准确的疾病信息。父母知道女儿已濒临死亡，他们很爱自己的女儿，也很细心，特别希望参与到照顾中来，以确保女儿的舒适。医护人员与家属保持连续性沟通，教会家属给李女士抚触和按摩；面对李女士的呼吸、心率以及肢体温度的变化，父母很焦虑，医护人员为他们讲解这是正常的死亡过程。

2）尊重文化和提供互动机会：父母含泪坐在李女士床边，脸上露出担忧的表情，显得焦虑不安。护士注意到他们的这些非语言行为，宣教过程尽可能提供互动机会，鼓励他们提出问题。

3）提供治疗性陪伴：护士告知李女士的父母自己会和他们在一起，提供治疗性陪伴，多花一些时间和他们坐在一起，默默支持患者家属，努力让他们安心。

4）发挥家庭作用：李女士无法再进行任何社交或有目的互动，这时家人为她做她想做的事情。护理的目标是让李女士舒适，在症状控制及躯体舒适的基础上，家属陪伴在李女士身边，轻轻地代替李女士对过去的人生心怀感恩说："谢谢"，对自己过去所犯的错表示歉意，说"对不起"，并与挚爱的人告别说"再见"，如此的道谢、道歉、道爱、道别，能使终末期患者的思想境界得到升华，可以在家人的陪伴中平静安详离世。

四、特殊人群的悲伤辅导

（一）对患者子女的居丧支持

1. 对于患者子女　所有死亡事件中影响最大的应是父母的去世。父母的去世意味着患者子女将无人抚养，从而失去安全感和爱，失去了原本可以依靠的情感和经济支柱。患者子女应对失落的过程也是动态变化的。失去父亲或母亲的子女一般会建立起一套记忆、情感和行为模式，重新构建已故父母的形象。这一过程包括自我定义一种与父母的联系，可以是内心想象的父母的形象，与他们的交往，以及父母对自己的爱，而这种联系随着患者子女年龄的增长、心智的成熟，以及悲伤程度的减弱而改变，即随着时间的流逝，患者子女可能重新认识失去亲人的含义。

有的患者子女把父母的离世归结为自己的责任。琳恩·安·德斯佩尔德和艾伯特·李·斯特里克兰在《最后的舞蹈：邂逅死亡与濒死》中举例：一个母亲死于癌症晚期的孩子，把妈妈的离世归结为因为自己的吵闹，导致妈妈需要永远休息。他会想："如果我当时不烦妈妈，她现在就会好好活着"。自己活着而父母去世这一事实可能导致孩子产生"活着的内疚感"。还有一位因为淋巴瘤而离世的父亲，他4岁的儿子画了一幅画，画里的爸爸对儿子很生气，妈妈惊讶地问他，"为什么把爸爸画成对你很生气呢？"儿子解释道："因为你还陪着我和我玩儿，可是爸爸永远也不能了，爸爸是不是不喜欢我，才不在了。"孩子处在对父亲去世的情感困惑中，他正试着理解父亲离他而去的事实。为了消除儿子的困惑，这位妈妈非常聪明地让孩子给她讲讲这幅画。也就是说她问了一个开放性的问题，她希望能得到反映儿子真情实感的信息。无意识作画还是其他形式的艺术疗法都是治疗年幼子女情绪创伤的很好的方法，让其讲解作品的内容可以了解到子女内心的情感体验。居丧儿童的艺术作品可以为其提供一个安全的、注意力集中的环境，这种环境使他们能够表达自己的情感，从而有助于他们摆脱悲痛、治愈创伤。

2. 兄弟姐妹之死　对于患者兄弟姐妹来说，兄弟姐妹的死亡虽然不像父母的死亡带给他们严重安全感的丧失。但是兄弟姐妹的死让他们感觉自己也容易死去，尤其是逝去的兄弟姐妹和他的年龄相仿时。父母或照顾者应关注这些家属的感受，多一些时间陪伴、倾听和鼓励他们表达悲伤。如果一个逝者兄弟姐妹说他感到很内疚或者是害怕，可以问："你能说说为什么感到内疚或害怕吗？"也就是说父母要关注他们的内心体验，鼓励逝者的兄弟姐妹表达自己的情感，父母也可以寻求外部支持，例如社区治疗资源和有类似经历的其他父母的帮助，从而更好地应对失落。

3. 如何帮助患者子女应对失落　面对患者年幼子女对死亡天生的好奇心和忧虑要作出回应，父母不一定要告诉子女关于死亡的所有细节，也不应认为他还不懂而不理睬子女的问题。想要帮助子女度过失落危机的成人和父母，必须考虑到子女对世界的看法和感受，以及应对变化的方式。与子女讨论死亡时，要把讨论的内容控制在他的理解能力范围之内，要在把握事实的基础上简单解释，及时确认他们已经理解的程度。以下原则有助于帮助子女应对失落：

开诚布公是最重要的。不要回避死亡的话题。不要等出现危机才讨论，在日常生活中找到合适的时机，讨论死亡的话题。把对死亡的解释限定在子女能理解的水平上。以子女的兴趣和理解能力作为指导方针，父母就能提供一个适合子女对死亡的解释。例如，父母在给子女读图画书的时候，跟她分享一位逝去亲人的故事。在和子女分享的过程中，成年人自然而然谈论死亡的话题，引导子女谈论他对死亡的理解时，成年人所能做的就是一个好的听众。虽然坦率的交流能够更好地帮助一个子女处理危机，但是对于不同年龄段的孩子谈论死亡要有所不同，解释一定要适应他的认知发展水平。例如，对于一个妈妈患有重病的非常年幼的子女，人们可以只是简单地告诉她："妈妈的肚子不舒服，医生正在想办法给她治疗"。对于一个上学的孩子可以讲得更加复杂一点，比如说"妈妈的肚子里长了一个不该长的东西，这个东西让妈妈很痛苦，但医生正在努力给妈妈治疗，有时间要多陪陪妈妈，照顾妈妈"，让子女意识到妈妈病得很重，同时让他以恰当的方式参与到对生病的家庭成员的护理工作中。例如，孩子可以写下对妈妈的祝福或者画一幅画、采一束花送给患者。这种活动让子女表达出了他对亲人的热爱和关心。

和子女一起阅读关于濒死、死亡或者是关于宠物之死的画册或读物可以使成人与子女之间更好地谈论关于死亡的话题，同时为子女创造一个分享自己感受的机会。在选择一本和年幼的子女一起读的书时，首先自己应该亲自阅读并理解这本书，评价其内容以及书内是如何描绘死亡的，看看作者在描述濒死、死亡和居丧时所用的词语是否清晰，这都是非常重要的，选择一本合适的书籍可以为成人和子女提供一个谈论失落的机会。

（二）对于老年人的居丧支持

"白发人送黑发人"的悲伤是人生中最大的痛，因为唯一子女的离世所引起的亲子关系的丧失可能会变成"永远的居丧"。对于年迈的父母来讲，他们不仅失去了成年的子女，也失去了生活的照料者和精神慰藉的源泉，有的甚至丧失了活着的意义，唯一子女的离世在情感上和经济上给居丧者带来沉重的压力和痛苦。在国外成立有各种各样的援助团体，为正在照顾身患重病的子女和失去子女的父母提供信息和帮助。一个称为"富有同情心的朋友"的组织为居丧的父母提供经济上、心理上、生理上等广泛的支持。还有一个由居丧父母建立的叫"分享社区"的团体，人们可以在这个团体中分担悲痛感受。在我国，主要是亲友帮助居丧的父母，包括通过陪伴、聆听分担他们的丧子（女）之痛，也有丧亲的父母们聚在一起，有着相似的经历，谈论各自的丧亲之痛，彼此提供抚慰和支持。每个人与他们子女之间的连接方式都是不同的，居丧者的个性特征也不尽相同，所以居丧者不可能按照剧本用某种"正确的方式"来表达悲痛，因此，我们应以符合他们自己意愿的方式来为居丧者提供社会支持和帮助。

（国仁秀　陆宇晗）

第二节　居丧和殡葬

导学案例

居丧期家属的悲伤辅导

李阿姨，唯一的儿子沫沫28岁时因胃癌离世，离世前沫沫签署了角膜捐献协议，并表示希望将骨灰撒在最喜欢的庐山。尽管儿子久卧病榻，但当死亡真正来临时，父母先前的心理准备及预期性悲伤并没有取代死亡来临时那种锥心刺骨、生离死别的悲伤，沫沫的离世让他们痛不欲生。在评估到沫沫妈妈有心脏病史后，担心她因悲伤出现意外，护士把她安排在安静的房间，并有专人陪伴，尊重患者或家属的习俗和意愿进行遗体护理，给家属时间说再见。

请思考：

（1）对急性悲伤期家属，护士应提供哪些支持？

（2）如何帮助家属顺利度过正常悲伤期？

（3）居丧期如何提供随访支持？

一、居丧的概念

随着逝者被宣告死亡，那些与逝者有着亲密血缘关系或法律关系的人们就被称为居丧者。居丧者常常会出现一系列情绪、认知及行为上的反应，身体健康及社会功能受损，身心疾病的发病率以及死亡的风险也随之增加。居丧期授予个体一种特殊的状态，他们需要同时承担义务和享有特殊的权利。义务是指对遗体的处置、各种纪念仪式、处理逝者的遗产及根据遗嘱处理各项事务。权利包括在一段时间内可免除社会活动如工作以及弱化某些角色如家庭角色。

二、居丧期事务及社会准备

（一）急性悲伤期的护理

1. 原则和方法 有的家属可能会因极度悲伤发生晕厥、心脑血管意外等，因此，提前评估家属的健康状态是必要的。当患者离世，护士应首先将处于急性悲伤期的家属安排到安静的房间，主要措施如下：

（1）陪伴和抚慰：陪伴和抚慰是对他们最好的支持，一个紧紧的拥抱可能比任何语言都有用。如果她身边有一个能够"倾听的人"可能会有很大帮助，不对居丧者所表达的情感进行任何评判，家属的倾诉和哭泣都是释放情绪的方法，不要告诉他们控制自己的情感或者要求他们坚强勇敢。家属表现出来的由丧失引发的各种激烈情绪和消极想法，可能不是我们希望看到的，但在居丧者的世界里都是合乎情理的。

（2）尊重患者或家属的习俗和意愿进行遗体护理：有的患者会交代自己身后事的安排，如房产、存款、丧事、仪式、墓地的选择等，例如在什么地方举行葬礼、在葬礼上的穿戴，以及遗体的处理等。有人希望葬礼上播放生前喜欢的音乐、朗诵她最爱的诗歌等；有人不希望举行遗体告别仪式，仅仅希望以讣告的形式发出；有人希望自己的遗体被捐献；有人希望遗体火化后撒向江河和森林；有人希望自己的骨灰盒沉入海底成为海洋生物的居所等。医护人员应提前引导家属了解亲人的想法，并按照他们的意愿做准备，这样才会不留遗憾，如果居丧者感到自己已经按患者的意愿解决了所有的事情，就会感到安心，也容易接受亲人离世的事实，从而更好地应对失落。

2. 实践分享 在沫沫进入生命末期时，护士提醒家属应该为儿子离世时穿的衣服做准备。女朋友认为沫沫应该穿着他平时喜欢的休闲装，母亲认为儿子应该穿寿衣。看到双方意见不一致，护士引导家属说，应该问问沫沫自己。但双方认为这个话题不好问出口。于是，在一次短暂的昏迷意识恢复后，沫沫说："刚刚我去了一趟宋朝，你们又把我叫回来了，下次别叫我了，让我走吧！"护士抓住时机问："沫沫，你去宋朝的时候，穿着什么衣服呢？"沫沫说："很遗憾我穿着病号服去的。"护士接着问："那如果再去一趟宋朝，你希望穿着什么衣服？"沫沫说："我希望穿着去国外开会时穿的西装，我喜欢那时的自己。"这时他的脸上浮现出满足的笑容，依稀能看到他健康时踌躇满志的样子。护士说："好的，那我们把西装拿过来。刚刚您还说，不让我们叫你了。"沫沫说："是的，不要做这些无谓的抢救，让我平静地走，我早已签署了捐献角膜的意愿书。关于身体剩下的部分，我喜欢庐山，如果可以，就把我放到庐山，让我的骨灰在我最喜欢的地方消散，也许化作小草的肥料，也许化作小鸟的食物，也许随风飘散。总之，这是我喜欢的样子。"后来，沫沫在家人的陪伴下安然离世。

护士之前评估到沫沫的母亲心脏做过两次搭桥手术，在沫沫离世后，护士带母亲来到一个安静的房间，并请她的姐妹陪着她。在给沫沫做遗体护理时，尽量满足居丧者的心理需要，允许逝者的亲属或朋友参与。护士和亲属一起给他穿上他自己选择的西装，并按照操作规程做好遗体护理，在这个过程中要平静、细致而温柔，更重要的是充满爱。

帮助居丧者接受"逝者已逝"的事实，还要给他们表达对亲人尊重和爱的机会。护士为沫沫做好遗体护理后来到母亲身边，蹲下来，握着阿姨因为悲伤而冰冷的双手，轻轻地说："阿姨，沫沫穿上西装的样子很帅。"阿姨说："我的儿子一定是天下最帅的儿子，这么好的儿子一定去的是天堂,天堂里不会有病痛了吧。"接着讲起很多关于儿子的美好回忆,也有很多的愧疚。伴着阿姨的倾诉,护士也不禁泪流满面。此时此刻,任何语言都显得苍白无力,护士只要做一名专注的倾听者及陪伴者。阿姨的悲伤情绪渐渐平复后,护士与其他家人一起陪伴她来到病房,阿姨向沫沫额头轻轻一吻,说:"儿子,放心吧,妈妈会好好地活着。"沫沫的妈妈也表示,该说的话都说了,该做的也都做了,没有遗憾了。护士又交代其他家属近一段日子要多多陪伴沫沫的母亲。

（二）帮助家属顺利渡过正常悲伤期

1. 原则与方法　丧亲以后,居丧者会表现出一系列悲伤反应的表现,如果居丧者正常的悲伤被压抑或被阻止,可能在无法控制的状况下,出现难以处理的复杂悲伤。因此,护士首先应理解悲伤的表现形式和程度各不相同,阶段也不尽相同。因此,应识别居丧者正常的悲伤反应,及时评估他们的需求,有的居丧者可能会出现一些寻找行为,希望回到熟悉的场所重新体会与逝者生前共同度过的时光。这时,护士应尽量满足居丧者的要求,在这一阶段,护理的目标不是被依赖,而是调动居丧者自我疗愈的能力,能够面对和处理生命中的问题,与逝者进行一场真正的告别。需要注意的几点如下:

（1）失去亲人后的几天,居丧者经历着悲伤的痛苦,痛苦的程度和表达方式各不相同,护士应能够识别正常的悲伤反应。

（2）医护人员应鼓励丧亲者充分表达感情和感受,而不是只说"节哀、保重"。

（3）恰当应用非语言沟通技巧,陪伴、倾听和鼓励居丧者表达悲伤,以同理心回应他的情绪反应,引导面对。

2. 实践分享　沫沫父母来到医院办理后续手续,向主管护士反复讲述逝者生前的事情。护士一边倾听,一边紧握着他们的手,并恰当应用沟通技巧鼓励家属表达悲伤情感,与家属一同回忆与逝者生前共同经历的事情,不时表达尊重和认同。在这个过程中,沫沫妈妈想再去儿子曾经住的病房看一眼,护士陪同前往,沫沫妈妈在病房驻足片刻,和熟悉的护士诉说着对于儿子离世而产生的愧疚感,并自责对逝者照顾不周,未尽到责任。护士则通过询问和引导,让居丧者将自责和内疚表达出来,帮助他们排除因悲伤而产生的非理性的、不符合现实的认识和想法。

（三）居丧期随访支持

1. 原则与方法

（1）居丧期个体反应差异较大,应从逝者、丧亲者、人际关系及疾病与死亡四个方面的特征评估家属发生居丧不良结局的风险,根据居丧风险探索实施适合的随访模式,既能让居丧随访发挥有效作用,又能实现资源的合理使用。

（2）居丧期辅导的主要形式包括个体辅导、在线支持、家庭哀悼、团体哀悼等,但不仅限于此,可以结合支持性资源采取不同的形式对居丧者进行悲伤支持和辅导。

（3）在居丧者特殊的日子里应提供主动随访,表达关心和支持:如逝者的生日、周年、忌日及某些特殊的节日,居丧者会格外思念自己亡故的亲人。当有人记得这个日子,并不惜时间"与自己联系",聆听他的生命故事和逝者对自己的影响时,居丧者认为这是真正的支持。这些特殊的日子,无论是医护人员还是社工的主动随访尤为重要。

（4）鼓励居丧者参与社会活动:作为表达悲痛的方式,葬礼和其他一些悼念仪式为居丧者提供了社会支持,帮助居丧者接受亲人死亡的事实,结束分离的痛苦感觉,开始尝试着融入新生活中。但对于一部分居丧者,在处理逝者后事的过程中,在家族成员的陪伴下,悲伤的情感还没有来得及表达,等到所有的事情都结束了,亲朋好友都离开后,这时候感受到分离的痛苦,睹物思人,感到绝望,生活一片空白,没有意义。有的家属试图回避,拼命工作,或借酒消愁、吃药排遣时间,减轻悲伤。在这一过程中,社会支持自始至终都是重要的力量。医护人员应鼓励居丧者参加各种社会活动,通过与朋友、同事一起看电影、听音乐、聊天等,抒发内心的情感,获得心理的抚慰,尽早从悲伤中解脱出来,把感情投入到另一种关系中,逐步与他人建立新的人际关系,当居丧的个体重新投入到新生活时,需要自信也需要他人的鼓励和支持。社会支持在整个居丧期都很重要。

（5）居丧支持可以由支持性团队完成:组建由临床护理专家、社会工作者、护理服务指导者为成员的居丧服务小组,帮助居丧者处理好居丧事宜:通过参加逝者的葬礼、电话随访、信件、卡片、访视、发放悲伤抚慰的短信等形式。与居丧者家属保持联系,给予恰当的支持和辅导,帮助他们顺利度过正常悲伤期。

（6）发展有组织的支持性团体,发挥同伴支持作用:居丧者可以参与到有组织的支持团体中去,分享彼此的故事。大多数这样的支持团体中的成员都经历了类似的丧失之痛,他们将这种丧失融入生活,走到一起彼此来交流感受。

2. 实践分享　在沫沫离世1个月时,护士通过微信视频随访,沫沫妈妈说:"现在满脑子都是沫沫的影子,经常梦见他,感觉他还活着,醒了发现再也看不见儿子了,又伤心不已,总觉得如果早一点儿让他检查身体,也许他还能活着,都怪自己,不是一个合格的妈妈。"护士说:"阿姨,您太爱沫沫了,才会有内疚感,因为特别爱他所以才会如此悲伤。"阿姨说:"我怎么会不爱他,他是我唯一的儿子,也是我毕生的希望,你不知道他有多么优秀。"接着,听阿姨讲儿子多么优秀、工作多么努力、患病后多么坚强,以及对父母多么孝顺。当说完这些后,阿姨又回忆起,儿子最后一遍遍地对妈妈说让妈妈一定要保重身体。于是阿姨说:"为了儿子,我也要继续活下去。"

沫沫离世半年时,护士进行家庭居丧随访,阿姨拿出沫沫所有的照片,讲述每一张照片背后的故事。在不停地讲述中,阿姨重构着生命经历,调整自己与逝者的关系,使逝者以一种新的方式融入自己的生活,重新获得心灵的安慰。以后的日子里,沫沫的父母经常和亲属外出旅行,他们把对沫沫的爱留在心里,偶尔也会讲述儿子的故事来"释放悲痛",但已经开始了一段新的旅程。

三、协助葬礼

（一）向家属讲明丧葬办理程序

患者离世后,向家属讲明丧葬办理程序,以免悲伤中的家属茫然失措、毫无头绪。目前我国内地城市丧葬办理程序:

1. 开具死亡证明　当亲人去世后,死者家属或单位必须取得死亡证明;正常死亡的,由医疗机构出具医学死亡证明;非正常死亡的,由区、县以上公安、司法部门出具死亡证明。

2. 注销户口　死者家属持死亡证明书到驻地派出所注销户口。

3. 联系火化

（1）打电话或派人前往殡仪馆或丧葬服务站联系火化,登记逝者姓名、住址、年龄、性别、死亡原因、死亡时间、遗体所在地、死者户口所在地。

（2）登记家属姓名、住址、电话、与死者的关系等。

（3）预订服务项目、服务时间。

4. 接送遗体　按预定时间，家属持死亡证明在指定地点等候灵车接送遗体。

5. 遗体火化

（1）遗体运送到殡仪馆。

（2）遗体整容。

（3）遗体告别。

（4）遗体火化，选购骨灰盒、领取火化证明。

（5）领取骨灰。

6. 按选定方式安放骨灰　不同地域殡丧事宜的程序可能有所不同，医护人员可根据具体情况为家属提供殡丧办理信息。

（二）理解葬礼对于居丧者的意义和重要性

葬礼被认为是人们从摇篮到坟墓过程里所有仪式中最重要的一部分。它作为表达悲痛和人文关怀的载体，对于丧亲者走出悲伤有重要的意义，如何让居丧者在丧葬仪式中获得安慰，从而帮助个体从不良的悲痛模式转变为良性的悲痛模式。通常在葬礼上使用和逝者有关联的物品作为引导他们走出悲伤的工具，例如，给逝者写一封告别信，之后埋了或烧了它，还可以在葬礼上用"叙事法"，通过引导生者讲述逝者的故事或者共同生活的经历来"释放悲痛"。对与某些人来说，葬礼是放声大哭和痛哭流涕的地方；而对于另一些人来说，葬礼上的原则是要保持感情淡定和平静。尽管每个人在葬礼上的表现形式不尽相同，但葬礼这种悼念仪式都为居丧者提供了社会支持，使丧亲者重构生命经历，重新调整和逝者之间的关系，帮助他们接受死亡的事实，从而使他们把挚爱铭记在心的同时，在自己的人生路上继续前行。

范德林·派指出，葬礼在历史上有四个主要的社会功能。

1. 宣布和纪念某人的死亡。

2. 提供对尸体安置的方案。

3. 协助逝者家属重新适应逝者去世后的生活。

4. 表明逝者家属的社会关系和经济关系发生改变。

因此，葬礼这一仪式对于居丧者非常重要。

（三）尊重不同的葬礼仪式并提供支持性信息

在不同国家、不同地区、不同民族，由于社会、文化、习俗等都不尽相同，其葬礼仪式也有诸多不同。

（国仁秀　陆宇晗）

第十二章　安宁疗护
与人文护理

学习目标

完成本章内容学习后,学员应能:

1. 复述　人文、人文护理的概念,了解国内外人文护理的发展。
2. 理解　国内外安宁疗护中的人文护理。
3. 描述　国内外安宁疗护中的人文护理。
4. 应用　安宁疗护中人文护理的标准及流程。

导学案例

　　伦敦皇家自由医院的一位老奶奶,86岁,伊拉克人,因心力衰竭治疗无效被纳入安宁疗护团队照护对象。老奶奶随2个儿子移民英国,但是听不懂英语。安宁疗护护士每次和老奶奶探讨病情都约了翻译,确保老奶奶了解自己的病情,根据自己的意愿做出是转诊安宁疗护护理院还是回家走完余生的决定。最终,老奶奶决定回家度过余生,但是提出:她想在每个儿子家中都生活一段时间。根据老奶奶的要求,安宁疗护团队到老奶奶两个儿子家中查看居住环境,帮老奶奶配备合适的病床、室内电梯、制氧机、轮椅等。当老奶奶想换个儿子家住时,安宁疗护团队会将相应的设施转移到另一个儿子家中。根据老奶奶的病情,她们制订了详细的探视计划,了解老奶奶的精神状态及生活状态,协助老奶奶进行皮肤清洁等护理,最终老奶奶在熟悉的环境中、家人的陪伴下安详离世。老奶奶使用过的相关设备回收、消毒,以供下一位需要的人使用。

　　请思考:

　　(1)为什么在安宁疗护团队和老奶奶进行沟通时不能让其儿子充当翻译,而是另外请了翻译呢?

　　(2)在这个案例中,在老奶奶的生命末期旅途中,安宁疗护团队为她提供了哪些方面的人文护理?

　　(3)结合这个案例,请探讨中西方安宁疗护人文护理的不同。

第一节 概　　述

一、人文

人文（humanity）一词最初的记载是拉丁文的 humanitas，由古罗马人创造，是指接受了古希腊文化的罗马人，也就是"有知识、有文化的人"的意思，与之相对的一个词是野蛮人。其次，是《辞海》的解释，为人文科学，源出拉丁文 humanitas，意即人性、教养、人类社会的各种文化现象。《英汉大辞典》对人文的解释强调 4 个方面。

1. 人文精神即人的情感性，以人的整体健康为最高理想。

2. 人道主义即呼唤人性。

3. 人文学科包括文学、艺术等人文学科知识。

4. 人文价值观主张以人为本。

人文，一方面指成为有知识、有文化的理想人或理想人性的最高价值观念；另一方面指文化或文化的现象，如古希腊文化、我国经典文化、伦理道德准则，是文而化之的教养教化的内容与方式。因此，可以把人文界定为：通过特定文化及其伦理道德准则教育人成为具有特定文化精神的理想人或理想人性的最高价值观念。如冰心老人的人生名言"有了爱就有了一切"，那么，爱就是她辉煌文学创作成就背后的最高价值观念、精神追求与动力源泉。

二、关怀

关怀（caring）是指关心、帮助、爱护、照顾的意思，有丰富的情感性、责任性与意愿性的特征，是源于一种对人的苦痛或事的关注、忧虑与敬重混合在一起的情感与责任，以致采取有意愿的关怀行动。关怀的本质是对他人痛苦与遭遇的关注、忧虑与敬重的情感与责任，体现具有意愿性的付出、察看、维护与监管的行为或行动中。关怀一词在我国最早见于《宋书·孔觊传》："不治产业，居常贫罄，有无丰约，未尝关怀。"关怀是一个普遍性概念，更是护理专业的一个核心概念。从南丁格尔开创现代护理之时，关怀就被深深地植入护理专业中。

三、人文护理

人文护理（human caring, humanistic caring），又称人性关爱、人性关怀，狭义上是指尊重人的主体地位和个性差异，关心人丰富多样的个体需求，激发人的主动性、积极性、创造性，促进人的自由全面发展；广义上是指对人生存状态的关注，对符合人性的生活条件的肯定，对人的尊严、自由、权利的维护，对人类的理解与自由的追求。

人文护理理念是以人本主义或人道主义为核心,由人的文化、人的自然情感、人的道德情怀、人的利益需要和人的社会关系等基本要素所组成,其核心在于肯定人性和人的价值。随着时代的发展,人文护理被认为是护理的核心和精髓;当今,人文护理在护理中的重要性被提到了前所未有的高度。人文护理在不同的领域,特别是在安宁疗护中正经历从理念、理论延伸为实践和行动的过程。

人文护理是哲学与护理学的有机结合。从狭义的角度来看,人文护理是指在护理过程中,护士以人道主义精神,对患者的生命与健康、权利与需求、人格与尊严的真诚尊重、理解、关心和帮助。从广义的角度来讲,人文护理不仅包括安宁疗护护士对患者的关怀,也包括护理管理者对安宁疗护护士的关怀、安宁疗护护士之间的相互关怀及安宁疗护护士的自我关怀。安宁疗护护士每天面对承受着疾病痛苦、心理压力和经济负担的患者及其家属,因而处于一个践行人文护理的天然位置。同时,安宁疗护护士的相互关怀和自我关怀能使安宁疗护护士更好地实施对患者的关怀。

国家卫生计生委决定将临终关怀、缓和医疗、姑息治疗等统称为安宁疗护,但安宁疗护与国际通用的 palliative care("缓和医疗"或"姑息治疗")和 hospice care("临终关怀")不同,临终关怀更加强调对患者临终前的人文护理,是一个实施人文护理的过程;安宁疗护着重于终末期患者的状态,即通过安宁疗护护士的人文等护理让患者达到安宁的状态,强调的是患者的结果。

(谌永毅　王佳丽)

第二节　安宁疗护中的人文护理

一、中国人文护理的起源与发展

中国传统文化体现和蕴含丰富的人文护理内涵,而最具人文护理特色的是儒家文化。儒家创始人孔子的核心思想是"仁","己立立人,己达达人""己所不欲,勿施于人"正是"仁"的体现。荀子人性论中提到"人生不能无群",人的群性最主要的表现就是人能爱护和关怀自己的同类。把人看作一切问题的出发点与归宿,把爱人作为为人基本的态度与准则,这正是中国古代人文护理的重要体现。除了儒家"仁学"思想外,中国传统文化中蕴含着人文护理,各个时期都有代表人物和思想,如,先秦时期的管仲提出"以人为本,本理则国固,本乱则国危"的思想;西汉贾谊提出"以民为本、以民为命、以民为公、以民为力"的主张;魏晋时期的思想家比较重视人的个性发展和情感生活;隋唐时期提出,"凡是皆须务本,国以人为本,以民为本"等,均是弘扬人的价值,这正是以人为核心、注重人的地位与作用的体现。

我国传统医学"救死扶伤、悬壶济世"的核心理念也充分体现着人文护理。药王孙思邈在《千金要方》中说:"人命至重,贵于千金"。宋代林通在《省心录·论医》中指出:"无恒德者,不可以作医,人命死生之系"。这些都强调了医者需最大限度尊重患者的生命并具有良好的医德。我国古代医护不分,没有专门的安宁疗护护士和职位。承担护理职责的人主要是医生及他们的弟子,另外还有患者的家人、下属或仆人。因而,护理中的人文护理应该说蕴含在传统文化和传统医学中。

中国近代护理是随着西方医学及护理的进入而兴起和发展的。

1942年毛泽东同志在延安给护士题词"尊重护士,爱护护士",提出对护士进行关怀。关怀护士,使护士更好关怀患者,更好为人民的健康服务。

1988年12月卫生部颁布的《医务人员医德规范及实施办法》提出,医务人员应"文明礼貌服务。举止端庄,语言文明,态度和蔼,同情、关心和体贴患者"。首次以部门规范的形式规定了医护人员对患者实施人文护理的职责和义务。

2008年国务院颁布的《护士条例》中规定,护士应尊重、关心、爱护患者。此后,在我国护理"十一五"及"十二五"发展规划纲要中,人文护理都被正式提出。

2010年起卫生部在全国范围内开展了"优质护理服务示范工程",强调实施"以患者为中心"的责任制整体护理,对患者实施人文护理。

2015年国家卫生和计划生育委员会为进一步深化医药卫生体制改革,改善人民群众看病就医体验,提高社会满意度,和谐医患关系,开展了"深化优质护理,改善护理服务"活动,再次强调"给予患者悉心照护、关爱、心理支持和人文护理"。

二、安宁疗护中的人文护理

中国文化特别强调慎终追远,追求生荣死哀,如我国古籍《书经》《洪范》就提出了关于幸福观的五条标准:长寿、富贵、康宁、好德、善终。善终即没有痛苦、遗憾的死亡,但受中国传统文化中的"孝道"和"百善孝为先"等思想影响,我国终末期患者的生命质量很低,安宁疗护起步也较晚。1988年10月我国天津医学院在美籍华人黄天中博士的资助下,成立了中国第一个临终关怀研究中心,1988年上海南汇县创建了我国第一家临终关怀医院——南汇护理院。目前,我国已有临终关怀机构约100余家,如北京的松堂关怀院、天津医科大学第二附属医院的"安宁病房"、长春市208医院的"肝癌病房"、湖南省肿瘤医院的安宁疗护病房等。

以湖南省肿瘤医院的安宁疗护病房为例,从硬件方面(如环境)和软件方面(如工作流程等)为终末期患者提供人文护理、临终关怀照护等。病房环境以具有放松患者心情的浅绿色为主调,设置了生命树让患者家属书写对患者的希望和思念,墙上设置了照片墙,体现了患者的生命历程,还特意为使用平车进入病房的患者在天花板上描绘了蓝天、白云等美景;居家式的病房方便患者和家属按照喜好进行装饰,提供家庭温馨;病房设有沙盘游戏室,专门为患者进行压力疏导,定期开展团队活动和家庭会议,协助患者和家属处理终末期的家庭问题等;心理咨询师定期对患者进行心理探访,了解患者及家属的心理问题并进行心理照护;探亲之旅为丧失患者的家属提供了哀伤辅导。在湖南省肿瘤医院安宁疗护病房,患者的生理上获得舒适,心理上获得宁静,社会上获得支持,精神上获得慰藉。国外人文护理的发展。

三、国外人文护理的起源与发展

西方的人文护理精神起源于古希腊爱琴文明。古希腊城邦的民主政治制度、追求个性完美的文学艺术,为人文护理的形成奠定了良好的基础。智者学派、苏格拉底或柏拉图、亚里士多德等先哲的思想都蕴含着西方人文护理的萌芽。例如,公元前 5 世纪的智者运动,哲学家放弃对自然宇宙的研究,开始研究与人有更密切关系的事务,认为善良、真理、正义与美都与人本身的需求与利益相关。在医学界,希波克拉底在其誓言中提出医生除了向患者提供医疗知识和技术外,也需要聆听和观察,不但要听取患者病情方面的主诉,还要观察疾病对患者生活的影响,理解患者身心的痛苦煎熬以及家人的焦虑担忧。这说明在医学的起源阶段,人们意识到医生的使命不仅需要治病救人,还需要具有关心同情患者的情怀。

14~17 世纪欧洲兴起了文艺复兴运动,其核心是强调人们应当回归到对人的价值和人的尊严的热爱,提倡个性解放与自由。思想家们主要从人类文化的角度探讨人的问题,以人为中心,注重人对真、善、美的追求,崇尚人的价值与尊严。人们现在常说的人道主义(humanitarianism)源于欧洲文艺复兴时期,提倡关怀人、尊重人、以人为中心的世界观,主张人格平等、互相尊重。18 世纪的启蒙运动继承了文艺复兴的人文主义。思想家们关心人,关心人的独立和尊严,宣传理性和科学、自由、平等、博爱、民主等思想,丰富和发展了人文护理的内涵。人文护理精神被渗透到各个领域,逐渐成为西方社会的主流思想。

19 世纪现代护理的创始人南丁格尔对"以医疗为中心"的模式进行挑战,提出"以照顾为中心"的模式,明确了"照顾比医疗更重要"的价值选择。南丁格尔将照护关怀理念带入护理学,在护理学及人文护理史上具有里程碑的意义。

20 世纪四五十年代,美国著名人本主义心理学家罗杰斯(C. R. Rogers)认为心理学应着重研究人的价值和人格发展,认为人的本性是善良的,恶是环境影响下的派生现象,因而人是可以通过教育提高的,理想社会是可能的。他提出了"以当事人为中心"的治疗模式(person-centered therapy),即治疗者要真诚一致,对治疗对象无条件积极关注、设身处地地理解或通情达理或共情(empathy)。

受罗杰斯等理论家思想的影响,20 世纪 70 年代,美国护理理论家华生博士、莱林格博士均提出,护理的本质就是人文护理,并各自进行了系统阐述。1998 年美国高等护理教学会首次将人文护理列为护理人才培养的核心概念。由此,人文护理被渗透到护理专业中。

四、国外安宁疗护中的人文护理

美国安宁疗护的对象是诊断生命只有 6 个月或不足 6 个月的患者。按规定,安宁疗护医院不向患者提供治疗,只通过提供缓解性照料、疼痛控制和症状处理来改善患者生命末期的质量,患者的尊严是广受关心的问题,也强调患者和家属情感的、心理的、社会的、经济的和精神的需要。典型的安宁疗护照料是由一支由注册护士、内科医生、社会工作者和牧师或其他法律顾问组成的跨学科队伍专业队伍提供的。患者去世后,亲属和朋友可以接受周年丧葬及哀伤辅导、心理支持等服务。

在德国,医院肿瘤科和老年科均设有安宁疗护病房,其他科室采用针对个别终末期患者进行安宁疗护形式。德国医院终末期患者病房的环境布置家庭化。病房都备有电视、书报,到处可见鲜花、绿色植物。允许患者在墙上粘贴自己喜欢的画、工艺品、相片等,尽量使患者在舒适、温馨的环境中度过有限的时光。作为安宁疗护的实施者,通过与患者及家属推心置腹地交流、讨论,使患者对疾病的现状、发展和治疗做到心中有数,同时也增强患者对医护人员的信任感、安全感,从而提高自身的抗病能力,在有限的时间里尽量提高生活质量,维护患者的尊严。在安静、舒适的单人间,绝大多数患者离去得很安详、很平静。患者在生命的最后阶段仍然保持做人的尊严,带着人间美好的爱走向另一个世界。

英国是现代安宁疗护的发源地,提供安宁疗护的机构有医院、舒缓医学中心、护理院,可以按患者的意愿实现三种机构的顺畅转诊。如患者希望在家中度过生命的最后阶段,医院会在患者出院前派物理治疗师评估患者需要的辅助器具等,并测量患者家庭面积的大小,为患者免费提供特殊辅助器具,如氧气制造器、室内电梯、轮椅等,如患者需要更换家庭住址,物理治疗师会安排进行相关仪器设备的转运。此外,安宁疗护护士除控制患者疼痛等症状外,还会根据患者的心理、精神状态,制订患者的居家访视计划,为患者提供心理护理等。值得注意的是,与美国的患者自主签订不抢救协议不同,在英国不抢救协议由医生评估患者病情,认为没有必要在生命末期提供抢救措施时,会和家属和患者交谈,使他们理解接受他们的生命状态,并在协议上签字,避免了无谓的抢救导致的痛苦和医疗资源的浪费。

(谌永毅　王佳丽)

第三节　人文护理的管理

导学案例

在湖南省肿瘤医院有一个特殊的部门,即心灵关怀中心。这里不仅为全院的癌症患者及家属提供心理会诊、缓解患者对生命末期的恐惧、完成患者生命末期的心愿、帮助患者家属走出丧亲的痛苦,还为临床护理工作人员开展工作坊、沙盘游戏等缓解临床护理工作人员的心理压力,使护士始终用积极向上的心态面对患者。

请思考:
(1)请思考本案例中湖南省肿瘤医院人文护理的对象有哪些,为何这些人群需要人文护理?
(2)在这个案例中,体现了人文护理的哪些文化?

一、人文护理的标准

（一）国外人文护理的标准

1999 年英国学者 Beeston 等在质性访谈的基础上构建了心胸科和神经科的"护理员工关怀标准"，通过制定入职培训计划、导师制度、考核制度、员工顾问角色、以病房为单位的教学计划、规律的病房员工会议、压力事件后暂停工作 – 休假制度、加班制度、病假后重新培训制度、出现个人危机时批准事假的 10 大情形员工关怀标准，为安宁疗护护士创建和维持良好的关怀、健康的工作氛围。

2000 年美国专家 Frisch 将关怀元素与临床护理程序相结合，制定了基于整体护理的关怀与康复指南，详细介绍了运用整体护理及护理程序的内容来构建包括评估、模式 / 问题 / 需求、治疗护理计划、实施、结果 5 个方面的护理关怀标准。同年，美国阿克伦总医疗中心 Kipp 制定了急诊人文护理标准，根据急诊科特点，设定了分诊时、治疗前、治疗中、入院和出院等护理服务各个环节人文护理标准。通过实施标准前后调查、跨学科小组讨论、员工培训、持续监测和改进标准，有效地改善了该科员工关怀行为和提高了该科患者满意度。

2003 年美国国际人文护理协会（International Association for Human Caring, IAHC）专家 Wolf 探讨多文化背景下的国际关怀护理标准，制定了护士和其他照顾者对服务对象的关怀服务实践标准，包含基本关怀、安全关怀、治疗性关怀、精神关怀 4 个方面共 42 条标准，强调了跨文化护理的重要性。

（二）国内人文护理的标准

国内对人文护理的标准探讨较晚，常用的为住院患者人文护理标准（表 3-12-3-1）。要求护士在人文护理时做到：

1. **具备关怀理念**　树立利他主义价值观和人文护理理念，培养自己为患者提供人文护理的意识和价值观。特别是充分意识到关怀患者是自身基本而重要的本职工作。

2. **拥有人文护理能力**　积极参加医院、科室的人文护理培训，并加强自学，努力提高人文护理意识和能力，掌握人文护理实施的方法。

3. **落实人文护理**　在护理的全过程中实施对患者的关怀，包括对患者的礼貌称呼、主动与患者沟通、与患者建立关怀性关系、评估患者关怀需求、及时提供患者所需要的服务而让患者满意等。

表 3-12-3-1　住院患者人文护理标准

维度	条目
尊重患者，在交往中传递关爱	护士每天对患者有称呼，称呼符合患者身份
	关心患者家属，每天与家属打招呼
	护士知晓患者的文化、社会、家庭情况
	护士不私下议论患者，注意保护患者隐私
	入室应敲门
	执行侵害性操作前，尊重患者的知情同意权、选择权
	感谢患者对护理操作的配合

续表

维度	条目
创造有利于康复的关怀环境	病区建筑设计与格局合理,墙壁色调柔和、温暖
	病区及病室空气流通
	病室及邻近病室区域安静
	病区及病室干净整洁
	病室温度湿度适宜
	光线柔和,适时调节允许患者按习惯配置用物
	保持床单位舒适
	医务人员关系和谐,相互帮助、尊重
	患者财物得到妥善保管,有良好的安保系统
护患关系与沟通	护士佩戴胸牌,介绍责任护士身份
	当班护士问候患者,主动询问患者需求
	护士语调轻柔、平静、亲切
	护士耐心倾听患者的表达和诉求
	护士鼓励患者提出疑问
	护士交接班时,严格交接患者信息,提供 24h 负责任的护理
	护士能及时与医生、护士长沟通协调,共同解决患者的特殊问题
	患者知晓责任护士并信任护士
	当患者情绪激动时,护士能给予适当处置 护士适度表达自己的感受,表情恰当
	当患者或家属有不当或不恭敬语言时,护士能适时给予干预和劝导
	对患者的进步给予鼓励和肯定,增加患者战胜疾病的信心
	对患者或其家属的询问,被问及的护理人员能及时妥当回应,不推诿
	护理出现解决不了的问题时,及时找其他护士替代,并表示歉意
尽力协助并满足患者的躯体、健康教育、心理、精神需求	护士根据病情正确评估患者营养状况和需要,指导患者合理饮食,或给予鼻饲等特殊饮食护理
	护士根据患者的情况协助或完全替代其进行生活护理,做好患者的个人卫生
	护士每天评估患者健康状况和活动能力,安排并协助患者适当合理地活动

续表

维度	条目
	护士确定患者病情相关知识需求,运用最适当的教学策略为患者提供有效的健康教育
	护士每天通过与患者沟通,掌握患者心理动态,并进行相应心理指导
	对有信仰的患者给予适当的支持
	促进患者和家人的沟通,并共同制订康复目标,满足患者被爱与联系的需求
	运用引得性的辅导能力带动患者重建正向的生命意义和价值
	满足患者其他合理需求
形成对患者需求的敏感性和感应性	护士主动巡视,不依赖患者呼叫
	及时实施各种护理措施
	为患者提供个体化护理问题解决方案
	及时回应患者呼叫
	及时向医生汇报患者病情变化

二、人文护理的内容

（一）以人为本

1. **生理关怀,减轻身体痛苦**　终末期患者在终末期受到多种症状的折磨,作为责任护士,应密切观察患者病情变化,应用"医护一体化"的工作模式,及时、正确地为患者提供各种症状护理,应根据患者的病情,制订个体化护理方案并认真实施,真正把整体护理落到实处,使每位患者处于心身的最佳康复状态。从饮食护理、口腔与皮肤护理、排泄护理、睡眠护理等方面加强生活护理。

2. **尊重生命,给予患者尊严**　护理人文关怀首先要尊重患者的生命价值。医护人员应尽最大努力去救死扶伤,维护患者的生命。当生命无法挽回的时候,安宁疗护护士应让患者享受到生命的尊严。

3. **加强沟通,提供个案护理**　安宁疗护护士在工作中要接受患者特征性的思想和行为,保护患者的隐私,包括患者病情、治疗方案、措施等,做到不在公共场合讨论患者病情,不随意向患者朋友或他人交代疾病信息。

4. **心理关怀,维护内心平静**　责任护士对患者实施心理心灵护理关怀计划,对患者实行初级普查–中级疏导–高级介入模式的"三步走"心理照护,提供 24h 无缝隙的心理心灵关怀服务。尊重患者的选择。护士在工作中应站在患者角度,采用同理心和移情技巧,帮助患者认清面临的各种选项,帮助其做出最合适的选择,当患者的选择确定后,安宁疗护护士不能干涉,更不能强势要求患者修改决定。

（二）以文化为基础

1. 构建人文关怀的精神文化 人文关怀的精神文化是指建立人文关怀的价值观和信念，包括医院人文的办院宗旨、人文服务理念和人文医院精神。其中绝大部分医院的精神文化都充分体现人文关怀这一核心要素。

2. 构建人文关怀的制度文化 为了顺应时代的新要求，医院必须制定和完善相关制度，把医院对患者的"仁爱"体现在诊疗过程中的各种人性化设计和人文关怀中，让医院的发展惠及患者，为优秀的医院文化和医学人文精神的发展提供良好的环境和土壤。

3. 构建人文关怀的行为文化 医院的行为文化是医院的形象。人文关怀的行为文化促使员工为医院发展贡献自己工作中的经验，通过人文思想进行创造性人文护理活动，包括关怀流程、关怀行为、关怀语言、关怀礼仪等多方面。

4. 构建人文关怀的物质文化 医院人文化的医护工作服、建筑风格、为患者提供便利的爱心车、轮椅、防滑、防跌倒设施及个性化的营养餐等构建了医院人文关怀的物质文化，为患者就医提供了舒适、放心、安全的环境。

三、人文护理的流程

（一）护理流程体现以人为本的人文护理（图 3-12-3-1~ 图 3-12-3-7）

1. 入院时 入院时迎接患者的病房护士要展现良好的精神面貌、护士形象和护理礼仪，在患者面前树立专业、健康、温和的职业形象。办公班护士是患者及家属的第一接待人，在安排床位后需第一时间通知责任护士进行入院接待，及时建立"我的护士及我的患者"概念，使患者得到自我存在感及归属感。责任护士应主动及时让患者和主管医生见面，并耐心、细心地做好入院宣教及入院处置，使患者得到安全感。对于有吸烟史或合并糖尿病、高血压等患者，及时发放"健康教育爱心包"，进行有针对性地健康教育，促进人本主义的理性思考。入院评估时注重评估患者人文关怀需求，一般采用心理痛苦评分筛查表、精神需求评估表获取患者心理心灵人文需求，如文化背景、生命价值等，为护理计划和实施提供依据。设计开放式问题，询问患者有何需求，有什么需要帮助的地方。对于入院时心理痛苦评分指数异常的患者，责任护士及时予以心理干预，并持续评估患者的心理需求。

2. 住院期间 在住院期间，以华生的人文关怀十大要素为依据，根据患者人文关怀需求的具体内容及迫切程度，制订切实可行的长期计划（如心理问题的解决）和短期计划（如辅助设施的提供、疾病健康宣教等）。在护理工作的各个环节中，包括入院、检查、治疗、健康教育、出院、出院延伸服务中运用人文关怀护理技巧满足患者人文需求，及时观察患者人文关怀需求的动态变化，调整护理人文关怀服务。

3. 出院时 终末期患者在离开病房时，责任护士根据出院医嘱，提前通知患者及家属，将患者送至电梯口，并以适当的语言礼貌告别患者。若终末期患者在科室临终，则主动联系好殡仪馆及车辆，做好丧亲者的哀伤辅导，并协助整理物品、办理相关手续。

病房环境整洁、安静、舒适，医务人员着装整洁、佩带胸卡，符合医务人员仪容仪表整体要求

↓

患者入院，医生、护士要主动、热情，及时做好患者入院检查、处置及宣教工作。疼痛患者先处理疼痛，等疼痛控制再进行下一步检查治疗

↓

医务人员语言文明，语气亲切；使用普通话、服务用语、微笑服务。对患者一视同仁，以人为本，服务热情主动，对患者充满耐心，倾听认真，积极为患者排忧解难，从患者需要出发，尽可能为患者提供方便和帮助

↓

行动不便的患者，医院派人陪送检查和治疗；危重患者离科检查或治疗时，主管医师须携带必要的抢救药品等全程陪同

↓

关注患者的疼痛及症状的控制和安慰，将患者疼痛和症状控制到最佳水平，让患者喜欢的人参与陪护，给予患者及家属心理支持指导，减轻患者及家庭的悲痛，缓解看护人员的压力，增强家人间的关系，提高与增强患者生存质量

↓

对待患者要认真检查，仔细诊断，及时沟通，及时将病情病化告知患者及家属；因病施治，合理检查，合理治疗，合理用药。操作规范，动作轻柔，准确适度；急诊急救，动作迅速。医务人员作风正派，严于律己，慎独守密；恪尽恪守公平、公正、善良的道德规范，团结协作，精益求精

↓

| 患者出院，医护人员要详细讲明出院后的注意事项、复查时间及医护人员的联系电话，并主动征求患者的意见及建议；定期随访患者出院后的情况，对其用药及治疗等进行指导 | 对于只有几天或几周的临终患者，对患者及家属进行预期的死亡进程的指导，帮助患者在重温及回顾他们生活中美好的过去中，解决他们未完成的事业，将他们的财产和个人事项有序的解决 |

↓

对于临终时的呼吸、循环衰竭患者，提前指导患者和家属，根据患者和/或家属意愿，及患者临床表现撤消/撤除或限定时间使用机械通气，如患者和家属放弃抢救治疗，需签署《拒绝或放弃医学治疗告知书》《拒绝复苏和放弃或停止维持生命支持治疗告知书》《预立不实施心肺复苏术意愿书》《不实施心肺复苏术意愿书》

↓

陪伴在丧亲者身旁，做好丧亲者的哀伤辅导，帮助丧亲者悲痛情绪宣泄，协助丧亲者办理丧事，协助丧亲者学习正面的适应方法重新开始新生活

图 3-12-3-1 人文护理住院工作流程

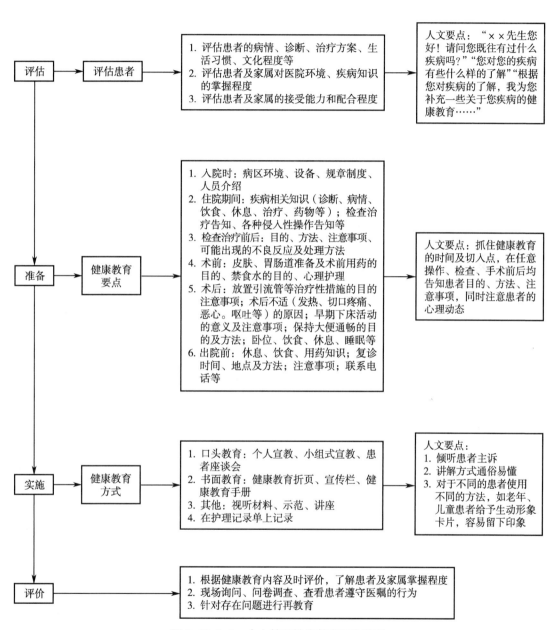

图 3-12-3-2 人文护理健康教育工作流程

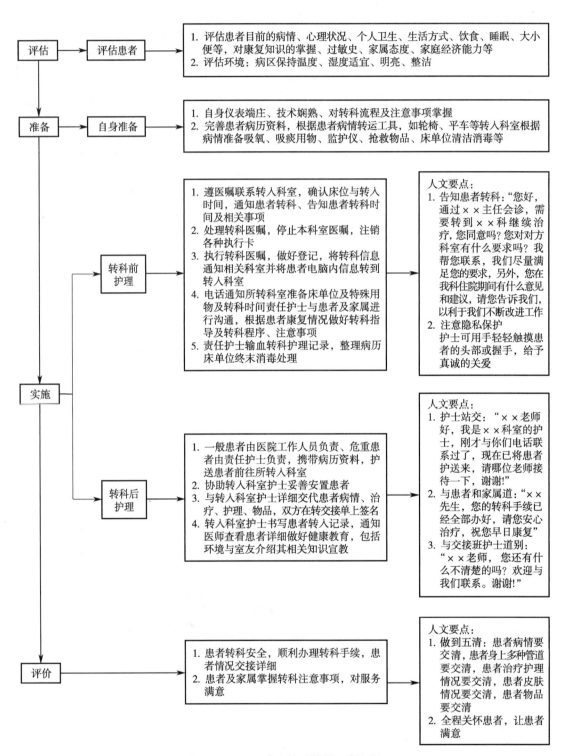

图 3-12-3-3 人文护理转科工作流程

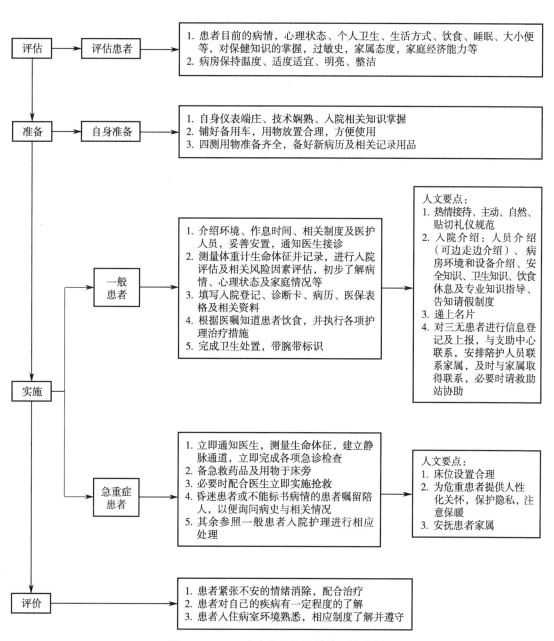

图 3-12-3-4 人文护理住院接待工作流程

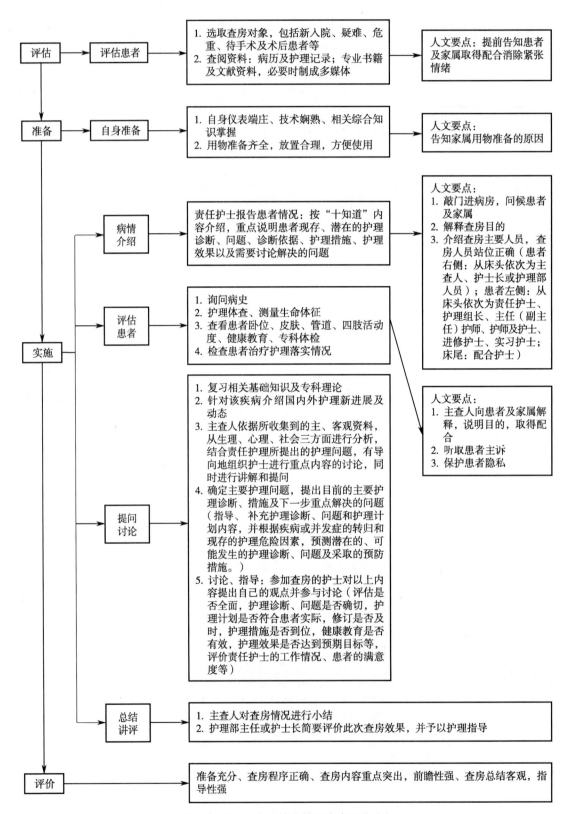

图 3-12-3-5　人文护理护理查房工作流程

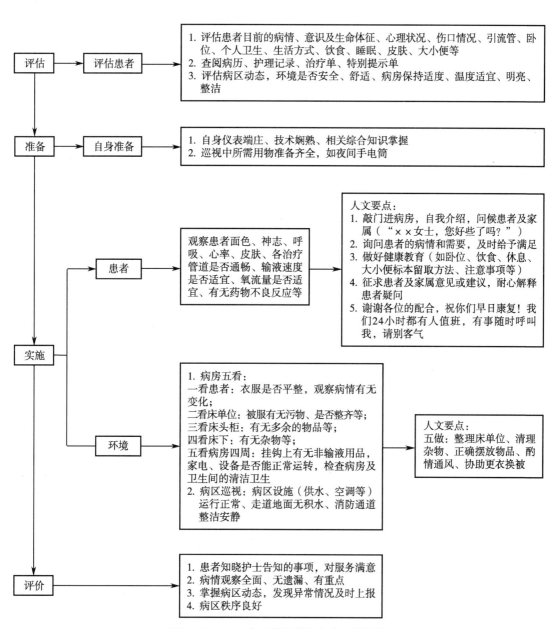

图 3-12-3-6 人文护理住院查房工作流程

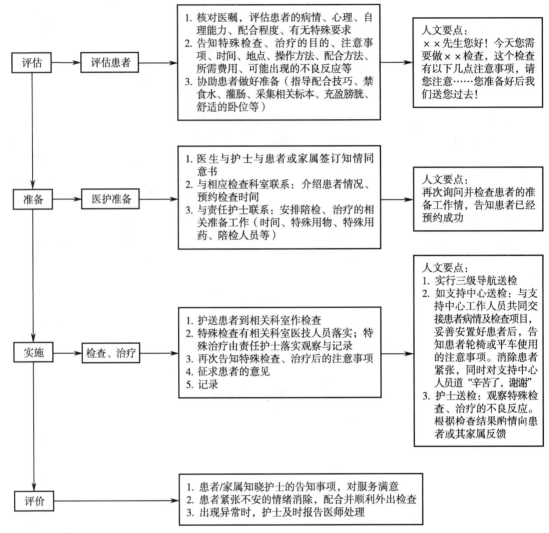

图 3-12-3-7　人文护理患者检查工作流程

4. **出院后**　出院后对终末期患者及家属的延续管理是延续护理的要求,也是体现人文护理精神的环节之一。如果终末期患者出院后返回家庭或社区,安宁疗护护士应在 1 周内对终末期患者通过电话、网络平台或上门家访等形式进行后续服务,在电话沟通、上门服务时,注意自己的语言、礼仪,让终末期患者及家属在离院后仍能感受关心。如果终末期患者在病房去世,患者的离去并不意味服务链的终止,对丧亲者的关怀是人文护理本质的延伸。

5. **评价**　护理管理者走动式督查、应用患者满意度调查、第三方满意度测评等评价护士人文关怀的落实情况,进入 PDCA (plan-do-check-action) 循环,发现短板,完善护理管理制度,改善人文关怀护理流程。

(谌永毅　王佳丽)

第四篇
专科技能与操作

第十三章　身体照护技能

学习目标

完成本章内容学习,学员应能:
1. 复述　身体照护技能相关概念。
2. 列出　身体照护基本技能类别及其注意点。
3. 描述　身体照护技能应用的时机。
4. 应用　身体照护技术。

第一节　肠内营养

导学案例

　　患者,男性,50岁,因"结肠癌术后3年半,左下腹隐痛3个月",以"乙状结肠癌"收住入院。入院时营养筛查NRS 2002评分为3分,体重指数(BMI)为15.8kg/m²,白蛋白22.1g/L,血红蛋白86g/L,总蛋白54g/L。CT显示:

1. 乙状结肠癌术后改变。
2. 肝Ⅲ、Ⅳ段占位,考虑转移瘤。
3. 后腹膜1个肿大淋巴结,考虑为转移。

　　考虑患者为结肠癌晚期并伴有营养不良,在行营养支持的同时,给予对症治疗和舒适照护。患者进食后恶心呕吐明显,无法经口进食,内镜下予留置鼻肠管,肠内营养第1天先用5%葡萄糖氯化钠溶液500ml肠内滴注,无恶心呕吐、腹痛腹胀等不适;同时使用肠外营养支持。第2天予肠内营养乳剂(TPF-T)200ml肠内滴注,第3天予肠内营养乳剂(TPF-T)400ml肠内滴注,逐日增加直至第5天肠内营养乳剂(TPF-T)1 000ml肠内滴注,同时停止使用肠外营养支持。营养支持第7天,患者带鼻肠管出院回家,指导在家进行肠内营养支持。

　　请思考:

　　(1)终末期患者肠内营养支持的时机如何选择?

　　(2)如何选择合适的肠内营养支持途径?

　　(3)患者在肠内营养支持期间如何进行护理及干预?

一、概述

肠内营养（enteral nutrition，EN）是指通过胃肠道途径提供营养的方式。它具有符合生理状态、能维持肠道结构和功能的完整、费用低、使用和监护简便，以及并发症较少等优点。根据组成的不同，分为整蛋白型肠内营养、短肽型肠内营养和氨基酸型肠内营养；根据用途的不同，可分为通用型和疾病导向型；根据给予的途径不同，分为口服和管饲，其中，口服途径又可分为部分经口营养补充和全量供给。

知识链接

家庭肠内营养

家庭肠内营养（home enteral nutrition，HEN）指在营养支持小组专业指导下，患者在家中接受肠内营养支持以维持营养状态的方法。它适用于胃肠道功能基本正常，但是口服饮食不能满足营养需求，而且可以出院在家中进行肠内营养支持的终末期患者。家庭肠内营养常通过鼻空肠管或空肠造瘘术建立肠内营养途径，其常用的输注方式包括注射器定时推注、重力滴注、输液泵滴注等，可以根据患者活动的方便性、并发症的预防以及经济情况来选择。

二、评估

（一）肠内营养的使用时机

临床上，肠内营养的可行性取决于患者胃肠道是否具有吸收各种营养素的能力及是否耐受肠内营养制剂。虽然，大多数研究表明营养支持对终末期患者获益不明显，因而不作为极力推荐，但在充分考虑患者及家属的意愿上，可以适当给予患者肠内营养支持。对于濒死期患者，不建议使用肠内营养。

（二）肠内营养的适应证

有意愿接受营养支持疗法且同时满足以下条件的终末期患者：

1. 经营养风险评估筛查需要营养支持疗法的终末期患者。

2. 胃肠道能耐受肠内营养制剂的终末期患者。

（三）肠内营养的禁忌证

1. 重症胰腺炎急性期。

2. 严重麻痹性肠梗阻、上消化道出血、顽固性呕吐、腹膜炎或急性腹泻。

3. 重吸收不良综合征及严重营养不良患者。

4. 重度糖尿病和接受高剂量激素治疗患者，都不耐受一般肠内营养的糖负荷，可选用疾病导向型专用制剂。

（四）患者/家属评估

1. 评估有无腹部胀痛、恶心、呕吐、腹泻，腹部有无压痛、反跳痛和肌紧张等腹膜炎体征,了解肠鸣音、胃肠蠕动及功能情况。

2. 评估生命体征是否平稳,有无呛咳、呼吸急促,有无休克、脱水或水肿征象。

3. 了解患者及其家属对营养支持的认知程度、接受程度和承受能力。

4. 了解患者及其家属对家庭肠内营养支持的意愿、认知程度、照护能力以及家庭状况等。

三、治疗原则

(一)肠内营养的实施途径

肠内营养的途径包括口服和管饲。口服包括口服营养补充(oral nutritional supplements,ONS)和全肠内营养(exclusive enteral nutrition,EEN)。管饲是指通过置入营养管进行肠内营养的途径,包括经鼻胃/肠管(nasogastric/nasointestinal tube,NGT/NIT)、经皮内镜下胃/空肠造瘘术(percustanousendoscopic gastrostomy/jejunostomy,PEG/PEJ)和外科手术胃/空肠造瘘。

(二)肠内营养剂型

肠内营养制剂是指用于临床肠内营养支持的各种产品的统称。按氮源分类可分为整蛋白型肠内营养剂、短肽型肠内营养剂、氨基酸型肠内营养剂和α-酮酸制剂。

四、护理要点与注意事项

(一)评估

评估有无恶心、呕吐、腹痛、腹胀等不适,询问有无肛门排气排便,听诊肠鸣音。

(二)体位

患者取舒适体位,抬高床头30°,无禁忌患者可坐位或半坐位,头偏向一侧。对于昏迷患者,取去枕平卧位,头向后仰。

(三)管道护理

正确进行明显的管路标识,保持管路的通畅。检查患者鼻空肠营养管的置入深度,鼻贴固定情况、鼻部黏膜是否完整。若为腹部的空肠造瘘管,观察置入深度及置入周围的皮肤、缝线或敷料情况。如为胃管,需评估胃管是否在胃内,检查胃管是否盘在口中。

(四)检查残余量

如残余量小于150ml,回注残余量,继续管饲;如残余量大于150ml,回注残余量,并暂停管饲1次,回注1h后再次评估患者;如残余量大于200ml,通知医生做相应的处理。

(五)管饲

1. 管饲前先注入20~30ml温开水,再注入管饲液。

2. 灌注器灌注时每次量不超过300ml,推注速度缓慢。

3. 对于泵注或重力滴注者,选择合适的滴速。使用营养泵持续喂养时,速度从慢到快,首日速度为20~50ml/h,次日起每隔8~12h可增加速度10~20ml/h,逐渐加至80~100ml/h,12~24h内输注完毕。

4. 营养液输注结束后注入20~30ml温开水脉冲式封管。

5. 管饲结束后将用物冲洗干净,以备下次使用,每24h更换管饲用物。

6. 使用重力滴注、营养泵泵注或持续输注时在营养液瓶身、营养管上贴上亮色肠内营养专用标记,持续使用时每24h更换肠内营养输注管路。

（六）宣教

告知患者及照护者管饲后继续抬高床头30°~45°,至少30min。

（七）记录

1. 管饲量、方式、残余量。

2. 患者的胃肠道反应(恶心、呕吐、腹泻、胃潴留、反流)。

（八）并发症的观察和护理干预

1. 腹泻

（1）原因

1）管饲液过多引起消化不良性腹泻。

2）管饲速度过快,营养液浓度过大,温度过高或过低,刺激肠蠕动增强。

3）营养液内含脂肪过多引起脂性腹泻。

4）食物被污染,导致肠道感染。

5）对牛奶、豆浆不耐受者,使用部分营养液易引起腹泻。

6）患者疾病变化或者使用广谱抗生素导致的肠道功能失调。

（2）临床表现:患者排便次数增多,部分水样便,伴或不伴有腹痛,肠鸣音亢进。

（3）干预

1）腹泻发生时应减慢喂养速度和/或减少营养液总量。予以等渗营养配方,严格执行无菌操作。

2）按医嘱给予止泻药物及调整肠道菌群药物。

3）严重腹泻无法控制时可暂停喂食。

4）腹泻频繁者,保持肛周皮肤干燥,防止皮肤溃烂。

2. 便秘

（1）原因

1）终末期患者胃肠蠕动减弱。

2）营养液中粗纤维较少,致使粪便在肠内滞留过久,水分被过多吸收造成粪便干洁、坚硬和排出不畅。

（2）临床表现:患者排便次数减少,甚至秘结,出现腹胀。

（3）干预

1）加强补充水分,选用含有膳食纤维的营养配方。

2）必要时管饲通便药物,如乳果糖、果导等。

3）必要时使用开塞露导泻,或者遵医嘱0.2%~0.3%肥皂水200~400ml低压灌肠。对于效果不佳者,人工取便。

3. 胃潴留

（1）原因

1）一次喂饲的量过多或间隔时间过短。

2）胃肠黏膜出现缺氧缺血,影响胃肠正常消化,胃肠蠕动减慢,排空障碍。

（2）临床表现：腹胀。管饲前或持续泵注者 4h/ 次抽胃液可见胃潴留量 >150ml，严重者可引起胃食管反流。

（3）干预：残余量 >150ml，注回 150ml，暂停管饲 1 次，1h 后再评估患者，如仍 >150ml，通知医生做相应的处理。

4. 鼻、咽、食管黏膜损伤和出血

（1）原因

1）反复插管或患者躁动不安自行拔出胃管损伤。

2）长期留置胃管对黏膜的刺激引起口、鼻黏膜糜烂及食管炎。

（2）临床表现：咽部不适，疼痛，吞咽障碍，难以忍受，鼻腔流出血性液体。

（3）干预

1）鼻腔黏膜损伤引起出血量较多时，用生理盐水和去甲肾上腺浸润的纱条填塞止血。

2）雾化治疗：吸入地塞米松减轻黏膜充血水肿。

3）食管黏膜损伤出血者予抑酸、保护黏膜等药物。

5. 胃出血

（1）原因

1）注入食物前抽吸过于用力，使胃黏膜局部充血，微血管破裂出血。

2）患者躁动不安，体位不断变化，胃管反复刺激胃黏膜损伤。

（2）临床表现：轻者胃管内可抽出少量鲜血，出血量较多时呈陈旧性咖啡色血液，严重者血压下降，脉搏细数，出现休克。

（3）干预

1）血性胃内容物 <100ml，继续全量全速或全量减速 20~50ml/h，每天检测胃内容物隐血试验 1 次，直至 2 次都正常；如血性胃内容物 >100ml，则暂停喂养，必要时改为肠外营养。

2）遵医嘱使用奥美拉唑 40mg 静脉滴注，2 次 /d。

6. 食管狭窄

（1）原因

1）管饲时间过长、反复插管及胃管固定不当或因咳嗽等活动的刺激造成食管黏膜损伤发生炎症、萎缩所致。

2）管饲者，胃内容物反流导致反流性食管炎，严重者发生食管狭窄。

（2）临床表现：拔管后饮水出现呛咳、吞咽困难。

（3）干预

1）缩短管饲时间，尽早恢复正常饮食。

2）插管动作要轻、快、准，避免反复插管，牢固固定胃管，减少胃管上下活动而损伤食管黏膜。

3）训练喝奶、喝水，直到吞咽功能完全恢复即可拔管。

7. 误吸

（1）原因

1）年老、体弱或有意识障碍的患者反应差，贲门括约肌松弛造成反流。

2）胃肠功能减弱，管饲速度过快，胃内容物潴留过多，腹压过高引起反流。

3）吞咽功能障碍使分泌物及食物误吸入气管和肺内，引起呛咳及吸入性肺炎。

（2）临床表现

1）出现呛咳、气喘、心动过速、呼吸困难、咳出或经气管吸出鼻饲液。

2）吸入性肺炎患者体温升高，咳嗽，肺部可闻及湿啰音和水泡音。

（3）干预

1）发生误吸后，立即停止管饲，低头右侧卧位，吸除气道内吸入物。

2）必要时遵医嘱胃肠减压。

3）观察患者意识及生命体征变化。

4）对于有肺部感染迹象者，遵医嘱给予抗生素。

8. 血糖紊乱

（1）原因

1）管饲高糖溶液。

2）长期管饲患者突然停止时，容易发生低血糖症。

（2）临床表现

1）高血糖症表现为餐后血糖高于正常值。

2）低血糖症可出现出汗、头晕、恶心、呕吐、心动过速等。

（3）干预

1）对高血糖患者，可以补给胰岛素或改用低血糖饮食。

2）一旦发生低血糖，立即给予15g碳水化合物。

9. 水、电解质紊乱

（1）原因

1）管饲营养液不均衡。

2）患者由饥饿状态转入高糖状态或渗透性腹泻引起低渗性脱水。

（2）临床表现

1）低渗性脱水者：直立性低血压，后期尿量减少，尿比重低，血清钠 <135mmol/L，脱水症状明显。

2）低钾血症者：早期烦躁，严重者神志淡漠、嗜睡、软弱无力、腱反射减弱或消失、软瘫等，窦性心动过速、心悸、心律不齐、血压下降，血清钾 <3.5mmol/L。

（3）干预

1）对于低渗性脱水者，需要正确补水和补钠。

2）对于低钾者，给予及时补钾，纠正低钾血症。

10. 再喂养综合征

（1）原因：患者长期饥饿或营养不良，重新摄入营养物质后出现以低磷血症为特征的电解质代谢紊乱。

（2）临床表现

1）心血管系统：低血压、心律失常、急性心力衰竭。

2）呼吸系统：膈肌疲劳、咳痰无力、呼吸肌无力。

3）神经系统：麻痹、手足抽搐、震颤。

4）消化系统：腹泻、便秘、吸收异常。

5）血液系统：贫血、溶血。

6）运动系统：肌痛、横纹肌溶解。

（3）干预：营养支持前先纠正水、电解质平衡，逐渐恢复循环容量，密切监测心力衰竭的表现；而后开始营养支持，从低剂量开始，循序渐进，同时密切监测水、电解质及代谢反应。

（项伟岚）

第二节 肠 外 营 养

导学案例

患者，男性，56岁，因"直肠癌根治术后2年余，腹痛2天"入院，入院诊断为"肠梗阻，直肠癌术后"。CT检查发现：①腹腔广泛转移，肠壁粘连；②右肺上叶磨玻璃结节，两肺感染性病灶，两侧中大量胸腔积液；③直肠癌术后；④右肝Ⅴ、Ⅶ段及左肝外侧段结节，转移瘤考虑；⑤肠壁内灶区淋巴结肿大。入院营养筛查 NRS 2002 评分为3分，BMI 15kg/m^2，白蛋白21g/L，血红蛋白120g/L，总蛋白61.4g/L。患者恶心呕吐，腹痛腹胀，触诊腹肌紧张，无压痛及反跳痛，主诉腹部持续性胀痛4分。肛门无排气，听诊肠鸣音 0~1 次 /min。入院后予禁食、胃肠减压、肠外营养支持。肠外营养成分为5% 葡萄糖溶液 500ml+50% 葡萄糖溶液 300ml+ 结构脂肪乳 250ml+10% 鱼油脂肪乳100ml，共计 1 300kcal。患者予留置右颈内深静脉置管，肠外营养予右颈内深静脉置管进行滴注，肠外营养使用期间前 3d 予 6h/ 次监测血糖，血糖正常后改为每天监测血糖。

请思考：

（1）终末期患者肠外营养支持的时机选择。

（2）如何选择合适的肠外营养支持途径？

（3）患者在肠外营养支持期间如何进行护理及干预？

一、概述

肠外营养（parenteral nutrition，PN）是指通过胃肠道以外途径（即静脉途径）提供营养的方式，以达到维持机体代谢所需的目的。当终末期患者有营养风险而无法经胃肠道摄入足够的营养素时，在充分考虑患者及家属意愿的基础上，可给予肠外营养支持。

二、评估

（一）肠外营养的应用时机

终末期患者不推荐常规使用肠外营养。肠外营养开始的具体时机目前仍存在争议，不同的指南推荐意见也不一致。《成人补充性肠外营养中国专家共识》推荐，对于 NRS

2002 ≥ 5 分的高风险患者,如果肠内营养在 48~72h 无法达到目标能量和蛋白质需要量的 60% 时,推荐立即给予肠外营养。而对于 NRS 2002 ≤ 3 分的低风险患者,如果肠内营养未能达到目标能量和蛋白质需要量的 60% 超过 7d 时,可启动肠外营养治疗。

知识链接

营养风险筛查评估表 NRS 2002

NRS 2002 从三方面对住院患者进行营养风险筛查评分:

1. 营养受损状况　包括体重指数(BMI)、近 1~3 个月体重及近 1 周饮食摄入量变化(0~3 分)。

2. 疾病严重程度(0~3 分)。

3. 年龄(≥70 岁,1 分)。

NRS 2002 既包含了其他营养筛查工具的营养指标部分,同时又基于证据对疾病严重程度进行评分来反映因疾病而增加的代谢和营养需求。NRS 2002 在住院患者中普遍适用,其敏感度和特异性均优于其他筛查工具,并进一步证实了营养风险与临床结局的关系。

(二)肠外营养的适应证

1. 终末期患者及家属有意愿进行营养支持。

2. >7d 不能进食或经肠内途径摄入每天所需热量、蛋白质或其他营养素者。

3. 由于严重胃肠道功能障碍或不能耐受肠内营养而需营养支持者。

4. 通过肠内营养无法达到机体需要的目标量。

(三)肠外营养的禁忌证

1. 肠道功能正常,能获得足量营养。

2. 心功能紊乱或严重代谢紊乱尚未控制或纠正期。

(四)家庭肠外营养支持应用评估

家庭肠外营养是指在营养支持小组的指导下,在家庭内进行的肠外营养支持,适用于病情稳定、可以出院治疗,但不能通过管饲来维持营养的终末期患者,实施前必须充分做好评估。评估实施患者的家庭情况,例如配合程度、卫生状况和经济状况等;监测患者的营养状况及胃肠道状况;监测并观察相关并发症等。

三、治疗原则

对于不适合口服营养或肠内营养的终末期患者,全胃肠外营养支持,可提供人体所需的能量和营养物质。

(一)肠外营养的实施途径

肠外营养液经静脉给予,输注途径可分为外周静脉置管和中心静脉置管。临床上选择肠外营养支持途径考虑患者疾病及凝血功能状况、肠外营养混合液的渗透压、肠外营养支持持续时间、穿刺部位血管的条件及导管维护与护理的技能等状况。

1. **选择外周肠外营养** 经外周静脉途径行营养支持,不存在中心静脉置管的风险,但外周静脉无法耐受高渗溶液,需定时更换注射部位,以防止液体渗漏和静脉炎。

2. **选择中心静脉肠外营养** 经中心静脉行肠外营养支持,是肠外营养的最佳输注途径。高渗的肠外营养制剂必须经中心静脉输注,中心置管可分为短期或长期置管。

（二）肠外营养制剂

肠外营养制剂包括葡萄糖、脂肪乳剂、复方氨基酸、电解质、维生素及微量元素,这些制剂混合置于一个大容器中（如 3L 袋）,配置成全营养混合液,完全经胃肠外途径供给,称为全胃肠外营养（total parenteral nutrition, TPN）。TPN 中不要加入其他药物,尤其是不要加入抗菌药物,以免影响抗菌效果。

四、护理要点与注意事项

（一）营养液准备

1. 肠外营养液必须在净化空间内配制,配制时严格执行无菌技术。

2. 添加了维生素与微量元素的 TPN 应在 24h 内输注完毕,使用前可在冰箱冷藏（2~8℃）≤12h。不含维生素与微量元素的 TPN 在室温下可保存 30h,2~8℃下可保存 7d。使用前 1h 取出,自然复温。

3. TPN 应在室温、避光或 4℃冰箱中保存。由于光线会影响多种维生素及氨基酸的稳定性,输注时应注意避光。

（二）营养液输注

1. 遵医嘱测生命体征,应分别记录出入量和 TPN 入量。

2. 对于输注肠外营养的患者,须按照医嘱 16~24h 内滴完 1d 的用量。

3. 在输注前及整个输注过程中应观察营养液的性质:有无分层、变色、沉淀等现象发生。一旦肉眼能看到沉淀物或脂肪滴,就不宜再输入。

4. TPN 以恒定的速度输入（建议使用输液泵）,不应突然停止（除非医生允许）。如果速度落后,不要急于追赶。每 2h 观察并记录滴速及其他反应。

5. 输注过程中观察有无输液反应:面色潮红、皮疹、恶心呕吐、发热等。

6. TPN 初次、重新使用或调整浓度再次使用,每 6h 监测血糖,持续 3d;如果平稳,血糖测定可改至每天 1 次或遵医嘱。使用时,尤其应避免低血糖的发生。

7. 一般情况下外周输入 TPN 的糖浓度 <10%（浓度见 TPN 医嘱单）。

8. 使用双腔或三腔中心静脉导管时,TPN 液应从远端开口的一腔输入。

9. 保持导管通畅,避免扭曲、打折,输注过程中床头抬高 30°,以防液体倒流、回血而堵管。

10. 脂肪乳剂一般不经外周静脉直接单独输注。若单独输注时滴速需控制在 30~40 滴 /min,以防脂肪小球积聚。

11. 每 24h 更换 TPN 袋、管道及肝素帽。

（1）拧紧和固定所有接口。

（2）禁止在 TPN 内再加入其他药物。

（3）除紧急情况外,不能在 TPN 通道上推注或给药、输血及血制品、间歇输液、抽血和持续测中心静脉压。

（4）TPN 穿刺部位换药：参见第三节静脉导管维护敷料更换操作规程。

12. 不推荐在营养液中添加其他药物；对于不确定相容性的药物避免同时输注，输注前后应当用生理盐水冲洗。

13. 若肠外营养的时间超过 10~14d，推荐使用经外周静脉置入中心静脉导管（peripherally inserted central catheter，PICC）或中心静脉置管（central venous catheter，CVC）。

（三）并发症的观察与处理

1. 导管相关并发症

（1）气胸

1）原因：静脉置管时患者体位不当或穿刺方向不正确等。

2）表现：胸痛持续或有呼吸困难。

3）处理：应停止置管并摄 X 线胸片明确诊断。少量气胸可在数日内自行吸收，重症者需反复穿刺抽气或放置胸腔闭式引流管。

（2）空气栓塞

1）原因：穿刺、输液过程中，更换输液瓶及拔管时空气进入血液。

2）表现：轻者无症状，重者出现呼吸困难、发绀。

3）预防：穿刺时，置患者头低足高位，使上腔静脉压升高；输液中，及时更换液体；拔管时，需要按压窦道 2~3min。

4）处理：立即置患者于头低足高位，严重者需要行心室穿刺抽吸术或紧急手术。

（3）导管易位：发生率为 4%~6%，导管正常位置在上腔静脉。

1）易位：同侧颈内（10%）、颈外（50%）、腋静脉（0.6%）、右心房（4.4%）。

2）预防：回抽血检查、拍片（正侧位）、置管技巧。

3）处理：调整位置，拔管。

（4）导管堵塞：保持导管通畅，避免扭曲、打折，输注过程中床头抬高 30°，以防液体倒流、回血而堵管、停止输注时采用脉冲式正压封管技术。使用泵持续输注。若有堵管，可用尿激酶溶解血栓，不可强行推注冲洗管道。

2. 代谢并发症

（1）高血糖：渗透性利尿、非酮性昏迷。

1）原因：糖尿病、胰岛素抵抗、快速输注。

2）表现：多尿、嗜睡、淡漠、昏迷。

3）处理：立即停止输注高渗葡萄糖液，同时加用胰岛素，并改用低渗或等渗盐水输注。

（2）低血糖

1）原因：快速撤除 TPN，外用胰岛素用量过大如胰岛素泵、静脉或皮下注射胰岛素。

2）表现：突然停输营养液后，出现疲软、出冷汗、饥饿感，多发生在停输后 15~30min。

3）处理：静脉给予 50% 葡萄糖溶液。

（3）水电解质紊乱：根据实验室检查结果及时纠正或补充。

（4）维生素、微量元素缺乏：根据患者的临床表现，结合患者的营养配方推测存在的问题及时检查并纠正。

3. 导管相关感染

（1）原因：置管、营养液、输注过程、原发病。

（2）表现：突发的寒战高热,体温 >39℃。

（3）预防：针对原因预防。

（4）处理：高度怀疑时拔除导管,导管尖端培养、剩余液培养,遵医嘱抗生素应用。

4. 其他并发症

（1）肝功能损害：成人以脂肪变和脂肪性肝炎最常见,儿童以胆汁淤积为主。

1）原因：长期过高的能量供给,葡萄糖、脂肪与氮量的提供不合理;胆汁排泄受阻。

2）表现：黄疸、胆囊肿大、结石,停 TPN 后可以消退。

3）处理：停用 TPN 或减少用量;尽早恢复肠道营养;定时行超声波检查观察有无胆汁淤积;胆囊穿刺引流术。

（2）肠功能受损

1）原因：长期 TPN 支持导致肠黏膜上皮萎缩变稀,褶皱变平,肠壁变薄。

2）预防及处理：补充谷氨酰胺,尽快恢复肠内营养。

（3）外周静脉营养的静脉炎预防：选择弹性好、较粗的外周静脉;无菌技术操作;避免穿破血管;穿刺口以碘伏消毒;观察有无红肿热痛,有潮湿及时更换;放置 3d,自动拔针。

（项伟岚）

第三节 静脉导管维护

导学案例

张先生,60 岁,高中文化,退休,市级医保,育有一子一女,家庭经济状况良好、支持系统完善。主诉：腹部持续性胀痛,进食后恶心呕吐伴巩膜、皮肤黄染 1 个月余,诊断：胰头低分化腺癌。CT 提示肝脏、横结肠转移肿块。患者消瘦,体重指数 $16.5kg/m^2$,查体腹软,腹部稍膨隆,肠鸣音 1 次 /min,全身巩膜、皮肤黄染,主诉乏力,纳差,夜间睡眠断断续续,每晚睡眠时间 5~6h,进食后恶心、腹胀明显,常伴呕吐黄绿色液体,每次 100~200ml,上腹部持续性胀痛。入院后医嘱予禁食,少量饮水,腺苷蛋氨酸、泮托拉唑静脉滴注,TPN 输注,羟考酮、艾司唑仑口服等对症治疗,营养科会诊。

护士检查患者手臂静脉时发现患者上肢静脉细、弹性差,经过评估和建议,张先生接受了外周静脉植入的中心静脉导管（peripherally inserted central catheter, PICC）穿刺置管术,单腔 PICC 置管深度 45cm,遵医嘱进行补液、营养支持治疗。3d 后,张先生行肠道支架置入术,后逐步恢复至半流饮食。术后 7d,张先生主动要求带药及带 PICC 回当地医院治疗。

请思考：

（1）针对以上案例,如何为患者选择合适的静脉通路?

（2）PICC 置管术后,可能会出现哪些并发症,如何进行规范的管道维护?

（3）带 PICC 出院时,如何对患者及家属进行导管维护相关的健康教育?

一、概述

终末期患者临床主要采用支持、对症或中医中药治疗,而静脉输液是临床给药的常见途径。终末期患者静脉治疗的持续时间长短不一,有些可长达数周或数月。医护人员应该根据患者意愿、血管情况、经济条件、活动状况、自理能力等,且对患者全身状况、药物性质、导管的特点等因素进行综合评估,选择合适的输液工具,实施主动静脉管理。合理选择输液工具、建立合适的静脉通路,可以减轻患者反复穿刺的痛苦、保护外周血管、减少外渗等不良问题的发生,以有效提高治疗的及时性、提高生命质量。

本节重点介绍终末期患者常选用的静脉导管种类及特点、常见静脉导管的维护要点、静脉导管相关的常见并发症及健康教育,以期为临床护士提供参考。

二、导管常见类型

终末期患者使用的静脉导管常见类型有外周静脉导管、中线导管、经外周静脉置入中心静脉导管(peripherally inserted central catheters, PICC)、植入式静脉输液港(implantable venous infusion port, PORT)。

(一)外周静脉导管

置入外周静脉的小型空心管,适用于少于 7d 的无刺激性溶液的输注,留置时间短,堵管率、脱出率高,肢体活动容易受到限制,而且因需反复穿刺,可能导致外周静脉的破坏,禁用于腐蚀性药物、肠外营养、高渗性溶液等的输注。

(二)中线导管

从贵要静脉、头静脉或肘正中静脉置入的外周导管,导管尖端止于上臂腋静脉,留置时间为 1~4 周,适用于外周血管通路欠佳但需较长时间静脉输注非刺激性溶液的终末期患者,无需 X 线胸片确认导管尖端位置,相关静脉炎发生率低于外周静脉导管、导管相关性血流感染发生率低于中心静脉导管,且更经济,禁用于腐蚀性药物的持续性输注以及肠外营养、高渗性溶液等的输注。

(三)PICC

经皮穿刺置入肘窝上方和下方的外周静脉内、最终达到中心静脉系统的置管,留置时间可达 12 个月,适合外周静脉条件差,但需要长期输液治疗的终末期患者,可用于输注腐蚀性、刺激性药物或高渗性溶液的输注,费用低于输液港,但需定期维护。

(四)PORT

完全置入式静脉通道装置,可以置入在前胸壁、手臂等,为长期输液需求设计,适用于间歇性和持续静脉治疗,可用于腐蚀性、刺激性药物或高渗性溶液的输注。不输注时,无须频繁维护,可以减少维护工作量和感染风险,较外置导管感染发生率低、但费用最高的静脉通路装置。

三、患者评估

使用导管之前,医护人员对患者进行认真、全面地评估,包括全身和穿刺局部情况、导管功能、治疗方案、经济能力等,以保证患者导管留置期间的治疗需求及安全。

（一）整体评估

整体评估包括患者一般人口学资料、疾病种类、疾病严重程度、意识、凝血功能、过敏史、既往史、自我护理能力,以及有无导管相关性血栓等并发症或并发症史等。其次进一步评估患者导管相关情况,包括导管留置时间、维护间隔。评估患者的治疗方案,如是否实施输液治疗,输注药物的种类、用药剂量、用药频率、药物性质、输注方式等。

（二）局部评估

首先评估穿刺局部情况和导管功能、评估皮肤完整性,是否有瘙痒或皮疹,是否有渗液或渗血,肢体有无红、肿、热、痛等炎症表现,臂围有无变化,以判断是否存在感染、血栓、渗出/外渗等并发症。其次评估导管管腔内有无残留血液,有无堵管,是否存在移位、打折、脱出、破损、折断等异常情况。

知识链接

皮下留置针

皮下留置针法是采用专用针具,在人体表面选定的治疗点上实施皮下平刺并短期留置的一种新型针灸浅刺治疗方法。临床常采用皮下留置针疗法进行治疗来控制疼痛。目前该技术应用最多的是在骨关节疾病、急慢性软组织损伤以及各种疼痛性疾病。该方法有治疗快捷、节省时间的优势,方便患者且无痛、安全。

四、护理要点与注意事项

终末期患者留置的静脉导管中,最常见的为 PICC 或中线导管,经济条件许可的患者可选择 PORT。

（一）护理要点

1. 中线导管及 PICC 的日常维护

中线导管及 PICC 的维护包括更换穿刺处的敷料、更换导管的正压接头或肝素帽以及冲洗导管,目的是预防导管的感染,保持导管的通畅。

（1）更换敷料:目的是预防感染、固定导管、保护穿刺点、避免污染。透明敷料至少每7d 更换 1 次,如应用无菌纱布,至少每 2d 更换 1 次。更换敷料时严格无菌操作。若穿刺部位发生渗液、渗血,敷料出现卷边、松动、潮湿、污染或完整性受损时应及时更换,辅助外固定装置需一人一用一更换。

操作要点:

1）先暴露穿刺部位,移除敷料时由穿刺点下方向上方 0° 去除敷料,以防导管脱位,同时,用非优势手固定导管。

2）检查穿刺点有无异常,如红、肿、渗出、触痛等。

3）记录导管刻度。

4）洗手,打开换药包,戴无菌手套,选用 >0.5% 的葡萄糖酸氯己定乙醇溶液（CHG）或有效碘浓度不低于 0.5% 的聚维酮碘溶液消毒穿刺点及周围皮肤,消毒时应以穿刺点为中心擦拭至少 3 遍,消毒面积应大于敷料面积。

5）待干后,使用无菌透明敷料或无菌纱布覆盖穿刺点,使用无菌透明敷料时注意无张力粘贴固定导管。

6）敷料外注明更换日期、时间和换药者的签名。

7）当患者出汗多、渗液、出血时可用纱布覆盖,对黏胶过敏、皮肤完整性受损或皮肤病变的患者建议选用纱布敷料,必要时也可选择水胶体等治疗性敷料。

（2）更换正压接头或肝素帽:目的是把过度使用接头或肝素帽而引发的潜在感染的危险降到最低。正压接头或肝素帽至少每 7d 更换 1 次。除常规更换外,如遇以下情况,均应立即更换:接头内有血液残留或有其他残留物,完整性受损或被取下,血培养取样之前,明确污染时。

操作要点:

1）打开肝素帽或输液接头的包装,注意无菌操作,避免污染,并用生理盐水预冲接头。

2）去除原来的肝素帽,对接头进行消毒,选用 >0.5% 的葡萄糖酸氯己定乙醇溶液（CHG）或有效碘浓度不低于 0.5% 的聚维酮碘溶液。应用机械法用力擦拭消毒接头的横截面和外围,并消毒接头下方的皮肤,待干至少 30s。

3）连接新的肝素帽或正压接头,防止导管堵塞或针刺伤的发生。

（3）导管冲洗:目的是将导管内残留的药液冲洗干净,保持导管通畅,防止不相容药物和液体混合,减少药物之间的配伍禁忌,也可以冲干净反流到导管内的血液,防止长期不使用导管的堵塞。导管冲洗频率:每次给药后、输注两种不相容的药物和液体之间均需要进行冲管。治疗间歇期至少每 7d 冲管 1 次。

操作要点:

1）冲、封管遵循 A（导管评估）–C（冲管）–L（封管）原则。

2）一般选择 10ml 管径的预充式导管冲洗器或 10ml 注射器,一次性预充式导管冲洗可减少回血率和导管相关感染,但不应使用其稀释药物。

3）应采用"推 – 停 – 推"方法脉冲式冲洗导管。

4）每次输液前通过抽回血,确定导管是否在静脉内,给药前后需要生理盐水脉冲式冲管,保持导管的通畅。

5）每次使用后用 5~10ml 生理盐水冲管。PICC 建议每天、隔天或每周 3 次,对每个管腔使用 2~3ml, 10~100U/ml 的肝素冲管。中线导管建议每天对每个管腔使用 2~3ml, 10~100U/ml 的肝素冲管,每 8h 使用 10ml 生理盐水冲管,以保证管腔通畅性。

2. PORT 的日常维护 主要包括输液港周围相关评估、更换针头、冲 / 封管。输液港置入后 24h 应去除敷料,除非特殊治疗需要,通常无须继续覆盖敷料。在治疗间歇期,患者需要每月接受 1 次导管的评估和维护。通过规范的评估和维护,可以保持输液港的通畅,及时发现异常。

（1）输液港周围相关的评估

1）评估港体上方皮肤完整性,查看有无红、肿或淤青等。

2）触诊港体周围是否有热、痛,查看患者是否有发热或感染的其他体征。

3）评估港体通过皮肤处有无潜在或现存的损伤,特别是置入位置较浅以及体重明显减轻的患者。

4）检查前胸壁的侧支静脉,以早期识别导管闭塞的发生。

5）观察面部和颈部是否有水肿,以早期识别导管相关血栓形成或上腔静脉综合征发生。

（2）针头的更换只能选用无损伤针,至少每 7d 更换 1 次。

（3）一般选择 10ml 注射器或 10ml 管径的预充式导管冲洗器连接 3~5ml 肝素稀释液进行正压封管。拔针时也需要执行冲管 – 封管流程。

（二）注意事项　根据患者及家属的文化程度、经济水平、年龄、病情、治疗方案、导管类型等情况给予多方式、多途径、个体化的导管相关的健康教育。主要包含以下内容:

1. 定时到医院进行管道维护,如条件允许,最好选择导管相关专科门诊。

2. 衣服袖口或领口宜宽松、不过紧,特别是在穿脱衣服时,应注意保护导管,防止脱出。

3. 睡眠时勿压迫置管侧肢体,置管后根据置管位置采取合理体位。

4. 指导患者沐浴,示范如何避免穿刺部位敷料被浸湿、导管被损伤的方法,避免盆浴、游泳、泡温泉等。

5. PICC 置管和中线导管的患者避免置管侧肢体负重、过度外展、上举、旋转等运动,并避免长时间屈肘及置管侧肢体长时间用力。置管侧手臂可进行适宜运动,如握拳、松拳等。置管侧肢体禁止扎止血带,测血压。

6. PICC 置管的患者当有剧烈咳嗽、运动等导致胸腔压力增高时,为避免血液反流引起导管堵塞,可将置管侧手臂抬高。

7. 对于 PORT 的患者,嘱其携带输液港标识卡。对于带有金属输液港患者,如需做磁共振成像检查,告知患者提醒放射科工作人员。提醒患者自己勿对输液港港座进行任何操作;港体部位避免碰撞。告知患者不允许在放置外周输液港的手臂采集外周血或监测血压。

8. 发生以下异常情况及时就诊

（1）穿刺点有渗血、渗液。

（2）穿刺点周围及导管周围处的皮肤有红、肿、热、痛或有脓性分泌物。

（3）贴膜卷边、污染、破损或贴膜下有气体、液体等情况。

（4）手臂发生活动障碍、臂围增粗、手指发麻。

（5）体温超过 38℃、寒战、发热等。

（6）导管的刻度有变化,有打折、破损、移位等异常情况。

（7）若肝素帽、正压接头等发生脱落,立即折叠外置导管,并用胶带将其固定在皮肤上或用橡皮夹夹住,立即就医。

（项伟岚）

第四节 留置导尿管管理

导学案例

　　李女士,64岁,肺癌合并脑转移,既往曾接受多次化疗,本次住院为急诊住院,由急救中心平车送至病房。家属主诉患者意识障碍程度逐渐加重,昨日呈嗜睡状态,并出现尿失禁,给予使用纸尿裤,于今晨出现浅昏迷,随即决定急诊入院。查看患者会阴部皮肤正常,但骶尾部皮肤有发红,异味重。针对尿失禁,遵医嘱给予留置导尿,在严格无菌操作下,选择16Fr双腔导尿管。由于患者无法进食水,为保证患者机体正常液体摄入量,每天输液量约2 000ml,尿量维持在800~1 300ml;按时进行会阴部护理,2次/d,早晚各1次;定时开放尿管,3~4h开放1次。家属表示患者的身体清洁度得到改善,并且不用总是查看纸尿裤是否需要更换,有更多的时间陪伴患者。两周后患者离世,无皮肤相关并发症发生。

　　请思考:
　　(1)哪些患者适合使用留置导尿?
　　(2)留置导尿的注意事项有哪些?
　　(3)如何提升处于生命末期患者的生理舒适度?

一、概述

　　排尿是人体的基本生理需求之一,也是维持生命的重要条件之一。肾脏生成尿液是一个连续的过程,而膀胱排尿则是间歇性的。当尿液在膀胱内储存并达到一定量时,才能引起反射性排尿,尿液会通过尿道排出。尿液可将人体新陈代谢的最终产物、毒素等排出体外,同时调节水、电解质及酸碱平衡,维持人体内环境稳定。当排尿功能受到损伤时,个体的身心健康将会受到影响。排尿紊乱是泌尿系统患者及终末期患者常见的症状之一,临床上常见的排尿紊乱有尿频、尿急、尿痛等膀胱刺激征、排尿困难、尿潴留及尿失禁等。留置导尿术是临床上最普遍也是最基本的操作技术之一,是诊断和治疗急、危、重患者的基本措施。

知识链接

孙思邈与导尿术

　　我国医德思想的创始人、被西方称为"医学论之父"的孙思邈是中国古代当之无愧的著名科学家和思想家。相传他曾接诊过一位患者,因为他的膀胱快要涨破了,十分痛苦。孙思邈仔细查看患者发现他双手捂着高高隆起的腹部,呻吟不止。他想:尿液排不出来的原因大概是排尿口不畅,膀胱盛不下这么多尿,吃药恐怕是来不及了,得想一个办法从尿道插进一根管子,尿液也许就能流出来。于是,孙思邈决定试一试。可是,尿道很窄,到哪里去找这种又细又软、能插进尿道的管子呢?正在为难时,他瞥见邻居家的幼儿正拿着一根葱管吹着玩。孙思邈眼睛一亮,"葱管细软而中空,不妨用它来试一试。"于是,他找来一根细葱管,切下尖头,小心翼翼地插入患者的尿道,并像小孩子那样,鼓足两腮,用劲一吹。果然,患者的尿液从葱管里缓缓流了出来。待尿液放得差不多后,他将葱管拔了出来。患者转危为安,并将用葱管导尿成功的消息传遍古镇,人们称之为"神术"。

（一）留置导尿术的概念

留置导尿术（retention catheterization）是指在严格无菌操作下,用导尿管经尿道插入膀胱并将导尿管保留在膀胱内,引流尿液的方法。

（二）留置导尿术的适应证

1. 尿潴留或膀胱出口梗阻的患者,如果药物治疗无效而又无外科治疗指征,需要暂时缓解或者长期引流的尿潴留患者。

2. 尿失禁患者实施非侵入性措施,如使用药物、尿垫等仍不能缓解,且患者不能接受使用外部的集尿装置时,为缓解终末期患者的痛苦,促进舒适,可采取留置导尿。

3. 需要频繁监测尿量的患者。

4. 需要长时间卧床或被迫体位的患者。

（三）留置导尿管型号

1. 按导尿管外径的周长　通常分为 6~30F,共 13 个型号。成人常用 12F、14F、16F、18F 四种型号,小儿常用 6F、8F、10F 三种型号。

2. 按结构　划分为单腔导尿管、双腔导尿管、三腔导尿管。

（1）单腔导尿管:通常无气囊,只有一个通道,不易固定,留置时间短。

（2）双腔导尿管:有两个腔,分别为注水腔和出液腔,可以固定,主要用于留置导尿。

（3）三腔导尿管:有三个腔,分别为注水腔、注药腔、出液腔,主要用于短期留置导尿,膀胱内药液滴注、冲洗、引流等。

（四）留置导尿管材料的选择

1. 导尿管的材料选择

（1）间歇性导尿的患者首选亲水性尿管。

（2）对于有频繁梗阻的患者,硅胶材料的导尿管相对于其他材料的导尿管更有助于降低患者长期置管的风险。

（3）若在实施综合的预防措施后,导尿管伴随尿路感染的发生率仍未下降,则应使用抗生素浸润过的导尿管。

（4）使用长效抗菌材料喷涂尿管能有效阻止细菌生物膜的形成,减少菌尿的发生率。

2. 根据使用时间选择适宜材料的导尿管

（1）短期留置导尿（1~4 周）。

1）聚氯乙烯或塑料:原位保留时间不应超过 1 周。

2）未经涂层处理的乳胶 / 硅胶:由于表面不光滑,容易结垢,原位保留时间不应超过

1周。

3）聚四氟乙烯（polytetrafluoro ethylene，PTFE）粘合的乳胶：原位保留时间不应超过4周。聚四氟乙烯涂层的乳胶导管比普通乳胶导管光滑，使其更耐结垢并可减少对尿道黏膜的刺激。

（2）长期留置导尿（最长可达12周）。

1）有机硅弹性体涂层的乳胶：用硅胶涂层乳胶装心导管内外部表面光滑，耐结垢。

2）凝胶涂层乳胶：用凝胶涂层乳胶心的导管内外部表面光滑，耐结垢。

3）全硅胶：管腔比较大，更耐管腔堵塞，因硅胶属于惰性材质，故可以减少刺激。但是质地较硬，部分患者感觉不舒适。

二、评估

对于终末期需长期携带留置导尿管的患者，对患者本身及留置导尿管的评估是非常重要的。长期携带尿管会增加尿路感染的风险，也会降低患者身体舒适度，同时也会出现自我形象紊乱、自卑等心理障碍。因此在实施留置导尿管前应做好充分评估。

1. 皮肤评估 对于终末期尿失禁的患者，应做好会阴部皮肤的评估和观察。留置尿管前评估皮肤有无红斑、丘疹、糜烂等失禁性皮炎的表现。

2. 心理评估 尿失禁患者常感到自卑，对治疗信心不足，并对留置导尿存在恐惧心理，往往表现为烦躁不配合，故应充分做好解释工作，取得患者的配合及家属的支持与帮助。

3. 环境评估 留置导尿管操作将会暴露患者的隐私，故在实施操作前应做好环境评估，环境温度适宜，使用隔断帘或屏风，注意保护患者的隐私。

4. 导尿管的选择 根据留置时间长短、病情、留置导尿的目的而选择合适的尿管。初次留置导尿管的患者不宜选择过粗的导尿管，之后根据实际情况可序贯递增型号；老年患者尿道常出现松弛，选择常规型号易出现漏尿，可选择稍粗型号的导尿管。

三、治疗

1. 留置导尿管应在严格无菌技术操作下进行。

2. 在置管前后或者任何导尿管相关操作的过程中，都要保持双手的清洁。

3. 掌握无菌插管技术和无菌导尿技术并经过专业训练的人员才能实施导尿术。

4. 留置导尿时，应进行充分润滑。不可强行导尿以防导致尿道出血、黏膜损伤、尿道狭窄（远期并发症）等并发症。

5. 在留置导尿后妥善固定导尿管，防止导尿管移动及尿道牵拉。

6. 无特殊情况时，一般选取与引流效果相匹配的最小孔径的导尿管，以减少对膀胱颈及尿道的损伤，最大限度地促进终末期患者的舒适。

7. 留置导尿的注意事项

（1）严格执行查对制度和无菌操作技术原则。

（2）在操作过程中注意保护患者的隐私，并采取适当措施防止患者着凉。

（3）对膀胱高度膨胀且极度虚弱的患者，第一次放尿不得超过1 000ml。大量放尿可使腹腔内压急剧下降，血液大量滞留在腹腔内，导致血压下降而虚脱；另外膀胱内压突然降低，还可导致膀胱黏膜急剧充血，发生血尿。

（4）老年女性尿道口回缩，插管时应仔细观察、辨认，避免误入阴道。如导尿管误入阴道，应另换无菌导尿管重新插管。

（5）为避免和导致泌尿系统的感染，必须掌握男性和女性尿道的解剖特点。

四、护理要点与注意事项

1. 保持尿道口清洁，可应用0.5%聚维酮碘溶液棉球或清水擦拭外阴及尿道口，每天2次。

2. 在搬运患者前及时倾倒尿液，尿袋内尿液不应超过2/3满。

3. 保持尿管通畅勿打折受压，注意患者的主诉并观察尿液情况，发现尿液浑浊、沉淀、有结晶时，应及时处理。

4. 保持会阴部皮肤清洁、干燥，宜用清洁温水清洗、擦拭会阴部。老年患者如出现漏尿现象，必要时局部涂凡士林软膏保护局部皮肤，防止因尿液刺激而造成糜烂、溃疡等。

5. 对于长期留置尿管的患者，应鼓励其多饮水及翻身，定期监测并维持尿液酸碱度pH在5~6，防止泌尿系感染及结石形成。

6. 每周定时更换尿袋1次，更换时对导尿管末端进行严格消毒且放置位置低于膀胱水平面，避免尿液倒流诱发感染。

7. 乳胶导尿管每1~2周更换1次，硅胶导尿管每月更换1次。

8. 终末期患者出现意识障碍时，尽量选择持续开放尿管，避免膀胱过度充盈及增加尿路感染的概率。

9. 健康教育

（1）向患者及其家属讲解留置导尿的目的和护理方法，并鼓励其亲自参与护理。

（2）说明摄取足够的水分和进行适当的活动对预防泌尿道感染的重要性，每天尿量应维持在2 000ml以上，达到自然冲洗尿道的作用，以减少尿道感染的风险，同时也可以预防尿路结石的形成。

（3）注意保持尿管通畅，避免受压、打折、堵塞等导致泌尿系统的感染。

（4）尿袋不得超过膀胱高度并避免挤压，防止尿液反流，导致感染的发生。

（5）告知家属要在生活上给予患者关心，多沟通交流，缓解其心理压力，帮助患者树立信心，为维护患者尊严，应妥善放置尿袋，保护隐私。

（姜桂春）

第五节　局部冷热敷

导学案例

　　吴某,男性,70 岁,肺癌骨转移 10 个月,既往曾接受多次化疗,本次住院为急诊住院,由急救中心平车送至病房。家属主诉患者意识障碍程度逐渐加重,昨日呈嗜睡状态,并出现高热。急诊以意识障碍伴发热为诊断收入院。入院后急行血常规化验及头部 CT 检查,结果显示:白细胞计数 $20.9×10^9$/L,脑部占位性病变。测得体温 39.8℃、脉率 92 次/min、血压 100/63mmHg、呼吸频率 12 次/min,遵医嘱对症治疗、冰帽物理降温,每次冷敷 20min。患者住院期间,间歇性发热,出现大小便失禁,无法经口进食。两周后患者离世,无护理相关并发症发生。

　　请思考:

　　(1)哪些患者适合实施冷热敷法?

　　(2)为终末期患者应用冷热敷时,护士应该掌握哪些技巧?

　　(3)为终末期患者应用冷热敷时,护士应该掌握哪些注意事项?

一、概述

　　冷、热敷(医学上也称冷、热疗法)是通过用冷或热作用于人体的局部或全身,以达到止血、镇痛、消炎、解热和增进舒适的作用,是临床和居家常用的物理治疗方法。

　　(一)冷热敷的概念

　　冷敷法(cold therapy)和热敷法(heat therapy)是利用低于或高于人体温度的物质作用于体表皮肤,通过神经传导引起皮肤和内脏器官血管的收缩或舒张,从而改变机体各系统体液循环和新陈代谢,达到治疗目的的方法。

知识链接

冷热敷法的前世今生

　　运用冷和热治疗疾病,自古有之。据资料记载,早在 2 500 年前,埃及人就已经知道冷敷可以减轻炎症,我国古代医学即认为阳证用冷敷法可消肿止痛,明朝李时珍在《本草纲目》中即记述了冷敷法。《礼记》和《黄帝内经》中也有"热者寒之"这样的记载。近些年随着冷热敷法研究的不断进展,在运动医学中已经得到广泛的应用。治疗上冷敷法可以用于早期的急性软组织损伤以及康复期的治疗。在医学临床上,很多烧伤、烫伤、骨折、神经康复方面都有大量使用冷敷,患者疼痛感、疲劳感在治疗后会大幅度降低。热敷通过热传导,提高局部组织的温度,达到提高代谢、降低疼痛等目的。古希腊医生希波克拉底曾用热水装入动物膀胱中制成热水囊,治疗坐骨神经痛和直肠的局部炎症。清代康熙年间,就有温泉疗养场所。清代吴尚先所著《理瀹骈文》一书中,曾详细介绍了日晒、火烧、熏蒸、热熨等治疗疾病的方法。现代医学认为,热敷是一种治疗手段,在医学上称为热敷法,在软组织损伤疾病的治疗中占有重要的位置,药物热敷能够通过局部组织吸收药物,达到直达病灶所在,使治疗更直接、更高效。Gage 在 20 世纪 80 年代首先提出结合冷热的治疗方法——冷热交替疗法,就是冷疗(一般即冷敷)、热疗(一般即热敷)交替共同使用的方法。国内对于冷热交替疗法治疗效果的研究并不多见,国外也是仅限于在非急性期的治疗上的报道。

（二）冷热敷的分类和作用机制

1. **冷敷的分类及作用机制** 冷敷法可分为局部冷敷法和全身冷敷法。全身性冷敷比较少见,都是以局部为主。冷敷能够促使局部血管收缩,控制小血管的出血;可使神经末梢的敏感性降低而减轻张力较大肿块的疼痛,达到消肿镇痛的功效;防止炎症扩散。可将体内的热传导发散,增加散热,降低体温。

2. **热敷的分类及作用机制** 热敷法包括干热敷法和湿热敷法。热敷可促进炎症的消退。在炎症的早期,热敷可促进炎症的吸收和消散;后期可使炎症局限,有助于坏死组织的消除和组织修复。能使肌肉、肌腱和韧带等组织松弛,解除因肌肉痉挛、强直而引起的疼痛,如腰肌劳损、扭伤等,还可减轻深部组织充血,使局部血管扩张。热敷对老年人及终末期患者进行保暖,以促进其血液循环。

（三）影响冷热敷效果的因素

1. **方式** 应用方式不同,效果也不同。在临床应用中应根据终末期患者病变部位、病情特点和治疗要求进行选择,同时防止冻伤、烫伤。

2. **面积** 冷、热敷法的效果与应用的面积大小有关。生命终末期的患者应特别注意,使用面积越大,患者的耐受性越差,且会引起全身反应,如大面积冷敷法,导致血管收缩,并且周围皮肤的血液分流到内脏血管,使患者血压升高;而大面积热疗法,导致广泛性周围血管扩张,血压下降,若血压急剧下降,患者容易发生晕厥。

3. **时间** 冷、热应用的时间对治疗效果有直接影响,在一定时间内其效应随着时间的增加而增强,以达到最大的治疗效果。如果时间过长,会产生继发效应而抵消治疗效果,甚至还可引起不良反应,如疼痛、冻伤、烫伤、皮肤苍白等。

4. **温度** 冷、热敷法的温度与机体体表的温度相差越大,机体对冷、热刺激的反应越强;反之,则越小。终末期患者对温度感知差,应特别注意。

5. **部位** 不同厚度的皮肤对冷、热反应的效果不同,皮肤较厚的区域如足、手等,对冷、热的耐受性大,冷、热敷法效果也较差;而皮肤较薄的区域如前臂内侧、颈部等,对冷、热的敏感性强,冷、热敷法效果也较好。血液循环也能影响热疗法的效果,血液循环良好的部位如颈部、腋下、腹股沟等,可增强冷热应用的效果。生命终末期的患者末梢循环障碍,在实施冷、热敷时需要特别注意部位的选择。

6. **个体差异** 年龄、性别、身体状况、居住习惯等影响冷、热治疗的效应。老年人对冷、热刺激反应的敏感性降低,反应比较迟钝。昏迷、血液循环障碍、血管硬化、感觉迟钝等患者,因其对冷、热的敏感性降低,尤要注意防止冻伤及烫伤。长期居住在热带地区患者对热的耐受性较高,而长期居住在寒冷地区患者对冷的耐受性较高。

二、适应证与禁忌证

（一）冷敷的适应证和禁忌证

1. 冷敷的目的和适应证

（1）减轻局部充血或出血:冷敷使局部血管收缩,毛细血管通透性降低,减轻局部充血;使血流减慢,血液的黏稠度增加,有利于血液凝固而控制出血。因此,冷敷主要用于局部软组织损伤的初期、鼻出血等。

（2）减轻疼痛:冷敷可抑制细胞的活动,减慢神经冲动的传导,降低神经末梢的敏感性而减轻疼痛;冷敷使血管收缩,毛细血管的通透性降低,渗出减少,减轻由于组织肿胀压迫神经末梢引起的疼痛。因此,可用于危重患者急性损伤初期、烫伤等。

（3）控制炎症扩散:冷敷使局部血管收缩,血流减少,细胞的新陈代谢和细菌的活力降低,限制炎症的扩散。因此,也可用于炎症早期。

（4）降低体温:冷敷直接与皮肤接触,通过传导与蒸发的物理作用,使体温降低。因此可用于临床终末期患者发热时的物理降温。

2. 冷敷的禁忌证

（1）有血液循环障碍者,如全身微循环障碍、休克、周围血管病变、动脉硬化、糖尿病、神经病变、水肿、皮肤大面积受损等患者,因循环不良,组织营养不足,若使用冷敷,会进一步使血管收缩,加重血液循环障碍,导致局部组织缺血缺氧而尖性坏死。

（2）慢性炎症或深部化脓病灶,冷敷可使局部血流量减少,妨碍炎症吸收,因此不宜使用冷敷。

（3）组织损伤、破裂者,因冷会使血液循环障碍加重,增加组织损伤,且影响伤口愈合。尤其是大面积损伤应绝对禁止。

（4）对冷过敏者可出现红斑、荨麻疹、关节疼痛、肌肉痉挛等。因此,此类患者不宜进行冷敷。

（5）患者在劳累后,感到疲乏时,不宜使用冷敷。

（6）眼病患者,角膜炎时,冷敷会加重病情,故不宜用冷敷疗法。

（7）昏迷、感觉异常、年老体弱者慎用。

（8）冷敷禁忌部位

1）枕后、耳郭、阴囊处冷敷易引起冻伤。

2）心前区冷敷易引起反射性心率减慢或发生心律失常。

3）腹部冷敷易引起腹泻。

4）足底冷敷易引起反射性末梢血管收缩影响散热或引起一过性冠状动脉收缩。

（二）热敷的适应证和禁忌证

1. 热敷的目的和适应证

（1）促进炎症的消散和局限:热敷使局部血管扩张,血液循环速度加快,促进组织中毒素、废物的排出;血量增多,白细胞数量增多,吞噬能力增强和新陈代谢增加,营养状态改善使机体局部或全身的抵抗力和修复能力增强。因而炎症早期用热,可促进炎性渗出物吸收与消散,炎症后期用热,可促进白细胞释放蛋白溶解酶,使炎症局限。

（2）减轻疼痛:热敷可降低痛觉神经兴奋性,又可改善血液循环,加速致痛物质排出和炎性渗出物吸收,解除对神经末梢的刺激和压迫,因而减轻疼痛。同时热敷可使肌肉松弛,增强结缔组织伸展性,增加关节的活动范围,减轻肌肉痉挛、僵硬,关节强直所致疼痛。

（3）减轻深部组织的充血:热敷使皮肤血管扩张,使平时呈闭锁状态的大量动静脉吻合支开放,皮肤血流量增多。由于全身循环血量的重新分布,减轻深部组织的充血。

（4）保暖与舒适:热敷可使局部血管扩张,促进血液循环,将热带至全身,使体温升高,并使患者感到舒适。适用于年老体弱、危重、末梢循环障碍的患者。

2. 热敷的禁忌证

（1）未明确诊断的急性腹痛:防止掩盖病情真相,贻误诊断和治疗,有引发腹膜炎的危险。

（2）面部危险三角区的感染:因该处血管丰富,面部静脉无静脉瓣,且与颅内海绵窦相通,热敷可使血管扩张,血流增多,导致细菌和毒素进入血液循环,促进炎症扩散,造成严重的颅内感染和败血症。

（3）各种脏器出血:热敷可使局部血管扩张,增加脏器的血流量和血管通透性而加重出血。

（4）软组织损伤或扭伤的初期（48h 内）:热敷可促进血液循环,加重皮下出血、肿胀、疼痛。

（5）其他情况:心、肝、肾功能不全者;皮肤湿疹;急性炎症;金属移植物部位、人工关节;恶性病变部位;麻痹、感觉障碍者、老年人慎用。

三、常用方法

（一）冷敷常用方法

局部冷敷法包括使用冰袋、冰囊、冰帽、冰槽、冷湿敷法和化学制冷袋等;全身冷敷法包括温水擦浴、乙醇擦浴、冰盐水灌肠等。

1. 冰袋或冰囊 达到降温、消肿、止血、镇痛、抗炎目的。方法是将冰敲成无棱角的小块,装入冰袋,1/2~2/3 满,排气并夹紧袋口,检查无破损、无漏水后将冰袋装入布套,放至所需处。高热降温时,置冰袋于前额、头顶部和体表大血管流经处（颈部两侧、腋窝、腹股沟等）。

注意事项:

（1）操作前应与患者及家属做好沟通,取得配合。

（2）检查冰袋有无漏水、是否夹紧。冰块融化后应及时更换,保持布套干燥。

（3）观察用冷部位局部情况、皮肤色泽,防止冻伤。倾听患者主诉,有异常立即停止用冷。

（4）每次冷敷时间不宜过长,一般以 20min 为好。如果需要长时间冷敷时,应在每次冷敷 20min 后,停止冷敷 1h 左右再冷敷,使局部有恢复的时间。

（5）如为降温,冰袋使用后 30min 需测体温。当体温降至 39℃以下,应取下冰袋,并在体温单上做好记录。

（6）一般冷敷不在肢体的末端进行,以免引起循环障碍,而发生组织缺血缺氧。

（7）对有伤口或手术后以及眼部冷敷,冷敷用具一定要严格消毒使用,以防止污染,引起交叉感染。

2. 冰帽和冰槽　达到头部降温,预防脑水肿,降低脑细胞代谢,减少其需氧量,提高脑细胞对缺氧的耐受性的目的。方法是头部置冰帽中,后颈部、耳郭用海绵垫保护,排水管放水桶内。若冰槽降温,患者双耳塞不脱脂棉球,防止冰水流入耳内;双眼覆盖凡士林纱布,保护角膜。

注意事项:

（1）操作前应与患者及家属做好沟通,取得配合。

（2）观察冰帽有无破损、漏水,冰帽或冰槽内的冰块融化后,应及时更换或添加。

（3）监测肛温,维持肛温在33℃左右,不低于30℃,以防心室颤动等并发症出现。

3. 冷湿敷法　达到降温、止血、抗炎、镇痛目的。方法是受敷部位涂凡士林,上盖一层纱布,受敷部位下垫橡胶单和治疗单;敷布浸入冰水中,长钳夹起拧至半干（不滴水为宜）敷于患处;每3~5min更换1次敷布,持续15~20min。冷敷完毕后,用干毛巾将冷敷部位的皮肤擦干。

注意事项:

（1）操作前应与患者及家属做好沟通,取得配合。

（2）观察患者局部皮肤情况及患者反应。

（3）如冷敷部位为开放性伤口,须按无菌技术处理伤口。

（4）如为降温,冷湿敷30min后应测量体温,并记录。

4. 化学制冷袋　可代替冰袋,维持时间2h,具有方便、实用的特点。化学制冷袋有两种:一种是一次性的,是将两种化学制剂充分混合后使用。在使用过程中,需观察制冷袋有无破损、漏液现象,以防损伤皮肤。另一种可反复使用,又称超级制冷袋。它是内装凝胶或其他冰冻介质的制冷袋,将其放入冰箱内4h,其内容物由凝胶状态变为固态,使用时取出,在常温下吸热,由固态变为凝胶状态（可逆过程）,使用后,制冷袋外壁用消毒液擦拭,置冰箱内,可再次使用。

（二）热敷常用方法

热敷有干热敷与湿热敷两种,干热敷比较方便,湿热敷穿透力强并具有消炎作用。热敷适用于初起的疖肿、睑腺炎、肌肉疲劳扭伤、腰腿痛、注射后形成肿块、排尿困难等。

1. 干热敷法　达到保暖、解痉、镇痛和促进舒适的目的。方法是将水温为60~70℃的热水灌入热水袋约2/3,将袋放平,使水溢向袋口将空气排出,拧紧盖,检查无漏水,将热水袋表面擦干,用前在手腕部测试,应以不烫为宜。然后用布袋或毛巾包好,放在患者需热敷的部位。

注意事项:

（1）热水袋不可直接接触患者皮肤,建议用干毛巾包裹,终末期患者水温不宜过高,防止烫伤。

（2）热水袋应放置在所需部位,袋口朝身体外侧。

（3）经常观察与热水袋接触的皮肤情况,若皮肤潮红、疼痛,停止使用,以免烫伤。

2. 湿热敷法　达到解痉、消炎、消肿、镇痛的目的。方法是将橡胶单（或塑料布）和毛巾垫在湿热敷部位下面,在需要热敷部位的皮肤上涂以凡士林或食用油,盖上一层薄布,将棉垫或毛巾叠起,放在热水中浸湿,拧干敷在患处,上面再加盖干毛巾以保持温度持久。敷布温度以患者不觉烫为原则,3~5min更换1次,共15~20min。也可在敷布上放热水袋保持温度。热敷完毕,将局部皮肤擦干盖好以防受凉。

注意事项:

(1)温度适宜,防止烫伤。

(2)热敷过程中,随时观察患者的皮肤颜色及全身感觉,发现异常立即暂停使用。

(3)伤口部位做湿热敷时要无菌操作,热敷结束,按无菌换药法处理伤口。

(4)面部做热敷时,停止热敷后半小时方可外出,以防感冒。

(姜桂春)

第六节 芳香疗法

导学案例

　　李女士,58岁,卵巢癌合并骨转移及肺部转移,曾接受过多次化疗及放射治疗。本次住院主诉呼吸困难,双下肢水肿入院,患者因身体症状日渐加剧,常感到焦虑不安,夜间睡眠很差,患者活动力差,KPS评分60分,本次住院主要以控制症状为主。针对呼吸困难的治疗,医生开立医嘱:每4h皮下注射吗啡5mg,同时给予镇静剂。除了给予患者药物干预外,护士针对患者水肿及焦虑不安的情况给予精油穴位按摩,选择柠檬、葡萄柚、杜松、丝柏、茴香精油为患者实施足部及腿部按摩,从远心端到近心端,促进体液回流,减轻患者下肢水肿程度,然后选用薰衣草和甜橙精油为患者进行香薰,焦虑情绪也得到有效改善,患者安静入眠。

　　请思考:

　　(1)为该患者实施哪种身体照护技能?

　　(2)实施芳香疗法时,护士需要掌握哪些技能?

　　(3)实施芳香疗法时,护士需要注意哪些事项?

一、概述

　　芳香疗法是指借由芳香植物所萃取的精油作为媒介,制成适当的剂型,并以不同的方法如按摩、吸入、沐浴、热敷等让精油作用于人体,以达到舒缓精神压力、去除疾病、促进健康的一种自然疗法。在为晚期癌症患者提供安宁照护的过程中,芳香疗法可以单独使用,也可以与针灸疗法、推拿疗法、耳穴压豆等中医技术联合应用,如芳香疗法联合耳穴埋豆可有效缓解患者的疼痛、焦虑及抑郁水平,睡眠质量也得到很好的提高。越来越多的临床专家认为芳香疗法作为补充疗法对临终癌症患者益处较大,可调节情绪,缓解压力,有效改善患者焦虑和抑郁症状,减少终末期患者在感到疼痛和抑郁时服用某些药物的剂量,这样可能会减轻部分药物所带来的副作用,让患者身心得到舒缓、安适,提高患者生命质量。

知识链接

精油在人体内的作用途径

二、实施要点

评估患者症状、选定合适的精油,精油因其成分不同作用也不同,不同症状应选择不同的精油(表4-13-6-1)。在选择好合适的精油后,配合适当的方法才能让精油的效果得以发挥。芳香疗法主要通过外用给予,国外有学者建议身体器官组织应以"经皮吸收"为主,如按摩、冷热敷、沐浴等;呼吸道、情绪、精神诉求则以"嗅觉"为主,如吸入法。

表4-13-6-1 临床常见症状可使用的精油

作用	精油
缓解疼痛	薰衣草、迷迭香、辣薄荷、马荷兰、洋甘菊、百里香
缓解恶心感	辣薄荷、生姜、肉桂、洋甘菊
抗菌	薰衣草、茶树、柠檬、佛手柑、杜松
抗病毒	薰衣草、茶树、尤加利
消除胀气	辣薄荷、生姜、佛手柑、马荷兰
改善呼吸	乳香、尤加利、香茅、丝柏
利尿	丝柏、柠檬、葡萄柚、杜松、茴香
改善睡眠	薰衣草、橙花、洋甘菊、檀香、马荷兰
镇静	佛手柑、洋甘菊、薰衣草、檀香、乳香
增进舒适感	柠檬、迷迭香
抗焦虑	柑橘类精油、马荷兰、百里香

注:基础油指植物、坚果或种子提炼的油,用来稀释芳香精油(因为精油浓度为100%,不宜直接涂抹于皮肤上),常用的有甜杏仁油、小麦胚芽油、橄榄油、葵花油、椰子油等。

（一）按摩

通过精油按摩,精油分子进入机体可以刺激机体某些部位和穴位,可以疏通经络,活血化瘀,调节脏器、气血功能,还可促进淋巴、血液循环以及皮脂腺分泌,加速组织的耗氧量,排除代谢废物,并对神经也起到良性刺激,发挥舒缓作用。芳香按摩一般使用 1.0%~2.5% 浓度（浓度 1% 是由 4 滴精油加上 20ml 基础油）。如针对李女士双下肢水肿的情况,选择柠檬、葡萄柚、杜松、丝柏、茴香精油各 2 滴,加基础油 20ml 加蒸馏水 20ml 调和之后使用,按摩时以手掌手指完全贴覆于皮肤,按摩方向由下往上,帮助静脉回流心脏,每天 2 次,每次 30min,或将薰衣草、马荷兰加入基础油中按摩有疼痛部位,有助于疼痛缓解。

（二）冷热敷

冷热敷也是通过精油与皮肤接触,使精油发挥效用,做法是将精油滴于少量水中,再用毛巾沾湿敷于患处。如热毛巾中加入薄荷热敷在腹部,可缓解胃肠不适,而冷敷则有助于缓解头疼等。

（三）沐浴

将精油 4~8 滴滴于沐浴盆中泡澡,可协助全身肌肉放松,缓解疲劳。

（四）吸入法

吸入法一般是将 6~8 滴精油置于香薰器中,精油的香味分子吸入鼻腔嗅觉细胞组成的鼻上皮,再刺激大脑的嗅觉区,促发神经化学物质的释放,然后经由大脑中枢神经发出指令,去调控和平衡自主神经系统,从而产生镇静、放松、愉悦或者兴奋的效果。如为了缓解患者焦虑不安、难以入眠的症状,可选用薰衣草、甜橙置于熏香器中持续熏香。临床常用茶树、薰衣草、柠檬精油除臭和净化空气,此外若患者有气喘、呼吸不畅时,可在生理盐水中加入尤加利精油 1 滴,以雾化器给予;如果患者痰多、黏稠,可用生理盐水 + 茶树精油 1 滴做雾化吸入,有助于痰液的排出。

（五）漱口

将 1~2 滴精油加入温开水或凉茶水中（120~200ml）,当作漱口水使用,可改善口腔感染、治疗牙痛等。当口腔异味重时可将柠檬精油加入一杯茶水漱口除异味;口腔溃疡时,则以薰衣草、茶树精油加入水中漱口,能缓解溃疡的不适感,并且有助于溃疡的愈合。

（六）伤口护理

抗炎作用的精油可直接涂抹于伤口表面,例如,直接将纯薰衣草精油涂抹于发生静脉炎的皮肤上,可快速改善静脉炎的损伤程度,茶树精油可帮助伤口结痂。

三、注意事项

（一）谨慎选择精油

不同的精油具有不同的特质和功能,例如薄荷精油能够促进消化系统功能、迷迭香精油具有醒目作用、柑橘精油能镇静等,因此使用时要充分了解精油作用,以防加重病情。

（二）精油的储存

按说明储存精油,最好保存在阴凉处,开封 6 个月内用完,避免儿童接触,特别像苦杏仁、薄荷、冬青树和苦艾。香柠檬和丁香油具有光毒性,不易暴露在阳光下,使用后立即外出有可能引起严重的晒伤。

（三）个体化原则

1. 不同个体对精油的敏感度不同。肤质敏感的人，使用芳香疗法前需做皮肤斑点试验。接受安宁照护的患者需要注意按摩的力度。

2. 因个体对气味的主观感受不同，不同的气味可能会引发不同的情绪，因此应该尊重患者对气味的选择。

（四）精油的作用方式及浓度

精油是极其细致的香气分子，遇到高度敏感的器官具有相当强的吸收功能，一旦体质不适应就会对身体造成不良反应。除特殊精油外，一般的纯精油不宜直接涂在皮肤上，否则会引起过敏或皮肤灼伤。使用芳香精油沐浴时最好不要超过 8 滴，因为精油遇上热水和蒸气会产生巨大的威力。稀释后浓度单方不可超过 3%、复方不超过 8%。

（罗志芹）

第七节　音　乐　疗　法

导学案例

张女士，58 岁，大学教授，乳腺癌根治术后 11 年余，胸骨转移 1 年余，经历了多次化疗效果尚可。本次住院完善检查腹部 CT 结果显示肝内多发大小不等结节，边界不清，部分融合大小约 1.3cm×1.1cm；癌胚抗原（CEA）5.66μg/L 较前升高，考虑病情进一步进展。目前患者一般状况尚可，正在等待主治医生确定下一步治疗方案。平日丈夫在身边陪伴，但交流甚少，患者因担心疾病进展及预后不良事实，精神状态极差，夜间无法入眠。患者平日喜欢安静，在家做家务时喜欢播放一些轻音乐放松身心。责任护士在充分了解患者日常喜好的基础上，询问患者喜欢的音乐类型并帮助患者制订音乐疗法计划，在患者准备入睡时为患者佩戴耳机，并播放舒眠音乐（根据患者的喜好），使患者免受外界的干扰，患者安静入睡。

请思考：

（1）为该患者实施哪种身体照护技能？

（2）实施音乐疗法时，护士需要掌握哪些技能？

（3）实施音乐疗法时，护士需要注意哪些事项？

一、概述

音乐疗法（music therapy）以心理治疗的理论和方法为基础，综合了音乐、心理、生理、医学等学科。音乐声波的频率和声压会引起生理上的反应，音乐的频率、节奏和有规律的声波振动是一种物理能量，而适度的物理能量会引起人体组织细胞发生共振现象，能使颅腔、胸腔或某一个组织产生共振,这种声波引起的共振现象,会直接影响人的脑电波、心率、呼吸节奏等。《史记·乐书》中记载"音乐者,所以动荡血脉、流通精神而和正心也"。《黄帝内经》中即有记载不同的调式的音乐对人体脏腑分别有相应的影响。五音分别与五脏相通,即宫通脾、商通肺、角通肝、徵通心、羽通肾,而五脏又与五志相通,亦可通过五音调节五志进而调理五脏之气血经络。

生命终末期的患者由于身体痛苦,情绪低落,情感消沉,忧思悲恐惊较多,七情内伤。而五音通五脏,通过音乐感染情绪,通过共情或以情胜情,调节终末期患者过度的情绪达到调和,也有研究表明音乐疗法对终末期患者具有稳定情绪、防止紧张、消除疼痛等效果。

知识链接

音乐疗法的魅力

小张护士是一名新护士,主要负责照顾患有长期慢性健康问题的成年人,同时作为音乐治疗师李大夫的助手,负责准备每周1次由五位住院患者参与的音乐疗法小组。李大夫一边和小张护士摆放乐器,一边向她解释要怎么帮助促进治疗的进程。这时,另一位护士小宋闯了进来,大笑着,拣了一面小手鼓敲出一串飞快的音符,跳着,叫着:"哟!哟!"李大夫和小张护士也笑了。之后小张护士问道:"什么是音乐疗法?它能干什么?"。

李大夫问她能不能描述一下小宋的演奏。

"非常有力量!"小张说。

"那这样的描述能不能告诉你小宋是一个怎样的人?"

小张想了一会儿说:"嗯,有时候小宋就是那样快速,又有活力,就像那面小手鼓。"

李大夫又问她有没有注意到当小宋开始敲鼓之后,房间里的气氛就变了,大家都感到更放松了。小张表示认同。

还有什么比一场生动的即兴演奏能更好地解释这一问题呢?一场短短的音乐交流中就可以窥见一些基本的音乐疗法的规则。小宋在演奏小手鼓的同时:

1. 即兴创作了声音、节奏和交流。

2. 和周围的人交流。

3. 表达了自我的一些特点。

二、实施要点

音乐治疗不是简单的欣赏音乐,而是一个科学、系统的治疗过程。音乐治疗过程必须包括音乐、被治疗者和音乐治疗师这三个要素,音乐治疗师,应该取得相应资格认证,而医务人员也应该在适当的时候予以训练,将音乐疗法作为一种辅助治疗措施。

（一）起始阶段

首先我们要给予患者深切的精神关怀,与他们建立良好的医患关系,良好的医患关系是促进病情改善的基本动力。耐心倾听他们的叙述,仔细观察患者的一举一动,了解他们的家庭背景和生活、工作环境,分析患者的病情、病因,制订与患者的生理、心理、音乐能力相适应的音乐活动计划。

本案例中张女士自入院以来大部分时间静静地躺在病床上休息,沉默不语。与患者沟通了解到张女士拥有一个幸福美满的家庭,张女士本人是大学教授,丈夫也是文化工作者,平日夫妻二人关系融洽,很少发生矛盾,一个女儿已经参加了理想的工作。张女士平日喜欢安静,喜欢听一些轻音乐。本次住院检查出疾病可能发生了进一步进展,因此对自己的疾病进展及预后产生了很大的焦虑情绪。治疗师通过同理患者,倾听和陪伴,逐渐与患者建立了信任关系,为后续治疗奠定了基础。

（二）音乐的选择

针对不同的病情、病因、患者的性格和当时的心情选择不同的背景音乐。中国传统音乐分为宫、商、角、徵、羽五种民族调式音乐,其特性与五脏相对应,直接或间接影响人的情绪和脏腑功能。如果根据五种民族音乐的特性与五脏五行的关系及患者的不同心理状况来选择曲目,患者获得的治疗效果会更加满意。这五种调式音乐的特点其适应证详见表4-13-7-1。

表 4-13-7-1 常用五行音乐处方

音乐风格	曲名	作用	建议时间
悠扬、沉静	《月儿高》《春江花月夜》《平湖秋月》	缓解多思多虑、多愁善感、消化不良	19：00~21：00
高亢、雄伟、铿锵有力	《黄河》《金蛇狂舞》《十五的月亮》	发泄心头郁闷,摆脱悲痛	11：00~13：00
描绘春回大地、万物萌生、生机勃勃	《降板丝竹乐》《春风得意》	疏肝理气	13：00~15：00
旋律热烈、活泼、欢快	《喜洋洋》《步步高》《吹打乐》	振奋精神	13：00~15：00
清纯、凄切、柔润	《梁祝》《二泉映月》	缓解烦躁、失眠	20：00~22：00

张女士主要因为对病情的进展有很大的担忧,且不愿过多与家人分享自己的顾虑,担心给家人造成更大的心理负担,因此内心焦虑、恐惧、慌张无处宣泄,以致夜间无法入眠,针对张女士的情况,首先耐心倾听患者的痛苦感受,鼓励其表达自己内心的顾虑和担心,并给予耐心的解答,在照顾这方面,鼓励丈夫多与患者进行心灵沟通,缓解患者的焦虑情绪,护士为患者挑选了有助于睡眠的音乐《梁祝》《二泉映月》等供患者自己选择。

（三）实施阶段

音乐治疗分为接受式音乐疗法、主动性音乐疗法及综合性音乐疗法三种。

1. 接受式音乐疗法 即音乐欣赏疗法,患者在音乐治疗师的引导下,通过视觉、听觉感受音乐,用音乐本身的内在含义及魅力帮助患者康复,在欣赏音乐的过程中,通过音乐的旋律、节奏、和声、音乐等因素影响人的神经系统,发挥治疗作用,是应用非常普遍的方法,实施者可以根据患者的大体情况开出"音乐处方"给患者聆听来进行治疗。此种方法是目前国内外音乐疗法的一种主要方法。

音乐助眠疗法绝非将歌曲当成催眠曲,鼓励患者认真倾听歌曲的每一个旋律,慢慢与音乐产生共鸣,理解音乐中所包含的内涵。经过几天的尝试,张女士反馈音乐疗法不仅能够帮助她入眠,而且能缓解紧张、焦虑、忧郁情绪的影响。

2. 主动性音乐疗法 即音乐演奏疗法,患者是执行者的角色。患者通过演唱歌曲、跳舞、演奏音乐来调节情绪,逐步建立适应外界环境的能力,最大限度地调动身心各部分功能的发挥,最终达到康复的目的。主动音乐疗法强调患者的参与,大多采取治疗师与患者合作的方式,即治疗师及患者分别使用不同乐器,让患者一边敲击一边演唱自己喜欢的歌曲,使患者在演奏、演唱中情绪高涨、心理充实而达到放松、治疗的效果。在这个过程中,实施者应具有一定的演奏素养,根据需要选择合适的作品,大多采用节奏平衡、音调恒定的乐曲或歌曲。

3. 综合音乐疗法 一般来说,具体施治并不局限于哪种方法的使用,主动与被动双管齐下,如提供几种活动方法,在音乐声中由音乐治疗师带领或由患者自己进行肢体上的活动。如以柔和的体操伴随熟悉的充满激情的音乐,或以面部按摩伴随熟悉的轻松音乐进行肌肉放松训练,国内常用的有音乐按摩治疗、音乐针灸治疗、音乐气功治疗、音乐电疗、音乐运动治疗、音乐感觉综合治疗等。有的把心理治疗与音乐治疗相结合,治疗时,先对患者催眠,使患者潜意识中的活动呈现出来,通过播放事先选好的音乐,边听边进行引导,让患者产生想象,然后自由联想,不断告诉他的感受,患者跟着音乐走,使患者在不知不觉中充分进行自我认识,重新认识丰富的世界。

（四）干预工具

音乐疗法工具的选择应根据患者的个性化需求及喜好,如二胡、钢琴、非洲鼓等,被动性音乐疗法可通过背景音乐或使用耳机进行治疗。有研究表明,使用耳机一方面可以集中患者对音乐刺激的注意力,另一方面则可避免干扰工作人员及其他患者。实施音乐疗法的环境应安静且最好有单独的房间,有柔和的照明,并协助患者取舒适卧位。

（五）干预时间

音乐治疗的时间也因治疗对象不同而不同,15min 至 1h,有的是单次短期治疗,有的是多次长期治疗,治疗时间以 20~40min 为宜,每天 1~2 次。

（六）音量

治疗音量大小也应掌握在适当的程度,因为人类耳朵感觉舒适的音量不宜超 75dB,因此音乐疗法的音量以 60dB 以下疗效较佳。每天听音乐的次数视患者体力而定。

三、注意事项

（一）实施时机

1. 音乐疗法只能作为辅助疗法,并不能完全替代药物。唯有患者的症状困扰程度控制在可接受的范围内,患者才愿意接受音乐治疗。

2. 音乐治疗前最好排空大、小便,取舒适体位,音乐治疗过程中限制灯光、探视者、电话等,安宁疗护护士应暂停其他护理活动。

3. 音乐疗法需要患者及治疗师高度集中注意力,稍有打扰,注意力就会中断,无法重建,因此要建立一个不被打扰、值得信赖的空间。

（二）评估患者个性化需求

1. 音乐治疗前应首先评估患者的病情、情绪状态及对音乐类型的喜好。

2. 全面收集患者的资料包括患者一般资料、既往史、现病史、民族风俗、文化背景、兴趣爱好、音乐素养、性格特点、社会支持、目前的情绪状态等,注意跨文化的护理,了解患者的文化世界观和评估患者的文化背景,音乐疗法的完成需要经常不断评估。

3. 以患者为中心,优先考虑患者的喜好,音乐的选择应是个性化的,不应该千篇一律,音乐治疗前应编辑一个不同类型的"音乐库",有歌曲,有乐器;有古典的、现代的、摇滚的、也有轻松悦耳的音乐,以及乡村音乐等。使音乐的风格与患者的病情相吻合。

4. 并不是所有患者都能从音乐治疗中获益,实施者必须考虑患者的实际情况,实施音乐疗法前应询问患者是否听音乐会有不适的感觉,如有些患者听到音乐就会头痛,这类患者被称为"声音高度敏感症"不适宜做音乐疗法。

(罗志芹)

第八节 绘 画 疗 法

导学案例

高先生,76岁,患者因腹胀2周入院,腹部CT诊断胃窦部恶性肿瘤伴肝内多发转移。患者一般状况可,神志清楚,KPS评分90分,患者有2个儿子及女儿,家庭支持系统完善,患者有医保,经济条件富裕,自患病以来,患者便被周围人保护起来,家里家外一切事务均不用患者操心,患者每天需要干的事情就是在家看电视,或者逗逗3岁的孙子,再没有什么乐趣。患者整日闷闷不乐,感觉找不到自己存在的意义,儿女想让老父亲心情好一些,可是发现无论他们怎么努力也不能改善患者的精神状态,患者自己也说不清楚问题出现在哪里。责任护士为患者实施绘画疗法,找出问题的根结所在,通过与子女进行充分沟通,为高先生恢复了生病以前的"工作",解决了患者的难题,心情好了很多,身体状况得到了改善。

请思考:

(1)为该患者实施哪种身体照护技能?

(2)实施绘画疗法时,护士需要掌握哪些技能?

(3)实施绘画疗法时,护士需要注意哪些事项?

一、概述

绘画心理疗法(drawing therapy, DT)是通过绘画者、绘画作品和治疗师三者之间的互动,以绘画活动为媒介的心理艺术治疗方式之一。让绘画者通过绘画的创作过程,利用非语言工具,将潜意识压抑的感情与冲突呈现出来,并且在绘画的过程中获得疏解和满足,从而达到诊断与治疗的良好效果。无论是成年人和儿童都可在方寸之间呈现完整的表现,又可以在"欣赏自己"的过程中满足心理需求。绘画疗法不会审查和扭曲,相反它允许自由的释放,在艺术使用的过程中,人们放弃了用一生小心发展而来的伪装性语言,在绘画艺术的空间里,心灵被投射到白纸上。这不仅仅是个体自我概念的反应,也是个体对他人概念的反应。他们看到的是自己对自身及环境的投射,这是自身的视角所看到的,它不会受到来自外部的主观资料影响,这是绘画艺术的力量。

知识链接

绘画疗法的作用机制

一个人的情感埋藏越深,则离其意识越远,寻找相应的语言将其表达出来的可能性就越低。然而,情感的困扰却可以通过另一种方式表达出来。绘画作为情感表达的工具,能够反映出人们内在的、潜意识层面的信息,是将潜意识的内容视觉化的过程,图画所传递的信息远比语言丰富,表现力更强。在绘画的过程中,个体可以进一步厘清自己的思路,把无形的东西有形化,把抽象的东西具体化。这样一来,就会为治疗师提供足够多的真实的信息来为患者分析和治疗。同时,根据能量守恒定律,能量既不会消失,也不会增加或减少,只会以其他形式表现出来,积压在心中的消极情绪就可以通过绘画转化成作品,一方面可以发泄减轻心中的压抑和焦虑,另一方面患者也可以在治疗师的引导下通过自己的作品来认识和反思自己的情绪和问题。

二、实施要点

(一)起始阶段

绘画治疗开始阶段的目标是要与患者建立良好的治疗关系,治疗关系的质量决定着咨询的效果。向他们介绍绘画作品是用来沟通的工具,画得好坏没关系,使来访者降低焦虑。这个阶段可以积极与患者进行沟通,治疗师接受来访者的"坏"行为,并表现出积极的反应,可使患者产生安全感、减少防御心理,在很大程度上提高患者的自尊心;其次可以运用一些热身活动,如涂鸦、画此时此刻的感受等。案例中通过与高先生沟通了解到,患者每天主要就是在家看电视,家务也不需要他担心,除了逗逗3岁多的孙子外再也感觉不到什么乐趣。最近他总是觉得混混沌沌,提不起精神,对什么事情都提不起兴趣,晚上还总是失眠,怀疑自己是不是抑郁了。家人很关心他,但不知道如何帮助他,高先生本身不善于表达,为了更好了解他的情况,便让他画了"房–树–人"。

(二)探索阶段

此阶段就是促使来访者对自己的内心进行整合,将自己的意识、情绪情感、意志和行为整合并统一到绘画活动中来。另外,每画一幅画都要对画的内容、画的结构、在纸上的位置、用什么线条、用什么颜色进行思考和实施(详细解读见附录34),而这样一个过程也是来访者身心整合的过程,也是来访者意识和潜意识沟通与整合的过程,也是来访者人格结构中的各方面内在关系整合的过程。通过这样的过程使来访者的心理状态得到改善和提升,关于"房–树–人"绘画的详细定量定性解读详见附录35。

引导患者画"房－树－人"的指导语为："尽量让自己在椅子上感到舒服些,试着做两次深呼吸,随着每次呼吸,你将有更加放松的感觉。在放松的过程中,你可能会听到外面的声音,你不会受到干扰,你会发现即使有这些声音,你仍然能够放松下来,任何你听到的声音都会帮助你获得更深的放松。好,现在请你画一幅画,画里面的内容包括房子、树木和人,可以用自己喜欢的颜色,想怎么画就怎么画,不用担心自己画不出来,因为每个人都是天生的绘画者,也不用担心画得不好看,因为我们不是用美术标准来评判的,试一试,每个人都会画出来的,你也会的,总之没有任何限制和约束"。

整观高先生画的画,图像只占所给的画纸的1/3,说明高先生目前没什么自我认同感,比较自卑。他的线条都是用曲线,并且画画的力度比较轻,颜色比较浅,说明太多的不确定性。他画的房子只用了寥寥数笔,而且是一座小房子,与现实中他家的大房子落差非常大,说明对这个家庭没有特别多的感情,从侧面来说就是对这个家没有特别的依恋,并没有在这个家找到舒适感与安全感。

再来看看他所画的树,树干是明显涂画了好几笔,说明他失眠、心烦;树木有根,可以看出高先生是个有责任感的人;树叶不多,也是曲线,处于人与房子的中间,一般树在心理治疗里面多是社会支持的象征,也从侧面折射出高先生与亲友来往不太密切,关系一般,并没有从他们身上获得比较好的关心与支持。

再来看看高先生画的人,"房－树－人"里面最重要的角色就是人,从人的绘画很多时候可以折射出未知的自己。高先生刚刚开始画的人只有躯干和腿,并没有手,经治疗师提出之后才把手加上去。一个没有手的人,说明高先生认为自己已经丧失劳动力,自我认同感极低,值得注意的是他画的人与房子差不多大,从深层次来说与他的自我认同感低是有矛盾的。

（三）改变阶段

通过对患者的绘画解读,通过提问帮助患者继续自我表达,治疗师继续问高先生,"您觉得现在的生活没有意义,那您理想的生活状态是什么样呢？"高先生作出回应说自己喜欢以前在家里开钓鱼场的日子,在池塘边除除杂草、扫扫垃圾,空闲的时候也可以和客人聊聊天。此时他的眼睛荡漾出不一般的神采,不一会儿又黯淡下去了："但是他们说这样太辛苦,让我好好颐养天年,怕别人说他们不孝顺。"高先生口中的他们是指儿子和儿媳,他表示不想让儿女们为难。顾及了儿女的感受就把自己忽略了,满足了儿女的要求就埋没了自己的真实的心愿,这就是高先生失去自己的原因。他自己也没有发觉身体不适的症状来源于自己对于现在生活的不适应,内心对于儿女要求的抵触。"房－树－人"心理治疗最适合应用于不善言谈的来访者。

三、注意事项

（一）治疗师角色

1. 治疗师态度要谦和、友善,对创作过程和绘画作品不评价、不指责,治疗师要努力建立一种积极、友好、支持性的心理环境。

2. 治疗师充分考虑绘画创作的时间和频率,有的创作需要相当长的时间,这段时间是否适合患者的身体、心理状况,需要充分考虑。

3. 治疗师应保证绘画场地应私密、不干扰,让人感到温暖、安全、安静。

（二）个性化分析

1. 图画分析是一个动态的过程,一定要从整体上进行个性化分析。同一幅枯树,对一个人来说是意味着情感的枯萎,而对另一个人来说可能代表其他的信号。

2. 绘画疗法应用起来较为便捷,但对它的解释应该谨慎,除了专业人员解释的解读外,患者本人的解读也很重要。

（罗志芹）

第九节 尊 严 疗 法

导学案例

张女士,46岁,因胃癌终末期入院治疗,医生评估预计生存期不到1个月。张女士入院时双下肢水肿,害怕死亡过程,不愿与人交流,经心理小组介入后了解到,张女士与女儿生活在一起,最令她牵挂的女儿正在面临复读后的高考。为缓解患者的紧张情绪,护士首先为患者做了足部精油按摩减轻水肿症状,在与患者沟通的过程中了解到,患者希望家人能够记得一家人在一起的快乐时光。丈夫和女儿来到患者身边,护士特意安排女儿为妈妈按摩足底,与妈妈道爱、道谢、道别。鼓励丈夫及女儿表达对患者的爱与不舍,以前没有表达的尽量表达出来。弥留之际,张女士像小婴儿一样躺在丈夫怀里,丈夫给予温柔地安抚,在女儿的歌声中离开了这个世界。

请思考:

（1）为该患者实施哪种身体照护技能?

（2）实施尊严疗法时,护士需要掌握哪些技能?

（3）实施尊严疗法时,护士需要注意哪些事项?

一、概述

尊严这一概念在生命终末期照护中至关重要。当患者生病或失落感极为严重时,会感觉有很大的负担,人生虚无感日益加深。尊严疗法（dignity therapy）是一种个体化心理治疗干预方法,由受过专业尊严疗法培训的医务人员引导,以尊严疗法问题提纲为指导,通过访谈录音的形式为疾病终末期患者提供一个讲述重要人生经历以及分享内心感受、情感和智慧的机会,从而减轻患者心理和精神上的痛苦,提高个人价值感和意义感,使其有尊严地度过人生的最后时光。最终可把访谈录音转换为文本文档,让患者分享给所爱之人,用以缓解家属丧亲之痛并给予慰藉,患者的个人价值也能够超越自身的死亡持续存在。

二、实施要点

（一）确定适用人群

尊严疗法的应用很广泛,从极度悲痛的患者到自称毫无悲痛感的患者均为其适用对象。换言之,尊严疗法并非只适用于明显表现出痛苦、忧伤的终末期患者。它可应用于任何情况,只要患者认为尊严疗法能在他们有限的几月、几周、几天的生存期内提供安慰,增强他们生存的意义与目的。

1. 可以接受尊严疗法患者的入选标准

（1）任何患有威胁生命的疾病或者生存时间有限的患者。

（2）患者对尊严疗法感兴趣且有参与动机。

（3）参与尊严治疗的患者、治疗师和转录者必须说同一种语言,无沟通交流障碍。

2. 排除标准

（1）对于病情过于严重、预计生存期不超过两周（通常用于完成整个干预所需时间）的患者,在正常情况下,不应实施尊严疗法。

（2）将患者排除尊严疗法的最重要原因之一是认知能力受损,因其限制了患者提供有意义与具有反思性回应的能力。

（二）向患者介绍尊严疗法

向患者介绍尊严疗法时,语气应该是非正式的,形式采用交谈式。典型的尊严疗法介绍如下:"张女士,您好! 听说您对尊严疗法感兴趣,我觉得我应该过来拜访一下您,向您介绍一下这种疗法,并回答您提出的问题。尊严疗法是谈话疗法,专门设计用来帮助那些面临重大健康挑战的人们。一些已经完成的尊严疗法的研究表明,它可以帮助人们应对和改善自我感觉以及自身情况,甚至提高他们的生活质量。它对患者家属也有很大帮助。尊严疗法通常只需要一次面谈,有时候是两次。它给人们一个机会去谈论那些对他们来说最重要的事情,那些他们想与亲近人分享的事,以及那些他们觉得必须说出和想要说出的事。这些对话会被录音、转换为文字并编辑,最后返回给您的是一份打印出来的纸。"大多数参与者觉得这种体验很有意义,他们知道该文件将会给他们保留,而且他们可以与自己在乎的人分享,这给了他们很大的安慰。

（三）回答患者提出的任何问题

患者可能会提出一些问题,每个问题都必须进行确认,且进行适当地解答,对问题的回应可促进建立出一种舒适感与信任感。一些常见的问题与回答的原则:

1. 有哪些问题需要我回答的 可告知患者不会有任何问题是必须回答的,尽量使患者能够自由地谈论想谈论的事情。如果碰巧一些不愿谈论的事情可以选择跳过不谈,打消患者的顾虑,敞开心扉。

2. 你会问我什么问题 尊严疗法有一份既定的问题提纲,这份提纲可以提前提供给患者,以便患者有时间去充分考虑是否愿意或如何回答其中的问题,同时可以思考是否遗漏了一些想要借此机会谈论的话题。

3. 如果我感觉累了或开始感到身体极为不适以致无法继续,该怎么办 请患者放心,如果累了或需要休息,只要说一句,我们就会停下来。在实施过程中也会定期地询问患者是否需要休息或想要休息。同样,治疗时间完全决于患者的体力。

4. 为什么必须录音?如果我对录音机感觉不适应该怎么办? 向患者解释,录音对我们很重要,这样我们才能记录下谈话内容,然后利用记录的内容建立文本文档,患者可以与生命中重要的人一起分享该文档。并向患者保证录音不会侵犯患者的隐私,更不会作为他用。

5. 尊严疗法只是提供给濒死的患者吗?这就是您让我参与的原因吗? 向患者解释尊严疗法最初是为接受姑息治疗的患者开发的。我们无法预测患者的病情或身体状况会如何发展,但无论是临近生命终点还是情况好一些的患者,谈论尊严疗法中的问题通常都会给人带来安慰。

6. 我并没有很特别的人生故事可供叙述,我的人生并不是非常有趣 每个叙事者本身的故事都是独特的。没有两种人生是完全一样的,也没有两个故事是完全一样的。甚至是被患者描述为"普通"或"无趣"的人生都是独一无二的;这些人生故事只有自己能够叙述,包括医生、律师、农民、家庭主妇、农场主、艺术家、工人、记者、商业大亨,并没有一个简单的方法来概括哪类人认为尊严疗法是有帮助的。如果尊严疗法的点子听起来很吸引人,很有意义,您应该尝试一下。

(四)提供尊严疗法问题提纲

给患者一份尊严疗法问题提纲可以达到多种目的。它能够给患者提供一个更清晰的有关治疗内容的描述,使得治疗流程明朗化。它可以让患者有时间来思考这些问题,权衡如何回答问题。尊严疗法的问题提纲是基于尊严模型衍生出来的问题组成,每一个问题都是为了引出患者人格的特点,提供一个自我肯定的机会,帮助患者重新寻回自我,保持自己的人生意义与价值。尊严疗法更多的是引导患者,而非简单地依次罗列这些问题。

1. 重要回忆 回想一下您的过去,哪部分您记忆最深刻或者您认为最重要?您觉得什么时候活得最充实?

2. 关于自我 有哪些关于您自己特别的事情想让家人了解或记住?

3. 人生角色 您人生中承担过哪些重要角色(例如家庭、职业或社会角色)?为什么这些角色是重要的?在这些角色中,您都做了什么?

4. 个人成就 您这一生中最大的成就是什么?最令您感到自豪的是什么?

5. 特定事情 有什么特别的事情您想要告诉您爱的人吗?有哪些事您想和他们再说一次?

6. 期望祝愿 您对您爱的人有什么期望或祝愿吗?

7. 经验之谈 您有哪些人生经验想告诉别人吗?您有什么建议和忠告想告诉您的子女、配偶、父母或其他您关心的人?

8. 教导嘱咐 您对家人有什么特殊叮嘱,以便于他们过好以后的生活?

(五)收集患者信息

在进行尊严疗法前应了解的基本信息包括患者姓名、年龄、他们希望的称呼、婚姻状况、同居人和住处、是否有子女或孙辈(包括他们的名字和年龄)。此外,询问患者的职业和当前的就业状况也有助于治疗。治疗师还需要了解患者的病程、疾病的性质,以及他们对疾病严重程度的理解。这些信息提供了一个无形的框架。病例中张女士本人是一名高级会计师,女儿正在面临着复读后的高考。患病以前,张女士是一位掌控力很强的妈妈,家里家外一把手,夫妻关系和谐,母慈子孝,张女士表示很怀念一家人在一起的快乐时光,并表示希望丈夫和女儿能够将这些美好的回忆一直记在心里,能够给家人留下一些念想。

（六）预约尊严疗法

将尊严疗法介绍给患者,回答患者的问题,且患者同意参与治疗后,应尽快预约治疗时间,理想时间范围是在 1~3d 内。及时跟进整个尊严疗法的进程是很重要的,它体现了尊严疗法即时性的特点,并向患者传达了一个重要的信息,即患者所述的内容是极为重要的,治疗师会迅速捕捉患者最重要的想法和言语。当然,最终应根据每个患者的需要与愿望来灵活掌握。

（七）实施尊严疗法

1. 安排治疗环境 在初步会面结束时需要确定尊严疗法的程序。在实际进行尊严治疗时,试图尽可能最大化地保证患者的隐私和舒适。尊严疗法通常在 1h 内完成,在此期间尽量减少探视,关闭电视或收音机,以尽量减少干扰。可以选择办公室或会议室,如果有必要,可以在患者床旁把围帘拉上,治疗时尽可能接近患者,这样更容易交谈,建立一种亲密感和隐私感。在尊严疗法开始之前应确保患者尽可能舒适,提供饮料,并在手边准备面巾纸。

2. 录音机 使用一台优质的录音机,在会话之前,保证录音机正常工作。因为患者身体虚弱,如果录音机出故障,可能没有第二次机会。有些患者可能会对自己的想法转换为语言而感到惊恐,因为他们知道什么都会被记录下来。为了消除患者的焦虑,可提醒患者会谈会被录音,然后转录为文本,他们可以对文本进行修改,可以添加或删除任何信息。患者知道治疗师将负责把记录的访谈转换为最终的传承文档并征求自己的同意时,患者往往会觉得更加慰藉。

3. 尊严治疗师的角色 一名优秀的治疗师,不应该简单地给患者读问题,并被动等他们回应,有些患者在治疗中完全不知所措,不知道如何总结他们是怎样的人,或表达他们想说的。打个比方,这个过程类似伴随着探索的人,不确定要走哪条路,治疗师的作用是通过积极的倾听,确保患者不迷路,并成功到达目的地。治疗师应该是富有同情心的倾听者,让患者感觉到他们是谁,他们说的话很重要。在治疗师与患者的关系中,这种精神的关怀和支持,接受和公正是尊严疗法成功的基础。

（八）传承文档

尊严疗法的一个重要方面是创建传承文档。该文档始于尊严治疗师与患者沟通过程中逐字逐句地录音文本。有时候它是一个非常散漫的文档,伴随着各种意料之中的停顿与再开始,以及一些杂乱或者不连贯的内容;知道如何处理以上问题是文档编辑任务的一部分。文档编辑还要求患者加入,以纠正其中的错误,并确保文件的最终版本令其满意。高效、敏锐、谦敬的文档编辑可以将一段疑惑的对话转变为一个纯朴的故事。

1. 转录访谈录音 转录文档中常常包含着爱、遗憾、痛苦、渴望和忧伤的文字,本质上这是人类经历的全景。逐字逐句地转录通常要花费实际谈话时间的 2~3 倍来完成。转录员必须理解时效性的重要性,这项任务必须在 1~3d 之内完成。

2. 编辑逐字转录文档 编辑者需要富有责任感和尊重感,理想的编辑者是尊严疗法的采访者,实际编辑工作包含四个任务:整理记录、澄清记录、纠正时间顺序及找到合适的结尾。

三、注意事项

（一）治疗师角色

1. 治疗师向患者介绍尊严疗法时用语需谨慎，绝对不能假设患者已经了解疾病预后情况。所以，在介绍尊严疗法时避免直接应用"终末期""临死""死亡"和"濒死"等词语。

2. 治疗师在治疗过程中需要高度参与，做一个积极的聆听者。

3. 任何时候，对任何患者，在任何情况下，治疗师都必须保持尊重肯定的立场。

（二）治疗细节

1. 疾病终末期患者一般没有足够的精力和主观能动性去完好地组织自己的回答，治疗师则需要把握开放式问题（问题提纲）和细节性问题（探索细节信息的提问）的平衡。一般来说，越虚弱的患者，需要越多的细节性提问。

2. 允许患者保留那些使得内心极度脆弱的回忆，因为有些故事说出来可能太痛苦。

（罗志芹）

第十四章　常用心理护理技能

第一节　认知疗法

导学案例

　　李某,男性,55 岁,肝硬化晚期,疼痛等躯体症状得到控制。近一周以来,情绪低落,悲观失望,感觉活着没意思,睡不好。病房申请心理会诊,咨询师到病房探访患者,他对咨询师说:"我这些天都没有睡好,我认为人一定要睡足 8h 才有精神,我担心我没睡好会神经崩溃的,我没办法活下去了。"

　　请思考:

　　(1)患者存在哪些心理问题?

　　(2)有哪些方法能改善患者的睡眠状态?

　　(3)你如何运用认知疗法为患者进行心理护理?

一、概念

　　认知疗法由亚伦·贝克(Aaron T. Beck)在 20 世纪 60 年代初期创立,最初是一种定期的、短期的、针对抑郁症的现实取向的心理治疗方法。这种方法直接解决当前的问题,并修正功能不良的想法和行为。认知疗法强调的是心理的作用,尤其是认知因素对情绪和行为的决定作用,具体来讲就是强调想法的重要作用,它是刺激和反应之间的中介变量。认知疗法通过改变思维或信念和行为的方法来改变患者的歪曲认知,达到消除不良情绪和行为。经过数十年探索和发展,认知治疗吸取了行为科学的理论和分析性心理治疗的技术而日趋完善和系统化。

二、治疗要点

1. **发展治疗关系**　在第一次与患者接触时与患者建立基本的信任与默契是十分重要的,为了完成此目标,需要向患者展示良好的咨询技能,与患者分享概念化和治疗计划,与患者一起做决定,向患者寻求反馈,使用不同的方法,帮助患者减轻痛苦。

2. **制订治疗计划与会谈结构**　可以通过向患者解释整个会谈的结构,然后按照结构进行治疗,从而使得患者对治疗的理解最大化。

3. **识别功能不良认知并对其做出反应**　可以通过引导式发现和行为实验帮助患者评估其想法。

4. **强调积极的方面**　大多数患者尤其是抑郁患者,倾向于过度关注负面信息,为了抵抗这种特征,需要持续不断地帮助患者注意积极的方面。

5. **在会谈之间促进认知和行为的改变(家庭作业)**　帮助患者评估在未来一周可能遇到的负性自动思维,并做出应对;帮助患者制订在未来一周可能会遇到的问题的解决方案,并执行;教会患者在未来一周可以进行练习的新技能。

三、实施要点

（一）治疗前的准备

1. **自我介绍**　要尊重患者,首先征询患者希望被如何称呼,再向患者介绍自己,也可以介绍一些自己的专业背景,这可以减少距离感使患者感到更舒适,有利于建立良好的治疗关系。

2. **简单介绍会谈的框架**　向患者介绍会谈包含的大致内容,并讨论保密事宜,在此过程中要尊重患者的问题和关注的事件,让治疗关系有个好的开始。

3. **评估**　通过访谈、问卷和行为评估在内的评估工具来收集患者的信息,包括人口统计学资料、问题呈现、家庭背景、个人成长史、精神状况。

4. **个案概念化和制订治疗计划**　在评估和治疗之间一个关键步骤是个案概念化,这是所有治疗师都必须学习的一项重要技能,只有通过个案概念化,治疗师才能依照认知－行为模型提出假说,以理解患者的具体问题,并且将会贯穿治疗的全过程,起到指导性的作用。在个案概念化完成之后,治疗师要制订出治疗计划,将治疗目标加以明确。治疗师要时刻注意个案概念化是一个不断演进的过程,必须不断对个案的进展状况进行评估,并调整治疗计划以更好地适应患者的情况。

5. **向患者提供反馈**　反馈会谈包括:

（1）回顾患者的优势。

（2）回顾患者的问题并对符合这些问题的诊断做出解释。

（3）分享并讨论个案概念化。

（4）推荐治疗方法。

（二）治疗阶段

治疗阶段采用的典型议程:心境检查;制订议程;获取患者的最新消息;回顾家庭作业;

安排各项议程的优先顺序;治疗师针对一个具体问题的情境教授患者认知行为治疗技巧;进行后续讨论并共同设置相关的家庭作业;提供或者引导患者进行总结;回顾新布置的家庭作业;引导患者进行反馈。

1. 与患者一起核查近1周的情况　治疗师和患者应该简单地回顾一下患者出现的问题,询问患者在评估之后有没有发生什么变化。

2. 与患者共同制订会谈议程　告知患者治疗过程会带来什么,这可以设置一次会谈的治疗过程,也可以设置整个治疗过程的治疗议程。

3. 回顾作业。

4. 根据治疗计划实施主要的会谈内容　大多数治疗师会首先进行心理教育,将一些关于问题的本质以及对其最有效的治疗方法的知识传授给患者。

5. 布置新的作业　通常基于会谈的主要内容。

6. 与患者一起总结本次会谈　询问患者学到了什么。

7. 与患者一起进行核查　是否存在疑问、担忧或其他需要探讨的问题。

（三）治疗结束阶段

治疗结束阶段一旦患者症状减轻,并且掌握了基本的技能,可以取得患者同意配合逐步减少治疗,以帮助患者做好准备结束治疗,并应对从治疗开始到最后的强化治疗期间可能出现的复发情况。

1. 确保患者知道认知行为治疗（cognitive behavior therapy,CBT）的核心技术及其运用　将患者当前的状况和开始时的评估结果进行比较,使患者发现自己在治疗中所起的作用,并且认识到他们能够继续在今后的生活中独立发挥作用,成为自己的治疗师。

2. 帮助患者设定未来目标　设定一个可行的完成目标的时间表,治疗师还要与患者一起讨论每个目标如何完成,从而帮助患者保持并扩展自己在治疗中的收获。

3. 讨论如何应对症状复发　问题确实会重复出现,最好的办法就是让患者对这些问题的出现做好准备,并将之正常化。患者要明白这些问题意味着他们有机会练习在治疗中学到的技能,也可以在治疗结束前与患者一起制作一张汇总表,将患者学到的技术都列出来,日后遇到问题就可以看看汇总表,以助于想起在 CBT 中学到的技术。

四、治疗技巧

1. 识别自动思维

（1）识别心境转换:在认知行为治疗的早期,治疗师需要帮助患者理解自动思维的概念,当患者表现出引起强烈情绪反应的自动思维时,一个很好的规则就是把任何情绪表现看作出现自动思维的信号。机敏的治疗师会利用这些心境转移帮助揭示突出的自动思维,教给患者基本的认知 – 行为模式。

（2）心理教育:我们通常在治疗开始时对自动思维的本质和它们怎么影响情绪和思维做一个简单解释。紧随着,治疗中已揭示的心境转换的识别或特定意识流的叙述进行这些解释可能作用很好。心理教育的方法有:

1）组织小课。

2）在治疗中写下练习内容。

3）使用治疗笔记。

4）推荐阅读。

5）使用计算机辅助认知行为治疗。

（3）引导性发现：引导性发现是治疗中识别自动思维最常使用的技术。以下是处理自动思维的引导性发现中的一些技巧。

1）引发情绪的询问路线，像悲伤、焦虑或愤怒这样的情绪对患者来说是比较重要的主题的标志。

2）明确对自动思维的探询总是在针对一个被清楚定义的或难忘的情境时取得较好效果，特定情境的例子可以引出重要的自动思维的发现。

3）关注近期而非很久以前的事件。

4）单路线单一主题询问。

5）深入。

6）使用共情技术。

7）依靠个案概念化引导。

（4）记录思维：在纸上（或在计算机上）写下自动思维是一种最有帮助、最常使用的认知行为治疗技术。记录的过程将患者的注意力引向重要认知，提供练习识别自动思维的系统性方法，激发对思维模式正确性的咨询感。查看写下的想法常常使得患者自发地想要修改或校正适应不良认知。

（5）意象练习：当人们在阐述他们的自动思维遇到困难时，意象练习可以起到很好的效果。这个技术包括帮助患者在他们的想象中重新体验重要事件，获得事件发生时他们的思想和感受。通常通过提问或问题重新引起事件的回忆来帮助设定这一阶段。增强意象作用的策略：

1）解释这种方法。

2）使用支持性和鼓励性声调。

3）建议患者试着记起在事件之前他或她在想什么。

4）提出问题促进关于事件发生的回忆。

5）当描述情境时，用激发性问题强化那些画面，帮助患者更深地记起自动思维。

（6）角色扮演：包括治疗师扮演患者生活中的某一个人，角色也可以倒过来，然后尝试模仿能引起自动思维的互动。当决定使用这一方法时，需要考虑治疗性关系的含义和患者与治疗师之间的界限。

（7）使用检查清单：研究最广泛的自动思维检查清单是霍伦和肯达尔（1980）的自动思维问卷（automatic thoughts questionaire，ATQ）。

2. 校正自动思维

（1）苏格拉底式询问：苏格拉底式询问过程是改变不良性思想的认知干预的主要方法。关键特征：

1）询问问题找到改变的机会。

2）询问得到结果的问题。

3）询问使患者进入学习过程的问题。

4）提出的问题应当对患者有益。

5）避免引导性询问。

6）节省多重选择性提问。

（2）记录思维改变：内容包括情境、自动思维、情绪、合理反应结果。通常建议患者通过规律的家庭作业完成记录思维改变，并把这些记录带到治疗会谈中，有时患者能用他们的记录思维改变做出想法的本质性改变。

（3）引出合理选择：治疗师应该试着帮助患者以可能的最理性的方法看待情境，并设计出适应的方法去应对。引出理性选择的方法：

1）尽可能地放开思想。

2）像过去的你一样去思考。

3）头脑风暴。

4）向他人学习。

（4）识别认知错误：通常在治疗会谈中出现明显的逻辑歪曲的例子时，简洁地解释认知错误，然后布置家庭作业，更进一步地学习这个过程。对任何认知错误的识别能帮助他们更合理地思考和更好地应对他们的问题。

（5）验证：验证是校正自动思维的一种强有力的方法，包括列出反对自动思维或其他认知真实性的证据，评估这些证据，然后改变这些思想使之与新发现的证据一致。

（6）去灾难化：去灾难化程序是治疗师帮助患者应对害怕情境的出现，也可以帮助患者建立处理害怕局面的自信心。

（7）重归因：通过对概念的简洁解释及在纸上画图阐述归因的维度，开始讲授归因，然后提问促使患者探索并有可能改变他或她的归因方式。能用于校正归因的一个技术是要求患者灵活地考虑负性结果的各种可能有利因素。

（8）认知演练：认知演练通常在患者已经做过改变自动思维的其他基本方法之后介绍。其要求患者采取的步骤：

1）预先考虑情境。

2）识别可能的自动思维和行为。

3）用记录思维改变或其他认知行为治疗干预校正自动思维。

4）在你的脑海里演练思维和行为的更适应性的方法。

5）实施新的策略。

（9）使用应对卡片：应对卡片的使用可以帮助患者练习在治疗会谈中学到的关键的认知行为治疗干预。帮助患者写出有效的应对卡片的技巧有：

1）选择患者认为重要的情形。

2）制订以完成应对卡片为目标的干预计划。

3）评估患者是否准备好实施应对卡片的策略。

4）要明确地确定某种情形或处理问题时要采取的步骤。

5）把指导归纳为要点。

6）要实用。

7）提议在真实生活中经常使用应对卡片。

3. 识别图式

（1）运用多种询问技巧：图式（schema）不是显而易见的，也并非通过标准化的询问就可以显露。因此要对患者即将暴露的核心信念形成假设,然后治疗师就可以针对假定的图式来组织提问。箭头向下技术是用于揭示图式的常用方法之一,利用一系列问题逐渐挖掘更深层次的思想。

(2)实施心理教育:典型的做法是将心理教育同时运用到上述的询问技术中,也会推荐一些读物或其他有教育性的经验来帮助患者学习和认识他们的图式。此外计算机辅助的认知行为治疗对于教育患者的认知尤其有用,因为它利用启发性的多媒体学习体验来指明通向深层认知的道路。

(3)确定自动思维模式:从自动思维模式中发现图式的方法。

1)在治疗阶段找出一个主题。

2)在治疗阶段回顾思维记录。

3)布置检查思维记录的作业。

4)检查自动思维的书面清单。

(4)对过去的生活进行回顾:图式是由生活经历而形成的,因此让患者回顾成长中可能促使其形成不适应的或适应性信念的事件是揭示基本信念的一个有效方法,它着重于已涉及的热点话题包括人际关系、生活事件或环境因素,而非整个成长过程。以下问题能帮助患者更有效地回忆:

1)有影响力的人物。

2)从这些经历中形成的核心信念。

3)兴趣、工作、精神疗法运动和其他重要的活动。

4)文化和社会的影响。

5)教育、学识及自学。

6)转变经历的可能性。

(5)利用图式清单:多种类型的图式列表可以提示患者,帮助他们认识到可能导致他们陷入困境或建立自尊的信念。常用的工具包括《功能失调态度量表》和《杨氏图式问卷》等。

(6)保存个人思维图式清单:将治疗过程以及家庭作业中学到的东西记录下来,对复习和有效利用认知行为治疗的概念是一个重要的步骤,一份个体化的思维模式清单是一种有效的方法,用来记录、保存和巩固关于适应性和不适应性的核心信念方面所获得的知识。

4. 矫正图式

(1)苏格拉底问答法:苏格拉底式提问运用得当的话,常常可以帮助患者发现其核心信念中的矛盾之处,体会到图式对情绪和行为的影响,从而开始转变。

(2)考查证据:考查图式的证据与考察自动思维的相似,但由于不适应的核心信念长期存在,并且实际的负性结果、批评、不良的人际关系或创伤等因素往往会增加其强度,因此患者可能会找出大量证据来证实这些信念的正确性。这时治疗师要帮助他们重新解释负性生活事件,找出尽可能多的与其信念相反的证据,努力校正其行为,使患者在将来获得更多的成功。

(3)列出优点和缺点:很多信念是具有两面性的,引导患者记录下图式的优点和缺点,接着利用这些记录进行分析,思考如何使图式更具适应性,最后布置和完成家庭作业,来练习新的行为方式。比较图式的优缺点能够激发患者想改变的念头并得到一些修正其核心信念的好主意。

（4）利用思维的连续性：当图式以肯定的语气表达时，患者可能极端消极地看待自己，这时认知连续性技术可以帮助患者更全面地思考，使其思想变得恰当。

（5）产生可替代的图式：头脑风暴法对产生替代的图式并改变根深蒂固的思想是非常有用的。也可以关注其图式的表达方式，指出图式中绝对化的语气，帮助患者使用一些不是很极端的词汇，也可以帮助患者利用假设性的表达方式做出改变，让患者明白刻板的假设式信念是具有约束和限制性的，这样可以促使他们发展更灵活地思维方式。

（6）进行认知和行为的演练：制订一份新的或矫正的图式的计划，在治疗期间可以使用意象法来演练计划，制订克服困难的应对策略，并写下修改后的计划，同时布置家庭作业，让患者可以在真实环境里练习新的核心信念和适应性行为，在下一个阶段中回顾上一次家庭作业的成果，必要时对计划进行调整。在帮助患者校正图式的过程中，要牢记"练习、练习、再练习"的策略。

五、注意事项

1. 要使认知行为疗法起作用，患者必须认可这种方法并愿意参与到这种疗法的核心技术中。

2. 遇到治疗关系中的困难时，如果患者不愿意敞开自己，最好的办法就是直接提问，但要以共情的方式问；对于说得过多的患者，治疗师应直接询问并试图发现为什么患者不能做到简洁。

3. 认知行为疗法也不是对所有患者有效。

4. 有效的认知行为治疗也常常有副作用 副作用主要表现在两方面，一是现有问题恶化，例如患者绝望等；二是出现新问题，如患者变得依赖治疗师。

知识链接

叙事心理治疗

叙事心理治疗（narrative psychotherapy）是指治疗者通过倾听他人的故事，运用适当的方法，帮助当事人找出遗漏片段，使问题外化，从而引导来访者重构积极故事，以唤起当事人发生改变的内在力量的过程。它是叙事理论和后现代主义思潮与临床心理学的结合。叙事心理治疗从根本上不同于现代心理学领域中的心理治疗，它是对现代心理治疗模式的解构，它是一种富有后现代主义精神且真正"以人为本"的后现代心理疗法。

叙事心理治疗的过程就是通过叙说，在情节结构中换掉占主导地位的那些事件，以另一个情节结构取而代之，使在新的情节结构中那些曾占主要地位的事件处于附属地位。叙事治疗通过外化问题的方式将人与问题分开，认为问题是"有问题的叙说"所造成的。与传统心理治疗不同，叙事治疗不去了解问题是什么以及问题发展变化的病理机制，而是通过寻找例外事件，了解"故事中的闪亮事件"，引导当事人重构并正确地转换对问题意义的认识，从而引导来访者往真正改变的方向发展。

（叶 沙）

第二节　接纳承诺疗法

导学案例

李先生,33岁,主诉腹部胀痛伴肛门排气排便减少15d。以直肠癌伴不完全肠梗阻收入院,1年前因胃癌于外院手术治疗,术后进行了放、化疗。现由于病情加重行乙状结肠造瘘术。小伙子很年轻,瘦小,沉默不语,表情一直都很痛苦,从入院到现在只有他的父亲在陪床。

在病史采集中,从他父亲那得知他家中有一双儿女,女儿5岁,儿子2岁半,妻子在他患了胃癌后与他离婚并改嫁,他与年迈父母一同抚养两个孩子。自从生病手术后身体原因一直没有工作,现在生病住院,母亲在家带两个孩子,父亲一人在医院照顾他,他是家中的独子。由于病情加重,手术方案最终定为"结肠造瘘术",当得知病情后,李先生情绪更加低落了,认为其是家里的累赘,每天躺在床上不愿意下床活动,并很抗拒和人说话。

请思考:

(1)结合接纳承诺疗法的病理机制,分析患者目前主要的心理问题有哪些?

(2)面对李先生情绪极度低落且拒绝交流的情况,该怎么开启话题或者为其提供帮助?

(3)在实施接纳承诺疗法时,需要掌握哪些技巧?

(4)实施接纳承诺疗法时有哪些注意事项?

一、概念

接纳承诺疗法(acceptance and commitment therapy,ACT)是认知行为疗法"第三浪潮"中最具有代表性的经验性行为治疗方法,由美国内华达大学临床心理学教授及其同事于20世纪末创立,目前正迅速成为全国最流行的心理疗法之一。其以功能性语境主义(functional contextualism)为哲学取向,以关系框架理论(relational frame theory,RFT)为理论基础,也称语境认知行为疗法(contextual cognitive behavioral therapy,CCBT)。ACT的治疗(病理)过程都为六边形的Hexaflex模型,分别以心理灵活性和心理僵化为核心(图4-14-2-1)。患者产生心理问题的主要机制包括认知融合、经验性回避、概念化自我、概念化过去与恐惧化未来的主导、缺乏明确的价值和不动、冲动或回避六个方面,与之相对应,ACT的主要治疗过程包括认知解离、接纳、以己为景、活在当下、价值导向和承诺行动六大过程。

较传统认知行为疗法注重发现、反思与修正负面认知、情绪与信念不同,ACT更注重与问题之间的关系,如何不受其打扰,根据人生价值采取相应行动。ACT已经被证实在缓解慢性疼痛、减轻焦虑、抑郁情绪与心理痛苦等方面有较好效果,旨在综合灵活多样的治疗技术,帮助疾病晚期患者增强心理灵活性,厘清生命的价值和意义,根据价值观在生命末期采取相应的行动,对缓解生命末期患者身心痛苦具有重要意义,是安宁疗护心理护理中不可忽视的治疗方法,ACT 的治疗过程见图 4-14-2-1。

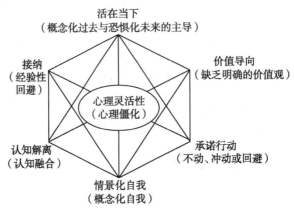

图 4-14-2-1　ACT 的治疗过程

二、实施要点

(一)摄入性谈话

通过摄入性谈话进行治疗前访谈,收集患者资料,进行评估。收集疾病晚期患者详细的病历资料及社会背景资料,建立良好的咨询关系,填写评估量表,完成一些特殊测试(例如心理健康状况的测试等)。填写知情同意书或签署治疗协议,与患者及家属共同讨论初步的治疗目标、治疗次数、治疗频率等。当患者拒绝交谈时,可以向周围人(医务人员或心理咨询师等)进行求助。如果时间允许还可以加简单的体验性练习,如正念吃葡萄干等。

(二)创造性无望

1. 理解创造性无望的意义　通俗地说就是挑战常用的情绪控制策略。当患者意识到生命的逝去无法挽回时,可能会陷入沮丧、抑郁、失能的恶性循环,压抑内心感受。而个体越尽力控制感受,就越会被负性情绪所困扰,难以觉察到生命的价值和意义。创造性无望的目的是增加对情绪控制策略的觉知,体验控制情绪是无效的,以及探索其无效的原因。

2. 认识创造性无望的方法　在这个阶段可以和患者探讨,在此之前为了控制失落、无望、悲观等感受,都付出了什么努力?生活是否变得更美好?让其自身领悟行动的无效性,这将为患者接纳另外一种策略来改变当前的生活状态埋下伏笔。在这个过程主要围绕这三个问题进行(你曾经试过哪些方法?这些方法的效果如何?这些方法让你付出了什么代价?)。

3. 选择性决定是否接受创造性无望　在 ACT 干预中,患者可以选择性决定是否接受创造性无望干预。当患者过度依赖于情绪控制策略时(例如暴饮暴食、狂购物等),创造性无望就可以发挥最大的价值。但是在干预过程中,既不能将自己的价值观强加给患者,更不能改观患者认为其他情绪控制策略是无效。这些控制策略是否使生活变得丰富,最终还需要患者根据自己亲身体验来判断。

（三）认知解离

1. 认识融合与认知解离 认知融合是指罹患不可治愈疾病的个体陷入自身的想法之中，且行为受到其控制与支配的状态。解离是指疾病晚期患者的行为可以目睹想法的行迹，并独立于想法存在。换句话说，解离就是从外面看想法而不是从想法里往外看；关注想法而不是被想法所支配。在这个阶段，当患者感觉想法阻碍自己过上有意义的生活时，提醒患者要注意的是，自身的行为其实是可以脱离想法而存在的。

2. 品味解离 通过带领患者体验解离技术（例如唱歌和滑稽的声音、铁钦纳式重复、冥想等）来品味解离。

3. 强调解离 使用"随它去吧"等隐喻故事强调解离，并澄清对解离的误解（解离的目的不是要摆脱不想要的想法并获得更好的体验感；而是减少无益的认知对行为的影响，并促进活在当下，专注于体验和过上正念的有价值的生活）。

4. 总结 当行为越与想法融合，行为就会变得越僵化。因此，不必纠结想法的好坏，唯一可以做的就是询问患者："当你紧紧握住想法时，是否能帮助你过上你想要的生活？"

（四）接纳

1. 接纳的定义 接纳是指患者不受正性或负性的想法和感受的支配，对它们保持开放、顺其自然的态度，并允许它们按照本来的样子存在。患者处在生命末期，遭受各种不适的困扰，承受巨大的身心痛苦，负性情绪与认知伴随而来。接纳并非致力于消除负性情绪，而是采取开放的、不设防的心理状态，与负性体验进行亲密接触，从而为采取有价值的行动打基础。

2. 接纳的误区 在 ACT 视角下的接纳并不意味着对生命无能为力、悲天悯人、自怨自艾，也不去强调"咬紧牙关，并忍受它"，甚至是尝试喜欢它。接纳是平等的，不存在任何取悦、抵触或对抗的情绪，只要让想法和感受在此时此刻按其本来的状态存在。

3. 接纳工具包 在练习接纳的过程中，主要由观察、呼吸、扩展、允许、具体化、正常化、自我同情和扩展觉察八种不同的技术构建而成。

4. 增强接纳 可以通过以下两个练习：一是允许你的感受按照本来的样子存在，不要试图改变或者控制它们；二是如果出现了一种难受的感受，如焦虑或者癌痛，仅仅承受这种感受，默默地对自己说"这是焦虑的感受"或者"这是癌痛的感受"来增强接纳。

5. 总结 接纳就是能为个体所有愉悦或痛苦的体验（包括想法、记忆、感情、冲动和觉知）积极主动地腾出空间的过程。接纳和认知解离并非形同陌路，而是如影随形。一旦与个人体验进行直接接触，并注意到自身的想法，并允许它们按照本来的样子存在时，真正地接纳就开始了。

（五）活在当下

1. 活在当下的定义 活在当下是指个体对此时此刻内部与外部环境进行灵活关注，做到不迷失在想法中，并对其全然意识。在这个过程中，终末期患者往往会过于纠结或沉湎过去，期盼或焦虑未来，导致行事冲动或者盲目，并容易与当下的体验脱离。这时需要时刻提醒患者将注意力集中在此时此刻正发生的事情上，关注内部与外部世界，以提升当下意识。另一方面，为了提高患者的效能感和满足感，要准确把握此刻正在发生的事情，根据收集的信息决定患者是改变行为还是坚持行为。

2. 正念练习 运用正念呼吸、手部正念、正念吃葡萄干等正念练习让患者保持活在当下。

3. 总结 正念练习的主要目的就是让患者充分地接触当下，并贯穿于 ACT 治疗每一个过程,具有至关重要的作用。活在当下也与认知解离和接纳相互交融,因为解离或接纳的开端就是要注意和体验想法的存在。当越能与当下的情景和体验充分接触产生共鸣时,就越可能有效地采取行动,让生活变得更加充实。

（六）以己为景

1. 以己为景的定义　以己为景不是一种想法或者感受,而是一种可以观察想法和情绪的"视角",是一个想法和感受可以在其中移动的"空间"。以己为景,通俗地说是"全然觉知"或者"对自我意识的意识"。以己为景是一个可以观察体验,而不是被体验所困的"地方"。当生命末期患者出现以下四种情况:

（1）患者依附概念化自我过深,需要认知解离时。

（2）患者需要空间来促进有意识的选择和有效的行为时。

（3）患者害怕被自己的内在体验伤害而需要促进接纳时。

（4）需要患者区分:概念化自我、经验性自我、观察性自我时,都可以通过不间断的正念练习体验到以己为景的感觉,让患者停止逃避痛苦,帮助患者找到一个内心的港湾。

2. 练习以己为景　练习以己为景的目的是进一步促进解离和接纳。以己为景的练习可以和正念练习结合在一起,使用"观看舞台剧"作为指导语,以促进解离和接纳。例如,生活就像一场舞台剧,舞台上是你所有的想法、感觉（结合正念呼吸）,所有你看到（结合手部正念）、听到、触到、尝到（结合正念吃葡萄干）以及闻到的一切。此时以己为景就是坐在观众席位观看整个舞台剧的你,你可以聚焦舞台上的每个细节或者纵观整个舞台。

3. 总结　与活在当下一样,以己为景贯穿在所有的正念练习和实践中。它其实不是一个真正的"自我",它是一个可以观察到或注意到一切的地点、角度或心理空间。在对晚期病患进行 ACT 的干预过程中,以己为景常被外化,以增强解离和接纳,并体会一种超然的自我意识。

（七）澄清价值

1. 价值的定义　价值是关于生活、学习、工作中所追求的、想要信奉的物质或意识,它是指引和激励前行的指导性原则。生命末期患者会出现回避、默然等行为动机匮乏的表现。可以帮助患者与价值建立联结,从内部心理世界寻找突破口,澄清价值,如通过完成价值清单,患者更加明白在生命最后阶段真正在乎的是什么,真正想做的是什么,能够利用价值不断激励和指导行为。

2. 澄清价值　澄清价值的五个关键点如下:

（1）区别价值和目标:价值就像贯穿生命中的方向（像指南针）,目标则是在生命过程中想要获得的或者完成的事物。

（2）价值永远不需要被证明是合理的,但是可能需要求证所取的行动是否合理。

（3）价值常常需要在行动时进行排序。

（4）需要意识到价值并与之建立联结,但并不是与之融合。

（5）明白价值是可以自由选择的。

3. 总结　从技术层面说,价值是行动中期望表现出的全部特征;用隐喻的话说,价值就像指南针,给予了一个前进的方向,并保证我们沿这个轨道前进。在澄清价值过程中,价值不仅容易和目标混淆,而且价值又会在解离和接纳之间徘徊。

（八）承诺行动

1. 承诺行动的定义　承诺行动意味着在价值的指引下,采取有效的行为提升生活的丰富度、满足感和意义感,使患者过上有价值的生活。当患者需要将价值转化为有效的行动时,一方面通过价值来设定目标,并将其分解为具体的行动;另一方面需要帮助患者辨认行动中的阻碍,并采用 ACT 其他六大核心过程的策略克服困难,以达到最终目的。如患者通过"我的五个愿望"清单来决定在临终阶段是否接受积极的生命支持治疗,并签订生前预嘱,并识别行为过程中可能的阻碍(家人的不理解、传统孝道观的影响等),并克服困难,选择有尊严地离世。

2. 承诺行动的步骤 承诺行动的四个步骤:一是选择一个最想改变的生活领域;二是在该领域选择最想追求的价值;三是以价值为导向发展目标;四是采取正念的行动。

3. 总结 承诺行动是在价值导向下采取持续的行动。在现实生活中,对于身患难以治愈伤病的患者而言,其行为很难做到几乎不受心理障碍的干扰,需要帮助其建立与价值的联系,并制订指引他们继续前行的、与价值一致的目标。承诺行动并不意味着迫切、完美地实现所有的目标,它代表对有价值的生活做出承诺,尽管生命行将结束,也将不断地朝着既定的价值方向前进。

三、注意事项

(一)全面收集资料

生命晚期患者躯体症状多样、心理反应复杂、影响患者身心状况的因素包含多个维度,需要全面地收集患者的资料。因此,在首次咨询时,患者资料的收集除了疾病及治疗相关资料,患者创伤的经历、家庭亲密关系情况、社会背景资料也非常重要,因为这可能会直接影响到后续咨询信任关系的建立。

(二)平等与尊重

咨询师与患者地位平等。咨询师要避免出现"高人一等"和"优越感"的自我设定,也不要带着怜悯的目光看待患者。此外,在咨询的过程中,尊重患者的感受与体验,不去试图将自己的意念强加给患者,不以自我的认知代替患者的自我感知。

(三)从整体出发

ACT 的目的是提升生命晚期患者的心理灵活性,而不只是针对某一种痛苦或者某一种疾病的症状或体征。不管是焦虑、抑郁情绪还是疼痛等症状,这些状况出现的核心原因就在于心理灵活性不足以应对出现的问题。ACT 采用的是一种整体性、系统性思维,而非"头痛医头,脚痛医脚"的分析性思维,当个体的心理灵活性提升以后,其解决问题和接纳的能力也会得到提升。

(四)咨询速度与效果结合

患者在疾病末期通常承受多重症状困扰,如气促、疲乏等,无法一次咨询耐受很长的时间,因此咨询的速度要适当放慢,内容安排不宜过多,节奏不宜过快,可以将每次咨询时间缩短,咨询次数稍微延长,并观察患者的反应,不能为了完成咨询任务而忽略咨询的效果。

(五)顺序无优先

在整个咨询的过程中,除了第一步外,其他的几个步骤之间没有明显的分界线,在实际运用过程中不需要程式化地排列先后顺序,可以结合实际情况,围绕心理灵活性的六边形模型进行灵活地调整。

（六）体验式参与

在实施过程中,避免过多地说教,ACT更多地是一种参与式、启发式的治疗方式,应投入更多的时间做一些体验式练习。对疾病末期患者,需要选择合适的时机,关注其对活动的耐受性,选择适宜的体验式练习的强度,避免给患者造成过大的压力,从而导致他们中断治疗。

（许湘华）

第三节　危机干预

导学案例

沈某,男性,32岁,外地居住。一个月前因腹部不适,体检发现腹部包块,入院诊断为结肠肝曲黏液腺癌,且合并有肝转移、腹膜转移、肠系膜转移,合并梗阻性黄疸和恶性肠梗阻,行姑息性手术治疗,缓解不适症状,左下腹留有结肠造口。患者消瘦、全身情况差,诉近期食欲明显下降、有腹部疼痛,近2d无排便,有少量排气。查体:腹部膨隆,移动性浊音阳性,球结膜及周身黄染。社会心理状况:患者本科学历,行政机关公务员,离异,无子女,现与父母同住,母亲为其主要照顾者。入院时情绪低落、绝望、夜间入睡困难、易激怒、悲观厌世。其母亲感到无能为力。今晨与母亲发生口角,冲出病房行跳楼自杀,被值班护士发现,立即给予阻止,并采取了积极安全防范措施,确保了患者生命安全。

请思考:

（1）患者心理危机产生的原因有哪些?

（2）当危机发生时,如何评估患者自杀的危险性并保障患者安全?

（3）为患者实施危机干预的步骤有哪些?

（4）为患者实施危机干预时有哪些注意事项?

一、概念

心理危机指个体面临突发或重大生活困难情境（problematic situation）时,其惯常的处理方式与支持系统无法有效应对目前的处境,超出了有效应对的范围,就会产生暂时的心理困扰（psychological distress）,这种暂时性的心理失衡状态就是心理危机。心理危机包括冲击阶段、完全反应阶段、解决阶段。如果危机不能及时控制和有效缓解,就会造成个体生理、认知、情感、意志、行为上出现不同程度的功能障碍,严重者可能出现创伤后应激障碍、焦虑、抑郁等。危机干预（crisis intervention）是指对处于危机状态下的个体采取明确有效的措施,充分调动处于危机之中的个体自身潜能,重新恢复或建立危机前的心理平衡状态,使之最终战胜危机,重新适应生活。

二、实施要点

（一）危机干预的目标

一般来说,危机干预有三个层次的目标,即最低目标、中级目标、最高目标。最低目标的核心是"劝阻",帮助其调控情绪,防止生命晚期病患出现自伤、自杀、攻击行为等过激行为或不当行为;中级目标的核心是"恢复",通过鼓励患者充分表达自己的想法和情感,增进社会支持,激发自信心,恢复以往的社会适应能力;最高目标的核心在于"发展",帮助患者正确认识自我,从危机中发现积极的意义,把危机转化为一次成长的体验,并提高其解决问题的能力。

（二）危机干预的原则

1. **针对性原则** 迅速确定要干预的问题,强调以目前的问题为主,并立即采取相应措施。

2. **行动性原则** 帮助患者有所作为地对待危机事件。要积极地给予支持,给他们提供建设性的建议,明确在危机的当时应该做些什么,怎样采取合适的、行之有效的应对行为。

3. **正常性原则** 将心理危机作为心理问题处理,而不是作为疾病进行处理。

4. **完整性原则** 心理危机干预活动一旦进行,应该采取措施确保干预活动得到完整的开展,避免再次创伤。

5. **保密性原则** 严格保护患者的个人隐私,不随便向第三者透露当事人个人信息。

6. **支持性原则** 不仅提供当下直接的支持,而且努力地寻求更多的来自家庭、单位、社区的支持。

（三）心理危机的评估

1. **心理危机的评估内容**

（1）危机的严重程度

1）认知状态:对患者思维方式进行评估,考察患者是否有注意力过分集中于危机事件而导致记忆和识别能力下降以及出现非理性和自我否定成分,如患者突然得知罹患不可治愈疾病,而出现自责、无用感、夸大、以偏概全、非黑即白等认知障碍。

2）情感状态:当患者躯体症状逐渐加重,知道疾病治愈无望时,可能表现出过度的情绪化和失控,或严重的退缩与孤立。需要从这些情绪反应中判断出患者对于危机的态度,是回避、否认,还是积极解决,判断该反应的正常程度,以及各种情绪反应的一致性状况。

3）行为表现:关注患者行为状况以及在假设情境下的计划与预期行为,以此了解患者的主观能动性和自控能力。

4）躯体症状:评估患者有无心悸、失眠、多梦、早醒、食欲缺乏、头痛、呼吸困难等多种躯体不适表现。

（2）情绪状态:对疾病末期患者而言,患者不仅要承受生理上的巨大痛苦,其心理上也面临着严峻的挑战,容易出现焦虑、抑郁等负面情绪。患者常见的负性情绪有焦虑、抑郁、愤怒和恐惧等,贯穿在检查、治疗、康复、复发等各阶段,影响机体的生理和免疫功能,不利于恢复。

（3）自杀危险性：当突然的危机事件的刺激过强，超过了患者的应对能力范围时，患者会出现眩晕、麻木、呆板、不知所措、惊慌或歇斯底里等"类休克状态"，持续一段时间后出现焦虑、痛苦、愤怒、罪恶感、退缩或抑郁等心理伤害的表现。在这种危机状态下，需要密切评估患者自杀的危险性，自杀危险性的检查评估应该尽量在短时间内迅速作出，以便及时干预和抢救。

自杀危险性评估包括两个方面：

1）了解自杀的危险因素，包括：①自杀家族史；②自杀未遂史；③已形成个特别的自杀计划；④最近经历了心爱的人去世、离婚或分居事件；⑤陷入特别的创伤损失而难以自拔；⑥精神病患者；⑦有失败的医疗史；⑧有抑郁症；⑨有特别的行为或情绪特征突然改变；⑩有严重的绝望或无助感等。

2）自杀线索评估。有关自杀的线索包括言语、行为、状态线索三种。言语线索是指口头或书面的直接或间接的表达自杀意图，如"我不想活了""活着真没有意思""这么活着还不如死了干净"等；行为线索是有关自杀的各种行为，如提前为自己准备后事、购买自杀工具、异常的穿着等；状况线索是指患者目前所处的不利生活状况，如罹患不治之症、离异、丧偶、遭受重大经济损失等。当患者同时具备其中 4~5 项危险因素时，即认为其处在自杀的高危时期。

2. 心理危机的评估方法

（1）访谈法：可以通过访谈评估患者心理危机的状况，在访谈时应注意：尽可能收集当事人的背景资料；谈话要遵循规范的标准程序；谈话所提问题要符合规范；掌握好提问的技术。

（2）观察法：观察法包括两种，一种是危机干预者作为一个旁观者，冷静地观察现场所发生的各种情况；另一种是危机干预者作为一个参与者参与到现场的活动之中。观察的内容包括情境、人物、行为、频率和持续期四个方面。

（3）心理测验法：心理测验法又称心理测量法，是指采用标准化的心理测验量表，对患者危机相关的心理特质进行定量评价的方法，以发现其在危机中各种心理与行为的变化情况。通常包括以下评定量表：生活事件量表（life event scale，LES）、症状自评量表（symptom check list-90，SCL-90）、社会支持问卷（social support questionaire，SSQ）、应对方式问卷（coping modes questionaire，CMQ）、贝克抑郁自评问卷（beck depression inventory，BDI）、自杀态度问卷（suicide attitude questionaire，SAQ）、自杀意念量表（self-rating idea of suicide scale，SIOSS）、抑郁自评量表（self-rating depression scale，SDS）、焦虑自评量表（self-rating anxiety scale，SAS）、汉密尔顿抑郁评定量表（Hamilton anxiety scale，HAMA）、汉密尔顿焦虑评定量表（Hamilton depression scale，HAMD）、简明精神病量表（brief psychiatric rating scale，BPRS）、三维危机检查与评估系统（the triangle assessment form，TAF）等。

（四）危机干预模式

危机干预模式分为三种：平衡模式、认知模式和心理转变模式。

1. 平衡模式（equilibrium model）　该模式适合于早期干预，主要目的是帮助人们重新恢复危机以前的平衡状态。该模式认为危机状态下的个体由于以往的方式无法解决现有的问题，通常都处于一种心理情绪失衡的状态，所以此时危机干预的重点应该在稳定个体的情绪上，从而恢复危机前的平衡状态。

2. 认知模式（cognitive model）　该模式适合于危机稳定后的干预。该模式认为危机导致心理伤害的主要原因是个体的主观判断失误，对危机事件发生了错误思维，而不在于危机事件本身。此时的干预重点应该是帮助个体认识其错误思维，重新获得思维中的理性和自我肯定成分，从而能自主控制生活危机，重拾恢复平衡状态的信心。

3. 心理社会转变模式（psychosocial transition model）　该模式认为分析个体的危机状态，应该从内部和外部两方面同时入手，不仅要考虑个体的心理平衡和应对能力，还要考虑外部环境中家庭、社会、职业、教育等的影响。这种模式的目的在于将个体内部的应对方式与外部环境因素结合起来，从而寻求更多解决危机的机会，获得对生活的自主控制。

（五）危机干预的实施步骤

1. 明确问题　使用倾听、探问、复述、接纳等沟通接纳技术了解患者现存的心理危机，从患者的角度理解其内心的问题。应经常与其进行交流。在接触患者时，要采用带有积极意义的语言刺激，鼓励患者说出内心的真实感受，消除现有的顾虑，增强患者的信心，建立良好的护患关系，及时了解患者的心理需要。如当前存在的主要问题是什么？有何诱因？什么问题必须首先解决？然后再处理的问题是什么？是否需要家属和同事参与？有无严重的躯体疾病或损伤？有无自杀的危险性？

2. 保证患者安全　将保证安全作为危机干预的首要目标，把患者对自我和他人的生理、心理危险性降到最低。一是帮助离开危机情境：确保现实的安全，定时对环境进行安全检查，如有无锐器、病房内的门窗情况、绳子、药品等；让患者感知安全，如"你现在正和我坐在这里，你很安全"。二是提供和保持稳定：保持患者生理状况和情绪的稳定，使患者不致因破坏性的内在或外在刺激而陷入崩溃感。三是及时提供关于患者生命安全、危机事件的信息、如何正确应对应激反应的信息。四是评估危机事件对患者生理与心理安全的威胁程度，患者失去能动性的可能性和严重性。

3. 给予支持　无论患者态度如何，以尊重、无条件积极关注的方式接纳患者。使患者的情绪危机得以解除，情绪得以稳定，主要的方法包括倾听。带着共情、耐心、真诚地倾听，提供患者疏泄机会、不要试图说服他们改变自己的感受。通过语言、声调和躯体语言向患者提供支持。如患者要突然获知病情与死亡的不可逆时，可能会出现发呆、反应迟钝、精神麻木、记忆丧失等情感休克的表现，可鼓励其宣泄，让其尽量哭出来或说出来。采用鼓励性和包容性的语言，如"您的感受我理解""不要怕""我们在这里"等，适当通过轻抚身体、拥抱等方式来增加其安全感。

4. 提出应对危机的方式　危机干预者要让患者认识到有许多其他更合适的变通方式可以选择。帮助患者探索其可以利用的替代方法，促使患者积极地寻求可以获得的环境支持、可以利用的应对方式，发掘积极的思维方式，给予患者希望，引导患者认识到有许多变通的应对方式可供选择。环境支持包括家庭成员、朋友、社区的帮助资源等；应对机制为当事人可以用来战胜目前危机的行动、行为；当事人积极的、建设性的思维方式可用来改变自己对问题的看法，并减轻应激与焦虑水平。

5. 制订计划　在制订计划的过程中，干预者既要帮助患者拟定一个短期的行动计划，以帮助其走出当前的危机，还要拟定一个长期的行动计划，培养患者掌握更积极恰当的应对方式。危机干预的计划一般满足以下两点：一是确定有另外的个人、组织团体或相关机构能够提供及时的支持;二是提供的应对机制必须是当事人现在能够采用的、具体的、积极的。当患者情绪稳定后,可以通过安宁疗护多学科团队的一系列措施,促进患者舒适,减轻症状困扰,改善其身心痛苦,提高生活质量。

6. 获得承诺 获得承诺是帮助患者承诺采取确定的积极的步骤,并从患者那里得到会明确按照计划行事的保证。在结束危机干预前,从患者那里得到诚实、直接和适当的承诺。约定共同遵守,以便患者能够坚持实施制订的计划。此外,注意来自父母及其他亲人,来自老师、领导和要好的同学、朋友,以及来自其他方面如邻居和社区志愿者等的社会支持。一般经过 4~6 周的危机干预,帮助患者渡过危机,此时应该及时中断干预性治疗,以减少其的依赖性。

三、注意事项

(一)个体灵活评估

不能一味地恪守某种固定的模式,即便是遭受同一危机事件的人群,也不都是呈现同样的症状,所以在干预之前,必须对干预对象进行个体化的评估,灵活地为不同的对象实施不同的干预。

(二)实施动态干预

在实施干预时,要根据实际情况不断调整干预计划和措施,在干预对象发生改变和取得一定的进步时,要不断地进行回顾、总结和评价,不断强化对象对危机应对方式和外部环境资源地使用,增强其对危机的适应能力。

(三)保持心态稳定

危机干预实施者面对失去理智控制的干预对象,应该保持镇静,掌控并处理危机干预过程中的各种情况,为对象恢复心理平衡创造一个稳定、理性的氛围,保障干预对象安全。

(四)考虑地区差异

危机干预者要充分考虑并且理解地理差异(国籍、民族、种族等)和人口学差异(经济、教育、政治、家庭等),并且理解干预对象的世界观,否则可能对干预对象造成更严重的心理损害。

(许湘华)

第四节 冥 想

一、概念

冥想是通过关注训练意识和注意力的自我调控练习,使精神得到更高的控制,让个人获得宁静、明晰和专注,达到身心放松的状态。冥想存在于世界各地的文化、精神传统和治疗系统中,它是一种身心练习,有许多方法和变化,所有这些都是建立在充满同情、不带评判的意识的基础上的。虽然冥想的实践很大程度上植根于世界的精神传统,但冥想的实践并不需要信仰任何特定文化体系。它是一项独特的技能,能使大脑得到休息,达到与平时完全不同的意识状态。冥想的时候,你是完全清醒和觉察的,大脑不会去关注外部世界或周围发生的事情。你的意识并没有沉睡、做梦或幻想。相反,它是清晰、放松和专注于内在的。

二、实施要点

（一）清理

首先做好身体的准备。淋浴,或者只是简单的洗脸、洗手、洗脚都有助于找到这种清新的感觉。如果在清晨,冥想之前完成排泄,身体会感到更加舒适。当身体感到精力充沛、舒适、轻盈、放松的时候,冥想是最容易顺利进行的。

（二）设定目标

选定某个你喜欢去拥有、去为之工作、去实现、去创造的事物作为冥想的目标。它可以是任何事物:一份工作,一座房子,一个关系,你自身的一个改变,更富足、更快乐、更健康、美丽、更好的身体状况,解决一个家庭或社区问题,任何事情都可以。

一开始的时候,选择那些你比较容易相信的、在不久的将来就有可能实现的目标。这样,你就无须去处理那些来自你自身的负面抗拒因素,同时也可以在学习冥想的时候强化你成功的信心。到后来当你有了更多的实践经验的时候,你才能选择那些较为困难、具有挑战性的难题作为冥想目标。

（三）伸展

有些人发现,在一整晚的睡眠之后,身体会僵硬酸痛。遇到这种情况,洗一个温水澡并做一些缓慢的伸展练习,能够帮助身体恢复到适合冥想的状态。哈达瑜伽体位法可以用来保持身体健康,并使其变得足够强壮、柔韧的练习,它会使你更加舒适地适应冥想坐姿。

拉伸并活动背部以及双腿能够有效增强冥想坐姿的舒适度。即便只是几分钟的拉伸或体式的练习,也能够极大地改善你的冥想体验质量。与长时间的有氧锻炼不同,哈达瑜伽体式既不会让你感到疲惫,也不会让身体过度兴奋。相反,体式会柔和地唤醒你,帮助你放松肌肉,减轻精神压力,集中注意力。所以,在冥想之前至少需要 5~10min 用于拉伸身体,做好充分的热身准备。

（四）身体放松

完成伸展练习之后,进行简短的放松练习会十分有益。舒适地平躺下来,让背部紧贴地板或垫子。在头部下方垫一个薄的垫子,身上盖一条毯子或者披肩。双臂置于身体两侧,手臂与躯干微微分开,掌心向上,双腿以舒适的距离打开。确保身体重量均匀分布,没有扭转或倾向一侧。头部要摆在中央位置,不要倒向一侧,否则会给颈部造成压力。在这个体式中你只需安静、放松地平躺着。轻轻闭上双眼,花几分钟时间关注呼吸:用鼻子轻柔地吸气,再用鼻子缓慢地呼出来,吸气和呼气之间不要有间断或停顿。

以这种姿势平躺着,就可以引领自己做简短的放松练习了。按照顺序关注自己的每个主要肌群,再逐渐关注整个身体。如果你感兴趣,还可以使用辅助放松的音频、录音带。练习时间不宜过长,不应超过 10min。你的意识要保持清醒,因为对于大部分人而言,此时大脑都更倾向进入睡眠状态。

（五）大脑与神经系统的放松

呼吸是一种强大的力量,对身体的紧张程度、大脑的稳定和清晰度都会造成巨大影响。冥想前,使用专门的坐姿进行瑜伽呼吸练习,可以使精神趋于平静,有助于内在的专注、集中与稳定。某些学生一开始会抵触,不太愿意在这些练习上耗费时间。但是,一旦完成这些练习,你会发现它们对深化冥想极其有效。呼吸的状态对情绪的平衡和心理的稳定能起到神奇的作用。

（六）创造一个清晰的想法或画面

创造一个想法、一个画面,或者你所能设想的对某个对象或情境的感受。你应当以现在时态去设想它,就像它早就以你喜欢的方式存在着。想象你正身处那个你想要的环境中。尽可能将更多细节展现在其中。

（七）经常关注它

无论是在静坐期间,还是在一天之中你碰巧无意中想到这件事,你都可以将你的想法或画面经常地带入脑海。这样,它就成了你生活的一个有机组成部分,对你来说,它就变得更接近于现实。

坚定地专注于它,但心态要轻柔、放松。很重要的一点是,不要让自己感觉很费劲或者在其中投入过多力气——这于事无补,反而有害。

（八）给予它正面的能量

在你专注于目标的时候,以积极和鼓励的方式看待它。对自己传递强烈的正面信息:它存在着。它已来到或正向你赶来,一如自己正在接收或实现它。这些正面的声明被称作"肯定"在运用确认的时候,请把心中可能存在的疑虑和不信任暂时抛在一边,至少在那一时刻别去想它,同时练习去感受你所渴望的事物是真实而可能的。

不断持续这一流程,直到你达成目标,或者失去了这么做的愿望。记住:目标在实现之前经常会发生改变,这是人类变化与成长过程中最自然不过的一部分。因此,不要在失去热情之后再尝试延续你的目标。如果你失去了兴趣,那很可能意味着:到了该重新审视自己到底想要什么的时候了。

如果你发现自己的目标发生了改变,一定要和自己确认这一点,让自己明白这样一个事实:你已经不再专注于之前的那个目标了。结束那个旧的圈圈,开始新的旅程。这样做可以帮助你免于困惑,或者感到自己"失败"了,而实际上只不过是你自己发生了改变而已。

当你达成了一个目标,一定要有意识地向自己确认:它已经被完成。经常在我们达成了自己所渴望和冥想的事物时,我们甚至都没有注意到我们已经成功了! 因此你需要给自己一点欣赏和鼓励,同时也别忘了感谢宇宙回应了你的恳求。

三、注意事项

1. 身体的疼痛或注意力不集中会妨碍练习。

2. 清晨是最佳的冥想时间,因为这时身体已经消化掉了前一天的食物,变得清新而轻盈。

3. 大量食用肉类后要过 3~4h 再进行冥想，因为消化过程本身以及身体对食物的反应对冥想有着巨大影响。选择新鲜、健康、易于消化的食物，可以使你思维清晰并且身心平和，这对冥想来说至关重要。

4. 酒精及其他易导致情绪发生波动的致幻剂、麻醉品会严重干扰冥想，因为它们会让身体躁动，让意念分散，而酒精则会制造一种迟钝嗜睡的状态，给冥想造成障碍。

5. 睡眠与饮食一样对冥想有着显著的影响。睡眠严重不足会让你在练习时昏昏欲睡，难以保持清醒。但睡眠过多同样会破坏冥想，使人无精打采、昏昏沉沉，无法集中注意力，随着练习质量的提升，睡眠的需求会降低，因为冥想为身心提供了更深度地调养。

知识链接

内 观 治 疗

内观治疗（Naikan therapy），又称"观察自己法""洞察自我法"，是日本学者吉本伊信于1937 年研究创造的一种心理治疗方法。它的思想内涵出自中国《论语》的"君子日三省乎其身"的内省观点，"内观"是指"观内""了解自己""凝视内心中的自我"。

实施的方法有集中内观、日常内观和渐进内观三种形式，其中，集中内观为经典的内观治疗方法，被治疗者在一个 2m^2 的小房间或屏风隔开的小空间里静坐，从上午 6 时起床就开始，除吃饭、喝水、排泄、睡觉以外时间均为内观，连续 7d。日常内观和渐进内观是改良的内观治疗。

（叶 沙）

第五节 放 松 技 术

一、概念

放松疗法又称松弛训练，属于行为疗法的范畴。它是训练患者依次放松单个肌群，并调整呼吸，以达到放松全身的目的。

放松疗法建立在一个最简单的假设之上，那就是人不能同时处在紧张和放松两种状态。当预感到有压力源存在时，人以交感神经系统兴奋为主，伴以一定的生理反应，表现为呼吸变浅、瞳孔散大、心率加快和肌肉紧张，出现注意力不集中、食欲减退、烦躁失眠等症状，还同时伴有情绪变化。如果压力源持续存在，将导致机体的防御系统崩溃而发生疾病。放松训练的作用结果是增强机体的副交感神经系统的兴奋性，减轻机体的应激反应以保护和促进健康，从而使人的身体、心理、精神重新恢复平衡和协调。

二、实施要点

（一）放松疗法准备

1. 患者思想准备 患者愿意接受放松训练,理解放松疗法的意义和目的。

2. 环境整洁安静、光线柔和、温度适宜,避免干扰因素。

3. 排空大小便,进餐 30min 后进行。

4. 着宽松衣物,解除所有束缚身体的物品如皮带、手表、眼镜等物品,脱掉帽子和鞋。

（二）常用的放松技术

放松训练都是在意识的控制下,通过调身（姿势）、调意（呼吸）、调心（意念）而达到"松、静、自然"的放松状态。

1. 渐进式肌肉放松训练 在安静的环境里,患者取舒适的体位（坐位或平躺）,微闭双眼。在指导语的引导下,进行收缩 – 放松的交替训练,每次肌肉收缩 5~10s,然后放松 20~30s。做一次深而长的吸气,保持吸气末的状态几秒钟,慢慢地呼气。再做一次深而长的吸气,同时把足趾向上翘。收紧大腿和小腿的肌肉,体会紧张感。呼气,放松紧张的肌肉。再做一次深吸气,闭住气,两手用力握拳,收紧手臂和肩部肌肉,体会紧张感。呼气,放松紧张的肌肉。再做一次深吸气。闭住气,咬紧牙关,收缩面部肌肉,体会紧张感。呼气,放松紧张的肌肉。再做一次深吸气,闭住气,收缩腹部和颈部的肌肉,体会紧张感。呼气,放松紧张的肌肉。再做一次深吸气,闭住气,收缩全身肌肉,保持到能有紧张感未知。现在呼气,全身放松。再做一次深吸气,闭住气,收缩全身肌肉,保持到能有紧张感为止。现在呼气,全身放松。

2. 整体放松练习 这种方法能够放松骨骼肌,消除疲惫和紧张感,让身心充满活力。在练习过程中,让大脑保持清醒,逐步放松肌肉的同时关注呼吸。这项练习在初始阶段只应持续 10min,因为超过 10min,意念通常就会分神,会发现自己已经昏昏欲睡。

（1）采用平躺法躺好,双眼轻闭。用鼻子吸气,再用鼻子呼气,呼吸要缓慢、平稳、深入,没有任何噪声、抽动或停顿。让气息自然流动,吸气与呼气之间不要停顿。身体保持静止。

（2）用意念关注自己身体的各个部位,放松头顶,放松额头,放松眉毛、眉心,放松眼球、眼皮,放松脸颊,放松鼻子。完整地呼气,完整地吸气,横膈膜呼吸 4 次。

（3）伴随着呼气,放松嘴部、下巴、下颌、颈部,放松双肩、上臂、小臂、手腕,放松双手、手指、指尖。感觉呼吸从指尖开始,经由手臂、双肩、面部到达鼻子。然后呼气,感觉气息回到指尖。完整地吸气与呼气 4 次。

（4）放松指尖、手指、双手、手腕、小臂、上臂、双肩、上背部和胸部。将注意力放在胸部中央位置,完整地吸与呼气 4 次。

（5）放松上腹部、下腹部、下背部、臀部,放松大腿、膝盖、小腿,放松足踝、足掌、足趾。

（6）呼气的时候感觉整个身体都在呼气,吸气的时候感觉整个身体都在吸气。释放一切紧张、担心和焦虑。吸气的时候吸入能量、祥和与放松,完整地吸气与呼气 4 次。

（7）放松足趾尖、足掌、足踝、小腿、大腿、膝盖、髋部、下背部、下腹部、上腹部、胸部。将意念集中在胸部中央,完整地吸气与呼气 4 次。

（8）放松上背部、双肩、上臂、小臂、手腕、手掌、手指、指尖。完整地吸气与呼气4次。

（9）放松指尖、手指、手掌、手腕、小臂、上臂、双肩、脖子、下颌、嘴部、鼻腔。完整地呼气与吸气4次。

（10）放松脸颊、眼皮、眼球、眉骨、两眉之间的眉心、前额、头顶。现在，让大脑关注呼吸的平稳与安静，持续30~60s。让意念轻轻地、有意识地引领自己平缓、安静和深入地呼吸，不要有任何噪声和停顿。

（11）轻柔地睁开双眼，拉伸身体。一整天都要尽量保持这种平静、祥和的感觉。

3. 横膈膜呼吸放松法 横膈膜呼吸放松的练习可以分三步完成。

（1）平躺仰卧：在仰卧时，胸腔基本上是不动的，而肚脐区域会随着呼吸明显起伏。人们有时称这种呼吸为腹式呼吸。这并不是横膈膜呼吸的最终阶段，但的确能够消除使用胸腔进行呼吸的不良习惯，让我们体会到横膈膜运动的效果。在练习的这个阶段，可以养成许多良好的呼吸习惯：让自己的呼吸变得深入、平稳、无声且没有停顿。如果要加强横膈膜呼吸，可以在这个姿势的基础上放置沙袋进行练习。

用一个薄垫子垫在头部和颈部下方。两腿分开，双臂分开离开躯干，掌心向上。闭上双眼，让身体静止下来。放松胸腔部位的肌肉，直至胸部和肋骨可以稳定。然后，开始观察呼吸的流动。关注每次呼吸时腹部的起伏。不要刻意将腹部向上扩张，而是要让腹部随着横膈膜的运动自然起伏。横膈膜下降时，腹部自然上升，这就是吸气。而在呼气的时候，感受腹部下降。每次呼吸结束时保持放松，然后开始下一次呼吸。气息从每一次吸气自然地流动到呼气，中间没有停顿，之后再从呼气流动到吸气，中间也不要有停顿。呼吸要深入、平缓。不要抽气，也不要试图控制呼吸。吸气和呼气的时间要大致相等。另外，伴随着呼吸的深入和平缓，气息的流动要安静。最后，要一遍一遍地反复观察呼吸，就好像是身体在呼吸，而你只是旁观。再继续关注呼吸5min，之后让意识放松下来。

（2）鳄鱼式俯卧：采用鳄鱼式俯卧的时候，你会注意到胸腔下方的肋骨在呼吸过程中可以自由运动。它们在吸气时打开，在呼气时收回。俯卧时，背部也会随着呼吸起伏。这个阶段的呼吸训练不仅要注意腹部，还要注意体侧和背部，这可以让我们更完整地感受横膈膜呼吸的变化。两小臂叠加置于头顶下方，将额头放在手臂上。双腿可以并拢，也可以分开。脚趾可以向内，也可以向外。放松整个身体。观察呼吸的流动，在每一次呼吸过程中感受背部的起伏：每次吸气，背部上升；每次呼气，背部下降。下一步，观察胸腔两侧的运动。每次吸气，肋骨扩张；每次呼气，肋骨收回。最后一步，吸气的时候，感受腹部贴向地板；呼气的时候，感受腹部收回。关注身体的呼吸，关注整个躯干的运动，包括背部、胸腔两侧和腹部。保持5min的关注，然后随着对呼吸的关注使神经系统和大脑得到放松。

（3）直立坐姿：在使用直立坐姿时，腹部和下背部肌肉需要保持必要的紧张，这对呼吸会有帮助。与鳄鱼式俯卧一样，身体的前部、两侧及后背在练习中会随着吸气扩张。相对于身体腹部的起伏，要将注意力更多地放在下肋部向两侧的扩张上。后背的起伏只要稍加关注即可。让身体静止下来，放松胸部肌肉，放松下背部和腹部，保持直立的坐姿。观察呼吸的流动，感受下腹部随着每一次吸气扩张，每次呼气收缩。注意呼吸导致的躯干两侧、前侧和后侧的微微扩张与收缩，关注这些部位之间的平衡关系。坐立练习中的腹部运动没有仰卧时明显，但身体两侧的运动会更加明显。用5min来关注呼吸，然后放松。学会在坐着的时候关注横膈膜呼吸。同时让想法自由出现，并保持对呼吸的觉察。

三、注意事项

1. 第一次进行放松训练时,护士作为示范也应同时做。这样可以减轻患者的羞涩感,也可以为患者提供模仿对象。事先应告诉患者,如果不明白指示语的要求,可以先观察一下护士的动作,再闭上眼睛继续练习。

2. 会谈时进行的放松训练,护士最好用口头指示。以便在遇上问题时,能及时停下来。护士还可以根据情况主动控制训练的进程,或者有意重复某些放松环节。

3. 在放松过程中,为了帮助患者体验其身体感受,护士可以在步骤的间隔指示患者,如"注意放松状态的沉重、温暖和轻松的感觉""感到你身上的肌肉放松"或者"注意肌肉放松时与紧张的感觉差异"等。

4. 向患者说明学习放松和学习其他技巧一样,需要定期的练习。

(叶 沙)

第六节 沙盘游戏疗法

> **导学案例**
>
> 林某,女性,48 岁,教师,患者自从 4 个月前确诊胆管癌多处转移,经介入治疗效果不好,1d 前转入安宁疗护病房。患者目前消瘦、黄疸、腹水,疼痛及失眠等症状已得到控制,自己感觉到病情严重,情绪低落,自转入安宁疗护病房以来,不愿意与人沟通,每天眼神空洞地看着天花板,其丈夫很着急,到护士站寻求帮助。
>
> 请思考:
>
> (1)患者处于哪一个心理阶段?
>
> (2)作为安宁疗护病房护士,你该如何为该患者提供帮助?
>
> (3)何时是进行沙盘游戏治疗的最佳时机?

一、概念

沙盘游戏疗法(sand-play therapy)即箱庭疗法,是由瑞士分析心理学家多拉·卡尔夫(Dora Kalff, 1904—1990)于 20 世纪五六十年代在分析心理学、世界技法和东方哲学的基础上创建的一种心理治疗技术。在这个技术中,求助者在心理咨询师的陪伴下,利用各种沙具和沙子,在沙箱中制作一个场景以展现求助者的潜意识、促进意识与潜意识的交流与融合;并且通过将集体潜意识的原型表现在沙盘中使原型进入意识层面而促进这些原型的发展,最后实现心理治疗。

沙盘游戏的研究已经有近 100 年的历史，其最初创意来源于 1911 年英国作家威尔斯（H.G.Wells, 1866—1946）的"地板游戏"和 20 世纪 30 年代英国心理学家玛格丽特·洛温菲尔德（Margaret Lowenfeld, 1890—1973）的"世界技法"。随后不久，瑞士的多拉·卡尔夫在荣格分析心理学的基础上建构了正式的"沙盘游戏治疗体系"。它是目前国外比较流行的一种将分析心理学理论与游戏疗法相结合的心理疗法。强调创造过程本身的自发性和自主性是沙盘游戏疗法的基本特点，充分利用非言语交流和象征性意义是沙盘游戏疗法的本质特征。

目前，国际上有几十个沙盘游戏治疗组织和专业研究机构，沙盘游戏治疗早已作为一种独立的心理治疗体系而存在。

二、实施要点

（一）环境及用物的准备

1. 沙盘游戏疗法室环境要求　沙盘游戏疗法室的基本要求就是要让求助者感到温馨、安全。基于这样的考虑，沙盘游戏疗法工作室不应太大，也不能太小，太大会让求助者感到空旷而不安全，太小又会让求助者感到压抑。一般情况下沙盘游戏疗法室在 15m² 左右为宜。

沙盘游戏疗法室的墙壁可以粉刷成浅黄色、浅蓝色或者浅绿色，灯光也要选择比较柔和的颜色，这样可以营造出舒适、放松的感觉，有利于求助者比较容易投入到沙盘游戏疗法之中。墙壁上可以适当点缀一些书画，也可以悬挂一些咨询室的工作制度，便于读者对心理咨询的设置有所了解。空地上可以放置一些绿色植物或者花草，用来净化室内的空气。

房屋的另一端，可以放置一套简洁明快的桌椅，生活中常见的圈椅和玻璃茶几就十分适合。在这里，沙盘游戏疗法咨询师可以和求助者进行初次会谈，也可以一起讨论沙盘游戏疗法过程中的问题。如果沙盘游戏疗法室和一般心理咨询室共用的话，这套桌椅还可以用来进行其他心理咨询。

沙盘游戏疗法室还有个体沙盘游戏疗法室和团体沙盘游戏疗法室之分。个体沙盘游戏疗法室就是用来接待 1 个求助者进行沙盘游戏疗法的地方，而团体沙盘游戏疗法室是用来接待 4~8 个（甚至最多可达 10 人）求助者共同进行沙盘游戏疗法的地方。

由于参与者的人数不同，个体沙盘游戏疗法室和团体沙盘游戏疗法室的布置也会略有不同。团体沙盘游戏疗法室的面积要略大些，应能够满足一个团队同时进行活动。另外，由于团体沙盘游戏疗法都要做好几轮，所以，沙盘游戏疗法咨询师应该拍下每轮作品的样子。等所有都结束之后，把每一轮的照片用电脑或投影仪展示给大家，让参与者针对每一次的场景进行讨论。所以团体沙盘游戏疗法室需要配置一台电脑，如果条件允许，最好还能配有投影仪。

2. 沙盘游戏疗法工作室的主要用具　沙盘游戏疗法工作室基本的配置：沙子、沙盘（也就是沙箱）和进行游戏的沙具（也就是各式各样的小玩具，统称为沙盘游戏疗法玩具，简称沙具）。其他材料：面巾纸、有柄水壶或装水的容器、保护地板的防水布、照相机。

（1）沙：沙盘游戏疗法对所使用的沙子并没有严格的要求，海沙与河沙都可以。在使用沙子之前，要进行筛选和洗涤，清除掉特别大的沙砾和尘土，留下比较细腻的沙子，这样使用效果会更好一些。除了天然的海沙、河沙,还可以使用其他颜色的石英砂,以营造不同的沙盘氛围,比如有人就用白色的石英砂来表现冬天白雪皑皑的场景。沙盘游戏疗法室里最好配备这些具有颜色的沙子,以满足不同求助者的需要。

使用沙子是沙盘游戏疗法的一大特征。沙子有其固有的特点,如流动性、可塑性,使人感觉细腻、凉爽等,几乎每一个人都有过玩沙子的经历。当我们触碰到沙子的时候,常常会有回到无忧无虑的童年时期的感觉,顿时可以消除紧张和焦虑的情绪。当细细的沙子从我们手中流下的时候,又会让我们产生生命流动之感,就像沙漏代表时间那样,使得抽象的时间和生命变得生动、真实。感触沙子还可以让求助者聚焦于此时此地,帮助他们获得身体的感觉,暂缓心理的烦恼。所以,沙子对于沙盘游戏疗法来说是必不可少的重要道具。沙子的高度为沙箱壁高度一半为宜。沙子不可以太多,也不可以太少。沙子太多会容易溢出沙箱之外,而且还容易给人以拥堵的感觉;沙子太少,则不能在沙箱中堆积山脉。

除了干沙之外,还可以使用湿沙。咨询师可以为求助者提供一盆清水,这样求助者可以把水倒入沙箱,形成真正水的感觉;或者只是把沙子弄湿,可以塑造出不同的沙雕,从而使沙子游戏内容更丰富,更能满足求助者的心理需要。

(2)沙箱:洛温菲尔德在世界技法中使用的沙箱大小为 29.5inch × 20.5inch × 2.8inch,换算成厘米约为 75cm × 52cm × 7cm。卡尔夫在沙盘游戏使用的沙箱大小为 28.5inch × 19.5inch × 3inch,换算成厘米约为 72cm × 50cm × 8cm。卡尔夫认为,这种大小可以让求助者有一定的自由想象空间,同时又使得这种想象有一定的限制而不是漫无边际,这样对求助者既有保护作用又能对求助者进行心理调节。目前国内比较流行的沙箱内径为 72cm × 57cm × 7cm,沙盘游戏室配置的沙盘一般都是这个大小,因而也可以称为标准沙盘。

沙箱的材质较多使用木质,也有人为了便于求助者在沙箱中使用水,而采用有机玻璃或者塑料材质。无论采用何种材质,沙箱外壁为材质本色即可,也可以涂成较深的颜色。沙箱内壁则一定要涂成蓝色,因为当移动沙子露出沙箱底部的时候,会给人一种水的感觉,能够代表江河湖海,可以使求助者创造的世界更加丰富。水还是生命之源,是人类生存必不可少的物质,在沙箱中制造出水的感觉,可以为求助者提供心灵成长的力量。沙箱四壁的蓝色,会让求助者联想到蓝色的天空。如此,在沙箱之中,既有江河湖海,又有蓝天白云,还有大地和山丘,再放入各式的沙具,俨然是一个五彩缤纷的世界。

(3)沙具:沙具是沙盘游戏疗法的语言,是求助者用以表现内心世界的形象物。沙具放在沙箱之中就变成了富有象征意义的无意识意象,这些意象可以帮助把无形的心理有形化,把无意识意识化,从而更清晰地感受到自己的内心,并在治疗者的帮助下实现意识与无意识的整合。

沙具就像字典里的字一样,字越多,写起文章来也越丰富。同样的道理,沙具越多,种类越全,求助者越容易表达出内心的无意识意象。不过,心理咨询师也没必要过度求多求全,配有几个基本类别的沙具就可以开始沙盘游戏疗法了。以下是常见的沙具类型:

1)人物模型:普通人,如从事各种休闲活动中的人物,各种不同职业人物,过去和现代人物,幻想人物、神话人物和魔幻人物,格斗、战争和被奴役的人物,死亡人物,宗教与精神人物和物件,不同的种族和文化的人物和物件;身体各部位。

2)动物模型和实物附属物:陆上、海里和空中的野生动物模型、家养动物模型、已绝迹的动物模型、神话动物模型和幻想动物模型;动物的栖息地模型;真实的骨头、壳和羽毛。

3）植物：天然的和人造的植物；处于植物生命周期各个阶段的植物。

4）矿物：岩石、天然的和人造的宝石、大理石和玻璃珠。

5）环境物件：不同地域的住所、篱笆和桥。

6）运输工具：陆上、水上和空中的运输工具，紧急状态的特殊交通工具和军事交通工具。

7）其他物件：自然环境象征物，反射性物件，照明物件，成瘾和医疗象征物，芳香物件，沟通物件，容器，食物，建构材料。

（二）个体沙盘游戏疗法的操作步骤

用沙盘游戏治疗是一个连续的过程，每一次的操作也不完全相同，但是求助者第一次制作沙盘时往往可以采取以下步骤：

1. 介绍沙盘游戏　沙盘游戏疗法的引入也是需要一定过程的。对于那些已经比较了解沙盘游戏疗法，或者说不是第一次进行沙盘游戏疗法的求助者，咨询师只要告诉他沙具都放在什么地方，沙盘游戏疗法有一些什么样的设置就可以了。而对于那些不是很了解沙盘游戏疗法的求助者，在心理咨询中如果突然引入沙盘游戏疗法，可能让求助者不了解，有可能因求助者的不了解，而引起求助者的抗拒。因此，咨询师应向求助者介绍沙盘游戏疗法对解决其心理问题的好处，这样就有可能促成求助者的期待和配合。比如，咨询师可以说："我咨询过几个类似的案例，通过沙盘游戏疗法，他的问题得到了很好的解决，您也可以尝试一下。"

一旦求助者同意进行沙盘游戏疗法，咨询师就可以详细地向求助者介绍沙盘游戏疗法的理论、沙具的放置、沙的作用以及制作过程。然后咨询师可以让求助者用手触摸一下沙子，也可以移动沙子向求助者进行示范。并且可以移动沙子露出沙箱的底部，然后向他解释沙箱底部的蓝色看起来像水，而箱子侧面的蓝色看起来像天空。

咨询师还要告诉求助者他可以坐着、站着，也可以根据求助者感到舒服的方式对沙箱进行调整，求助者他可以沉默，可以说话，或者向咨询师要求协助等内容（但是咨询师只是作为一个陪护者见证沙盘游戏疗法的过程，一般不参与沙盘的制作）。

在第一次沙盘游戏疗法的时候，咨询师可以告诉求助者："你可以在沙箱内做游戏，并且按照你的意思从沙具架上选择沙具，如果你找不到沙具，可以问我，我会告诉你在哪里找到，或者可以用哪些沙具代替，在制作过程中，我会保持沉默，除非你需要我的帮助。"

另外，沙盘游戏疗法室里还要备桶水，以备当求助者希望用湿沙制作各种沙子造型时使用。

2. 求助者制作沙盘　向求助者介绍完沙盘游戏疗法的有关设置之后，就可以进行沙盘的制作了。制作过程中，咨询师一般要坐在沙箱的侧面，要默默关注求助者无意识世界的流露和表达。尽管是不说话的，但是咨询师可以通过目光、身体语言以及偶尔的应答，让自己的无意识与求助者的无意识进行交流对话，帮助求助者的自性显现并逐渐整合自己的心理。

在这个过程中，咨询师要给求助者创造一个自由且安全的环境，让求助者在沙盘制作过程中能体验到回到童年时的感觉，就像在妈妈身边那样安全而受保护，这是沙盘游戏疗法中至关重要的。心理咨询师还要有共情理解的态度，即设身处地地体验求助者的心理和情感感受。咨询师要随着求助者的思路走，以一种包容的态度来对待求助者制作的场景，如同在心理咨询过程中对求助者无条件的积极关注一样，而不能在求助者制作沙盘的时候表现的无所事事。咨询师在求助者需要的时候给予帮助,会让求助者感受到被关爱和支持,有利于沙盘游戏疗法的进行。总之,沙盘游戏疗法的过程是一个治疗和个人体会的过程,咨询师要做的是传递给求助者信任和支持,而这种传递,不是语言的或行为的,而是心灵的。

在沙盘制作过程中,咨询师还要记录下沙具摆放的顺序以及求助者挑选沙具的顺序和处理方式,注意求助者对哪些沙具感到吸引、排斥或者感兴趣。在沙盘游戏疗法制作的过程中,咨询师还要注意以下细节:

(1)注意求助者接近沙箱、选择沙具以及创造沙盘作品的方式,求助者的特点要予以记录。这些信息有助于了解求助者做事的风格,帮助心理咨询师理解求助者和求助者的作品。

(2)注意求助者挑选沙具的属性,如颜色、质地、尺寸、形状和大小比例。大小比例是否协调可能是表示求助者心理的协调性,也可能是突出某个重要事物。

(3)咨询师要注意几个人物沙具或者对立两个任务沙具的朝向,也要注意其他沙具的朝向,他们是否偏离或朝向其他沙具,偏离或朝向咨询师或求助者。这些人物的方向有可能表明求助者对待咨询师的态度或者自己与这些人物的互动关系。

(4)注意沙具在沙箱的位置,高于表面或低于表面,被埋起来还是隐藏起来。尤其是被埋藏起来的沙具对于求助者都是具有重要意义的,要么是不敢面对的事物,要么是要珍藏起来的事物。

(5)要注意沙具的分离或者分割,是否构成几个区域。分割成几个区域往往是求助者心理不整合的象征。

(6)记录沙盘制作开始的时间和结束的时间。

咨询师要特别注意的是,暂缓(不要试图进行)自己的任何诠释和假设,即便是产生了,也只能在治疗阶段和求助者进行探讨。如果求助者制作得过快,可以帮助求助者进行深入的体验,或者鼓励求助者讲述沙箱中的故事,并认真倾听;如果时间快到了,可以温和地向求助者提醒。

3. 让求助者感受和调整沙盘作品

(1)用心感受自己所创造的世界:当求助者制作完成沙盘作品的时候,咨询师应该安排2~5min 的时间,咨询师可以告诉求助者:"这个世界是你的世界,花一些时间畅游其中,让他接触你的内在。不只用你的眼睛,同时也要用你所有的感官来感受体验它、探索它,并且了解它。你可以保持沉默,或者分享涌现在你身上的任何状况"。

让求助者感受沙盘作品,实际上是促使其意识与无意识的交流。在这一阶段,咨询师不要对求助者的作品做任何评价,咨询师的任务就是无条件接纳求助者的创作。这时求助者说话,咨询师只需要进行一些反应性的回应。如果求助者表现出情绪反应,咨询师可以引导他感受自己的情绪,比如可以说:"这幅作品似乎深深地触碰到了你的内心",而不是进行诠释和建议,也不要提问题。咨询师还可以建议求助者围着沙箱走一下:"从不同的角度看事情或事物,它们看起来就会不同,你可以围绕着沙箱走,并且从侧面、上面看看你的世界"。如果求助者过快地结束本阶段,可以建议他再一次进入自己的内心。

(2)对沙盘作品调整:当求助者体验过沙盘作品之后,他们可能希望改变自己的作品。这时咨询师可以说:"既然你已经全部体验过了,你可能会感觉它就是你希望要的样子,也可能感到有些地方不是自己最想要的样子,想对它进行改变。如果你需要改变的话,你可以移动任何沙具,添加或者移出任何你觉得合适的沙具"。求助者进行调整后,要让他进行重新体验,并对求助者的改变进行记录。

4. 就沙盘进行讨论与交流　沙盘游戏疗法是以荣格分析心理学为基础的,这是毋庸置疑的。因此,沙盘游戏疗法不可避免地会深受分析心理学技术和方法的影响。在荣格的心理治疗技术之中,就有对梦的分析。荣格认为,梦的语言都是象征的语言,传递着无意识的信息,如果读懂这些象征,也就了解了无意识,促进了心理的成长。沙盘作品本身就相当于求助者的梦,咨询师读懂其中的象征,帮助求助者意识到这些象征,就是一种治疗。所以说,要想用沙盘游戏疗法进行治疗,显然要了解分析心理学的治疗方式。

当然,沙盘游戏疗法也有其自身的特点,如它的可知觉性、可反复观摩性,这是梦不具备的。所以在沙盘游戏疗法中,可以更多地启发求助者自己去观察、自己去体验,从而自己感悟到自己的无意识,以实现治疗。具体来讲,心理咨询师可以这样做:

(1) 倾听求助者的故事:求助者制作和感受完自己的作品之后,咨询师可以邀请求助者介绍一下其沙盘世界里的故事,以便了解求助者的感受和想法。这时咨询师可以说:"你是这个世界的创造者,我对这个世界了解不多,你是否可以带我游览一番,详细向我说明这个世界是如何形成的,并且让我认识这个世界中的人物和沙具"。如果求助者与咨询师之间建立了良好的咨询关系,他可能会滔滔不绝地向咨询师介绍沙盘中的事物和故事,有时还会联想到现实中的一些事情。但是,在咨询关系尚未稳固,求助者还没有充分信任咨询师,或者对自己内心思考不多的时候,面对咨询师的询问,他可能只是一个简单的回顾。这个时候,咨询师要引导求助者详细介绍他所创造的这个世界。如果求助者保持沉默,不想对沙盘作品进行描述,咨询师也必须尊重他的需要,可以说:"你想要告诉我这个世界的任何事情吗?或者只想陪它一段时间而不想谈论它?"如果对方表示不想说的话,咨询师就陪伴他一起静默段时间,来感受沙盘作品。

由于求助者所创造的世界是其无意识的流露,不管呈现的方式是什么样的,咨询师必须对求助者所描述的事情持开放的态度,并且表现得好像除了个案赋予的意义外别无所知一样。在这个过程中,咨询师不要用任何方式,不管是身体的还是精神上的,来评论求助者创造的世界。因为这是求助者自己的世界,别人是不可能完全理解的,更不能把自己的理解强加给求助者。

当求助者描述完所创造的世界,咨询师要注意求助者的面部表情和身体反应。咨询师可以问些话,但不要带有暗示性,而是以中性语言来问。如"你的身体哪个地方有感觉"或者"你似乎感受到悲哀、生气或不舒服",如果求助者表示没有则不再继续,如果求助者有情绪体验时,咨询师要鼓励求助者停留在情绪中,求助者可能不愿意停留在难过之中,应借这个机会帮助求助者把情绪和现实联系起来。

有时求助者会在沙中埋些沙具,或者不提到某些沙具,遇到这种情况,咨询师要用讨论的语气询问求助者为什么会这样做。咨询师可以说:"我发现那里有个××,你能说一下它的事情吗?"这时候要观察和求助者探讨可能性,一般情况下,这样的沙具对求助者都会具有重要意义。该阶段通常需要 5~10min。

(2) 治疗性介入:咨询师可以以讨论和询问的方式,引导求助者觉察到自己无意识的心理冲突,从而促使求助者实现无意识的意识化。最初,咨询师要将讨论集中在沙盘作品上,而不是求助者本身。比如,求助者可能会在沙盘中摆放一只老虎正在靠近水源,求助者表示老虎就是自己,并且说自己很饥渴,这时咨询师只能说"这只饥渴的老虎正靠近水源"而不是"你正靠近水源"。因为只有这种中立的态度,才有利于求助者对问题的充分解释,也有利于减少求助者的阻抗。

咨询师还可以引导求助者从某一个局部进行探索,但不是情绪化的画面。然后慢慢深入,帮助求助者探索自己的无意识。在治疗阶段,咨询师可以根据自己的专业特长选择不同的技术。比较常用的一种技术是空椅子技术,就是让人物之间进行对话,比如说"假如青蛙和小鱼谈话,他们会说些什么",通过创造性的想象演出,求助者得以直面关系中的问题。

在治疗阶段,另外一个了解求助者内心的技术,就是让求助者寻找自我像,也就是在沙盘中选择代表求助者的沙具。进行了一定的交流的基础上,咨询师可以询问求助者:"沙箱之中有你吗?哪个是你啊?"有些求助者的沙盘作品中没有自我像,这有可能是求助者自我比较弱小的表现,有的求助者用植物或动物来代表自己,则可以根据这些沙具的象征意义来了解求助者的性格特征和自我评价。寻找自我像是了解求助者内心的一把钥匙,也是引发求助者思考很好的方法。比如,一个求助者制作了一个家园的沙盘作品,院子里放有饭桌,一个女人端着食物在伺候另外几个人。在寻找自我像时,求助者选择了那个端饭的女性作为自己的代表,由此说明,在家中她可能是一个总是照顾全家而缺乏被照顾的角色。

另外,咨询师还应帮助求助者把沙盘作品与现实生活联系起来。有很多方法可以帮助求助者把沙盘世界与现实世界的生活议题或回忆连接起来,如咨询师可以说:"你刚刚创造和经历了一个世界,在沙盘中的情况与你现实的生活有什么样的类似之处呢?"

介入性治疗通常需要10~15min(有时需要更长的时间),当时间快到的时候,咨询师可以告诉求助者:"今天的时间快要到了,现在你可以按照自己的意思,保留这个世界,也可以调整这个世界,或者拆除这个世界。在拆除这个世界之前,请再体验一下你创造的世界,给它起个名字"。让求助者命名,也是一种了解求助者内心的方法。对于与求助者讨论的内容,咨询师也应该进行记录。

5. 为沙盘作品拍照 为求助者拍摄一张沙盘作品的照片 这对于求助者来讲是很有纪念价值的。求助者把沙盘游戏疗法作品的照片带回家之后,可以继续从自己的作品中获得感悟,继续受到沙盘游戏疗法的影响。因此,沙盘治疗室应配备一部一次性成像的照相机,为求助者进行拍照使用。

为求助者的沙盘作品进行拍照,也有一定的要求。关于拍照的角度,一般相机与作品平面之间成45°夹角,或者直接和作品平面平行。关于拍照的位置,一般应分别从求助者的位置拍摄一张,从咨询师的位置拍摄一张。然后对于求助者关注的部位、被隐藏的部位以及有特殊意义的部位分别拍一张。也可以让求助者根据自己喜欢的角度进行拍摄。

6. 结束本次沙盘游戏疗法 沙盘游戏疗法是求助者进行无意识外显的一个过程,就像睁着眼睛做了一次梦一样,等到"梦"结束的时候,咨询师应该帮助求助者从梦境中回到现实。

咨询师可以在求助者离开之前,建议求助者自己拆除沙盘作品,按原来的位置把沙具归置回沙具架。让求助者自己拆除沙盘作品,对求助者来说也是有意义的,这意味着他们有能力创建一个世界,也有能力取消他们做过的事情,可以补救自己的过错,这有利于增强其控制感和自信心。对于一些人来说,拆除世界还可以使行动得以全部完成,并且打开了新的创作通道。

如果求助者不愿意拆除作品,可以待求助者离开之后,由咨询师自行拆除。心理咨询师在使用沙盘游戏疗法的时候,要注意这样一点:以上六步操作方法是基本的操作方法,但是每一次治疗过程中,侧重点是不一样的。在最初,咨询师更多的是倾听求助者的介绍,并进行适当的鼓励式、讨论式的交流。等到治疗进行到一定程度,咨询关系比较稳定之后,咨询师可以在第四步治疗阶段用更多的时间,进行更深入的治疗。

此外,对咨询师的要求也不是一概而论的,对于初用沙盘游戏疗法的咨询师,重点要做的是熟悉技术,陪伴求助者。而对于使用较多的咨询师而言,就需要学习分析心理学,以便进一步提高分析技能。

（三）结束咨询

在沙盘游戏中,求助者的沙盘一般可以分为两个阶段,第一个阶段为治疗阶段,也可以称为呈现阶段。在这个阶段中,求助者的沙盘会表现为混乱、创伤、空虚、无力等主题,称这个阶段为治疗阶段的原因在于呈现的就是治疗的原理。第二个阶段为疗愈阶段,这个阶段的沙盘会变得有秩序、有生机,还会突出表现一些具有转化象征的沙具。一般情况下,当求助者的沙盘出现以下情况时代表求助者的治愈。

1. **沙盘由无序变得有序**　当求助者意识与无意识之间是强烈矛盾冲突状态的时候,或者无意识冲动不被意识所控制恣意宣泄时,求助者的沙盘往往都是混乱的。这种混乱表现了求助者心理的创伤和混乱。沙盘变得有秩序表明求助者内在秩序的建立,是心理疗愈的表现。

2. **沙盘由分裂走向整合**　沙盘的分裂象征着制作者内心世界的不统一,正是这种不统一造成了其心理问题的产生。当沙盘表现得统一时,也代表求助者内心的统一。

3. **沙盘具有生机和活力**　存在心理问题的人制作的沙盘往往缺乏生命力,反映的是制作者内心心理能量的缺失。当沙盘中出现水、绿色植物,显现出生机和活力的时候,体现了求助者心理能量的复苏。

4. **沙盘表现出流畅的和谐感**　沙盘中各个沙具之间的和谐搭配体现了求助者心理能量的流畅性。沙盘不流畅,也就是沙具之间和谐度不高,比如在一个桌子上却放上了一个马桶,体现了求助者心理能量的堵塞与混乱。当求助者的沙盘由不流畅变得流畅时,这表明求助者心理能量有了合理的宣泄渠道,心理能量流动起来了。

5. **沙盘中突出表现具有转化象征意义的沙具**　有一些沙具是具有转化和治愈的象征的,如高山、寺庙、塔等代表了精神追求和心灵的方向。当这些东西出现在沙盘中时,这代表着求助者的治愈。蛇、蝴蝶、蟾蜍以及蝉等动物具有转化的象征,这些沙具在沙盘中象征着求助者进入了转化阶段。鱼跃龙门、鱼化龙等沙具是超越的象征,这些沙具出现在沙盘中象征着求助者超越功能被激发。不过,并不意味着这些沙具只要出现就是转化和治愈的象征,只有这些沙具在整个沙盘中被突出的表现出来的时候才有这样的意义。

三、注意事项

1. **沙盘游戏疗法的禁忌事项**

（1）对沙盘游戏有强烈的抵触情绪。

（2）来访者的成熟水平不足。

（3）来访者有过多的情绪能量。

（4）来访者的自我力量弱,例如来访者患有精神病、有严重的人格分裂或具有边缘化人格。

（5）来访者具有强迫性行为和思维。

（6）来访者对治疗室以外的危险保持警惕。

（7）会谈后,来访者需要保持高理性的行为表现。

2. 沙盘游戏疗法是一种心理治疗技术,它可以帮助咨询师感受和理解求助者的心理,判断求助者的问题所在,但是沙盘游戏主要应用于心理治疗,求助者进行沙盘游戏的过程也就是心理治疗的过程。

3. 如果来访者只停留在表面水平,咨询师可以用语言的方式探索他正在体验的东西是什么。如果来访者仍然太过防卫而无法释放内心,咨询师要更换其他方法来治疗。

4. 引入沙盘最合适的时机

（1）求助者具有焦虑、恐惧等情绪时,沙盘游戏可以很好地用于缓解这些情绪。

（2）求助者年龄较小或者存在语言表达困难的情况,咨询师可以借助沙盘游戏帮助他们表达。

（3）如果求助者对于自己受到的困扰表达不清或者自己也不是很清楚的时候,咨询师可以借助沙盘游戏来帮助求助者澄清自己的问题。

（4）在用其他技术咨询过程中,如果出现以下情况也可以引入沙盘游戏:咨询无法深入;求助者找不到合适的词汇表达自己的想法;求助者被阻塞在某种情感之中等。

知识链接

沙盘游戏疗法所借鉴的禅学思想

禅宗强调"直指人心,见性成佛"。禅宗祖师慧能说:"一切万法,尽在自心中,何不从自心顿现其内心本性!"禅学思想中这种强调自省、自悟的精神和沙盘游戏疗法十分相像。卡尔夫也认为,参禅靠的是参悟者自己的思索,而不是导师的教育和灌输;沙盘游戏疗法中强调的也是制作者自己的感悟,而不是咨询师直接告诉他其中的道理。

卡尔夫本人对禅学也很感兴趣,1953~1954年她结识了日本禅师铃木大拙,随后便到日本去拜访铃木,并在一座禅寺居住了一段时间。卡尔夫的儿子马丁·卡尔夫也认为:蝉的核心精神几乎隐含在沙盘游戏方法中,这不是指沙盘游戏治疗外在的技术层面,而是它强调在治疗过程中,必须创造一个能够唤醒并支持个案自我疗愈力量的空间。沙盘游戏的这种特性和禅修的重要主张相类似,因为在禅学的过程中,参禅者将会被暗示只能依靠自己。

（叶 沙）

第七节 家 庭 会 议

患者赵某是一名退休工人,因肺癌综合治疗后并发多器官与淋巴结转移伴胸腹部恶性疼痛入院,完善各项检查示:肝肾多发转移、腹膜后多处淋巴结转移、腹部及双下肢重度水肿、不完全性肠梗阻、低蛋白血症、电解质紊乱。患者多次入院并向儿女们表达了希望医院不要再抢救的愿望。但患者的儿女表示无法接受且意见不统一,患者出现情绪焦躁、不愿意配合治疗。随着病情的进展患者开始出现持续高热、频繁呕吐、昏睡等症状,面对患者及家属的现状,主管医生建议,召开一次家庭会议。

请思考:

(1)请思考什么是家庭会议,什么时候适合开展家庭会议?

(2)作为护理人员,如何开展家庭会议?

(3)在开展家庭会议时,主要注意哪些细节?

一、概念

家庭会议称为"family meeting"或"family conference",是一种医护人员向患者和家属传递患者疾病相关信息,评估患者和家属的需求,给予情感支持,讨论照护目标和照护策略并达成共识的有效方法。家庭的特征主要包括:至少应包括两个或两个以上的成员;组成家庭的成员应以共同生活、有较密切的经济和情感交往为条件。

我国香港学者马丽庄在《家庭社会工作》一书中指出"家庭社会工作就是指帮助求助的家庭发展并运用自身的及社会的资源,增强家庭日常功能,改善家庭关系和解决家庭问题"。家庭和亲人对于生命末期患者至关重要。患者在家庭中的位置,往往关系到其得到照顾的程度。家庭会议具有重视家庭自身所具有的潜力、重视每位家庭成员的存在,以及以家庭为本的功能。

二、实施要点

(一)实施目标

以下目标将作为介入方向,旨在促进家庭成长,使每位成员,尤其是患者,得到应有照顾。

1. 商讨解决家庭正在面临的困难和危机。

2. 协调家庭因患者导致的变化着的关系。

3. 协助患者获得较为适宜的休养环境和居家照顾,提高末期生活质量。

4. 传播安宁疗护服务理念,动员家庭发现优势,改善认知,提高应对困境的能力,促进家庭正常运转及发展。

（二）实施时机

一般情况下出现复杂状况的患者才需要召开家庭会议。这些复杂的状况包括:患者的症状难以控制、病情发生变化、公布难以接受的诊断信息、制订预立医疗计划、患者的家庭社会情况较为复杂难以在治疗方案上达成一致、患者的合并症较多、伦理上的冲突、患者的照护目标比较具有挑战性、需要对患者的生活质量或者临终的事宜做艰难的决定等情况时。

（三）实施前准备

1. 人员准备

（1）医生:大多数情况下,患者的主管医生会出席家庭会议。医生需要在家庭会议召开前掌握患者以往的疾病治疗过程、目前的疾病状态、治疗方案、患者对治疗的反应、疾病预后、症状控制等,必要的情况下需要咨询其他医生以了解全部的信息。

（2）护士:作为接触患者及家属最多的医疗人员,相较于多学科团队里的其他成员而言,护士更容易了解患者及家属的需求,更善于与患者及家属建立信任关系,有更多的机会与他们讨论价值观和他们倾向的治疗方式,给予情感支持,帮助患者及家属作决定,并启发他们去谈及临终的相关事宜。护士在会议开始之前应该收集患者的病历资料,咨询医疗团队的其他成员以了解患者最新的疾病及治疗信息,并且可以向社工询问患者的相关问题。

（3）其他医疗服务团队成员:内科医生、外科医生、肿瘤科医生、放疗医生、心理治疗师、社工、营养师、药师、物理治疗师、社区照护的工作人员、个案管理师、牙医及多学科团队里的其他成员也会经常被邀请参加终末期患者的家庭会议。

（4）家属:参加会议的家属必须是患者家庭的核心成员,患者的主要照顾者或患者的医疗决策代理人。一般情况下不建议儿童参加家庭会议,如果患者为儿童,可以邀请他/她的兄弟姐妹参加。

（5）患者:患者本人是否参加家庭会议,存在较大的争议。多数学者认为患者在身体状况允许的情况下应该出席家庭会议,但是患者的参加让家属表达痛苦情绪的意愿下降;关于疾病预后、预立医疗计划、临近死亡时患者会经历症状、家属健康相关内容的讨论会减少。

2. 确定会议主持人和参与人　主持人可以是医生、护士、社会工作者,也可以是患者和家庭都信任,并对问题和家庭有足够了解的人;除与问题有关的人,关系密切的亲友,以及医生、护士、社会工作者、服务该患者的义工均可出席家庭会议。

3. 场地准备　家庭会议应该是在一个安静独立不被打扰的房间内进行,最好是以圆桌的方式举行会议,以便参与者能相互面对面交流。房间内应该备有足够的椅子,并且参与者能随意选择自己的座位。最好房间内能配备视频设备,这样可以让不能到场的重要家属或者多学科团队成员通过电话或者视频的形式参加会议。

4. 物品的准备　需要为患者和家属准备健康教育的资料,以作为口头信息的补充。这些资料应该包括介绍医疗机构所提供的服务、治疗和药物信息的宣传册等。

5. 会议目标和议程确定 在家庭会议开展前，必须有明确的目标和合适的计划。没有明确的目标，将会导致会议不成功。家庭会议的主要目标包括：

（1）家庭会议的主要目标是告知患者目前的健康状况，公开难以接受的诊断信息（坏消息）。

（2）了解家庭成员及患者相互之间的感受，表达家属的感受和愿望，确定家庭主要照顾者。

（3）解释安宁疗护的目的，确定医疗决策代理人。

（4）讨论患者的安宁疗护照护计划，解决冲突或争议。

（5）加强与患者家属的沟通，为哀伤辅导做准备。会议开始前要制订会议的议程，包括会议的内容、持续的时间、地点、参加的人员，以分发给参加会议的人员。

6. 采集信息和问题归类 通常从了解患者开始，之后是照顾者和其他家庭成员。获得真实、有价值的信息的基础是建立信任关系。需要说明的是，信息的获得并非一劳永逸。随着工作的深入，双方信任度增加，还会有新的或更多的信息补充进来，这些信息也许就是家庭问题的症结所在。

德国哲学家和教育家 Alfons Deeken 提出濒死者有 8 项基本需要：友情、自主决定、个人价值感、承担角色、知情或了解事实、有尊严地死去、进行生命回顾、控制疼痛。家庭问题的形成往往与患者和家庭成员的不同需要紧密相连，分析来自调研过程的各种信息，以由表及里的归类方法，可将患者及其家庭呈现的不同形式的问题和需求归类，了解患者家庭系统、生命周期、家庭动力及功能，以及家庭权力及决策，发现患病这一事实对家庭的影响及派生出的问题和需求；了解这些问题和需求在不同阶段的表现形式，为召开家庭会议寻找合适的切入点。

（四）实施步骤

会议的过程分为 4 个步骤：介绍和开场、交换信息、总结、结束。

1. 介绍和开场 首先由参加会议的医护人员向患者及家属自我介绍及解释自己在医疗团队中的职责，并请患者家属进行自我介绍；然后介绍会议的目标、持续的时间（一般不超过 2h）、会议的基本要求（如每位参与者都有发言和提问的机会，1 位参与者发言时其他人不要打断等）。

2. 交换信息 挖掘患者家属对患者疾病现况的了解程度，回顾患者的病情、目前的治疗方案及预后，与患者及家属讨论患者的照护目标、期望的治疗方案等，了解患者及家属遇到的问题并探讨解决的方式，对患者及家属的情绪反应（如生气、焦虑、伤心等）给予疏导，并引导患者和家属做决定。

3. 总结 总结会议的内容，并感谢和肯定家属的参与，对接下来的工作做简要的计划。

4. 结束 家庭会议结束后将患者及家属送至床旁，协助患者取舒适卧位。完成文本记录，记录的内容包括参加的人员、患者所存在的问题、症状评估信息、患者家属对患者现状的了解程度、患者家属的担忧、达成的共识和接下来的计划，并分发给患者的照护团队。另外要向患者或家属提供会议主要内容的副本，并在该患者的病历中提交 1 份副本。

三、注意事项

（一）着装

着职业服饰,整洁、协调、便于工作。

（二）态度

合乎礼节,大方且稳重,能表示对参会人员的尊重与对患者及家属的关心。同时,医护人员应积极地聆听,并且要有同理心,能及时察觉到患者或家属的情绪变化并给予安慰。

（三）掌握技巧

1. 利用人际沟通技巧,获得患者家属及团队的信任,更好地收集主观资料,注意观察与评估,进行指导与咨询。

2. 在举行会议的过程中,医护人员必须用平实易懂的语言向患者及家属解释患者的病情及治疗的措施,并且要不断确认患者及家属是否理解。

3. 医护人员应该充分尊重患者及家属,使用开放性的问题,不要回避家属及患者提出的问题,注意照顾到每位参加会议的家属,并鼓励其说出自己的想法和感受,尽可能多地提供患者及家属提问和发表感想的机会。

4. 医护人员的表述应该直接且清晰,避免给患者和家属不切实际的希望,允许会议过程中出现沉默或哭泣,避免站在患者和家属的对立面等。

（四）尊重

认真收集家庭会议参与者的各项信息与资料,尊重原生家庭的沟通方式、文化背景、社会经历,保守家庭的秘密,确保决策的自主性。

（五）保持一定界线

护士注意不要让自己的态度、价值观、信仰等影响会议对象作决策,以客观的态度考虑问题,操作者不可带入主观意识来干预会议及影响其家庭功能。

（六）时间

会议时间一般控制在 2h 内。操作者需要具备掌控会议全过程的能力,引导参会人员围绕议题展开讨论并取得最终的结果,尽量使患者满意。

（七）环境

在医院单独的中小型会议室,操作者只能提建设性建议,尽量避免介入因经济纠纷引起的家庭矛盾和决策。避免被打扰或由于会议室过大而影响效果。

四、小结

医务人员、患者及家属之间有效的沟通是高质量安宁疗护的一项基本要求。就患者的预后和疾病终末期的相关事宜进行适时沟通,对作出合理的治疗决策非常重要。与癌症患者及家属之间的沟通成为肿瘤学中最困难且充满压力的方面之一,而如何传递"坏消息"让医务工作者感到更加困难。将家庭会议应用于终末期患者的病情告知中,有利于良好医患关系的建立,提高了医患双方的协作性。由于家庭中出现一名生命末期的患者,使得患者及家庭的问题往往非常复杂,经常是多项问题与需求并存。家庭会议介入模式在实际应用中并非一成不变,而是需要灵活运用。随着身体－心理－社会－精神全人服务模式普及,家庭会议并不能完全解决患者及其家庭呈现出的所有问题。它只是家庭社会工作中的一个环节、一种方式,更多的是起到发现家庭问题、协调亲属关系、发掘家庭潜能、开导先进理念等作用,许多实际问题还需要后续服务的跟进与配合。家庭会议可以为我们提供全面了解患者及其家庭的平台,这有利于深入评估患者面临的困境,及时提供具体有效的帮助,使患者与家庭、家庭与社会保持良好互动。本节旨在通过对患者及主要照顾者召开家庭会议,提高患者治疗的依从性,促进患者家庭成员之间的情感交流,体现对患者的人文关怀,让患者及其家属能够去世者善终、留者善别、能者善生。

(王 英)

第十五章 精神抚慰技巧

第一节　生命回顾

导学案例

　　患者,45岁,6个月前被诊断为Ⅳ期乳腺癌。1周前,患者因肠梗阻、脱水、恶病质住进了安宁疗护病房。患者有个未成年的儿子,患者和前夫已经离婚多年,现在不怎么联系,现有一男朋友对患者关爱有加。自从患者确诊以来,男朋友一直陪在患者身边,且患者已经签署了授权书给他。被送往医院后,患者说:"过去4个月我体重已经轻了20斤,我现在100斤。我的内心告诉我,还有儿子需要抚养,我很希望自己能顺利恢复,但是这个愿望显然无法实现。我接纳这个现实情况,我想顺其自然死去,希望儿子的父亲能好好培养孩子,这是我唯一的愿望。""我很痛苦,我努力一生,但是最后如此凄凉,我的一生非常失败。"患者一直有未了的心愿,一生无法和自己和解。

　　请思考:
　　(1)为该患者实施哪种精神照护技能?
　　(2)实施生命回顾时,护士需要掌握哪些技能?
　　(3)实施生命回顾时,护士需要注意哪些事项?

一、概念

　　生命回顾帮助患者有效重温生命的历程,让患者认清自己历经苦难和取得的成就对一生的意义,提高其心理、精神健康,是精神抚慰的重要方法之一。生命回顾即系统性地协助患者以一种崭新的观点去回顾其生命中以往的种种伤痛或快乐的过程。从生命回顾中寻找诸种经历的意义,使患者能体会到他并未白活一遭,并借由创造与工作、价值与爱,以及对所受苦难的另一种诠释,来体验生命的意义。

患者在临终状态时身体脱离开启临终世界,社会角色与价值的脱离使临终者失去自我认同和精神上依靠,这三个层面交杂在一起构成了临终整体性的处境。而其"精神需求"归纳为:未了的心愿(儿子培养成材)、"寻求生命的意义(找到生命的意义)、自我实现、希望与创造、信念与信任、平静与舒适(经历的心理历程,焦虑、愤怒、忧郁和孤独,不能正确面对死亡与死亡正确告别)、祈祷获得支持、爱与宽恕(前夫的关系没有和解,需要和亲人链接关系,获得原谅与宽恕)等"。此时,显露出来的是患者在终末期精神上的需要,漂泊心灵在寻找依靠,"心灵的安置"则成为精神照顾的关键。

二、实施要点

(一)回顾提纲

护士在为患者准备开始生命回顾时做了生命回顾的提纲:

1. 请您回顾您的一生,有哪些事是快乐的、有成就的? 有哪些事是挫折、痛苦的?

2. 如何重新看待它们?

3. 如果有机会回顾一生,您最想为自己做些什么事?

(二)实施方法

护士为患者执行生命回顾 6 次,每次 20~30min,4 个阶段。

1. 关系互动阶段　首先了解影响患者生活焦点的因素,如护士运用同理心及倾听方法等技巧与患者建立信任关系,了解患者参与生命回顾意愿,当患者同意时,开始深入沟通。在交流中了解到患者童年生活背景一直较为优越,青年时父亲突然离开了患者。自此患者经常处于不安之中,努力学习,工作特别认真,患者想通过优秀来弥补内心的不安全感。工作后为人随和、富有爱心,由于才华突出加上严谨认真,工作一直很忙碌,忽视了对孩子的培养,与前夫关系破裂,很长一段时间处在深深的愤怒之中。

2. 融入阶段　与患者一起进入回顾情境中,回顾患者一生,有哪些事是快乐的、有成就的? 有些什么事是挫折、痛苦的? 患者回忆童年期及青少年期:童年期是患者最难忘的童年回忆,与兄弟姐妹快乐相处的愉快时光、童年住的木房子、童年最亲的奶奶、最喜欢的读书和梦想,回忆这种单纯的快乐让患者处在非常愉快的情景中。回忆到青少年期,了解对患者影响最大的事、最快乐的生活、最大的难题、求学过程,此时需注意患者对探访的反应与感觉。患者回忆时,由于父亲的突然离世,患者的人生就此改变,患者变成了一个敏感的少女、缺爱的女孩、高冷而忧郁、漂亮、成绩特别好的女孩。成年期回顾患者的第一份工作,患者因为勤奋加上努力,被评为优秀又很快被提拔;同时也有了爱患者的前夫,第一段婚姻生活是大家眼中公认的郎才女貌,彼此懂得,孩子聪明伶俐,工作顺利,在患者以为幸福生活会一辈子时,前夫突然要离婚,给了患者沉重的精神打击,年轻加上要强,冲动地结束了第一段婚姻,独自承担养儿的酸甜苦辣。由于内心偏执,导致前夫和儿子之间越来越生疏,儿子缺乏父爱,越来越叛逆,患者无法控制,等到明白时却为时已晚。母亲的去世让患者觉得自己成为一个孤单的人。这次生病的体验,自觉非常恐惧。接着回顾一生,了解整合性问题,患者一生中最有趣的是童年阶段,漂亮无忧,学习成绩好,人缘好,深受老师和同学喜爱,有很多很好的朋友。最大的成就是尽力完成了自己想要完成的事,成为一个真实的自我。最苦难的遭遇是历经一次失败的婚姻。对生命的感觉是人生一世如白驹过隙。此时护士协助患者整理重要事件,并和患者讨论如何解决问题。假如生活可以重新来一次,患者喜欢怎样的生活,什么是患者想要改变的、患者所担心的未完成的心愿。在该阶段从以下几方面帮助患者:

（1）转换生命价值观:协助患者对生命价值进行理性思考,帮助患者重新探索自己面对世界的态度,探讨《追逐日光》的主人翁留给子女和家人精神力量,形成新的生命价值观,患者准备给孩子留下一个坚强的形象还是一个充满怨气的母亲形象? 给孩子留下一个什么样的精神价值,让孩子多年后想起母亲能充满力量? 与患者探询生命与死亡的意义,当下该如何"活出意义",在短暂而有限的时间内,活出以往人生中从来没有过的新体验。和患者讨论《大学》《中庸》中有关观点,"君子素其位而行,不愿乎其外,素富贵,行乎富贵,素贫贱行乎贫贱,素夷狄,行乎夷狄,素患难,行乎患难。君子无入而不自得焉。"讨论其意义,君子只求就现在所处的地位,来做他应该做的事,不希望去做本分以外的事,处在富贵的地位,就做富贵人应该做的事;处在贫贱的地位,就做贫贱时应该做的事;处在夷狄的地位,就做夷狄所应该做的事;处在患难,就做患难时所应该做的事。寓意君子能安心在道、乐天知命、知足守分,故能随遇而安,无论在什么地方,都能悠然自得,也就是随时随地能掌控自己的心境。

而患者的疾病和死亡也是患者必须面对,逃无可逃的,要帮助其明白与其做无谓的挣扎,让心处在枷锁中还不如放下心来,以坦然的心态去应对离世,让心灵获得安身立命之处。和患者探讨王阳明心学中的"格物致知""心外无物,心外无理",一切理和道都在我们的内心,悟道可以不假外求,"理即心,心即理""无善无恶心之体,有善有恶意之动,知善知恶是良知,为善去恶是格物",内心有定海神针,则世上的名利是非、荣辱得失,甚至生死问题都能自我束缚,成为一个心灵自由的人。生病让患者思考人生的意义,思考对子女的影响,对以往生活价值观的一次重新审视,要让生死都不能乱其心的境界,真正实现心灵自由。

（2）处理未了事务,完成最后心愿:协助患者妥善处理各种日常事务,达成最后心愿。患者最后的愿望包括:希望和前夫达成和解,向他道歉,希望他能和儿子关系和谐,前夫能将儿子培养成人;死亡时没有痛苦;希望回到家中去世;希望去世时美美的、和家人保持正常的互动,孩子能陪伴在身边;希望被看待成有感觉、有思想、有价值、有尊严的人;告知死亡情境时希望家人如何做;对身后事有安排;希望临终时放弃抢救;愿意签订器官或遗体捐赠。护士一一记下,并和家人表达患者的愿望,家人与患者认真交流,向患者保证完成患者生前愿望。

（3）重新构建人际关系:协助患者重新构建与亲人、朋友乃至整个社会的关系,患者由于前夫的不忠导致婚姻破裂,给孩子造成不可弥补的伤害,由此一直无法放下对前夫的恨。倾听并帮助患者化解过往的恩怨和愤怒,重新与亲人建立和谐关系,心里不留遗憾;护士联系其前夫并告知患者的想法与愿望。前夫和儿子来到患者身边,患者正确表达对前夫与儿子的爱,鼓励患者勇敢对儿子和前夫说:"谢谢你""对不起""我原谅你""没关系""再见",以及接受他们对患者的爱;儿子回来后和患者分享了学校的成绩以及对妈妈疾病的担忧与难过,然后一家人一起探讨如果妈妈离世后,他们将如何保持对患者的思念并坚强活着。案例中患者的希望是前夫能将孩子培养成人,而通过临终照护者的努力,患者和前夫之间已能坦诚相待,并彼此表达对对方的爱与对过往的抱歉。前夫对患者充分肯定,并表示要将孩子照顾好、培养好,患者心中的牵挂能释然,安心等待最后时光的到来。

3. 回缩期　这时从过去回到现实,将患者引到正向情绪,此时需陪伴患者并接受其情绪变化,做好死亡教育。此案例中患者虽然已经知道即将面临死亡,但是对死亡依然充满恐惧,患者需要为自己的死亡做好准备,一方面包括财产等身外之物,另一方面则是信念的笃定与心情宁静。患者及家人对死都非常忌讳,回避死亡的话题,不谈论死亡。照护人员和患者谈及死亡时,患者总是沉痛,认为不吉祥、不应该、不干净,一想到死亡就开始阴沉、恐惧、焦虑。正确面对死亡,消除对死亡的恐惧是生命回顾历程中重要环节之一。患者虽然忌讳谈及死亡,但经过一段时间对疾病的正确认知,开始坦然面对不可避免的死亡结局。死亡是不可抵抗的自然规律,患者意识到剩余时间的宝贵,尽可能组织好人生最后的时间,如将嘱托儿子的心愿通过视频、书信等方式表达;安排好后事,做好死亡之前的准备。一切安排妥当之后,患者开始思考精神财富,如何给儿子留下一个美好母亲的形象,患者希望儿子记忆中的母亲是乐观、坚毅、勇敢、善良、美丽、高贵的。于是,患者决定让生命发挥积极的状态,每天一个好的心情,化淡妆,写日记,读书,和儿子谈告别,和前夫与男朋友谈告别。患者开始坦然面对即将死亡的事实,而其家属(儿子、男朋友)却难以接受即将死亡的事实,异常悲哀、悲痛欲绝、精神痛苦更为强烈,且时间持续很长;家属情绪又影响患者对死亡的接受。照护者对家属实施生死教育,患者离开家属们只是时间问题,那么趁着最后的时光要留下美好的回忆,而不是陷入悲伤无法自拔。接受患者即将离去的现实,将悲伤转化为长久的回忆。护士在实施精神抚慰照顾的过程中,对终末患者及其家属都实行死亡教育,使患者及其家属能够正确认识死亡、接受死亡、最终能安详、有尊严地死亡,消除对死亡的恐惧。教育家属接受死亡的同时,尽快从悲痛中解脱出来,让"死者安息,生者安心"。

4. 结束期　回忆过去所有体验,记住快乐及愉悦的情景。孟子云:"先立乎其大者,则其小者不能夺也。"护士为患者提供精神抚慰取得非常好的成效,帮助患者感觉集中、与更高的生命是有意义和价值的能量和精神建立联系。首先,帮助患者静下心,细细揣摩终末期情况下患者未了的心愿,思考人生的意义,树立终末期的主要目标:儿子能被培养成才;其次协助患者专注于如何完成自己主要未完成的心愿,鼓励和协助患者与前夫积极沟通,告知患者的心愿,而不是让悲伤、自我怜悯等情绪扰动内心,抱残守缺;再次,让患者积极接受无法顺利恢复的愿望,患者得接纳这个现实情况,同时了解患者想顺其自然死去。这过程中,患者保持了非常平和现实的心态,放弃对世界或他人的抱怨,让对解决问题毫无用处的怨恨、焦虑等负面情绪平息下来,再以一种积极、冷静、乐观的态度去应对所遇到的一切事情,让内心迸发出巨大的能量,心平气和面对死亡,并在终末期去努力做自己应该去做的事,和前夫沟通,希望他能将儿子培养成人,希望他能原谅过去之间的不愉快,前夫告知患者对过去早就释怀,对儿子会用心培养;和男朋友表达爱,感谢他的坚守与陪伴,在最困难的时候不离不弃、鼓励和支持,遗憾这一辈子不能和他幸福到老,希望下辈子还能成为知心爱人。男朋友对患者说会永远守护患者,认识患者是此生最幸福的事。儿子说要妈妈放心,他会好好成长,会永远想念患者,想患者时会抬头看天上那颗最明亮的星星,他相信那是妈妈的守护。几天后患者安宁平和离世。亲人们没有过分悲伤,他们都因为这样有效的沟通而将悲伤与不舍都转换为不同的方式让思念永恒。这就是精神抚慰达到的最高境界。

精神抚慰赋予患者"生命目的与意义",好好地活在当下,引导其"价值取向",可以感受爱、喜悦、平静与成就感,帮助其"自我超越",成就他人与自己,并与自我、他人与外在环境建立互动关系的核心,形成一种强烈稳固的价值与信念系统。

三、注意事项

实施人生回顾干预措施时应注意：

1. 在人生回顾过程中，有些主题，如死亡等，可能引起患者的负面情绪，应根据其反应及回顾的经历，选择合适的时机讨论。

2. 在访谈中应灵活运用人生回顾指南，无须严格按照顺序逐一提问每个引导性问题，相反，要根据患者的故事展开，保持访谈的连贯性。允许患者跨阶段讲述。但讲完后应回到当前的访谈模块。最重要的是人生回顾干预应涉及整个人生经历的回忆、评价和整合。

（刘翔宇　徐湘冰）

第二节　陪　　伴

导学案例

太太："他不是一位好丈夫。"

护士：（体会这位太太的感受和愿望）"为什么这么说？"

太太："他安静不语，我们几乎没有任何交流，我不清楚他任何想法，这让我抓狂。"

护士：（继续体会患者家属的感受和愿望）"你想帮助他却无能为力，你担心他？"

太太：（哭了起来）"是的，我真的很害怕！"

护士："你很害怕失去他？"

太太："是的。我们一起生活了一辈子。"

护士：（注意了解患者家属的其他感受）"你担心，如果有一天他走了，你将无依无靠？"

太太："我无法想象，没有他，我怎么活下去。他一直在我身边。"

护士："所以，想到自己一个人生活，你感到很凄凉。"

太太："除了他，没有人会和我生活在一起。他是我的全部，他照顾了我一辈子，包容我，理解我。我女儿甚至都不和我说话。"

护士："想到你女儿，你似乎就很伤心，你希望你们的关系能好些？"

太太："是的。但女儿很自私。我不知道我为什么要生女儿？生女儿有什么好？！"

护士："在你先生病重的时候，你希望能有亲人在你身边和你一起面对？"

太太："是的，他病得这么重，我不知道该怎么办才好，除了你，我家人没有办法来帮助我，而他总是沉默不语。你看看，他一句话也没有！"（患者保持着沉默）

请思考：

（1）为该患者实施哪种精神照护技能？

（2）实施陪伴时，护士需要掌握哪些技能？

（3）实施陪伴时，护士需要注意哪些事项？

一、概念

陪伴属于交往的方式,陪伴意味着在生命的最后时刻,当患者进到与陪伴者不同的存在模式之后,照顾者依然希望能够在已有经验层面上和患者有深入交流。从这样的经验出发,陪伴者有可能和眼前的患者获得深度缔结的机会,照顾者能够有和患者"在一起"的机会。

二、实施要点

(一)保持自然轻松、泰然自若的情绪

临终者常常会感到拘谨和不安,本案例中患者保持沉默来掩饰自己的状态。因此,陪伴临终者尽量保持自然轻松、泰然自若。临终者常常不轻易说出他们内心真正的想法,亲近他们的照护者也常常不知道该说或做些什么,也很难发现他们想说什么,或甚至隐藏了些什么,患者妻子困扰不安的原因是患者不言不语。有时候他们自己也不清楚自己的想法。健康照护者用简单而自然的方式,缓和紧张的气氛,和患者建立信任关系,营造一种轻松和谐的氛围,让临终者在充满信任和和谐的环境中把他真正想说的话说出来。鼓励他尽可能表达对临终和死亡的想法、恐惧和情绪。该案例中患者保持沉默,患者妻子坐立不安,担心患者去世后自己孤苦无助以及和女儿之间关系紧张,不能保持亲密关系。

(二)陪伴与分担,共同面对

作为一个陪伴和聆听者,引导家属把对丈夫的担心、对女儿压抑已久的不良情绪倾诉出来,应用合理情绪理论疏导。

(三)处理未了事务,完成心愿

患者家属无法和患者坦诚沟通,患者一直保持沉默不语。护士设法单独和患者沟通,了解其潜在的心愿。患者担心他去世后妻子一个人生活,希望女儿能和妻子和解,以后承担起照顾母亲的责任,能够在他去世前来到病房,一家人和美地照一张团圆照。护士单独联系其女儿,将父亲心愿告知女儿,并了解女儿与父母之间的问题,让女儿最终放下对父母的偏见,来到病房并与父母坦诚表达情感,并承诺父亲会照顾母亲,请他放心。沉默不语的父亲终于释然。

(四)重新构建人际关系

精神表现在人与自己、与他人、与自然环境的关系性,与共融之中,可分为三个维度。

1. 人与他人之间包含认识别人、同感、爱、和好 患者妻子对女儿充满愤怒情绪,觉得女儿根本不关心他们而陷入精神困扰中。首先肯定患者母女之间的关系,让患者妻子回顾与女儿之间存在的问题。患者妻子要负责照护患者,女儿没有关心患者并提供必要的帮助。患者妻子认为养儿来防老,可是女儿却没有在父亲最后的日子陪伴和关心,让患者妻子愤怒不已。而女儿因为有两个孩子,家里没有人帮忙,工作压力大,父亲生病等都压力重重,本来就心存愧疚,希望找到一个好的解决方案,而母亲的抱怨让患者女儿处于崩溃的边缘,于是采取逃避的方式不来病房。护士从中协调和沟通,消除对彼此的误会。引导患者妻子

说话的语气和方式,以积极的态度和女儿互动,说出心中的恐惧,需要女儿的爱,理解女儿的不容易。帮助女儿理解母亲并向父母道歉、道谢,消除隔离和怨恨。彼此重新认识,心怀感恩。

2. 人与自然环境之间包含爱、和好、美　让患者体力较好时走向自然界,体会自然变化的美好。

3. 人与自己之间包含认识自己、激励自己、超越自己、创造力、自由、爱、和好　帮助患者认识自己为家庭的付出,发现自己的优点,如性情温和、热心、友善等。

4. 转换生命价值观　鼓励患者珍惜现在的时间,由于母女关系缓和,患者内心也开放,开始和妻子说话,他担心妻子因为他离世而悲伤过度不能好好照顾自己,希望妻子明白她好好活着他才能安心,一家人重新建立链接关系。感谢妻子在自己生病时不弃不离、精心照顾、体贴入微,告诉患者妻子自己很感谢她。

三、注意事项

（一）建立良好沟通模式

首先以诚恳、和蔼、耐心的态度取得患者信任,建立良好沟通模式,建立良好的护患关系,便于实施精神照护。

（二）坦诚披露情绪

让临终者顺利转化心境,接受生命或好好地面对死亡。给患者完全的自由,让他充分说出他想说的话。

（三）耐心聆听

当临终者决心开始述说他最私密的感受时,不要打断、否认或截断他正在说的话。晚期患者或临终者正处于生命最脆弱的阶段,需要发挥你的技巧、敏感、温暖和慈悲,让他把心思完全透露出来。学习倾听,学习静静地接受一种开放、安详的宁静,让他感到已经被接受。

（四）"在"比"做"重要

精神照护关注全神贯注的"陪"与"听",但不一定提供任何答案。照顾者全程陪同患者走过悲伤的所有阶段,共同面对死亡的事实,谈论希望与害怕的事物等,让患者知道有人愿意与他为伴,为他分担,在专注地倾听中,不断帮助患者说出他的心境情绪,借此帮助他厘清自己的思绪、面对自己的不安,然后他反而从受苦中得到成长——精神上的成长,也会因此生出勇气来。精神照顾必须要谦卑于人类精神的特质,人的精神不是用来被解剖的,它是受苦、支持、成长、爱与慈悲。因此,护士是一个传递者,而不是一个操作者,在此关系前提下,护士需要传递的是生命共同拥有的力量,即爱与慈悲。

陪伴需要思考的一些问题:

1. 您陪伴患者? 或患者陪伴您?
2. 陪伴患者过程中,一定要扮演助人者的角色?
3. 陪伴患者过程中,可以"默陪"吗?
4. 陪伴患者过程中,要感受到"变得无助"?

（刘翔宇　徐湘冰）

第三节 倾 听

导学案例

　　患者丈夫是铁路工人,自己是家庭主妇。2018年由于生病失去劳动能力并成为家庭中的主要负担。患者认为"自己不能动、不能吃、每天都很难受,受不了,还要拖累别人,活着没意义!早点死了就都解脱了"。患者女儿为了患者三十岁了才找对象,准备"五一"结婚,患者担心耽搁女儿的婚姻。患者觉得自己没害人、也没得罪谁,为什么患者生活贫困还疾病缠身,而和患者一起长大的同胞妹妹健康活泼,便对患者妹妹存在怨恨。另外,患者与婆家关系疏离,与婆家之间存在较深的隔阂。患者认为得病多年多次住院治病,家里经济被患者拖垮,丈夫和女儿负债累累十多年没过上正常家庭生活,对自己的父亲也没尽到做女儿的责任,因此存在内疚情绪以及表示对家庭放不下。

　　请思考:
　　(1)为该患者实施哪种精神照护技能?
　　(2)倾听时,护士需要掌握哪些技能?
　　(3)倾听时,护士需要注意哪些事项?

一、概念

　　有学者提出不被倾听是一种伤害,被听见就表示被重视,以及倾听可以提供患者生命历程的见证。护士倾听要学会听到心的需求,倾听有三层次。

二、实施要点

　　第一层次为"讲出的话",即患者说出,护士亦能听得懂的话,此为一般护士该具备的倾听能力。例如患者说:"我一生行善,从未做过对不起别人的事,为什么会受这么多痛苦?为什么这么年轻就要死?"有经验的精神护士马上能意识到患者有精神困扰,需要信仰与价值体系以及苦难生病的意义开导。

　　第二层次为"没讲出的话",即患者没有说出,但是他自己内心知道的事,若护士能够听到患者"没讲出的话",护士具备精神照护能力。在该案例中,护士听到了患者与婆婆之间宽恕与和好的需要。

　　该案例中患者丈夫告知患者在每个人的成长过程中,都会由于当时的认知差异而犯错误,婆婆对于和患者以前的过节很内疚,但是由于认为自己是长辈,不可能和媳妇低头认错,没有学会主动沟通,导致误解越来越大。但是患者早就释怀并心存愧疚,患者听到婆婆的原谅,并和婆婆当面道谢、道歉,握手言和,内心平静。

第三层次为"灵理的话",即患者没说出,且他自己亦不知道的事。若是护士能够听到患者此部分内心的话,即达到倾听的最高境界,则可为优质的精神护士。如患者在遗憾当初如果能冷静与婆婆沟通,也许就不会对家庭关系造成伤害,现在一大家人生活幸福美满。护士要能听到患者对不完美的自己谴责,没有学会接纳不完美的自己。

护理人员实施精神照护要帮助患者学习接纳自己的不完美。《缺陷与满足》这部影片内容述说一个想寻求完美的缺陷圆圈,在寻找弥补其缺陷的同时,此缺陷圆圈经历了日晒风霜和雨淋,最后,此缺陷圆圈决定接纳自己的不完美,即有缺口的圆。帮助患者自我揭露、接纳自我,可以维护患者的自我价值感。练习接纳自己的用语,即是"我虽然……,但是……"练习如何饶恕自己的用语是"我虽然犯下……我仍然决定原谅自己"。

一般护士至少能够倾听到第一层次的话,而身为安宁疗护护士,至少需要倾听到第二层次的话,若是能够倾听到第三层次的话,则可为优质的安宁疗护专科护士。

三、注意事项

1. 明白话语的意义,即连接对方独特字句的意义。
2. 避免"先入为主"的观念,这样会使我们无法明白对方话语的意义。
3. 避免焦虑,不要做一个紧张的护士。
4. 避免因防卫而成为过度保护自己的护士。
5. 避免成为以工作为导向、有目的的护士。
6. 避免成为价值观有偏见的护士。

（刘翔宇　徐湘冰）

第四节　同　理

导学案例

王女士是一位 25 岁刚刚结婚还没有生育的患者,在最近的体检中发现患有子宫内膜癌,需要做子宫全切手术。手术的前一天下午,护士到王女士的病房去探望她。当护士走进病房时,发现王女士独自躺在病床上,紧闭双唇,两眼看着天花板,眼泪顺着面颊流下来,目睹这一切,护士判定王女士内心充满了悲伤的情感。

这时,护士走进病房,拉着患者的右手(顺便核对腕带信息)说:"您明天就要做手术了,还有什么事情放不下吗?"这时患者痛哭起来,护士一手扶着患者的肩膀,一边拿纸巾帮患者擦眼泪。等到患者慢慢停止哭泣,护士温柔地对患者说:"您有什么顾虑都可以说出来。"患者说:"可以不要把我的子宫切掉吗?我还想要一个孩子呢。"护士说:"您是因为什么来住院要做手术呢?"患者:"我的子宫有病了才来的。"护士:"一个有病的子官像一个定时炸弹,在您体内随时会发生爆炸,您的生命就会没有了,现在就是最佳治疗时机。"患者:"那没有别的办法吗?"护士:"如果您一定想要一个孩子,还可以去领养呀。"患者好像看到了希望,接着问护士手术室是什么样的、手术会不会疼等问题,护士一一给予回答,最后患者舒了一口气,表示会配合手术治疗。

请思考:

（1）为该患者实施哪种精神照护技能?

（2）为患者实施冥想时,护士需要掌握哪些技能?

（3）为患者实施冥想时,护士需要注意哪些事项?

一、概念

同理是一种艺术、态度、能力、沟通技巧,把自己放在既定已发生的事件上,想像自己因为什么心理以致有这种行为,从而触发这个事件。同理心（empathy）,又称换位思考、神入、共情,指站在对方立场设身处地思考的一种方式,即与人际交往过程中,能够体会他人的情绪和想法、理解他人的立场和感受,并站在他人的角度思考和处理问题。主要体现在情绪自控、换位思考、倾听能力以及表达尊重等与情商相关的方面。

二、实施要点

（一）同理三步骤

1. **理性认知** 先查阅患者的病历,了解其目前状况。

2. **同情** 试问自己:"如果我在患者目前的处境,会有何感受。"

3. **同理** 完成前两个步骤后,再开始准备和患者会谈。

（二）表达同理的七个阶段

1. **第一阶段** 患者与护士准备就绪。

（请问您准备好要谈了吗?）

2. **第二阶段** 患者表达其经验。

（患者诉说。）

3. **第三阶段** 护士表示接受与共鸣。

（喔!点头、专心注视对方。）

4. **第四阶段** 护士表达对患者经历的觉察。

（您的经历是?感受是?）

5. **第五阶段** 患者表达护士正确的了解其感受。

（是的!就是这样!）

6. **第六阶段** 患者感受到护士的同理,且愿意再诉说自己的故事。

（您真是了解我,再告诉您。）

7. **第七阶段** 护士进一步表达意义与感觉。

（回到第三阶段。）

由第七阶段的会谈回至第三阶段,可以进行更进一步的同理,如此循环的过程,已达成循环性同理的境界。

三、注意事项

1. 我怎么对待别人,别人就怎么对待我。

2. 想他人理解我,就要首先理解他人。将心比心,才会被人理解。

3. 别人眼中的自己,才是真正存在的自己。学会以别人的角度看问题,并据此改进自己在他们眼中的形象。

4. 只能修正自己,不能修正别人。想成功地与人相处,让别人尊重自己的想法,唯有先改变自己。

5. 真诚坦白的人,才是值得信任的人。

6. 真情流露的人,才能得到真情回报。

（刘翔宇）

第五节　精　神　抚　慰

一、概念

每个人都有精神,其需求就像生理和心理的需求一样是人性的一部分。精神健康可以帮助个体实现更有意义的人生,其作用高于心理层面。精神健康是健康的重要组成部分,尤其在遭受疾病痛苦（如癌症）的时候,精神健康的维护显得更加重要。人有别于万物的特质有无限之多,但最基本的还在于人有精神、意识和理性。古希腊的哲人曾经指出,人间最最幸福之事不在肉体感官的享乐,而在灵魂的无痛苦。已有的研究表明:"健康的精神"即个人对目前及未来的生活感到有目的与意义,是心理健康的重要资产。普遍认为的人的精神需求有:

1. 追寻有意义的人生目标的需求。

2. 被爱及联系的需要。

3. 被谅解和宽容的需求。

4. 希望的需要。

5. 寻找超越途径的需要。当精神需求得到满足时,个人也就得到了精神的健康。

二、帮助其寻找生命意义的需要

意义治疗认为人拥有肉体、精神及心灵等三个层面。潜意识的精神层面是一切意识之本源,一切良心、爱、美感都被引发出来。人拥有自由:人可在各种境遇中选择自己的态度,可超越生理、心理及社会情境,甚至自身以外在残酷的环境中内在精神是自由的。通过意义治疗了解自己的责任、意义及价值体系,不注重过去,努力向前,注重此时此地。向着有价值之目标迈进:在疾病受苦和即将死亡中发现生命的价值,指引患者走向有意义、有较高的自我价值的目标与定点。

人在临终时会自然回顾自己的生活史,过去种种浮上心头,企图从人生经验中发觉生命的意义,也希望最后这一段日子能留下些什么。患者可从中找寻受苦的意义、爱的意义和死亡的意义。患者处于生命终末期,最后的愿望是想见见上学时的两个好友,曾经给予患者大力帮助的人。在家人多方努力下,实现了患者的愿望,三位姐妹一起回忆美好的岁月,有艰辛有甜蜜,有挫折有成长,姐妹们苦过,姐妹们爱过,久违的笑容呈现在患者的脸上,思绪漂移在久远的时光中,是那么的美好。

对于生命意义的质疑及回答,每个人有他个别独特的答案,并没有一般通用的答案。"生命的意义"可以透过生命意义治疗法来使读者体会人活着的价值,包括创造性价值和经验性价值。所谓"创造性价值",即是带领人们去执行开创性的事,使人们体会由无至有的过程,以此过程肯定自己的生命意义;而"经验性价值"是运用人生回顾的方式,回忆自己一生中对其有意义的事件。

三、宽恕与和好的需要

终末期患者若心怀怨恨,就没有心灵平安可言了,此时患者需要宽恕及和好,将过去恩怨作一了结,才能使他获得平安。李先生,一位十分成功的商人,肝癌晚期。他结了两次婚,和前妻有一个儿子,与现在的妻子有一个女儿。由于对婚姻不忠导致婚姻破裂,离婚时,五岁的儿子判给了前妻,二十年没有来往。知道自己来日不多,回忆往事,他觉得最对不起的是他的前妻和儿子,不知道他们生活得怎样,他想当面道歉。随着病情进展,这种心情越来越迫切。其实离婚后,前妻和儿子生活十分艰难,前妻是一个坚强的人,靠一个人的力量把儿子培养成了一名研究生,成绩十分出色,爸爸这个称呼是他们生活中的一个禁忌。前妻了解到李先生的这个情况,感情上有怨恨,也有担心,理智上觉得是时候告诉儿子真相了。经过一番思想斗争,患者前妻向儿子讲述了二十年前的事情和现在的情况,商议是否接受这个迟来的道歉,母子二人最后还是决定放下过去。前妻带着儿子来到了李先生的床前,一家人抱头痛哭,儿子喊出了"爸爸",看到自己的儿子这么优秀,李先生了却了心中的牵挂。

四、饶恕/爱/平和

在饶恕方面,人若不能饶恕自己,会一生带着罪恶感而活着。影片《那根绳子》讲述了一位想寻求登峰造极的登山者,其过程中不小心掉下山谷,然而有根绳子束着此登山者,天色渐渐暗沉,登山者突然对上帝喊:"主啊!救我!"上帝回应要登山者将绳子割断,登山者不听上帝的建议,执意整夜紧抓绳子不放,隔天一具尸体挂在绳子上,而登山者只离地面20cm的高度。人若无法原谅自己,罪恶感就如同绳子般束缚着自己,无法走出死胡同。练习如何饶恕自己的用语是"我虽然犯下……,我仍然决定原谅自己"。例如患者张女士自觉对婆婆有愧,一直没有融合关系,一度自责。丈夫告知张女士其实婆婆早就将过去的恩怨化解,等待张女士心平气和的时候来看张女士,患者和家人们之间重新获得爱与和平。

五、喜悦/希望

喜悦即个人内心一种欣喜快乐的感受。林笑(2000)提出"精神"是一种似有若无、形而上的心理状态,会使人感觉生活很愉悦舒服。什么是"愉悦舒服"? 即他人可以从您身上感受到轻松、自在、愉快、没负担、没压力的状态。快乐(happy)和喜悦(joy)有何不同? 快乐是短暂的心理欣慰感受,会消逝;而喜悦为内心一种丰富和满足的状态。

人活着的动力在于对未来的盼望,"希望"可以透过歌曲《有一天我会》来表达,因为歌词中的意境是代表希望的象征,成就事情的愿景。此外,"希望"亦可由几米2000年出版的《我的心中每天开出一朵花》绘本"心中的花"单元,来诠释希望的意境,人的心中若是每天都能开出一朵花,其生命将充满了期待。而在"希望井"单元,介绍一位掉落井中的人,在井底之处往上看,仍然有月亮和星辰为亮光,成为此人的一丝盼望。帮助患者找到希望与喜悦,如想到女儿结婚后将有一个可爱的孩子,成为幸福的一家人,患者会在天上的某个角落守护着家人们,保他们平安。"在绝望之处,看到最深的希望",帮助患者精神愉悦。

六、勇气/应对能力

刘淑娟(1999)表示"精神"是个人透过自我超越的方式体会到人生意义与价值,什么是"自我超越"? 即训练自己成为拓荒者(frontiersman),做一些开创性质的事,是别人从未做过的事。

伯纳·韦伯在2004年出版的绘本《勇气》中,提出许多培养人胆量的方式,尝试做自己以前不敢做的事,例如跳水、攀岩、高空弹跳等。《井底之蛙》影片则叙述一只井底之蛙为了寻找西湖之美,而穿山越岭,历经春、夏、秋、冬,饥饿受冻,最后终于找到西湖;此故事显示井底之蛙的勇气和因应能力。

玛丽安·柯卡·莱弗勒在2007年出版的绘本《勇敢汤》的绘本中谈及如何训练一个胆怯的动物,成为有勇气的强者。故事主角哈林去山林溪水寻找一个放入汤中会使其味道异常甘甜的秘方,胆怯的哈林在寻找的过程中,遭遇到很多的患难和险阻,而哈林在终于一一克服这些困难过程中,增进了自己的应对能力。

精神抚慰主要通过不断调整患者意识,帮助患者认知自我,改变认知体系,能帮助终末期患者进入一个宁静、舒适、空灵的境界中,提升洞察力,对世间的事物关系以及生死加深理解和认识,在"无为"中灵活自如地控制自己的情绪,而陪伴让患者心有定海神针,心灵不再孤独和漂泊。

精神是合并超越个人身体、心理于社会完整性的本质,也是人类求生存的原则。而当这个生存原则遭到破坏时,就会干扰个体原有的价值与信仰系统,导致精神困扰。如果精神得到有效舒缓,患者身体症状和心理方面的治疗疗效都会有效缓解,保持精神健康状态。

(刘翔宇　徐湘冰)

第十六章　中医护理与安宁疗护

完成本章学习,学员应能:
1. 复述　辨证施护的含义。
2. 描述　中医在安宁疗护中的作用。
3. 应用　中医护理整体观及辨证施护原则,在安宁疗护中灵活运用。
4. 列出　安宁疗护中常见症状/证候护理要点。

第一节　概　　述

导学案例

　　张女士,52岁,因诊断"右乳癌胸壁复发、左淋巴结、肝转移(T4N3M1)"入院。患者主诉乳房肿块胀痛、两胁作胀、腹胀、心烦易怒、口苦、头晕目眩、舌苔薄白。护士遵医嘱给予患者耳穴贴压,取乳腺、腋下、肝、交感、内分泌穴;给予中药热熨敷于患者腹部;为患者播放角调式音乐《春之声圆舞曲》《克莱德曼》现代钢琴曲;嘱患者多食疏肝理气、化痰散结的食物,如陈皮、丝瓜、李子、海带、紫菜等。为患者推荐食疗方:海带汤。

　　请思考:
　　(1)请分析张女士疾病的中医辨证分型。
　　(2)请分析在张女士的护理过程中,是如何体现中医整体观念、辨证施护原则的。

一、中医学与安宁疗护

　　中医护理学是中医学的重要组成部分,是在中医理论指导下,应用整体观念、辨证施护、中医技术,对患者及人群进行全面照护,保护和促进人类健康的一门综合性应用学科。中医护理包含大量的预防、保健、养生、康复知识,涉及从人出生到死亡的全过程,并伴随人类社会的进步而不断发展和创新。积极推动中医特色护理,如饮食调护、情志护理、中医护理技术、中医个体化健康教育等在安宁疗护工作中的应用,可有效减轻疾病痛苦,预防并发症,提升就医感受,提高慢性病患者及生命终末期患者的生命质量。

中医学是以自然科学知识为主体,与人文社会科学知识相交融的学科,是多学科交互渗透的产物。中国古代的哲学思想,如阴阳学说、精气学说、气化学说等生命观,与中医古有的理论和经验相融合,用以阐释人体疾病的病因和病机、人的生命过程和生命现象。

中医学对安宁疗护工作的指导更多地体现在医学伦理道德方面的著述中。唐代医家孙思邈在《备急千金要方》中说:"若有疾厄来求救者,不得问其贵贱贫富,长幼妍媸,怨亲善友,华夷智愚,普同一等,皆如至亲之想",即要求对包括临终患者在内的所有患者,都应一视同仁。清代黄凯钧在《友渔斋医话》提出"不轻忽临危患者""不厌恶秽患者",强调对于临终病危的患者不能在态度上有所不正。中医在伦理道德方面的思想及要求,对于从事安宁疗护事业的医务人员具有一定的指导意义。

中医学整体观念与安宁疗护是相应的。中医学把人看成一个整体,认为人与自然环境、心理、社会因素密切相关,这与安宁疗护倡导的"全人全程全家全方位全社区"的服务模式相契合,两者都强调对患者的关怀,应从躯体、心理、精神、生活状况和经济能力多方面统筹,即生理、心理和社会的照护。中国传统医学尤为重视人文精神,如清代医学家陈修园认为"医为仁人之术,必具仁人之心",与安宁疗护秉承的"以患者和家属为中心"的博爱思想异曲同工。

中医学治疗观与安宁疗护是相对应的。中医治疗注重"养","养"特别讲究辨证,所需物质的质和量需要平衡供给,这样机体才能产生相等的作用,作用相等才能达到整体功能的平衡和协调,即"阴平阳秘"。结合安宁疗护实践,临终者大多是癌症和慢性病患者,重视调养对于缓解和祛除临终者的身体疼痛,控制症状具有重要的作用。中医技术、中医导引术、中医五行音乐疗法等,在疼痛管理、症状控制以及心理、社会、精神支持等方面具有良好的照护作用。

二、中医安宁疗护实践的特点

(一)坚持整体观念

中医学认为人体是一个有机的整体,构成人体的各个组成部分在生理上相互协调,在病理上相互影响;同时还认为人与自然环境、社会环境之间也是一个不可分割的整体。中医护理的整体观念主要体现在人体自身的整体性和人与自然、人与社会环境的统一性三个方面。

1. 人体是一个有机的整体 人体以五脏为中心,通过经络的联系和沟通,将各脏腑、组织、器官及皮毛、筋肉、骨骼等联系成一个有机的整体,共同完成各项生理活动。护理上,可以通过各脏腑与器官、肌肉、皮毛、筋脉、四肢百骸之间的关系,观察病情变化,找出所属脏腑之间的关系,有的放矢地进行护理。另外,对终末期患者进行护理时不能孤立地只看局部病症,单纯地进行对症护理,而要根据脏腑与组织器官之间的关系全面整体地护理患者。如给予莲子心泡茶饮,清心泻火,减轻口舌糜烂;通过情志护理,使肝气调畅,有助于脾胃功能的发挥等。

2. 人与自然环境的统一性 中医学历来重视人与自然环境的联系,包括人与季节、人与昼夜、人与环境的统一性。自然界的任何变化,如时令的交替、气象的变迁、地理环境和生活环境的改变,均可使人体产生一定的生理和病理反应。因此,护理上应注意,夏天人体腠理开泄,解表不可发汗太过,而冬令季节,要注意保暖。阳气在白昼偏盛且趋于表,夜间偏衰而趋于里,故疾病在一天内呈现"旦慧、昼安、夕加、夜甚"的规律,为护理上加强夜间巡视,特别是对危重患者及终末期患者的夜间病情观察提供了依据。

3. 人与社会环境的统一性　人生活在纷纭复杂的社会环境中,其生命活动必然受到社会环境的影响。良好的心理状态、和谐的社会环境、有力的社会支持以及融洽的人际关系可使人精神振奋,勇于进取,有利于身心健康。而不利的社会环境,可使人精神压抑或紧张、恐惧,从而影响身心功能,危害身心健康,不仅易引发某些身心疾病,而且常使某些疾病如冠心病、高血压、糖尿病、肿瘤的病情加重或恶化,甚至导致死亡。所以,实施安宁疗护及舒适照护时,不仅要做好患者本身的护理,而且要在家庭、社区、社会等层面给予相应的护理指导。

（二）落实辨证施护

辨证施护是中医护理的精髓。证,又称证候,其内涵包括了病变的部位、原因、性质和邪正盛衰的变化。辨证就是将望、闻、问、切所收集的资料,通过分析、归纳、鉴别、诊断为某种性质的证候。施护就是根据辨证的结果,遵循辨证理论,确定相应的调护措施,实施全面护理。针对终末期患者的特点,辨证施护主要体现在辨证施食、辨证施术、辨证施教等方面。

1. 辨证施食　根据不同的证候,给予不同的膳食。如寒症胃痛者,饮食药物均宜偏热服,并应食羊肉等助阳散寒之品,忌食生冷瓜果;食滞胃痛者,饮食宜清淡,并食山楂等消食之品;肺热咳嗽者应多食梨,肺阴虚干咳少痰者应食冰糖蒸梨等。

2. 辨证施术　根据辨证结果,遵循辨证理论,确定适宜的中医护理技术和方法。如使用耳穴贴压技术缓解失眠症状时,主穴常为心、神门、交感、皮质下,但同时还要根据患者的证候特点增加配穴。如心肾不交证失眠,可加肝、肾穴;心脾两虚证失眠,可加脾和小肠穴。再如脾胃虚寒证胃痛,可用艾灸技术、中药热熨敷技术(胃热证忌用);而气滞胃痛,则推荐应用穴位按摩技术配合情志调护等方法进行辨证护理。

3. 辨证施教　针对终末期患者,应根据其不同体质、不同证候,给予个性化的中医健康教育内容,包括饮食、起居、情志、用药、康复等内容。

（郭　敬　韩　菲）

第二节　中医护理在安宁疗护中的应用

> **导学案例**
>
> 　　王女士,45岁,因诊断"原发性支气管肺癌、左肺中央型、中分化腺癌($T_4N_3M_2$),颅脑、胸骨转移"入院。患者主诉胸闷喘憋、咳嗽咳痰、疲倦乏力、精神不振、食欲减退、失眠多梦、口服奥施康定后便秘、面色苍白、自汗。舌淡、苔薄白,脉细弱。
>
> 　　请思考:
>
> 　　（1）请分析王女士疾病的中医辨证施护方法。
>
> 　　（2）请运用中医护理技术干预患者乏力、失眠、便秘症状。
>
> 　　（3）请运用中医情志护理及饮食调护方法干预患者精神不振、食欲减退症状。
>
> 　　（4）请运用中医四季调护、运动锻炼的方法指导患者的生活起居。

一、中医饮食调护

人以水谷为生,饮食是维持人体生命活动必不可少的物质基础,是人体、脏腑、四肢百骸得以调养的源泉。中医学历来重视饮食调养,逐渐形成了独特的饮食调养理论和调养原则,对慢性病患者及终末期患者做好饮食调护具有重要的护理意义。

(一)饮食的性味与功效

食物与药物一样,具有寒、热、温、凉之四性,辛、甘、酸、苦、咸之五味以及升降浮沉等作用。凡能减轻或消除寒证的食物可温中补虚,消除冷痛,如生姜、羊肉、红糖等,一般属于温热性;凡能减轻或消除热证的食物可清热生津止渴,如西瓜、梨子等,一般属于寒凉性;而如扁豆、莲子等寒热作用不明显的食物,属于平性。终末期患者饮食要评估患者是否为寒证还是热证提供相应的饮食指导。

食物的五味与治疗关系密切,不同味的食物具有不同的治疗作用。如辛能散能行,善于行气导滞、解表散寒;甘能补、能缓、能和,长于补益,和中缓急;酸能收、能涩,善于收敛固涩;苦能泄、能燥,有通泄热结、降泄肺气和清热泻火燥湿的作用;咸能软、能下有软坚散结和泻下的作用。正是由于食物有寒热温凉之异,酸苦甘辛咸之别,补泻之殊,才能同药物一样发挥扶正祛邪和调节阴阳平衡的作用。饮食调护必须根据终末期患者体质、疾病性质,选择不同性味的食物进行配膳,从而做到寒热相宜,五味调和。

1. **平性食物** 性味平和,既没有寒凉之偏性,又没有温热之偏性,具有补益、和中的功效。如猪肉、鸡蛋、山药、木耳、花生、香菇、银耳、胡萝卜、白菜、玉米、红薯等,适用于各类患者,特别是疾病恢复期患者,终末期患者在胃肠道情况正常的情况下食用。

2. **寒性食物** 性味苦寒、甘寒,具有清热、泻火、解毒功效。如苦瓜、西瓜、丝瓜、莲藕、萝卜、荸荠、梨、莴笋、绿豆及各种动物的胆等。常用于实热证调护,但寒性食物易损伤阳气,故终末期患者因阳气不足、脾胃虚弱慎用。

3. **热性食物** 性味辛温、辛热,具有温中散寒、益火助阳功效。如生姜、大蒜、花椒、胡椒、辣椒、桂皮等,常用于各种阴寒内盛的实寒证调护。但热性食物多辛香燥烈,易助火伤津,故终末期患者若有热证、阴虚火旺忌用。

4. **温性食物** 性味甘温,具有温中、补气、通阳、散寒功效。如羊肉、鸽子肉、鲤鱼、糯米、南瓜、桂圆、荔枝、大枣、红糖等,常用于阳气虚弱的虚寒证调护。终末期患者若有热证和阴虚火旺慎用或忌用。

(二)中医饮食的种类

1. **粥食类** 以粳米、粟米、糯米等富含淀粉的谷类和某些果实、蔬菜或肉类,加水煮成半流质食品。若加入的食物有渣不易同煮,可先煎熬取汁或绞取汁液,再与谷类同煮。粥食适用范围较广,尤其适用于脾胃虚弱终末期患者。

2. **汤羹类** 以肉、蛋、奶、鱼、银耳等具有滋补作用的食物为主,或适当配以其他药物,和水一同煎煮或煨炖而成。汤羹有汤和羹之分,较稀薄者为汤,稠厚者为羹。汤羹具有补益滋养、清润的功效,如银耳羹能滋养终末期患者肺胃之阴。

3. **膏滋类** 又称煎膏,一般选取滋养补益食物加水煎煮,取汁液浓缩至一定稠度,加入炼制过的蜂蜜或白糖、冰糖,再浓缩至呈半固体状,食用时以沸水冲服。膏滋具有润燥生津、滋养补肾等功效,如秋梨蜜膏可清热润肺止咳,终末期患者视情况酌情食用。

4. 菜肴类　可选的食物较多,如蔬菜、肉类、禽蛋等,制作方法多样,如蒸、烩、炖、焖、凉拌等。作为食疗菜肴,应针对食疗的目的合理选择和搭配食物,包括调味品。一般肉类、禽蛋类偏于补益,蔬菜类具有多种功效,终末期患者无特殊禁忌。

5. 饮料类　除汤饮外,还有酒浆、乳、茶、露、汁等。酒剂是将某些食物或药物加酒浸泡过滤后制成;乳品则常用人乳和牛、羊、马等动物乳以及酥酪等乳类制品制成;茶类为单独用茶叶与某些食物、药物混合制成;露是将菜果草木花叶等含水之物,取其鲜品,蒸馏得水;汁则是新鲜多汁的植物果实、茎叶或块根,捣烂绞取汁液或压榨取汁制成,终末期患者视情况饮用。

6. 散剂类　将食物晒干或烘干、炒脆后,研磨而成的细粉末。所用食物多为富含淀粉、蛋白质的谷物、干果,亦可加入适宜的药物,食用时以沸水调匀食用,或以温水或米汤送服,具有健脾开胃的功效,终末期患者视情况饮用。

（三）常见证候类型与中医食疗方

1. 气血两虚证　宜食补气养血的食物,如鸡肉、鹌鹑、黄鳝、黄芪、阿胶、龙眼肉等;忌食辣椒、花椒、生葱等辛热的食物。

（1）食疗方:黑木耳红糖饮。

（2）原料:黑木耳 30g、红糖 30g。

（3）制法:将黑木耳用冷水泡发,清水洗净,撕成小朵状,放入砂锅,加水适量,大火煮沸,改成小火炖 30min,待黑木耳熟烂放入红糖,完全融化即可。

终末期患者常气血两虚,可视情况酌情食用。

2. 气滞血瘀证　宜食行气活血的食物,如陈皮、桃仁、牡蛎、三七、当归等;忌食生冷、寒凉食物。

（1）推荐食疗方:仙人掌炒牛肉。

（2）原料:鲜仙人掌 100g、牛肉 100g。

（3）制法:将仙人掌洗净去刺切丝,将牛肉切片加料酒、盐、湿淀粉拌和均匀。炒锅加油烧至六成热,加葱、姜放牛肉炒至九成熟时加入仙人掌,急火翻炒,加酱油、红糖,湿淀粉勾芡即可。

若终末期患者有气滞血瘀证,可视情况酌情食用。

3. 脾肾阳虚证　宜食补益肾阳、温补脾阳的食物,如羊肉、鸡肉、肉桂、韭菜等;忌食苦瓜、茄子、猪肉、鸭肉等寒凉、厚腻的食物。

（1）推荐食疗方:羊肉羹。

（2）原料:瘦羊肉 250g。

（3）制法:将瘦羊肉煮熟,用刀背砍成泥状置碗中,注入羊肉汤,放少许鲜姜汁、蒜泥、料酒、盐、淀粉,拌匀后置笼上蒸,热食。

若终末期患者有脾肾阳虚证,可视情况酌情食用。

4. 脾胃气虚证　宜食补气健脾和胃的食物,如粳米、薏苡仁、莲子、山药、白果、香菇、人参、红枣、扁豆等;忌食肥甘厚味。

（1）推荐食疗方:二皮鲤鱼汤。

（2）原料:冬瓜皮 250g、西瓜皮 250g、鲤鱼 1 条（约 500g）、红枣 20 枚。

（3）制法：将鲤鱼洗净备用；将二皮洗净切成细丝。炒锅放油，六成热时下葱花、姜末煸炒，出香后放鲤鱼烹入料酒，加清水适量，放红枣、二皮丝，改小火煮 1h，加味精、麻油、五香粉，拌匀即可。

若终末期患者有脾胃气虚证，可视情况酌情食用。

二、中医情志护理

喜、怒、忧、思、悲、恐、惊是人体正常的情志活动，是对外界刺激和体内刺激的保护性反应，有益于身心健康。但是，当某种情志反应太过，导致人体气机升降失调、脏腑功能紊乱时，即成为致病因素。

（一）情志与健康的关系

正常的情志活动是体内脏腑、气血、阴阳调和的反映，同时又能反作用于人体，调达脏腑，增强人体的抗病能力，对维护健康起着积极的促进作用，但当出现过度的情志刺激时可直接伤及相应的脏腑，从而产生不同的病理变化。

中医认为，怒伤肝、喜伤心、思伤脾、忧伤肺、恐伤肾，怒则气上、喜则气缓、悲则气消、恐则气下、惊则气乱、思则气结。就是说过度愤怒可使肝气上冲，血随气逆，并走于上；过度喜乐使心气涣散，神气不能收持；过度悲伤可耗伤肺气；过度恐惧可使肾气不固，气泄于下；突然受惊导致气机紊乱，气血失和，心神失常；思虑过度导致脾气郁结，运化失常。

（二）中医情志护理

终末期患者常出现悲伤、恐惧、焦虑、绝望等复杂的心理变化，愤怒"气从少腹起，上冲咽喉，发作欲死，复还止""气上冲胸，腹痛，往来寒热""气从少腹上至心""脐下悸"等症状；"悲则气消，恐则气下"说的是过度悲伤的患者因为肺气受伤，过度恐惧可使肾气不固，气泄于下，也就是人处在"悲""恐"状态时，血液循环减慢，体温下降，就像容器里的水因温度下降，体积收缩减小；思虑过度导致脾气郁结，运化失常。安宁疗护专业护理人员应学会全面评估，及时提供支持和力量。中医情志护理常用的方法有说理开导法、释疑解惑法、宣泄解郁法、移情易性法、顺情从欲法，特别是以情胜情法和五音疗法。

1. 以情胜情法 是指有意识地采用一种情志抑制另一种情志，达到淡化甚至消除不良情志，保持良好精神状态的情志护理方法。中医学认为，人有七情，分属五脏，五脏与情志之间存在阴阳五行生克原理，用相互克制的情志转移和干扰对机体有害的情志，从而达到协调情志的目的。

（1）恐胜喜：是通过恐惧因素来收敛耗散的心神，克制大喜伤心、恢复心神功能的方法。本法常用于喜笑不休、心气涣散的病证及因过喜而致的情志失调。

（2）怒胜思：是通过愤怒因素来克制思虑过度，恢复心脾功能的方法。本法常用于思虑过度，伤脾耗神所致的郁证、失眠等。

（3）喜胜悲：是通过喜乐因素来消除悲哀太过的方法。本法常用幽默诙谐的语言和表演，说笑话、听相声，观看喜剧等方法促使患者出现好动、高兴等情绪状态，以促进阴阳协调、气血顺畅。适用于情绪低落、表情淡漠及悲哭证等。

（4）悲胜怒：是通过悲哀因素来克制愤怒太过的方法。本法常用于情绪亢奋者，如眩晕、狂证等。

（5）思胜恐：是通过思虑因素来克制惊恐太过的方法。本法常用于惊恐证的康复疗法，以消除患者的惊恐情绪。

2. 五音疗法　中医在情志护理方面，还强调用五音（宫、商、角、徵、羽）入五脏（肝、心、脾、肺、肾）的方法，来调节五脏的生理功能，相当于现代的音乐疗法。生命末期的患者常有孤独、悲哀、暴躁、绝望、焦虑、愤怒、烦躁不安等不良情绪就可根据五音原理。使用下列方法进行治疗：

（1）孤独苦闷时：应多听些宫调式音乐，宫调式音乐具有"土"之特性，通于脾。如《蓝色多瑙河》《春江花月夜》等，此类乐曲悠扬沉静、亲切清新，如暖流入心，清风入梦，净化心灵，使其从忧虑及痛苦中解脱出来。

（2）悲哀、痛苦欲绝时：应多听些商调式音乐，商调式音乐具有"金"之特性，通于肺。如贝多芬的《第五命运交响曲》、柴可夫斯基的《悲怆交响曲》等，此类乐曲高亢悲壮，能发泄心头郁闷，抒发情感，使人情绪松弛。

（3）愤怒时：应多听些角调式音乐，角调式音乐具有"木"之特性，通于"肝"。如《春之声圆舞曲》《克莱德曼现代钢琴曲》等，此类乐曲亲切清新、生机蓬勃，能疏导、发泄愤怒的情绪。

（4）绝望时：应多听些徵调式音乐，徵调式音乐具有"火"的特性，通于"心"。如《轻骑兵进行曲》《喜洋洋》《步步高》等，此类乐曲热烈欢快、活泼轻松，能重新唤起对美好未来的希望。

（5）暴躁时：应多听些的羽调式音乐，羽调式音乐具有"水"之特性，通于肾。如小提琴协奏曲《梁山伯与祝英台》《小夜曲》等，此类乐曲清纯、苍凉、柔润，能缓和、克制急躁情绪。

总之，生命末期患者的心理状态是复杂多变，实施安宁疗护工作时可运用中医相关知识因人、因时、因地施护，使其不良情绪得到疏解，平静、安详地面对治疗及生命的进程。

三、中医护理技术

中医护理技术，是以中医基础理论为指导，将中医传统治疗方法应用于护理工作中，具有独特疗效的护理技能操作。终末期患者常用的中医技术包括经穴推拿技术、耳穴贴压技术、悬灸技术、中药热熨敷技术等。

（一）经穴推拿技术

经穴推拿技术是以按法、点法、推法、叩击法等手法作用于经络腧穴，具有减轻疼痛、调节胃肠功能、温经通络等作用。

1. 适用范围　终末期患者头痛、肩颈痛、腰腿痛等痛症，以及失眠、便秘等症状。

2. 评估

（1）病室环境，保护患者隐私安全。

（2）主要症状、既往史、是否月经期。

（3）推拿部位皮肤情况。

（4）对疼痛的耐受程度。

3. 告知

（1）推拿时及推拿后局部可能出现酸痛的感觉，如有不适及时告知护士。

（2）推拿前后局部注意保暖，可喝温开水。

4. 物品准备　治疗巾,必要时备纱块、介质、屏风。

5. 基本操作方法

（1）核对医嘱,评估患者,做好解释,调节室温。腰腹部推拿时嘱患者排空大小便。

（2）备齐用物,携至床旁。

（3）协助患者取合理、舒适体位。

（4）遵医嘱确定腧穴部位、选用适宜的推拿手法及强度。

（5）推拿时间一般宜在饭后 1~2h 进行。每个穴位施术 1~2min,以局部穴位透热为度。

（6）操作过程中询问患者的感受。若有不适,应及时调整手法或停止操作,以防发生意外。

（7）常用的推拿手法

1）点法:用指端或屈曲的指间关节部着力于施术部位,持续地进行点压,称为点法。此法包括有拇指端点法、屈拇指点法和屈示指点法等,临床以拇指端点法常用。①拇指端点法:手握空拳,拇指伸直并紧靠于示指中节,以拇指端着力于施术部位或穴位上。前臂与拇指主动发力、进行持续点压。亦可采用拇指按法的手法形态、用拇指端进行持续点压。②屈拇指点法:屈拇指,以拇指指间关节桡侧着力于施术部位或穴位,拇指端抵于示指中节桡侧缘以助力。前臂与拇指主动施力,进行持续点压。③屈示指点法:屈示指,其他手指相握,以示指第一指间关节突起部位着力于施术部位或穴位上,拇指末节尺侧缘紧压示指指甲部以助力。前臂与示指主动施力,进行持续点压。

2）揉法:以一定力按压在施术部位,带动皮下组织做环形运动的手法。①拇指揉法:以拇指螺纹面着力按压在施术部位,带动皮下组织做环形运动的手法。以拇指螺纹面置于施术部位上,余四指置于其相对或合适的位置以助力,腕关节微屈或伸直,拇指主动做环形运动,带动皮肤和皮下组织,每分钟操作 120~160 次。②中指揉法:以中指螺纹面着力按压在施术部位,带动皮下组织做环形运动的手法。中指指间关节伸直,掌指关节微屈,以中指螺纹面着力于施术部位上,前臂做主动运动,通过腕关节使中指螺纹面在施术部位上做轻柔灵活的小幅度的环形运动,带动皮肤和皮下组织,每分钟操作 120~160 次。为加强揉动的力量,可以示指螺纹面搭于中指远侧指间关节背侧进行操作,也可用无名指螺纹面搭于中指远侧指尖关节背侧进行操作。③掌根揉法:以手掌掌面掌根部位着力按压在施术部位,带动皮下组织做环形运动的手法。肘关节微屈,腕关节放松并略背伸,手指自然弯曲,以掌根部附着于施术部位上,前臂做主动运动,带动腕掌做小幅度的环形运动,使掌根部在施术部位上环形运动,带动皮肤和皮下组织,每分钟操作 120~160 次。

在临床治疗的实际运用中,上述这些基本操作方法可以单独或复合运用,也可以选用属于经穴推拿技术的其他手法,如按法、点法、弹拨法、叩击法、拿法、掐法等,视具体情况而定。

3）叩击法:用手特定部位,或用特制的器械,在治疗部位反复拍打叩击的一类手法,称为叩击类手法。各种叩击法操作时,用力应果断、快速,击打后将术手立即抬起,叩击的时间要短暂。击打时,手腕既要保持一定的姿势,又要放松,以一种有控制的弹性力进行叩击,使手法既有一定的力度,又感觉缓和舒适,切忌用暴力打击,以免造成不必要的损伤。

（8）操作结束协助患者着衣,安置舒适卧位,整理床单位。

6. 注意事项

（1）感染患者、女性经期腰腹部慎用经穴推拿技术。

（2）操作前应修剪指甲,以防损伤患者皮肤。

（3）操作时用力要适度。

（4）操作过程中,注意保暖,保护患者隐私。

（5）使用叩击法时,有严重心血管疾病禁用、心脏旁路移植术（搭桥）患者慎用。

（二）耳穴贴压技术

耳穴贴压技术是采用王不留行籽、莱菔籽等丸状物贴压于耳郭上的穴位或反应点,具有疏通经络、调整脏腑气血功能等作用。

1. 适用范围　终末期患者疼痛、失眠、焦虑、眩晕、便秘、腹泻等症状。

2. 评估

（1）主要症状、既往史。

（2）对疼痛的耐受程度。

（3）有无对胶布、药物等过敏情况。

（4）耳部皮肤情况。

3. 告知

（1）耳穴贴压的局部感觉:热、麻、胀、痛,如有不适,应及时通知护士。

（2）每天自行按压 3~5 次,每次每穴 1~2min。

（3）耳穴贴压脱落后,应通知护士。

4. 物品准备　治疗盘、王不留行或莱菔子等丸状物、胶布、75% 乙醇溶液、棉签、探棒、止血钳或镊子、弯盘、污物碗,必要时可备耳穴模型。

5. 基本操作方法

（1）核对医嘱,评估患者,做好解释。

（2）备齐用物,携至床旁。

（3）协助患者取合理、舒适体位。

（4）遵照医嘱,探查耳穴敏感点,确定贴压部位。

（5）75% 酒精自上而下、由内到外、从前到后消毒耳部皮肤。

（6）选用质硬而光滑的王不留行或莱菔子等丸状物黏附在 0.7cm×0.7cm 大小的胶布中央,用止血钳或镊子夹住贴敷于选好耳穴的部位上,并给予适当按压（揉）,使患者有热、麻、胀、痛感觉,即"得气"。

（7）观察患者局部皮肤,询问有无不适感。

（8）常用按压手法

1）对压法:用示指和拇指的指腹置于患者耳郭的正面和背面,相对按压,至出现热、麻、胀、痛等感觉,示指和拇指可边压边左右移动,或做圆形移动,一旦找到敏感点,则持续对压 20~30s。对内脏痉挛性疼痛、躯体疼痛有较好的镇痛作用。

2）直压法:用指尖垂直按压耳穴,至患者产生胀痛感,持续按压 20~30s,间隔少许,重复按压,每次按压 3~5min。

3）点压法:用指尖一压一松地按压耳穴,每次间隔 0.5s。本法以患者感到胀而略刺痛为宜,用力不宜过重。

（9）操作完毕,安排舒适体位,整理床单位。

6. 注意事项

（1）耳郭局部有炎症、冻疮或表面皮肤有溃破者不宜施行。

（2）耳穴贴压每次选择一侧耳穴,双侧耳穴轮流使用。夏季易出汗,留置时间 1~3d,冬季留置 3~7d。

（3）观察患者耳部皮肤情况,留置期间应防止胶布脱落或污染;对普通胶布过敏者改用脱敏胶布。

（4）患者侧卧位耳部感觉不适时,可适当调整。

（三）悬灸技术

悬灸技术是采用点燃的艾条悬于选定的穴位或病痛部位之上,通过艾的温热和药力作用刺激穴位或病痛部位,达到温经散寒、扶阳固脱、消瘀散结的作用。属于艾灸技术范畴。

1. 适用范围 终末期患者各种慢性虚寒型疾病及寒湿所致的疼痛,如胃脘痛、腰背酸痛、四肢凉痛等;中气不足所致的急性腹痛、吐泻、四肢不温等症状。

2. 评估

（1）病室环境及温度。

（2）主要症状、既往史。

（3）有无出血病史或出血倾向、哮喘病史或艾绒过敏史。

（4）对热、气味的耐受程度。

（5）施灸部位皮肤情况。

3. 告知

（1）施灸过程中出现头昏、视物模糊、恶心、颜面苍白、心悸出汗等不适现象,及时告知护士。

（2）个别患者在治疗过程中艾灸部位可能出现水疱。

（3）灸后注意保暖,饮食宜清淡。

4. 物品准备 艾条、治疗盘、打火机、弯盘、广口瓶、纱布,必要时备浴巾、屏风、计时器。

5. 基本操作方法

（1）核对医嘱,评估患者,做好解释。

（2）备齐用物,携用物至床旁。

（3）协助患者取合理、舒适体位。

（4）遵照医嘱确定施灸部位,充分暴露施灸部位,注意保护隐私及保暖。

（5）点燃艾条,进行施灸。

（6）常用施灸方法

1）温和灸:将点燃的艾条对准施灸部位,距离皮肤 2~3cm,使患者局部有温热感为宜,每处灸 10~15min,至皮肤出现红晕为度。

2）雀啄灸:将点燃的艾条对准施灸部位 2~3cm,一上一下进行施灸,如此反复,一般每穴灸 10~15min,至皮肤出现红晕为度。

3）回旋灸:将点燃的艾条悬于施灸部位上方约 2cm 处,反复旋转移动范围约 3cm,每处灸 10~15min,至皮肤出现红晕为度。

（7）及时将艾灰弹入弯盘,防止灼伤皮肤。

（8）施灸结束,立即将艾条插入广口瓶,熄灭艾火。

（9）施灸过程中询问患者有无不适,观察患者皮肤情况,如有艾灰,用纱布清洁,协助患者穿衣,取舒适卧位。

（10）酌情开窗通风,注意保暖,避免吹对流风。

6. 注意事项

（1）大血管处、皮肤感染、溃疡、瘢痕处,以及有出血倾向者不宜施灸。空腹或餐后 1h 左右不宜施灸。

（2）一般情况下,施灸顺序自上而下,先头身,后四肢。

（3）施灸时防止艾灰脱落烧伤皮肤或衣物。

（4）注意观察皮肤情况,对糖尿病、肢体麻木及感觉迟钝的患者,尤应注意防止烧伤。

（5）如局部出现小水疱,无须处理,自行吸收;若水疱较大,可用无菌注射器抽吸疱液,用无菌纱布覆盖。

（四）中药热熨敷技术

中药热熨敷技术是将中药加热后装入布袋,在人体局部或一定穴位上移动,利用温热之力使药性通过体表透入经络、血脉,从而达到温经通络、行气活血、散寒镇痛、祛瘀消肿等作用。

1. 适用范围 终末期患者脾胃虚寒所致的胃脘疼痛、腹冷泄泻、呕吐;风寒湿痹引起的关节冷痛、酸胀、沉重、麻木等症状。

2. 评估

（1）病室环境,温度适宜。

（2）主要症状、既往史、药物过敏史、月经期。

（3）对热和疼痛的耐受程度。

（4）热熨部位的皮肤情况。

3. 告知

（1）药熨前,排空大小便。

（2）感觉局部温度过高或出现红肿、丘疹、瘙痒、水疱等情况,应及时告知护士。

（3）操作时间:15~30min/ 次,每天 1~2 次。

4. 物品准备 治疗盘、遵医嘱准备药物及器具、凡士林、棉签、纱布袋 2 个、大毛巾、纱布或纸巾,必要时备屏风、毛毯、温度计等。

5. 基本操作方法

（1）核对医嘱,评估患者,做好解释。嘱患者排空大小便。调节病室温度。

（2）备齐用物,携至床旁。取适宜体位,暴露药熨部,必要时屏风遮挡患者。

（3）根据医嘱,将药物加热至 60~70℃,备用。

（4）先用棉签在药熨部位涂一层凡士林,将药袋放到患处或相应穴位处用力来回推熨,以患者能耐受为宜。力量要均匀,开始时用力要轻,速度可稍快,随着药袋温度的降低,力量可增大,同时速度减慢。药袋温度过低时,及时更换药袋或加温。

（5）药熨操作过程中注意观察局部皮肤的颜色情况,及时询问患者对温度的感受。

（6）操作完毕擦净局部皮肤,协助患者着衣,安排舒适体位。嘱患者避风保暖,多饮温开水。

6. 注意事项

（1）大血管处、皮肤破损及炎症、局部感觉障碍处忌用。

（2）操作过程中应保持药袋温度,温度过低则需及时更换或加热。

（3）药熨温度适宜,一般保持 50~60℃,不宜超过 70℃。对于年老、婴幼儿及感觉障碍者,药熨温度不宜超过50℃。操作中注意保暖。

（4）药熨过程中应随时听取患者对温度的感受,观察皮肤颜色变化,一旦出现水疱或烫伤时应立即停止,并给予适当处理。

四、中医健康指导

中医药以独特的视角认识生命和疾病现象,在长期的实践中形成了中医四季调养、运动调理等调护方法和手段,从而保养机体元气,调整内外阴阳平衡,增强抵御外邪的能力,对慢性病颐养及终末期患者照护具有重要意义。

（一）生活起居

1. **顺应四时,平衡阴阳**　阴阳四时的变化,是万物生长变化的根本,从根本上来保养身体,才能和万物一样,顺应阴阳之性而生活于生长收藏规律之中。

（1）春季:春与肝相应,肝主疏泄,恶抑郁而喜调达。因此应戒郁怒以养性,使气血顺畅、精神旺盛,并应食辛甘发散之品,不宜食酸收之味。初春天气乍寒乍暖"一日三变",衣服不可顿减,以免引发或加重呼吸系统疾患。

（2）夏季:夏季阳热之气旺盛,昼长夜短,气温较高。因此应适量参加户外活动,多晒太阳。保持卧室通风凉爽,保证适当的午睡时间和充足的睡眠,以培补阳气、培养阴气。

（3）秋季:秋内应于肺,秋燥易伤津液,饮食应以滋阴润肺为宜。起居应早卧以顺应阳气之收,早起使肺气得以舒展,且防收之太过。初秋,暑热未尽,凉风时至,需酌情增减衣服,但不宜立刻着衣太多,以免削弱机体对气候转冷的适应能力。深秋时节,风大转凉,应及时增加衣服,特别是体弱之人。

（4）冬季:立冬天渐冷,应防寒伤肾,宜食滋阴潜阳,热量较高的膳食。要注意早睡晚起,保证充足的睡眠时间,以利阳气潜藏,阴精积蓄。衣着过少过薄,室温过低,则既耗阳气,又易感冒。反之,衣着过多过厚,室温过高,则腠理开泄,阳气不得潜藏,寒邪亦易于入侵。

2. **起居有常,劳逸适度**　起居有常指起卧作息和日常生活的各个方面有一定规律,并合乎自然界和人体的生理规律。劳逸适度是指在病情允许的情况下,凡能下床活动者都要保持适度的休息与活动。

适度的活动能促使气血流畅,筋骨坚实,提神醒志,增强体魄及加强抗御外邪能力。人体的患病过程即是正邪相搏的过程,若正盛邪衰,则疾病逐渐痊愈,若邪盛正衰,则疾病继续发展。参加适当的劳作及运动,但不能过于疲劳,不能勉强做自己力所不能的剧烈运动。中医认为,过度劳累常常是疾病发生和加重的重要原因之一,日常坐、卧、立、行,若是持续过久,也会损伤机体。

《素问·宣明五气》指出:久视伤血,久卧伤气,久坐伤肉,久立伤骨,久行伤筋,是谓五劳所伤。因此,应指导患者生活起居有规律,动静结合,避免久视、久卧、久坐、久立、久行,避免劳神。

（二）运动调护

中国传统的运动调养健身方法有很多,如太极拳、八段锦、五禽戏、太极剑等。每一项都有其适应证和适应人群,终末期患者练功要特别注意适度,只要达到锻炼的目的即可。

1. **太极拳**　太极拳以"太极"为名,动而生阳,静而生阴,阴阳二气互为其根,此消彼长,相互转化,不断运动则变化万千。太极拳起源于清代陈王廷,是将意、气、身融为一体的运动形式。终末期患者练习太极拳可以活动筋骨、流通气血、固阳正气。

（1）适应范围:对神经衰弱、神经痛、腰腿痛、胸闷气短等症状,有一定治疗作用。

（2）注意事项

1）场地需空气流通,湿度适宜,忌对流风。

2）练功者需根据时令气温选择服饰,以不妨碍肢体运动为宜。

3）练功中如出现疲劳、头晕目眩等不适,要立即停止休息。

4）终末期患者应特别注意,操练动作用力适中、均匀,运动幅度避免过猛过大,以耐受为宜。

2. 八段锦　八段锦有"文八段"（坐式）和"武八段"（立式）等不同形式,术式简单易学,运动量适中,强身作用显著,且不受环境限制,随时随地可做。

（1）适用范围:立式八段锦可强身健体,舒经活络,对人体脏腑功能有针对性的调治;坐式八段锦适合于终末期身体虚弱、不耐受立式八段锦的患者。

（2）注意事项

1）空腹或进餐 1h 内不宜练习。

2）衣着宽松舒适并注意安全。

3）动作到位,持之以恒,以取得较好的效果。

3. 五禽戏　五禽戏就是指模仿虎、鹿、熊、猿、鸟五种动物的动作和神志,组编而成的一套调护身体的功法,是我国古代著名医家华佗整理总结而成的。

（1）适应范围:对终末期患者出现的便秘等不适症状有一定的调理作用。

（2）注意事项

1）操作时宜选择广阔、障碍物少的场地,防止意外碰撞受伤。

2）锻炼时间可选择清晨、睡前,进餐前后 1h 禁止锻炼。

3）操作时自然呼吸即可,切勿过度追求动作到位,量力而行,循序渐进。

4）锻炼时若出现头晕、胸闷、疲乏等不适症状,应立即停止锻炼,卧床休息。

五、常见症状/证候护理

（一）疼痛

1. 观察疼痛的性质、部位、程度、持续时间及伴随症状,遵医嘱予镇痛剂后观察用药反应。

2. 保持环境安静,协助取舒适体位,避免体位突然改变。

3. 胸痛者选择患侧卧位,避免剧烈咳嗽（必要时用手按住胸部疼痛处）。

4. 指导采用放松术,如缓慢呼吸、全身肌肉放松、听舒缓音乐等。

5. 遵医嘱给予耳穴贴压/皮内针（耳针）,取穴:交感、神门、皮质下、疼痛部位对应穴位（如胃痛,取穴:胃）。

6. 遵医嘱给予阿是穴穴位敷贴。

7. 遵医嘱给予阿是穴中药热熨敷。

（二）呼吸困难

1. 密切观察生命体征变化,遵医嘱给予吸氧。

2. 保持病室安静、空气新鲜、温湿度适宜,避免灰尘、刺激性气味。

3. 取半卧位或半坐卧位,减少说话等活动,避免不必要的体力消耗。

4. 与患者有效沟通,帮助其保持情绪稳定,消除紧张、焦虑等。

5. 教会患者进行缓慢的腹式呼吸。

6. 病情允许情况下,鼓励患者下床适量活动,以增加肺活量。

7. 胸腔穿刺抽液或胸腔药物灌注治疗后观察症状、生命体征变化,指导患者进高热量、高营养及富含蛋白质的食物。

8. 遵医嘱给予耳穴贴压,取肺、气管、神门、皮质下、脾、肾、三焦等穴位。

（三）咳嗽、咳痰

1. 观察呼吸、咳嗽状况,有无咳痰,以及痰液的性质、颜色、量;遵医嘱雾化吸入后观察有无咳痰以及痰液的性质、颜色、量。

2. 保持病室空气新鲜、温湿度适宜,避免灰尘及刺激性气味。

3. 咳嗽胸闷者取半卧位或半坐卧位,少说话;痰液黏稠难咳者,可变换体位。

4. 协助翻身拍背（咯血及胸腔积液者禁翻身拍背）,教会患者有效咳嗽、咳痰、深呼吸的方法。

5. 保持口腔清洁,咳痰后以淡盐水或漱口液漱口。

6. 进食健脾益气补肺止咳食物,如山药、白果、银耳、百合等。持续咳嗽时,可频饮温开水或薄荷叶泡水代茶饮,减轻咽喉部的刺激。

7. 遵医嘱给予耳穴贴压,取肺、气管、神门、皮质下等穴。

8. 遵医嘱给予循经拍打,取手太阴肺经。

9. 遵医嘱给予穴位按摩,取列缺、中府、太渊、孔最、膻中、迎香等穴。

（四）恶心、呕吐

1. 保持病室整洁,光线色调柔和,无异味刺激。

2. 遵医嘱及时、准确给予止吐药物,必要时记录出入量。

3. 保持口腔及床单位清洁,协助淡盐水或漱口水漱口。

4. 体质虚弱或神志不清者呕吐时,应将患者头偏向一侧,以免呕吐物误入气管,引起窒息。

5. 选择易消化的食物,如蔬菜、水果、山药、小米、百合等;少食多餐,每天 4~6 餐;避免进食易产气、油腻或辛辣的食物;呕吐后不要立即进食,休息片刻后进清淡的流食或半流食;频繁呕吐时,宜进食水果和富含电解质的饮料,例如:果汁、蔬菜汁等。

6. 可口含鲜姜片;因呕吐不能进食（服药）者,指导进食或服药前滴姜汁数滴于舌面,稍等片刻再进食（服药）,以缓解呕吐。

7. 指导采用放松术,如聆听舒缓的音乐、做渐进式的肌肉放松等。

8. 中医技术应用

（1）轻度恶心呕吐

1）给予中药茶。

2）遵医嘱给予耳穴贴压,取脾、胃、神门、三焦、心、皮质下等穴。

3）遵医嘱给予穴位按摩,取合谷、内关、足三里等穴。

（2）中重度恶心呕吐

1）给予中药茶。

2）遵医嘱给予埋针疗法,取脾、胃、神门、三焦、心、皮质下、枕等穴。

3）遵医嘱给予中药热熨敷,取中脘、天枢、气海等穴。

4）遵医嘱给予穴位贴敷,取内关、足三里等穴。

（五）腹胀

1. 观察腹胀的部位、性质、程度、时间、诱发因素、排便、排气情况及伴随症状。

2. 患者宜卧床休息,给予半坐卧位。鼓励饭后适当运动,保持排便通畅。

3. 遵医嘱给予肛管排气,观察排便、排气情况。

4. 遵医嘱给予穴位贴敷,取中脘、神阙等穴。

5. 遵医嘱给予艾灸,取中脘、肝俞等穴。

6. 遵医嘱给予中药热熨敷。

（六）失眠

1. 保持病室安静。

2. 睡前护士给予五行音乐疗法,播放 20~30min。

3. 遵医嘱给予耳穴贴压,取神门、交感、心、肾、皮质下等穴。

4. 遵医嘱给予穴位按摩,取百会、太阳、印堂、风池、安眠穴等穴。

5. 遵医嘱给予中药药枕。

6. 遵医嘱给予中药泡洗。

（七）便秘

1. 指导患者规律排便,适度增加运动量。

2. 餐后 1~2h,以肚脐为中心顺时针腹部按摩,促进肠蠕动。

3. 指导患者正确使用缓泻剂。

4. 进食富含膳食纤维的食物,如蔬菜、藕、粗粮、麻仁、麻油等,适当增加液体的摄入。

5. 遵医嘱给予耳穴贴压,取大肠、胃、脾、交感、皮质下、便秘点等穴。

6. 遵医嘱给予穴位按摩,取天枢、脾腧、肓腧、大肠腧等穴,寒证可加灸。

7. 遵医嘱给予循经拍打,取手阳明大肠经、足阳明胃经。

8. 遵医嘱给予穴位贴敷,取神阙穴。

9. 遵医嘱给予中药保留灌肠。

（八）咯血

1. 密切观察咯血的性质、颜色、量及伴随症状,监测生命体征、尿量、皮肤弹性等,准确、及时记录。

2. 保持病室空气新鲜,温湿度适宜。

3. 指导患者不用力吸气、屏气、剧咳,喉间有痰轻轻咳出。

4. 少量咯血时,应静卧休息;大咯血时,应绝对卧床,头低足高位,头偏向健侧,尽量少语、少翻身。

5. 及时清除口腔积血,淡盐水擦拭口腔。

6. 消除恐惧、焦虑不安的情绪,禁恼怒、戒忧愁、宁心神。

7. 少量出血者可进食凉血养血、甘凉滋养之品,如黑木耳、茄子等;大咯血者遵医嘱禁食。

（郭 敬 韩 菲）

第五篇
安宁疗护专科管理与教育

第十七章　安宁疗护管理

学习目标

完成本章内容学习后,学员应能:

1. 复述　安宁疗护质量管理与安全管理的目标。
2. 列出　安宁疗护安全管理的维度。
3. 描述　安宁疗护质量管理的内容。
4. 应用　安宁疗护质量评价标准。

第一节　安宁疗护质量管理

导学案例

　　患者张某,直肠癌晚期,因持续疼痛入住安宁疗护病房,患者入院时呈恶病质面容,乏力,已数十天未沐浴,头发蓬垢,呈痛苦面容。

　　请思考:

　　(1)该患者舒适照顾的需求是否得到满足?

　　(2)该患者的症状控制是否得到缓解?

　　(3)该患者的人文关怀是否得到支持?

　　(4)该患者是否存在护理安全隐患?

一、安宁疗护质量管理标准

　　安宁疗护病房应当按照以下要求开展医疗质量管理工作:

　　1. 建立质量管理体系,保证质量管理体系运行有效,健全并执行各项规章制度,遵守相关技术规范和标准,落实质量控制措施,诊疗护理相关指南和技术操作规程,体现人文关怀。

　　2. 严格按照诊疗护理操作规范开展相关工作,建立合理、规范的诊疗护理服务流程,实行患者实名制管理。

　　3. 建立日常工作中发现质量问题逐级报告的机制。出现较多或明显的质量问题时,应当及时组织集体分析研究,协调解决。

4. 科室负责人直接负责质量管理和控制,定期组织质量评价,及时发现问题,提出改进意见,对评价结果进行分析并提出持续改进措施。

5. 按照规定使用和管理医疗设备、医疗耗材、消毒药械和医疗用品等。对医疗设备进行日常维护,保证设备正常运行。

6. 建立患者医疗护理文书管理制度,医疗护理文书书写及管理应当符合国家有关规定。

7. 建立良好的医患沟通机制,按照规定对患者及家属进行告知,加强沟通,维护患者合法权益,保护患者隐私。

二、安宁疗护质量管理评价标准

（一）病房配备情况

1. 建筑要求

（1）安宁疗护中心的建筑设计布局应当满足消防安全、环境卫生学和无障碍要求,如患者活动区域和走廊两侧应当设扶手,房门应当方便轮椅、平车等出入等。

（2）科室设有病房、护士站、治疗室、处置室等区域。

（3）病房每床净使用面积不少于 $5m^2$,每床间距不少于 $1.5m$。每个房间应当设置卫生间、独立的洗澡间、紧急呼叫装置。

（4）设有患者室内、室外活动等区域,设有谈心室（评估室）、关怀室（告别室）等区域。

2. 设备要求

（1）基本设备:科室具备听诊器、血压计、温度计、呼叫装置、给氧装置、吸痰装置、气垫床、治疗车、晨晚间治疗车、病历车、药品柜、心电图机、血氧饱和度仪、超声雾化机、血糖仪、护理转运车等基本医疗设备。

（2）护理信息系统:科室具备医嘱处理系统,文书书写系统和不良事件上报系统。

（3）病房每床单元基本装置等其他设备。

3. 人员配备　安宁疗护中心实行医疗、护理、药师、营养师等多学科团队的治疗模式。

（1）至少有 1 名具有副主任医师以上专业技术职称任职资格的医师。

（2）每 10 张床位至少配备 1 名执业医师。根据收治对象的疾病情况,可聘请相关专科兼职医生进行定期巡诊,处理各专科医疗问题。

（3）可根据实际需求配置适宜的药师、技师、临床营养师、心理咨询（治疗）师、康复治疗师、中医药、行政管理、后勤、医务社会工作者及志愿者服务人员。

（4）至少配备 1 名具有主管护师以上专业技术职务任职资格的注册护士。

（5）每 10 张床位至少配备 4 名护士,并按照与护士1:3的比例配备护理员。

（二）医院组织

1. 组织机构

（1）由医院领导负责成立组织体系,包括创建科室、医务部、护理部、药剂科、麻醉科等相关科室负责人。

（2）建立良好的合作协调机制,定期组织对相关工作开展情况进行检查,及时发现问题并整改,并有记录。

2. 制度建立

（1）建立质量管理体系，确保质量管理系统运行有效，健全并执行各项规章制度，遵守相关技术规范和标准，落实质量控制措施、诊疗护理相关指南和技术操作规程，体现人文关怀。安宁疗护病房相关制度纳入医院医疗护理质量管理体系，具体措施有落实。

（2）严格按照诊疗护理操作规范开展相关工作，建立合理、规范的诊疗护理服务流程，实行患者实名制管理。

（3）建立医疗护理不良事件逐级报告机制，出现明显的质量问题时，应当及时组织集体分析研究、协调解决。

（4）科室负责人直接负责质量管理和控制，定期组织质量评价，及时发现问题，提出改进意见，对评价结果进行分析并提出改进措施。

（5）建立安宁疗护特色医疗文书管理制度、患者沟通制度，按照规定对患者及家属进行告知，加强沟通，维护患者的合法权益，保护患者隐私。

3. 管理评估

（1）医院有安宁疗护病房创建活动的计划，定期检查终末期患者治疗情况、医疗安全保障、患者生存质量、随访情况和病历质量等并记录。

（2）积极配合各级评审工作。

4. 组织管理

（1）以科室主任为组长，成立执行小组，设置专门的医护人员负责安宁疗护病房工作。

（2）安宁疗护病房医护人员熟练掌握相关文件，熟练掌握安宁疗护理念，能独立开展安宁疗护工作。

（3）建立医护人员定期培训制度，组织科室医护人员至少每半年接受1次安宁疗护相关培训，并有相关记录。

（三）科室组织职责

1. 症状控制

（1）建立各症状动态评估机制：患者入院后，医护人员及时对患者症状进行全面评估，并有记录。

（2）病程记录体现对安宁疗护患者各种症状评估及处理，并在护理记录单上有体现。

（3）可保证疼痛药物可及性，缓解患者的疼痛。

（4）确保患者舒适管理，加强病房环境、床单位、口腔护理、肠内外营养护理、饮食、大小便及生活护理管理。

2. 心理支持和人文关怀

（1）建立心理状况动态评估体系：患者入院后，医护人员及时完成对患者的心理状况进行全面评估，并有记录。

（2）科室有心理评估工具、动态评估制度；具有防范住院患者心理危机相关制度及应急预案。

（3）科室有针对每例心理危机不良事件分析讨论，并有心理危机分析报告，资料完整。

（4）医务人员具有识别患者心理问题的能力，熟知心理评估流程，科室或院内具有进行心理危机干预的人员。

（5）医务人员心理评估和干预能力的培训与考核每年两次，并有记录。

（6）科室具有人文关怀制度、人文关怀具体实施方案及措施,各种医疗操作及护理技术体现人文关怀理念。

3. 患者教育

（1）建立安宁疗护患者健康宣教制度,每月定期组织科普培训。

（2）病房设有安宁疗护相关内容、安宁疗护知识教育宣传栏。

（3）宣教内容包括安宁疗护理念推广、生死教育等相关内容。

4. 文书及制度落实

（1）落实患者知情同意制度,向患者及家属告知开展安宁疗护的目的、风险、注意事项等。

（2）具有不抢救知情同意书,向患者及家属告知不抢救的原则及内容等。

（3）具有安宁疗护患者处置流程,并有相关文件支持。

（4）具有死亡病例讨论及记录。

（四）安宁疗护病房具体实施质量评价标准

安宁疗护病房具体实施质量评价标准见表5-17-1-1。

表 5-17-1-1　安宁疗护病房具体实施质量评价标准

评价项目	评价要点	分值	评价方法	扣分细则	扣分原因	扣分
科室管理（10分）	1. 护士长每天有重点、有针对性地参与病房护理工作,发现问题及时改进	5	访谈护士长访谈患者	未掌握九知道扣3分,掌握不全扣2分,未参与临床护理工作扣3分,患者对护士长不熟悉扣2分		
	2. 护士长对病区工作全面了解,做到九知道	5				
患者症状控制（30分）	3. 各种治疗(如吸氧、雾化、鼻饲、服药等)及各项护理准确及时	5	现场查看1~2名患者	不符合要求扣1分/项		
	4. 护士病情观察到位,健康教育到位	5	现场查看1~2名患者	不符合要求扣1分/项		
	5. 疼痛管理到位,患者疼痛初始评估率100%;动态评估符合要求,患者三测单有疼痛评分,疼痛评分≥4分患者有疼痛护理记录,根据患者的病情、疼痛评分、治疗情况给予镇痛方法及适当的心理护理	5	现场查看1~2名疼痛患者	不符合要求扣1分/项		
	6. 保持呼吸道通畅,及时准确给氧,正确指导患者有效咳嗽、排痰	5	现场查看1~2名患者	不符合要求扣1分/项		
	7. 有预防各种并发症的护理措施,无因护理不当引起的并发症,如烫伤、冻伤、坠床、压力性损伤、窒息等	5	现场查看1~2名患者	因护理不当出现并发症扣5分/项		

评价 项目	评价要点	分值	评价方法	扣分细则	扣分 原因	扣分
患者症状控制（30分）	8. 护士熟练掌握各项护理操作技术（重点掌握床上洗头、疼痛评估技术、心理痛苦评估技术、卧位护理技术）	5	现场抽考1名护士	不熟练扣2分/项		
患者舒适照顾（30分）	9. 环境温馨舒适,安静,科室布置体现安宁疗护人文特色;床单位整洁;定时通风,污物处理及时,房内无吸烟、无异味、无乱挂现象;窗帘、隔帘整洁;地面清洁、防滑、无污垢	10	现场查看	不符合要求扣2分/项		
	10. 患者个人卫生良好,两短[胡须、指（趾）甲短,有特殊要求者除外],六洁（头发、五官、手足、会阴、肛门、皮肤清洁）、五到床头（热水、饮食、便器、药物、开水）	10	现场查看1~2名患者	不符合要求扣2分/项		
	11. 患者舒适,体位正确;防足下垂或其他体位神经损伤措施落实;根据病情给予被动运动或指导功能锻炼	5	现场查看,访谈1~2名患者	体位不正确扣2分,无防止足下垂措施扣2分,未给与被动运动或功能锻炼扣2分		
	12. 管道护理做到:正确使用、做好固定、管道通畅、清洁、观察引流液颜色、性质及量,记录正确;按要求更换特殊导管有	5	现场查看1~2名患者	不符合要求扣2分/项		
人文关怀（30分）	13. 入院接待时:尊重患者,按患者喜欢的方式称呼;主动问候打招呼;主动介绍病房环境等	5	现场访谈2名患者及家属			
	14. 住院期间为患者提供便民措施（爱心伞、爱心针线包、书吧、指甲剪、电吹风、轮椅、助行器等）	5	现场查看	不符合要求扣1分/项		
	15. 操作时保护患者隐私;白板不出现患者姓名;床头卡不写诊断;执行保护性医疗制度,不泄露患者隐私;进入病房应先敲门,离开时随手关门	5		不符合要求扣1分/项		
	16. 服务热情,态度和蔼,耐心解释,将人文关怀融入护理服务的每一个细节	2		不符合要求扣1分/项		

评价项目	评价要点	分值	评价方法	扣分细则	扣分原因	扣分
人文关怀（30分）	17. 所有入院患者使用心理痛苦温度计进行心理痛苦测评并记录；护士熟练掌握心理痛苦温度计的使用方法及心理评估流程；在日常护理中融入人文关怀，积极鼓励、正面支持和心理心灵关怀服务。及时与患者家属进行沟通，适时对家属进行哀伤辅导	5	访谈1名患者及1名家属、现场查看	不符合要求扣2分/项		
	18. 病房定期开展志愿者活动，为患者建立社会支持系统	3	查阅资料	不符合要求扣2分/项		
	19. 患者对护理工作满意	5	现场访谈2名患者	不满意扣5分/人，较满意扣2分/人		

三、安宁疗护质量管理持续改进

加强安宁疗护质量管理，为社会提供高质量的安宁疗护服务是我们关注的重点。安宁疗护质量管理是现阶段衡量不同机构的服务质量和服务水平的重要指标之一，主要包括安宁疗护护理人员对工作满意度和基础护理质量的评价，涉及整个照护过程，是在护理质量形成规律的基础上对构成的各要素进行详细的整合调解，以达到既定的护理标准并满足患者的需求。持续质量改进是安宁疗护质量管理的精髓和核心，是质量持续发展、提高，增强满足要求能力的循环活动。

（一）护理持续质量改进概念

护理持续质量改进是借助四个系统相对独立又互相联系的功能，以护理质量数据管理和护理电子病历资料为基础，借助信息化平台，以电子病历质量控制系统对患者的护理过程进行自动监控，以护理质量管理系统为评价，实现护理质量基础数据采集，护理质量自动分析、监控，质量风险前瞻预防，并通过计算机监督、分析，高效率进行护理质量管理，达到护理管理手段的科学化和护理质量的持续改进。

（二）安宁疗护护理质量持续改进基本方案

1. 根据医院总体规划，结合安宁疗护特点及工作重点制订年度工作计划、季度工作计划、月工作计划及周工作计划。

2. 根据工作计划制定具体考核办法。

3. 按工作计划及考核办法检查指导安宁疗护护理工作，重点检查实施及落实情况。

4. 由护理部质控组、科室质控组共同完成安宁疗护护理工作质量检查。

5. 将检查结果及时汇总反馈给相关人员。

6. 针对检查发现的问题及时制订整改措施，并将此措施告之全体安宁疗护护理人员。

7. 护理工作质量检查结果作为安宁疗护工作进一步质量改进的参考，并作为护士长管理考核重点。

8. 对临床开展的新技术、新业务、新项目做好相关人员培训并登记记录,制定相应护理常规,报护理部审批、备案。

（李旭英）

第二节　安宁疗护安全管理

一、医疗环境安全管理

随着社会经济的发展,医疗水平大幅度提升,医疗模式也有了巨大转变。与此同时,民众的健康意识、医学知识掌握度普遍提高,这就对医疗安全及服务质量提出了更高要求。安宁疗护作为一门新兴学科,有自身独特的理论体系,是身、心、社、精四位一体的独特诊疗系统,安宁疗护病房医疗安全管理具有一定的特殊性,作为医院卫生保健体系的重要组成部分,其医疗安全管理问题也备受瞩目。

（一）服务流程与规范

1. **风险防范**　各医院将自身医疗保障措施进行完善,建立健全的医疗质量安全管理体系,对安宁疗护服务过程中的动态管理、细节管理以及环节管理进行加强,将易发问题的医疗设备、医疗流程以及患者群体制定出相应的处理方式。有条件的医院能够建立起检验危急值报告制度、患者身份识别制度以及查对制度等,及时掌握濒危患者的情况,对症治疗,尽可能减缓痛苦,保证其治疗对象治疗方式、治疗效果的准确性,并与家属做好沟通,对疾病转归做好准备,必要时协助家属处理。在医院中建立起医疗责任保险制度以及医患纠纷第三方调节机制,将医院纠纷防范措施更进一步完善,提高对医院纠纷事件的处理能力。

2. **服务水平**　科室通过演讲、讲座以及医疗安全专题知识竞赛的方式,传播安宁疗护相关的知识、规范,有效地提高医务人员的责任心、自律性以及医疗安全意识,规范自身诊断、治疗行为,对相关医疗操作更加耐心、细致,提高自身服务态度,明显降低医疗事故、医疗差错的发生。同时在诊疗过程中,医务人员需要对知情同意、隐私保护、病情告知进行严格履行,维护患者的医疗权益。

3. **学习培训**　安宁疗护相关人员定期进行学习和培训,扎实的知识功底是提供良好安宁疗护服务的前提。如对疼痛的评估和管理知识,尤其是关于吗啡使用的剂量问题和疼痛的非药物治疗问题;沟通交流知识;对患者及家属失落、悲伤与居丧及濒死期护理知识;心理社会和精神支持方面的知识;伦理问题知识等。尤其注重精神、心理层面的学习,融入实践中,给予患者恰当的支持和鼓励。从根源上提高安宁疗护从业人员的知识水平,是保障医疗环境安全的重要环节。

（二）硬件设施

1. **医疗设备风险**　随着我国经济高速发展,医院增加床位,购买高、精、尖医疗设备,将基础设施进行改善,提高患者的就医环境,严格的隔离消毒措施、规范的就诊流程、整洁的就

393

医环境、现代的建筑布局能够有效降低医院感染的发生率,更好地保证患者的身体健康。诊疗设备的更新能有效提高诊断率以及治疗效果,而由于设备复杂性、操作难等特点,加上医院管理人员的疏忽,另一方面也容易出现或大或小的问题。近几年来因为医疗设备安全管理上的问题所造成的医疗纠纷正在不断上演,给各医院带来了不小的影响。器械设备引发的纠纷不仅和自身质量有关,大多状况下都和人为因素相关,因此需进一步规范设备操作流程和相关制度,加强安全管理,在工作中不断发现问题并及时分析解决,进而减少纠纷的发生。

（1）医疗设备管理机制缺失:目前,医疗设备的风险管理还没有脱离传统的医疗设备内部管理模式。医疗设备管理的目标相对简单,仍处于基本阶段。我国医疗设备的理论研究和实际操作都不多。医疗设备在发展过程中没有形成对风险管理的科学认识,对其优势和功能的认识不够深入,无法实现医疗设备风险控制管理的真正建设目标。一些医疗设备上市后出现内部管理状况,影响医疗设备整体的正常运行和发展。随着社会不断发展进步和医疗设备内部控制的需要,传统的医疗设备风险管理已不能合理应用于医疗设备内部控制。医疗设备应选择或创新符合自身发展需求的风险管理体系,并在发展过程中积累更多的风险管理经验。

（2）医疗设备相关员工培训不足:由于我国医疗设备管理发展时间较短,相应的人才输出非常有限。大多数人对医疗设备管理的专业知识有限,导致缺乏医疗设备管理人才。此外,一些工作人员缺乏工作知识的储备,既不能轻松掌握医疗设备管理的专业技能,也不了解国家政策,缺乏内部活力和工作交流等,使得医疗设备管理无法真正发挥其应有的作用。管理者和员工对医疗设备的重视不足医疗设备的不断发展,促进了医疗设备管理职业道德的形成和发展。由于医疗设备在现代经济体系中的地位日益突出,医疗设备管理职业道德问题越来越受到全社会的关注。

1）设备自身原因:医疗设备从设计上来讲具有固定的局限性,对于没能及时发现问题而造成人员的伤害不可避免;虽器械存在固有使用寿命,时间长了就存在隐藏的风险,一旦发生故障就易出现事故,需要定时检修,防范风险。

2）人为原因:人为因素是医疗设备引发医疗纠纷的主要因素,主要有:①操作不当:操作不当是造成事故的关键因素,目前各类医疗器械层出不穷,熟练掌握所有器械对医务人员来说非常重要,一旦操作失误直接威胁患者生命;②医务人员自身心理因素,紧张、疲劳等不良情绪反应;③医务人员不知晓设备原理,使用之前阅读操作流程不仔细而导致出错;④日常使用过程中缺少常规隐患排查,维护较少,或是检查后没详细记录,没能及时维修,也会出现隐患漏查现象,而最终导致事故的出现;⑤患者或者家属不遵照医嘱擅自改动设备工作状态、参数,另外由于幼儿、老人等特殊人群对设备无正常反应及应对能力,也会导致一系列事故的发生。

（3）面对风险实施相应安全管理措施

1）医院加大培训力度及开展有效监管:①使用前培训,人员轮岗交接培训、定期再次培训;②组织巡查,发现问题及时整改。

新到医疗设备后都应先对医务人员给予培训,完全合格后再使用。培训合格后上岗可完全避免上述设备性能掌握程度不够、器械工作原理不知晓等原因所造成的事故。另外,医院还应培养一批专业的设备维护人员,同样通过培训提高其专业水平,才能及时排除设备安全隐患,并定期做好检查。

2)医院需提升自我保护意识:在使用医疗设备过程中,由于对患者的宣教指导不够,可能会导致患者擅自更改器械参数、工作动态等现象,而最终导致事故的发生,故应加强和患者之间的沟通宣教。

2. 病房环境

(1)安宁疗护病房的建筑设计布局应当满足消防安全、环境卫生学和无障碍要求。布局合理、分区明确、洁污分开、标识清楚、温度湿度适宜等基本要求。

(2)严格执行医疗器械、器具的消毒技术规范。医务人员遵循手卫生规范,对医疗垃圾进行严格的分类及处理。

(3)在两人以上房间,每床间应当设有帷幕或隔帘,以利于保护患者隐私。每床应配备床旁柜和呼叫装置,并配备床挡和调节高度的装置。

(4)病房及卫生间地面应当满足无障碍和防滑的要求。

(5)洗澡间内需配备扶手,紧急呼叫装置。充分考虑终末期患者的需求,配备相适应的洗澡设施、移动患者设施和防滑倒等安全防护措施。

(6)患者活动区域和走廊两侧应当设扶手,房门应当方便轮椅、平车进出;功能检查用房和理疗用房应当设无障碍通道。

(7)病房设置的关怀室(告别室)可考虑民俗、传统文化需要,尊重民族习惯,体现人性、人道、关爱的特点,配备满足家属告别亡者需要的设施。

(三)法律安全

《中共中央国务院关于深化医药卫生体制改革的意见》(《意见》)指出:深化医药卫生体制改革的总体目标,是"建立健全覆盖城乡居民的基本医疗卫生制度,为群众提供安全、有效、方便、价廉的医疗卫生服务",把医疗安全明确地放在了评价医疗卫生服务绩效的首位。为实现这一目标,《意见》要求建立严格有效的医药卫生监管体制,强化医疗卫生服务行为和质量监管,完善医疗卫生服务标准和质量评价体系,规范管理制度和工作流程,加快制定统一的疾病诊疗规范,健全医疗卫生服务质量监测网络。

随着医疗体制的深入改革,也对护理工作提出了更高的要求。需要强化医护人员的法律意识,让其具备较强的社会责任感,灵活处理工作中所遇到的各种问题,以确保医疗护理安全,推动医院的持续化发展。

1. 加强普法宣传力度 为了有效增强医护人员的法律意识。还需要医院增强普法宣传的力度,通过案例分析和相关法律知识的系统学习,让其辨别是非,提高应急处理能力。尤其是要组织其学习《医疗事故处理条例》《医疗责任保险法》《传染病防治法》等相关法律法规,并对其法律知识掌握度进行考核,让其明确自身的职责,严格遵守法律程序,规范自己的言行,避免差错事件、不规范事件的发生。同时,医护人员也要注意主动学习相关法律知识,防范医疗纠纷的出现,并在纠纷出现时,学会用法律手段来维护护患双方的正当权益。当然,医院也要注意对医护人员加强业务培训。通过过硬的医疗技术水平、优质的护理服务来满足患者的基本需求。

2. 制定严格规章制度 为了对病房的工作进行规范,医院要注意制定出严格的规章制度,并确保其合理性、适用性、高效性,对权责进行明确的划分。让各项医疗护理工作得到顺利地进行。而医护人员要在工作过程中,以娴熟的技巧,准确的操作进行。而作为医院的管理者,还需要对各项规章制度的落实状况进行监督、检查,及时发现问题所在,并提出相应的改进措施,让医护人员工作质量得到持续性的改进。与此同时,管理者要注意培养医护人员的"慎独"意识。并了解医疗护理行为跟法律法规之间的关系,以及提升法律意识对于防范医疗纠纷事件的重要性。

3. 提升医护人员综合素养　安宁疗护工作具有一定的专业性、学科性,且综合要求较高。而良好、优质的服务可以为晚期患者提供舒适的服务,并提升生命质量,避免患者不良事件的发生。因此,要提升护理人员的综合素养,并增强其服务意识,能够准确、周到、及时地为患者提供医疗护理服务,并确保护理工作的科学性、严谨性。很多患者在病痛的折磨下容易偏激,因此,医护人员要学会站在患者的角度思考问题,并有专业的操作技术、和蔼的语气,为患者提供人性化的服务,提升其安全感,满足患者的生理、心理护理需求。另外,医护人员要提高自身的语言修养,并多学习心理、心理、社会学等方面的知识,了解不同患者的心理特征,通过有效沟通,来引导患者,帮助其树立康复的信心,并让其克服心理障碍,避免刺激性语言而对患者造成较大的影响,最终导致不必要纠纷事件的发生。

4. 提高文书书写质量　医疗护理文书具有一定的法律效力,是支持医生、护士的相关证据。而规范书写有利于避免护理纠纷事件的发生。所以,为了提升文书书写质量,医院要对医护人员加强教育、管理,让其了解规范性文书的重要性,并能够及时、正确、真实地书写文书,包括患者的入院时间、救治状况、用药状况、患者转归等,并认真核对,定期抽查,对于存在的漏洞、问题要进行及时分析讨论,并提出整改措施。让其法律观念得到有效提升,让医护人员在工作过程中,可以客观、公正、准确、完整地记录,以免不必要纠纷的出现。而针对危重症患者在抢救治疗时的口头医嘱,要提醒医生在 6h 内予以补写并签字,且签名时要写全名,并书写时间,确保字迹的工整、清晰,严格遵守文书书写规定。

二、患者自杀安全管理

护理安全管理中患者的安全管理是管理的核心,患者安全管理在整个医院管理中占重要的地位,事关患者生命安全和身体健康,保证安全是各项工作的立足点和出发点,也是安宁疗护工作的重要组成部分。

（一）自杀风险因素

1. 个性特征有缺陷　一般不愿用倾诉、转移等积极的应对方式排解自身的抑郁情绪,而是以自责、自伤,甚至自杀的方式来逃避现实。

2. 对疾病缺乏正确的认识和了解　安宁疗护病房大多为终末期患者,遭受各种病痛的折磨,剧烈的疼痛、化疗造成的全身严重的不适反应等,以及难以忍受的躯体痛苦,对未来失去信心。

3. 难以承受的经济负担　患者家庭经济状况差,为了不给家人太多的拖累而选择自杀。

4. 家属的冷漠和抛弃　因患病时间长、费用高而遭到家人抛弃,若再加上疾病治疗无望,很容易产生自杀念头。

（二）自杀防范措施

1. 加强工作责任心,消除安全隐患　医院应把防患者意外作为患者安全措施之一,同时加强对安宁疗护护理人员的安全意识教育,将安全教育和自杀防范作为安宁疗护团队人员继续教育的学习内容,并结合实例对在岗人员进行有关自杀患者的防范培训,使其能够早期、准确判断患者自杀的迹象,并及时采取措施。制定突发事件应急预案和处理流程,并定期进行培训和演练,提高防范风险的能力。

2. **注意心理护理,评估和识别自杀危险者** 主动与患者交谈,耐心倾听患者述说,帮助其解决实际困难,获取患者有无自杀企图的信息。医院制定患者自杀评估表,内容包括:患者曾有自杀史、患者情绪不稳定、癌症晚期、家庭经济条件差、家人遗弃等,这些也是识别高危患者的技巧。要求安宁疗护团队核心人员全面了解患者病情,对高危患者重点交接班,严密看护,保持高度的警惕性,注重对患者异常行为的观察,多接触多沟通,掌握其思想动态,综合评估和判断自杀的危险性。

3. **减轻患者痛苦,提高患者的生活质量** 疼痛是造成终末期患者自杀的重要原因之一,疼痛直接影响患者的生活质量,应尽力解决。安宁疗护护理人员应及时观察和评估患者的疼痛程度,遵医嘱合理规范应用镇痛药物,及时缓解症状,减轻患者痛苦,使其安心治疗。

4. **开展患者自杀预防教育** 对患者及其家属以幻灯片、宣传栏等形式开展自杀预防教育,如生命教育、死亡教育、抑郁症防治、心理健康等,提高患者对生命价值的认知,熟悉常见精神障碍和心理问题的临床表现。

5. **对患者和家属实施同步健康教育,赢得家人支持** 让家属参与整个治疗过程中,鼓励家属、好友经常探视,督促家属精心照顾,给患者情感支持,使患者感受到家人的关爱,激发其对亲人的眷恋和对生活的信心。当患者患病时家属往往有忧虑、焦虑、无助等负性情绪,而这种情绪直接影响患者,可通过对家属实施同步健康教育,让家人保持良好的心境,充分发挥家庭作为患者主要支持系统的作用,消除患者抑郁情绪,打消自杀念头,勇敢、乐观地面对疾病,配合治疗。

6. **精神照护** 终末期患者在承受身体的痛苦之外,也常常感觉生命空虚和孤独、缺乏个人自尊与价值感、缺乏生命意义、无法正确面对死亡等,易产生消极的情绪,可由医院统一管理,成立一支提供精神照护的精神照护队伍,为心理障碍的终末期患者提供心理疏导,在日常的照顾中建立情感和信任,使其能够坦然面对或接受死亡。

7. **加强病区环境的安全措施** 协助患者家属做好危险物品的管理,防止危险物品遗留在患者身边,如绳子、刀、药物等,病房窗户轨道加用铁皮,使窗户打开最大尺度为15cm,从而能有效避免患者跳楼事件的发生。

8. **制定自杀预防及处理应急预案**

(1)自杀倾向:告知患者家属,安排患者住靠近护士站的病房,与患者家属签订24h陪护协议,加强对患者的心理疏导。科室晨会通报,重点交接班,24h密切观察患者,避免患者拿到伤害自己的危险物品,避免各种不良刺激,注意保护患者隐私。请精神科、心理科医生会诊,进行专业心理干预。

(2)自杀未遂:告知患者家属,要求病房负责人、值班医护人员第一时间赶到现场,备好抢救设备,及时抢救患者。封锁现场并维持秩序,指定1名护士24h陪护,不让患者离开视线,防止患者再次自杀。

(3)自杀死亡:告知患者家属,保护现场,通知医生,配合医院及有关部门的调查,必要时可运用通过第一信息人(配偶、父母、兄弟姐妹)或第二信息人(亲戚、朋友、参与急救的医护人员、自杀的发现者或目击者及其他相关人员）了解患者自杀原因,深入剖析患者自杀动机,同时做好患者家属应激状态下的心理援助与干预。

9. 不良事件上报 根据患者的实际情况,对自杀未遂及自杀死亡的患者按相关要求进行不良事件上报。

（李旭英）

第十八章 安宁疗护护士自我照护

学习目标

完成本章学习,学员应能:
1. 复述 安宁疗护护士职业素质、自我照护的概念。
2. 列出 安宁疗护护士职业压力来源。
3. 描述 安宁疗护护士压力管理与职业倦怠。
4. 应用 应用学习的知识提升安宁疗护护士自我照护能力。

第一节 安宁疗护护士职业素质

导学案例

　　王阿姨,54 岁,结肠癌综合治疗 2 年余,因癌性肠梗阻入住安宁病房 1d。王阿姨入院后呕吐、腹痛、腹胀明显,护士遵医嘱给予禁食水、胃肠减压、生长抑素持续泵入、芬太尼贴剂贴敷,但患者腹痛缓解不明显。护士小张,女性,26 岁,未婚,本科学历,进入安宁病房工作 3 个月。这天白天小张因婚纱照拍摄问题与男朋友争吵,心情很不好。夜班时王阿姨出现 3 次爆发痛,小张和值班医生均及时给予了处理。凌晨 6 时,小张准备为其他患者采集血标本时,王阿姨家属再次向小张反映患者疼痛情况并大声抱怨医院处理不妥当,折腾患者几天但疼痛依然没有控制。小张情绪瞬间暴发,与患者家属发生激烈口角。上午 9 时,家属向护士长投诉小张态度恶劣。

　　请思考:
　　(1)该护士情绪状态如何影响护患关系。
　　(2)请说明安宁疗护护士提升职业素质的方法。

一、职业素质内涵

　　护士职业素质是指从事护理专业所需要的身体、心理、专业、道德等方面的特殊要求。它不仅要求仪表、风度、动作等外在形象,更要求护士的道德品质、知识水平、业务能力、人格修养等内在素质。

终末期患者往往面临生理、心理、社会、精神等多方面问题,要成为一名优秀的安宁疗护人员,不仅要有丰富的理论知识、精湛的操作技能,还应具备稳定的心理素质、丰富的沟通技巧、敏锐的观察力、富有温度和情感柔软的内心。

二、职业素质分类

(一)身体素质

护理工作是一种特殊的职业,是体力与脑力劳动相结合的工作。大部分终末期患者为部分自理或完全不能自理患者,护士承担了大量生活照护的内容,如翻身摆位、床上洗头、擦澡、搬运患者等。护理职业的特点与工作的特殊性决定了护士经常面临各种危机,这要求护士头脑清醒、思维敏捷、反应灵敏。经常倒班也会影响护士的日常生活规律。因此,安宁疗护护士要有健康的身体、充沛的精力才能顺利完成工作。目前,"90后"护士群体已经成为护理力量的主力军、生力军,紧张快速的生活节奏加上现代资讯发达,人们足不出户即可获知各种资讯信息,护士中的宅男宅女也越来越多。适当的外出运动不仅能增强体质,还能扩大交际圈、增加与外界的交流。因此,护士在工作之余应定期参加一些体育锻炼与社交活动,如慢跑、瑜伽、游泳、登山、茶艺、插花、聚会等;养成规律的生活习惯,夜班后及时休息以补充睡眠;注意营养,荤素搭配,不可一味追求身材"苗条"而节食、偏食。

(二)心理素质

健康心理是健康行为的内在驱动力。稳定良好的精神面貌和健康的心理素质为安宁疗护护士长期坚持工作提供了有力保障。良好的心理素质,表现在应以积极有效的心理活动,平稳正常的心理状态去适应、满足事业对自己的要求。

1. 正确的职业观和坚强的意志 随着人们生活水平的提高及国家安宁疗护相关政策的不断推进,人们逐渐意识到,完整的生命不仅仅只有"优生",同时也应包括"优逝",死亡是人生不可或缺的一部分。不仅要给临终者的生命以时间,更要给临终者的时间以生命和质量。患者的临终阶段实际上是把医疗为主的治疗转向以护理为主的照护。安宁疗护体现着新的生命理念,"优逝"照顾的是人,而不是病,它突出质量,而不是寿命。因此,安宁疗护护士应该树立正确的生死观念和价值观,具备坚强的意志,将终末期患者的"善生优逝"作为工作的目标,同时不被世俗偏见所干扰,坚持自己的职业选择。

2. 乐观自信的生活态度 安宁护理服务对象的特殊性和职业生活的特殊性使得安宁疗护护士经历更多的悲伤与失落。因此,安宁疗护护士应始终保持乐观、愉悦的心境。当正当的需要得不到满足时应坚强,并用积极向上的情绪和乐观自信的生活态度去感染同事和患者。有效管理死亡恐惧心理和应对死亡刺激,避免因患者的死亡引起强烈的悲伤、抑郁、内疚等负面情绪。对患者的无理行为,要学会控制情绪,避免护患冲突。

3. 稳定的情绪和情感 情绪管理是一种心理特征,是使人顺利实现情绪和情感活动所需的心理条件。安宁疗护工作要求护士能聚精会神、准确快速地处理各种信息,护士应保持稳定的情绪,避免将家庭、生活中的不良情绪带到工作中来。当面临危急、重症患者抢救时,护士应临危不惧、沉着应对。护士还应拥有宽阔的胸怀,虚心学习,听取不同意见。

4. 敏锐的洞察力与感知力 安宁疗护是对当今科技无法治愈的终末期患者及其家属提供的一种整体性的照护,以提升患者及家属的生活品质为目的。除了身体的痛苦,终末期患者同时也遭受着精神的折磨。由于疾病、治疗等因素,患者常感觉丧失对生命以及生活的自我掌握,且越接近死亡,精神方面的压力越大。国人受含蓄内敛的文化影响,很少有人能主动向人表白自身精神、情感需要,这需要安宁疗护护士拥有敏锐的洞察能力和感知力,运用专业知识和技巧获取全面而准确的患者资料,预测、判断并满足患者身体、心理、社会、精神方面的需求。

（三）专业素质

安宁疗护护士是终末期患者身心健康的主要照护者,其专业素质是一个护士能否胜任护理工作的基本条件。安宁疗护护士的专业素质主要包括以下几个内容:

1. **娴熟的照护能力**　基础护理学所教授的护理技术,如口腔护理、鼻饲、导尿、翻身摆位、床上洗头、擦澡、搬运患者等操作都是安宁疗护护士应该掌握的照护基本功能,这也是做好护理工作、满足患者需要、密切护患关系的重要保障。

2. **扎实的专业护理能力**　安宁疗护护士的日常工作需要评估病患、处理医嘱、完成各种治疗及护理,安宁疗护护士除了要求具备基本的医学和护理专业知识与技能外,还应知晓常用药物的药理,能辨证分析药物的作用,掌握常规检验、检查项目的意义,能读懂检验、检查数值背后的信息。这些都需要安宁疗护护士长期大量的实践,不断积累经验,工作中才能得心应手、灵活应用。

3. **良好的协调、沟通能力**　安宁疗护护士是护理工作中的直接照顾者,更是各种关系的协调员。安宁疗护工作涉及面广、服务性强,护士作为临床实践者、教育者、咨询者、协调者,必须具备良好的沟通协作能力才能更好地为患者及家属服务。良好的沟通协调能力,不仅能够让护士通过运用语言与非语言沟通技巧了解终末期患者及其家属的情感活动及需求,帮助他们解决实际问题,又能让护士与他们进行有效、恰当的沟通,使他们感受到被关心、被尊重,从而更加配合护理工作,同时还能与其他医护人员顺畅沟通,提高工作质量,提升工作效率。

4. **良好的人文关怀能力**　近年来,终末期患者等慢性病发病率不断增加,且这些疾病与社会、心理及环境密切相关,我们需要多角度护理这些患者。终末期是人生命中最为特殊的一段时间,患者及家属面临着许多特殊问题及需求。因此,安宁疗护护士需要具有心理、社会学等知识,在安宁疗护过程中对患者提供富有人文关怀精神的整体护理。

5. **终身学习的能力**　终身学习的能力包括自主学习和持续学习。自主学习是一种自发的学习方式,学习者能正视自身不足,自觉规划学习,自觉评价学习效果。终身学习是一生持续不断地学习。目前,安宁疗护是一门非常年轻、有发展潜力的学科,随着安宁疗护工作的深入研究,照护的理念与方法也会随之不断变化,安宁疗护护士应坚持终身学习,加强对外交流。同时,护士在工作中应坚持理论联系实际,积极开展新业务、新技术,对护理问题进行研究、探索,不断提升自身业务水平,促进安宁疗护学科的发展。

（四）道德素质

护理职业道德是在一般社会道德基础上,根据护理专业的性质、任务以及护理岗位对人类健康所承担的社会义务和责任,对护理工作者提出的护理职业道德标准和护士行为规范。这是护士用于指导自己言行,调整护士与患者、护士与集体、护士与社会之间关系,判断自己和他人在医疗、护理、预防保健、护理管理、护理科研等实践过程中行为是非、善恶、荣辱和褒贬的标准。安宁疗护护士的道德素质主要包括以下几个内容:

1. **正确认识护理职业价值**　职业道德的核心是利他和助人,而护理的本质是关怀,关怀的核心是"仁者之心",两者统一协调。安宁疗护护士是护理服务的施行者,应遵循"服务对象利益至上"原则,坚持正确的人生观、价值观,将尊重生命、关爱服务对象融入护理工作中,自觉尊重患者权利,平等待人,并运用倾听、移情、同理等语言或非语言沟通方式,了解患者身体、心理、文化信仰,竭尽全力帮助患者解决痛苦。

2. **努力培养良好的职业行为和职业习惯**　严格遵守护理操作规程,保证患者安全。在遵循"不伤害原则"前提下严格保守患者及家属秘密。培养慎独精神,单独工作时,恪守职业操守。以患者利益优先,一丝不苟地做好护理工作。

3. **自觉遵守法律法规**　法律是医疗工作正常运行的保障,护理工作是医疗工作中的重要组成部分。近年来,护理与法律的关系越来越受到大家的关注,护士因法律意识淡漠而陷入法律纠纷的事例也时有发生。因此,安宁疗护护士在工作中应规范护理行为,以降低护理执业风险。同时,还要不断加强法律、伦理相关知识的学习,明确护士权利与义务,这样既能维护患者的健康和合法权益,也能更好地保护自己。

(刘小红)

第二节　安宁疗护自我照护

> **导学案例**
>
> 　　护士小张在临床照护过程中对一位年轻女性患者的遭遇深感同情,治病过程中,她一直关注该患者疾病发展。患者后期脑转移、肺转移、骨转移,经常疼痛难忍,她在照护过程中对患者产生了深厚的情谊。患者去世后,小张很长一段时间悲痛难耐,想和同伴交流,发现他们反应平淡。小张感觉孤独并对同事态度生气,一位年轻积极努力的女孩去世了,没有人为此悲伤,她感到愤怒。当她意识到自己的情绪不对时,静静地找个地方喝了杯茶,梳理了下自己的情绪。
>
> 　　请思考:
> （1）请简述安宁疗护护士在工作中的压力来源。
> （2）如何缓解压力?

一、压力来源

安宁疗护医护人员自我照护非常重要。医护人员照护终末期患者时躯体、情感和精神上承受较大的压力,伦理困境、职业倦怠和同理疲劳是医护人员常遇见的问题。护士意识到自己所面对的挫折、失落和悲伤并与他人分享,可以帮助其从经历中发现意义并获得成长。

（一）外在因素

1. 职业环境因素　护士是与患者接触最直接、最紧密、最连续的人员，护士不仅承担了更为具体和实际的诊疗护理任务，而且常年面对生理、心理、社会、精神痛苦的患者，直面患者及家属的痛苦、质疑、愤怒、哀伤与失落。相关调查显示，经常面对危重、死亡患者会对护士产生非常大的心理影响。濒死或死亡除了给护士造成直接的视觉冲击和心理压力外，还让护士产生紧张、挫折、无助感，久而久之，易导致护士情感资源耗竭。同时，我国安宁疗护护士的培养体系初步建立，系统化、规范化继续教育尚未普及，护士的临床实践技能、业务水平和科研能力有待进一步提高。面对复杂的护理个案和公众对高质量护理服务的需求，护士专业能力还不足以应对，很容易产生职业倦怠，也更容易出现身心问题。

知识链接

职业倦怠评估

按照国际公认的定义，衡量职业倦怠有如下三项指标：情绪衰竭、去个性化、成就感低落。判断一个人是否有职业倦怠，第一看他有没有活力、有没有工作热情，看他的情绪是否衰竭了；第二看他对以前的关注是否减退或不再关注；第三看他的成就感是否低落。

国内专家设计了一套职业倦怠测试量表，共 12 道题，帮助人们了解自己的职业倦怠状况，测试量表见附录 22。

2. 组织管理机构因素　2017 年《国家卫生计生委关于印发安宁疗护中心基本标准和管理规范（试行）的通知》《国家卫生计生委办公厅关于印发安宁疗护实践指南（试行）的通知》等相关文件对安宁疗护病房建设、人员配置及管理有明确要求，安宁疗护试点城市和试点病房也越来越多，但是护士配备人力不足依然存在。繁忙的临床工作与人力配备之间的矛盾，使得安宁疗护护士无暇顾及自己及他人的情绪与压力。同时，临床中各级医院现有的护理照护模式、人力资源培训、绩效考核体系并不完全适合安宁病房，安宁疗护护士的职业价值没有得到充分的尊重和体现。如果组织管理机构不能重视到这些问题，安宁疗护护士躯体、情感和精神上的压力会越来越大，安宁疗护队伍的稳定性也会受到影响。

3. 工作性质因素　患者越临近终末期，面临的身、心、精神困扰越多，直接护理终末期患者的护理人员面临的身、心、精神困扰也越多，这需要护士付出加倍心力才能更好地照顾患者。护士在紧张工作中还需要保持头脑清醒、精力充沛、情感细腻、感知敏锐，其心力、体力容易产生透支现象。经常倒班、轮班，护士日常生活及社交也受到一定影响。如果护士不能有效调节这种工作与生活状态，妥善处理工作与生活的关系，长此以往，护士容易产生紧张、焦虑和疲倦等不良情绪。

4. 人际因素　安宁疗护是以终末期患者和家属为中心，以多学科协作模式进行，主要内容包括疼痛及其他症状控制、舒适照护，以及心理、精神及社会支持等。安宁疗护工作中，护士常面临较多的人际关系，涉及护患关系、护护关系、护医关系、护士与志愿者及社工、护士与其他医技人员、护士与医院管理人员的关系。不同个体理解力、行为方式、价值观等因素的不同都会引起冲突。如果这些冲突不能有效地管理，会给护士带来压力，甚至产生职业倦怠。如家属要求护士对患者隐瞒真实病情，终末期患者却因为治疗时间越长，症状反而越来越多、病情越来越重而对护士产生质疑、怨恨；患者知晓病情后希望没有痛苦、少治疗、不创伤性抢救，家属却希望通过现代医学的手段延长患者的生存时间或出现"奇迹"，过度治疗时有发生；医生由于临床压力与科研的需要，对安宁疗护内心拒绝排斥，不愿对患者实行安宁疗护。这些都需要护士去协调，帮助患者的真实需求得到尊重、满足，实现患者、家属与医生意见的统一。在这一过程中，护士面临很多困难，特别是护士与医生的沟通中，个别医生会认为护士在挑战医生的权威，进而影响同事关系，给护士造成巨大心理压力。

5. 价值因素　目前绝大部分护士均具有较高学历及文化程度，受过高等护理专业教育，有着良好的临床思维及科研能力，护士对自身的个人价值及职业价值也有较高的期待。但是，安宁疗护作为一门较为年轻的学科，公众对安宁疗护的重要性和安宁疗护护士的职业价值认识不足，认为护士只从事注射、发药、生活照护等工作，处于从属于医生的辅助地位，对护士的工作缺乏认可，给予护士的尊重、理解也不够。当护士个人价值及对职业价值的期待与现实产生强烈冲突时，护士的心理健康容易受损。

（二）内在因素

1. 角色冲突　角色理论认为，我们每个人都扮演者很多角色。安宁疗护护士面对患者时扮演照护者角色，较一般病房的护理人员需面对更多层面的压力与需求。在医院内，扮演的是被管理者的角色，必须遵守医院的规章制度、服从医院的管理、维护医院的利益。在家里，扮演的是妻子、父母、女儿的角色，需要花费精力去抚育子女、照顾老人。不同角色间冲突可能会给护士带来压力，如繁忙的工作导致护士投入在家庭上的精力减少，如果得不到家人的支持和理解，就会导致家庭矛盾的产生，使护士焦虑、抑郁，影响护士的心理健康状况。另外，我国安宁疗护尚处于起步阶段，安宁疗护理念还需不断在公众中进行推广，安宁病房有时被人误认为是"等死"的地方。如果护士经常面对公众、亲友、其他专业人员的不理解、不认同，容易无所适从。

2. 专业知识欠缺　患者临终本来就是一个很复杂的过程。安宁病房中，护士除了对患者进行生理层面的照顾，还需对患者心理、社会、精神上的需求进行评估。越到终末期，患者面临的身、心、精神困扰越多。目前临床护理人员普遍缺乏系统的安宁疗护相关知识培训，而安宁疗护专业性强、涉及面广，没有扎实的理论与实践基础无法有效开展工作。临床中，护士由于护理人力资源紧缺、工作繁忙，系统参与安宁疗护培训的时间相对较少。部分护士年龄较轻，自身对生命的理解也不够深刻，护士常常缺乏足够的能量去应对"生死"问题，也常因此面临很大压力。

3. 工作认知冲突　护士受常规护理教育影响，"救死扶伤、治病救人"的观念根深蒂固。安宁疗护的工作目标是提高终末期患者的生活质量，实现患者的身体平安、心理平安、社会平安、精神平安，既不加速患者死亡，也不延长患者痛苦，而一般患者的救治是以挽救患者性命为宗旨。护士既想通过医疗手段救治终末期患者或延长患者生命，又害怕因为过度的医疗干预导致患者遭受太多的痛苦而影响生活质量。两种思维常常困扰护士，有时会让护士陷入自责之中而不能自拔。

4. 工作目标冲突　终末期患者及其家属期待护士在照顾终末期患者时扮演关怀和支持的角色，护士也以帮助患者实现生理、心理、社会、精神需求为自己的工作目标。但工作中要完全实现这一目标却存在一些困难。比如，公众对安宁病房、安宁疗护理念还存在一些误解。有的患者被送至安宁病房后几天、十几天后就离世了,这么短的时间内,完成患者的社会、心理、精神的照护也有一定困难,而且患者是否愿意将精神的需求告知护士,也是不确定的,毕竟患者只有在非常信任护士的前提下,才可能袒露内心最深的秘密。现有的人力资源下,护士评估患者的社会、心理、精神需求,往往需要利用下班时间与患者深层次沟通,护士能否长期坚持也是一个问题。

5. 情绪调节能力的差异　病房中,护士与终末期患者连结最紧密,在照护的过程中,或多或少建立起一定的关系。护士在见证患者与家属的失落与哀伤时,不可避免地也会经历失落与哀伤。如果不能有效管理这种情绪,失落和哀伤就会慢慢转变成压力,进而影响护士的心理健康。

6. 应对方式的不同　个体面对压力时都会有独特的应对方法,总体可以分为两种,一种是以情绪为中心的应对,一种是以问题为中心的应对。以问题为中心的应对对于可控制的应激源通常是有效的,而以情绪为中心的应对则对那些不可控应激源更有效。因此,在实际工作中,护士面对压力时,需要分析产生压力的原因,根据压力源的特点采取合适的应对方法。

二、调适方法

护理领域认识到职业中产生的失落和哀伤对许多护士的生活有较大影响。借鉴其他专业人士在日常生活中接触到各种形式的悲剧和悲伤时使用的成熟技巧可以帮助安宁疗护护士缓解这种失落和哀伤。"穿上拖鞋保护你的脚,比在世界上铺地毯更容易",说明医护人员寻找自己的情感和心理支持的重要性。职业倦怠的发展是一个"缓慢的、潜伏的过程,而不仅仅是单一事件的结果"。工作中组织应为安宁疗护护士提供自我照护的支持体系,帮助其发现自我情绪状态。医护人员也应主动并有意识地感知日常工作中的事件及其对个人的影响。事情发生的当时情境看起来非常重要,而照顾者必须停留在当下思考,才能成功地将过去痛苦事件与过去的个人经历区分开来。

（一）情绪认知

1. 情绪认知　认知行为理论认为,导致人们产生不良情绪和行为的不是那些已经发生的具体生活事件和情境,而是我们对这一事件所具有的认知和观念。因此,为生活、工作减压的一个有效办法就是换一个角度来审视生活中碰到的麻烦所带来的情绪反应。比如经常面临濒死或死亡,护士可以用一种乐观的思维方式来重新评估这个消极事件,寻找事件的意义。"经历了别人的生死后,让我有比别人更深的死亡智慧,自己对生命也更有感悟,能更善待生命、善待自己、善待家人"。

2. 情绪管理策略　情绪管理是指有意识地调适、缓解、激发情绪,以保持适当的情绪体验与行为反应,是个体的情绪感知、控制和调节的过程。情绪管理不是消灭情绪,而是疏导情绪、并合理化之后的信念与行为。对情绪的进行梳理时,护士应:

（1）面对现实:尽管医护人员被患者视为至高无上,但是事实上他们并非无所不能。

（2）承认有比他们的能力或意图更强大的力量将最终决定患者的命运。

（3）相信自己已经尽力了,这样会让他们感到宽慰。

（4）当特殊的人走进他们的生活时,学着去庆祝这段共同走过的旅程和拥有过帮助他人的机会。

（5）确定与死亡相关的哪些情况或问题会引起医护人员对他人痛苦产生过度认同。

（6）专注于当下的情境,设身处地花时间将自己个人问题和实际发生的事情分开。

（7）识别、探讨和处理伴随患者的死亡而出现的个人问题。这个过程可能是痛苦的,但最终如果能成功完成,它将会带来个人成长。最让人心碎的时候,也是我们学习新知识最好的时候。

（8）明确自己从经验中获取的意义和成长,并明白:对于生活的全部(无论是好的还是坏的),当你以开放的态度直接面对时,生活中的承诺就会充分实现。这不仅对正在痛苦挣扎的人很重要,而且对那些可能接触到这些情境的人也很重要,在他们吸取了关于感恩、生活的无常/脆弱、简单、创造意义、同情心的新经验后,将取得意义和成长。

3. 正向思考 正向思考是指在遇到挑战和挫折时,产生"解决问题"的企图心,并找出方法正面迎接挑战。研究显示,正向思考的人,无论薪资水平和健康状况都比负向思考的人来得好。因此,在面对压力与挫折时,护士应学会正向思考的方法。比如护士在工作中碰到困难可以思考"什么是我可以用的",而非"我缺什么";"我可以贡献什么来促进安宁疗护",而非"什么原因阻止了我们开展安宁照护";"我如何善用可以使用的资源",而非"资源从哪里来"。

4. 每天的回顾总结 每天的回顾总结可以帮助自己从参与者的不同角度回顾哪些内容进展顺利,以及哪些挑战需要解决。分享丧亲家属的感受,处理伦理困境的问题并认识到它们并不只是一个人的问题。表达对死亡的焦虑,从同行那里获得支持和安慰,探索在死亡过程中帮助他人面临的挑战和拥有的特权,承认目睹死亡所造成的精神影响。探索对个体提供的护理对其产生的重要意义。回顾有效的沟通技巧、可用的资源和支持自我照护必须包含对我们所承受的压力的正念或自我觉察。每天的回顾总结对于处理压力是必要的,如果不这样做,这些压力可能累积起来,慢慢地导致医护人员出现继发性压力、悲伤、绝望和职业倦怠。同行的团体支持、重现当时的情境、接受自己所能提供的护理的局限性,都有助于保持个人的弹性。当护士不再逃避护理终末期患者所带来的情感痛苦,而是选择"躬身入局"时,便能帮助医护人员学到很多独特的经验,包括如何发挥自身的个人优势、如何有尊严地面对无助和失去、脆弱的人如何接受自我。

（二）行为改变

1. 开发潜能,主动适应 主动人际适应,有利于个体潜能的充分发展,是个体心理健康的重要标志。比如面对患者质疑,护士可以主动走近患者,认真倾听患者的诉求并帮助患者实现合理诉求。面对家属的不理解,护士可以主动同理家属的紧张、焦虑。面对医生的误解,护士可以主动与医生交流情感,从而达到相互了解、支持、协作,营造和谐的人际氛围和职业环境。

2. 主动学习,促进护士精神成长 安宁疗护中,护士的角色期待比一般病房护士更高,照护的重点不仅仅是生理层面,还包括心理、社会、精神层面,要求护士掌握更多的护理技能和沟通技巧,特别是精神照顾方面。有人认为精神护理是安宁疗护与其他护理工作最大的不同,甚至有学者认为精神护理是安宁疗护的核心,最具独特功能。护士在照顾患者之前必须先学会照护好自己,包括爱自己、了解自己并探索自己的内在世界。因此,为患者实行精神照护前,也应探索自己的精神需要。但精神护理却是护士最难把控及识别的,护士需要通过不断学习,提升自我技能,进而提升职业成就感。

3. 提升自我觉察能力 自我觉察能力指的是及时发现自己思想中的某类特定问题并警醒,进而提出改进、优化建议,从而不断优化的能力。简单说,就是知道自己想过什么、干过什么;清楚自己在想什么、在干什么;明白自己为什么这么想,为什么这么干。这句话包含了自我觉察的三个阶段,即事后觉察、事中觉察、事中洞悉三个阶段。护士在工作中应时时反省,面对挫折时,更应反省。比如护士在对一位肝癌合并食管胃底静脉曲张破裂出血的患者实施输血时,患者家属在累积了一整天看不到医生、又没有人告诉他父亲究竟为何一直出血,焦虑与不满情绪瞬间暴发,那么护士这时候就应该反省:我在这过程中有何欠缺的地方,改进的措施是什么,患者家属为何会情绪暴发。再遇到类似的事情时,护士就能更好地照顾到家属的情绪,提前给予情绪的处理,从而避免冲突的发生。

4. 运动 运动能够增强血流量,并且运动本身倡导了一种积极向上的精神,尤其是团队合作性的运动项目。运动能够帮助护士放松,更好地与人相处,建立和谐的人际关系,因此,护士工作之余可以经常参加慢跑、打球、游泳、瑜伽等运动,医院也可经常组织运动会、拓展、踏青等团体活动。

（三）放松训练

放松训练是一种自我调整方法,通过机体主动放松来增强自我控制。一般是在安静的环境中按一定要求完成特定的动作程序,通过反复的练习,使人学会有意识地控制自身的生理、心理活动,以达到降低机体唤醒水平,增强适应能力,调整因过度紧张而造成的生理、心理功能失调,起到预防及治疗作用。常用的放松训练包括呼吸放松、想象放松、肌肉放松、心情放松、冥想放松、渐进放松。

（四）艺术心理训练

艺术心理训练是艺术、创作与心理治疗的整合,主要透过表达性艺术形式,呈现超乎语言、文字所能表达的部分,其主要有绘画、音乐、舞蹈、心理电影、心理剧等方式。表达性艺术心理训练能够帮助护士发现自我的内在世界与外在世界的联系,在创作过程中调整护士的情绪冲突、升华情感,帮助护士实现自我探索、自我了解和自我成长。

（五）按摩、芬芳训练与瑜伽训练

1. 按摩 按摩是以中医的脏腑、经络学说为理论基础,并结合西医的解剖和病理诊断,用手法作用于人体体表的特定部位以调节机体生理、病理状况,达到理疗目的。从性质上来说,它是一种物理的治疗方法,包括头面部按摩、手部按摩、足部按摩。

2. 芬芳训练 大脑中处理嗅觉的区域与处理情感的下丘脑很接近,因此香气很容易唤起记忆以及与记忆有关的情感。芳香疗法是芬芳训练中的一种,它综合性考虑了人体生理和心灵深处的需求,使用愉快的植物香气代替不愉快的感受,降低人意识的敏感性,减轻五官的负荷,从而改变人的生理功能,放松情绪,调整身心状态。文献报道,芳香疗法对缓解护理人员的工作压力,提升留职率、提高护理满意度有较好效果。

3. 瑜伽训练 瑜伽是利用呼吸调息、动静平衡、身心统一等要诀来刺激身体恢复本身的自觉与自愈,从而舒缓护士的压力,改变其亚健康状态。

三、支持资源

面对工作中的压力,护士不仅可以充分调动主观能动性,从自身出发积极寻求缓解压力的方法,还可以向组织机构、社会团体、专业网站等寻求帮助。医院组织也应采取措施帮助护士缓解压力。

（一）建立完整的社会支持系统

良好的社会支持系统不仅能帮助护士缓解压力,同时也能为其良好的情绪体验提供保障。

1. 强化护理工作环境

（1）政策支持:在医疗机构中,组织机构与护士的工作密切相关。为保证护士有一个良好的职业环境,组织机构应严格按照国家安宁病房基本标准进行设置,保障足够的物质和设备供应。对新成立的安宁病房,机构组织应经常征求临床工作人员意见,保证护士合理的收入与待遇,保证护士的劳动和所得呈正比,以调动护士工作的积极性。同时,安宁疗护护士还应享有和普通病房护士同样的学习、职称晋升及外出培训的机会,提高护士工作成就感。

（2）团队支持:安宁疗护倡导"全人、全程、全家、全队、全社区"的照护,这里所说的全队就是指安宁疗护的组织团队。全队的照护不仅仅只是对患者及其家属,也对护士进行专业与情感支持。当团队成员感受到较高的团队支持时,可缓冲自身资源消耗所带来的负性情绪或压力影响。比如护士照护一位肺癌末期呼吸衰竭的患者,照护过程中家属不断告诉护士、哀求护士"我妈妈是可以救回来的,只要早点输液,早点将抗生素打上"。患者输注了3d的液体后还是去世了,但由于输入过多的液体,患者面部肿胀,遗容受到了很大影响。护士很内疚,认为如果自己当时阻止了家属的做法就好了,但又怕当时的医疗处置不做,会让患者错过活下去的机会。安宁疗护团队了解到情况后,及时为这位护士进行了疏导,帮助她打开了心结。因此,和谐、团结的工作氛围,专业的团队支持能有效帮助护士缓解压力。

（3）专业支持:安宁疗护是一门实践性很强的专业。年轻的安宁疗护护士,特别是新进的护理人员,生活照护技巧欠缺,面对伦理、濒死及死亡时紧张、害怕与不自信,这些都需要专业的知识去指导、帮助护士应对。医院应定期开展多形式的舒适照护、压力管理等专业技能培训,如工作坊、案例讨论、角色扮演等,帮助护理人员专业成长。

2. 和谐护士家庭关系　护士绝大部分是女性,在家庭中较多的承担家务与抚育的重任,但护士职业具有工作负荷重、轮值夜班多等特点,护士常常不能陪伴、接送孩子,亲人生病也不能在旁照顾,护士常常对家庭产生亏欠与不安。二孩与独生子女背景下,80、90后护士更面临职业与家庭需求的强烈冲突。医院管理者应重视护士的家庭－工作冲突,在排班、轮休和休假安排时尽量照顾到护士的家庭状况,帮助护士解决现实困难,包括安排护士就近工作,避免多院区跨越,减少路途时间,合理安排学习时间,关心护士子女上学、老人就医问题。同时,组织特殊节日的家属答谢会,邀请家属代表来院参加,以提升家属对护士的职业认同感。

3. 提升护士社会地位　医疗机构应多宣传安宁病房及护士的先进事迹,提升全社会、组织机构内对护士群体的尊重、理解与认同。国家应建立健全各项法律法规,为护士提供合理的福利待遇。这些支持对缓解护士职业压力,提升护士职业价值和社会地位都有重要的意义。

（二）为安宁疗护护士提供必要的职业素质培训

安宁疗护护士专业知识的欠缺会导致护士的不自信与压力。有调查表明,目前70%安宁疗护护士需要进一步培训,医疗机构应充分重视这一问题。根据安宁疗护的特点及护士的现状,组织机构应制定安宁疗护护士培育计划,有计划、有针对性地组织护士的职业技能培训,提升护士的职业素养。例如人际关系不良是由沟通方法不当引起的,医院应定期举行人际沟通方面的讲座,教会护士有效的沟通技巧,使其与终末期患者及家属进行良好沟通,减少人际沟通方面出现问题。加强对情绪管理知识的学习与培训,指导学会正面表达情绪,培养积极情绪,保证护士心理健康以及护理质量。

（三）设置相应的机构和场所,对安宁疗护护士进行心理辅导及干预

针对护士存在和潜在的一般心理问题,医院管理部门可设置专门的场所和空间,如护士家园、心理驿站,购置沙盘、海洋鼓等器材,使护士通过有针对性的放松训练、干预活动消除身心紧张。通过定期开展心理健康讲座、知识培训等多种形式的活动,使护士学会自我心理调节技巧,学会自我减压。成立护士心理干预小组及门诊,指导存在心理健康问题的护士就诊咨询,同时,还应定期对护士进行心理评估及疏导,以维护护士的心理健康状态。

（刘小红）

第十九章 安宁疗护教育与学科发展

第一节 安宁疗护人员资质教育

导学案例

在某安宁疗护专科护士临床带教基地,首批专科护士即将结业。带教老师李老师望着学员们一张张充满期待的脸,微笑着说:"经过两个月的理论学习与临床实践,大家接受了全面的、严格的专科训练,我希望大家未来能够把在培训中学到的知识和方法应用到临床工作中,真正发挥护士在安宁疗护中作为评估者、教育者、实施者、研究者、协调者的作用。"晓琳作为学员代表也在结业典礼上做了发言:"我们是各医院选送来参加安宁疗护专科培训的护理骨干,在两个月的时间里,我们系统地学习了安宁疗护的知识与技能,将之前碎片化、零散化的专科知识进行了全面梳理,收获颇丰。但是,对于如何开展安宁疗护工作,仍然存在一些困惑,希望能继续得到指导与帮助。同时作为病房里的第一个安宁疗护专科护士,该如何完成将所学知识传授给其他护士这一重任呢?"

请思考:

(1)国际、国内安宁疗护专科护士及培训师的资质要求有哪些?

(2)安宁疗护护理培训与管理的模式、流程及质量管理是如何进行的?

一、安宁疗护培训师资要求

目前国内尚无统一的安宁疗护培训的师资要求,根据 2007 年国家卫生计生委颁布的

《专科护理领域护士培训大纲》及 2017 年国家卫生计生委办公厅印发的《安宁疗护实践指南》内容,参照国内其他专科护士师资培训要求,建议我国安宁疗护培训师资应遵循自主上报、资质审核、考察遴选、汇总上报的流程进行培训师资管理,并在此基础上建立安宁疗护专科护士培训师资库。理论授课师资要求:硕士及以上学历;主管护师及以上职称;从事安宁疗护相关临床、管理、教学或科研工作 5 年及以上。临床实践师资要求:本科及以上学历;护师及以上职称;从事安宁疗护相关工作 5 年及以上。

国际上对于安宁疗护培训的师资要求多样,主要是根据各国的国情和不同专业的需求而确定。参考美国、英国、澳大利亚和日本等国家的相关规定,培训师需要满足以下条件:

1. 持有硕士及以上学位的安宁疗护专科护士或与安宁疗护相关的临床护理专家。

2. 至少有 5~15 年安宁疗护护理工作经验,并在安宁疗护领域有高度护理实践能力且具有高度教育能力者。

二、安宁疗护专科护士资质要求

目前,我国培养了重症监护室(ICU)专科护士、急诊专科护士、糖尿病专科护士、肿瘤专科护士,经外周静脉植入中心静脉导管(PICC)专科护士、伤口造口专科护士等近 20 种专科护士。2019 年中华护理学会又开始了第一期安宁疗护专科护士的培养,这也标志着我国安宁疗护专科护士培养开启了新的篇章。结合国际及国内其他专科护士选拔的经验,中华护理学会安宁疗护专科护士的资质要求是在全国范围内遴选具备护士执业资质,大专以上学历,并具有 5 年以上临床护理实践经验,包括 2 年以上急危重症、肿瘤及其他疾病晚期护理工作经验的护理骨干,进行为期 2 个月的培训,其中包括集中学习理论知识 1 个月(160 学时)和临床实践技能学习 1 个月(160 学时),考核合格后颁发安宁疗护专科护士培训合格证书。

安宁疗护专科护士在不同的国家根据不同的国情有不同的培养模式、培训制度以及分层体系。参考美国、英国、澳大利亚和日本等国家相关组织的规定,安宁疗护专科护士需满足以下条件:

1. 持有国家承认的护士执照。

2. 申请高级安宁疗护注册护士(advanced practice registered nurse,APRN)者,需持有护理硕士及以上学位。

3. 不同国家对申请者护理实践及安宁疗护专科实践时长规定不同。

美国规定申请者在申请前 1 年完成 500h 或前 2 年完成 1 000h 的安宁疗护专业实践。日本规定申请者至少有 5 年护理实践或 3 年的安宁疗护专业实践,且在半年至 1 年内完成至少 600h 的通科及专业课的学习或在国外已经完成同等教育课程。英国规定申请者需完成英国护士与助产士协会(Nursing and Midwifery Council,NMC)认可的安宁疗护护士培训项目中相关课程的学习,脱产或半脱产学习的时间均不得少于 32 周。

(何瑞仙　和　芳)

第二节　安宁疗护护理培训与管理

一、培训规划

安宁疗护是以多学科模式进行的实践,护士作为多学科团队的中坚力量,是安宁疗护实践的评估者、教育者、实施者、协调者和研究者。其核心能力不仅关系到安宁疗护服务质量的保障和提升,而且对安宁疗护的专业建设和发展具有深远影响。安宁疗护既是国家卫生与健康工作的重要组成部分,也是惠及民生、关系社会文明进步的重要举措与崇高事业。目前我国安宁疗护专科护士培训尚处于起步阶段,为满足人民群众日益增长的安宁疗护需求,建立规范和适用的培训及管理体系是非常必要的。

二、培训流程

为进一步加快我国护理事业发展,满足人民群众的健康需求,根据国家卫生健康委下发的《全国护理事业发展规划(2016—2020年)》(国卫医发〔2016〕64号)文件要求,明确我国安宁疗护专科护士培训的目标为大力发展专科护理队伍,提高专科护理水平。中华护理学会结合既往经验,结合我国本土文化,形成科学的课程培训体系。采取以理论授课及临床实践相结合的培训方法,其中理论授课4周,临床实践4周。按照国内安宁疗护培训师和专科护士的资质要求组织培训师资、遴选培训学员。通过自愿申请、专业委员会审核、学会实地评审的流程进行安宁疗护专科护士实习基地的筛选。并在培训的过程中做好管理督导工作,培训后及时反馈,保证培训质量的持续改进。

三、培训课程

（一）理论培训

1. **培训形式**　包括集中授课、工作坊、分组讨论、小组汇报等综合多样化的培训形式,理论培训期间每晚19:00~21:00时安排晚自习,复习当天所学内容。

2. **培训课程**　包括安宁疗护概述、症状护理与舒适照顾、心理社会与精神关怀、沟通交流、善终服务、专科发展与自我成长6大主模块和安宁疗护基础知识、安宁疗护理念、安宁疗护发展、安宁疗护相关政策与法规、安宁疗护伦理、症状管理、促进舒适技术、心理护理、社会支持、精神关怀、沟通交流、病情告知、死亡教育、居丧与殡葬准备、哀伤辅导、安宁疗护护理管理、专业人员自我成长17个子模块。

（二）临床实践

1. **实践形式**　采取病房与居家安宁服务的医院-社区-居家(hospital community and home,HCH)临床实践体系。其中医院安宁疗护病房实践时间占总实践时间的75%,社区安宁疗护中心占 15%,宁养院居家安宁疗护实践占 10%。带教过程运用理论授课、案例讨论、教学查房、工作坊等多种教学方法。

2. 实践内容

（1）安宁疗护病房

1）安宁疗护病房环境及相关制度,工作流程及工作管理特点。

2）安宁疗护病房疾病的特点、护理要点、文件书写要点;安宁疗护专科护士的角色、职责、工作流程;症状评估、舒适照护技术的操作方法及注意事项。

3）不同患者的心理干预方法;做回访记录,分析回访资料。

4）终末期患者的症状评估与管理。

5）常用药物的不良反应症状及其他急症症状的处理。

6）组织患者家庭动态评估及家庭会议的实施。

7）实施心理支持系统;组织工作坊。

8）安宁疗护患者的全程服务。

9）生前预嘱及死亡教育。

10）转介评估与转介流程。

（2）社区

1）社区安宁疗护病房布局和人员配备、工作流程及工作特点。

2）社区安宁疗护患者临床治疗原则及方法。

3）社区安宁疗护患者营养支持、康复护理及舒适照护。

4）社区安宁疗护患者临床并发症的预防及护理。

5）长期静脉治疗患者的血管保护和 PICC 维护。

6）社区安宁疗护患者常见症状及护理。

7）安宁疗护专科护士的职业耗竭和减压方法。

8）患者情绪表现与常用心理支持技术。

9）对患者及家属的健康教育。

（3）居家

1）居家照护工作环境、工作开展;居家管理指引及相关制度。

2）居家照护对象确定、申请资料的准备。

3）咨询者接待、电话接听技巧。

4）服务个案接收登记。

5）居家患者家属健康教育。

6）居家麻醉药品管理。

7）居家五全模式的具体实施。

8）居家患者探访。

9）制订居家照顾计划,围绕家属身体、心理、社会、精神进行照顾。

10）家属团体教育、志愿者活动。

11）家属心理、社会支持、家属哀伤辅导。

四、培训质量与管理

（一）培训管理

1. 建立项目负责人 - 基地负责人 - 班主任 - 班委会的组织构架,完善相关管理制度,以制度为准绳,规范为标尺,严明管理,全程督导,确保培训效果。

2. 临床实践期间,管理层组织专家组从组织管理、带教计划、带教老师、带教质量等 4 个方面进行临床实践的过程督导。

（二）学习效果综合评定

1. **理论考核**　闭卷考核,占总成绩的 40%。

2. **临床实践**　随机抽取安宁疗护专科技术的一项技术进行考核,如卧位护理技术、协助沐浴技术、疼痛评估技术、心理痛苦评估技术等,占总成绩的 20%。

3. **个案论文**　需完成与安宁疗护有关且是在临床实践中亲身护理的个案论文 1 篇,占总成绩的 10%。

4. **综述**　完成安宁疗护相关领域综述一篇,占总成绩的 10%。

5. **小讲课展示**　围绕讲课目标、讲课内容、讲课组织、多媒体教学、讲课要求等 5 个方面进行评价,占总成绩的 10%。

6. **作业完成**　包括手册完成、心得体会,占总成绩的 10%。

（三）培训反馈

采取"学生评教、教师评学"的方式进行教学双评。首先,从教师授课满意度与总体满意度两方面收集学员反馈;其次,定期组织带教教师师资座谈会,收集对培训组织管理与课程实施的建议,为后续培训提供持续改进参考。

（四）持续质量改进

持续的质量改进是培训效果的重要保障,根据培训反馈的结果及专科护士临床使用评价结果,对培训体系进行科学有效地调整,以适应不断变化发展的社会和临床需求,实现安宁疗护专科护士的培训目标。

（何瑞仙　和芳）

第三节　安宁疗护学科发展

一、安宁疗护学科发展的主力

安宁疗护学科发展是一个综合性复杂性的工作,一门学科从出现到发展成熟,涉及多元力量的共同参与。安宁疗护学科发展的主要力量可以分为中国政府、大学领导者和教师团队三个方面。

（一）政府——学科发展的引导者

政府根据国家和社会发展的需求,通过立法、经费投入和行政规划等方式间接地引导整个高等教育的整体走向,还会影响到高校内各个学科的地位和发展形势。同时,国家对各类人才的需求也会反映到大学中的学科发展上。同样,国家的政策和引导对安宁疗护学科的发展也产生着重大影响。安宁疗护在大学中的出现得益于国家对安宁疗护专业人才需求的增加和支持。

（二）大学领导者——安宁疗护兴衰的关键

高校的办学离不开大学校长和学校管理者的领导和决策。大学领导者对于教育学的认识、定位和支持程度会在很大程度上影响着安宁疗护学科在一所医学院校中的命运。安宁疗护学科的发展需要大学高层领导者的认可甚至是直接参与。安宁疗护学科在大学中的出现和壮大都离不开领导者的高瞻远瞩。目前极少数医学院校已率先开设安宁疗护研究生课程,反映出对提高安宁疗护事业发展重要性的高度认识。

（三）师资团队——安宁疗护学科发展的核心竞争力

人才是学科发展的核心竞争力,师资队伍的整体水平和结构会直接影响到人才培养的质量和水平和科研成果产出。在安宁疗护专业教育中,承担教学、科研、临床工作的师资是学科发展的中坚力量,更是学科发展的核心竞争力。

二、安宁疗护学科发展的内容

学科发展是一个涉及诸多方面的系统性工程。根据安宁疗护学科内涵及其特殊性,本文将安宁疗护教育学科发展的内容分为三部分。

（一）安宁疗护学科定位和发展使命

安宁疗护学科既要承担不同层次的人才培养,也要定位于高水平的研究。在教育形式上,提供学历教育和非学历教育(专业教育)两种。专业要致力于安宁疗护发展的政策研究和临床实践,也要培养专业领域的领导者和实践改革者,着力解决安宁疗护最为紧迫的问题,进而促进安宁疗护的发展和繁荣。将安宁疗护的学科使命上升到国家、社会甚至世界层面。

（二）安宁疗护学科内部范式建设

根据传统的库恩范式理论,共有的信念、科学规范的理论体系和专业的研究方法是构成学科范式的三大支柱。学科范式也可以理解为学科基本概念、学科准则、学科价值取向等一切学科内在文化的总和,这是针对学科内部知识逻辑体系而言的。一般来说,学科的内部逻辑体系的建设是学科获得外部建制的前提。

对于安宁疗护学科发展来说,教育内部范式建设就是建设有关安宁疗护教育的概念、准则等知识理论体系。构建教育培训的架构,丰富安宁疗护专业知识内涵,是安宁疗护学科发展工作的基础。

（三）安宁疗护学科外部建制

安宁疗护学科的外部建制是相对于学科内部知识逻辑体系而言的,是一切支撑学科发展的外部条件和保障体系。安宁疗护学科的外部建制主要是指学科组织的成立和学科平台的建立,它是学科身份形成和地位确立的制度化开端。如成立中华护理学会安宁疗护专业委员会、出版安宁疗护专业书籍、召开学会会议等。

（四）安宁疗护人才培养

专业人才是学科发展的首要前提，是学科持续发展的不竭动力。安宁疗护专业人才培养是学科发展工作中的核心内容。安宁疗护作为知识分类所形成的知识体系，医学院校应设置安宁疗护专修课程。在医学院校和临床实践中，教育人才培养模式的不断完善也是学科发展的重要组成部分。组建教育学安宁疗护师资队伍、确立安宁疗护专业人才培养目标、设置安宁疗护课程、教学工作的落实、临床实践活动和实习的开展等，都是专业人才培养工作的重要内容。

安宁疗护学科人才培养模式可以多元化，学历教育和非学历教育可以并存。既包括授予学位的安宁疗护专业人才培养模式，又包括不授予学位的继续教育或专业教育人才培养模式，如国家层面的继续教育中华护理学会安宁疗护专科护士培养，以及省级层面的继续教育安宁疗护专科护士培养。

1. 医学院安宁疗护课程设置发展

（1）国际医学院校安宁疗护课程设置：在欧美一些国家与地区，安宁疗护开展较早，安宁疗护医疗服务体系已经建立起来，相关机构的管理、服务团队的培训、资金支持等方面日趋完善，安宁疗护医学教育也有了很好的发展。至2010年，几乎所有的美国医学院校均开设了安宁疗护的相关课程，但对于学习的要求与培训目标，各医学院校间并没有统一的标准，因此课程设置上也存在较大差异。而英国对安宁疗护的教学主要采取整合课程的方式，即不开设单独的安宁疗护课程，而是在各个专业学科课程中开设安宁疗护相关模块。日本在2006年颁布了《癌症对策基本法》，从法律层面要求医学院校设置面向医学生且基于临床的安宁疗护教育。综合这些国家安宁疗护课程的内容，主要包括安宁疗护的基本概念、疼痛与症状控制、心理与精神、伦理学与法律、沟通、团队协作与自我反思六个主要专题。就课程授课形式来讲，不仅有传统的教师讲授，还有案例学习、小组讨论等多种形式，更提供了参观安宁疗护中心、与安宁疗护团队成员和患者交流的机会。同时按照不同年级学生的专业知识水平，设置了不同深度的安宁疗护课程，以达到学习培养目标。

（2）国内医学院校安宁疗护课程设置：我国安宁疗护事业在国家政策的大力扶持下快速发展，虽然目前较少涉及研究生教育，但已有许多院校在本科阶段开设了安宁疗护相关课程。从最开始的选修课过渡为必修课，由其他学科里的某一章节发展为独立科目。2017年7月，中国中医药出版社出版了全国中医药行业高等教育"十三五"规划教材《临终关怀护理学》，详细介绍了临终关怀护理学的基本理论与实践技能知识。但由于目前安宁疗护课程未进行统一规范，因此各省市开设的安宁疗护课程内容、教学形式和学时存在差异。目前，大部分医学院校的安宁疗护课程涉及了安宁疗护概述、疼痛等症状管理、心理支持、死亡教育、沟通等相关内容；教学形式也多种多样，有课堂讲授、网络授课、问题讨论、安宁病房实习参观等。

2. 继续医学教育

（1）安宁疗护专科护士的继续教育：对于已获得安宁疗护专科护士证书的护士，建议每年接受继续教育，并对其核心能力进行评价。继续教育内容要强调安宁疗护领域新知识、新进展。可以通过临床考察、问卷调查、工作胜任情况、继续教育培训的参加率、考试等形式进行评价。

（2）其他护士：为患者提供安宁疗护照护的注册护士均需接受专科培训，包括理论培训和临床实践，内容包括症状护理与舒适照顾；心理、社会与精神抚慰；沟通交流；善终服务。通过培训，达到以下目标：

1）护士掌握疼痛管理、急症处理、胃肠道及排泄功能改变、呼吸循环功能改变、精神及神经功能改变以及其他症状的管理。

2）护士掌握调整体位、伤口造口失禁、管道的护理以及使用舒适护理辅助技术的技能。

3）护士能够识别终末期患者心理问题并给予心理支持及人文关怀。

4）护士掌握病情告知的策略及有效沟通的方法。

三、安宁疗护学科发展的实施

（一）建设安宁疗护学科平台

安宁疗护知识体系的构建和学科人才培养必须要以安宁疗护学科平台为依托。学科平台是学科得以生存和发展的载体和保障，也是汇聚学科人才、进行科学研究、学术交流和人才培养必不可少的场所。学科平台的大小和形式不尽相同，从医学院校专业课程设置、省级专业委员会，到全国安宁疗护专业委员会或者教育院系。

（二）组建安宁疗护学科队伍

师资水平决定着学科的发展水平，教师团队的声誉甚至是个别教师的学术影响力与整个学科的声誉紧密相连。对于安宁疗护专业学科来说，安宁疗护教育师资队伍的年龄结构、学历结构、职称结构等共同影响着学科队伍的学术水平和学科发展力。在安宁疗护学科发展的过程中，建立合理的学科梯队、选择并培养具有领导力和高水平的学科带头人，是组建学科队伍需要考虑的问题。

（三）制定安宁疗护学科发展规划

安宁疗护学科规划是学科发展的蓝图和导航，对学科发展起到重要的导向性作用，使学科发展按照一定的方向和目标进行。安宁疗护学科发展过程中，制定适当的学科发展目标、明确学科发展使命、学科层次定位、寻找学科的重点领域、突出学科特色和优势等，是学科发展规划的重要内容。同时，根据时代的发展和社会需求的变化不断调整和完善学科发展规划，使安宁疗护学科发展有据可依，有章可循。

（四）进行安宁疗护科学研究

科学研究是专业发展的基本职能之一，也是增强学科的学术生产水平、丰富学科知识、促进学科知识创新的途径。全球众多学科评估系统把学科的论文数量、论文引用率等作为学科评估的指标之一。提升安宁疗护的科学性，需要坚持把学术研究作为学科发展的重要工作之一。

（何瑞仙　和　芳）

\附　录 》

附录1　疼痛数字分级法（NRS）

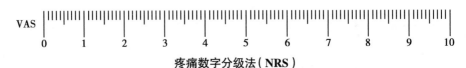

疼痛数字分级法（NRS）

注：数字0~10代表不同程度的疼痛：0为无痛，1~3为轻度疼痛（不影响睡眠），4~7为中度疼痛，7~9为重度疼痛（不能入睡或睡眠中疼醒），10为剧痛。患者自评，圈出一个最能代表过去1周疼痛程度的数字。

附录2　词语分级量表（VRS）

4级分法	5级分法	6级分法
无痛	无痛	无痛
轻度痛	轻度痛	轻度痛
中度痛	中度痛	中度痛
剧痛	重度痛	重度痛
	剧痛	剧痛
		难以忍受的痛

注：0级：无疼痛。

1级：轻微疼痛，可忍受，能正常生活和睡眠。

2级：中度疼痛，可适当干扰睡眠，需要用镇痛药。

3级：重度疼痛，干扰睡眠，需要用麻醉镇痛剂。

4级：剧烈疼痛，干扰睡眠较严重，伴随有其他症状。

5级：无法忍受的疼痛，严重干扰睡眠，伴有其他症状或被动体位。

附录 3　面部表情疼痛评估量表（FPS-R）

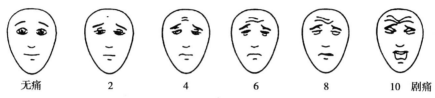

无痛　　　2　　　　4　　　　6　　　　8　　　10　剧痛

面部表情疼痛评估量表（FPS-R）

注：该方法用 6 种面部表情（从微笑至疼痛哭泣）来表达疼痛程度。

附录 4　简式 McGill 疼痛问卷（SF-MPQ）

Ⅰ疼痛分级指数（PRI）					年 – 月 – 日	年 – 月 – 日	年 – 月 – 日
疼痛性质	疼痛程度						
A 感觉项	无	轻	中	重			
1　跳痛	0	1	2	3			
2　刺痛	0	1	2	3			
3　刀割痛	0	1	2	3			
4　锐痛	0	1	2	3			
5　痉挛牵扯痛	0	1	2	3			
6　绞痛	0	1	2	3			
7　烧灼痛	0	1	2	3			
8　持续固定痛	0	1	2	3			
9　胀痛	0	1	2	3			
10　触痛	0	1	2	3			
11　撕裂痛	0	1	2	3			
感觉项总分							

续表

Ⅰ疼痛分级指数（PRI）						年－月－日	年－月－日	年－月－日
	疼痛性质	疼痛程度						
B	情感	无	轻	中	重			
1	软弱无力	0	1	2	3			
2	厌烦	0	1	2	3			
3	害怕	0	1	2	3			
4	罪、惩罚感	0	1	2	3			
情感项总分								
Ⅱ视觉模拟评分法（VAS）								
无痛（0）（10分）极痛								
Ⅲ现时疼痛程度（PPI）								
0无痛　1轻度不适　2不适　3难受　4可怕的　5极痛苦								
检查者								

注：评分的项目通常包含四个部分：

（1）视觉模拟评分（visual analogue scale，VAS）。

（2）选出词的数目值（number of words chosen，NWC）。

（3）现时疼痛强度（present pain intensity，PPI）是一种评测患者全身疼痛强度的工具，一般使用0~5分表示疼痛强度：①无痛（0分）；②轻微的疼痛（1分）；③引起不适感的疼痛（2分）；④具有窘迫感的疼痛（3分）；⑤严重的疼痛（4分）；⑥不可忍受的疼痛（5分）。

（4）疼痛评估指数（pain rating index，PRI）依据患者在表中选出词的位置可以得出一个对应的数字，选出词的数值之和即为疼痛评估指数，通常包含11个感觉类和4个情感类的词义描述，每个项目均用0~3分表示，分别对应"无""轻""中""重"的程度。

附录5　简明疼痛评估量表（BPI）

大多数人一生中都有过疼痛经历（如轻微头痛、扭伤后痛、牙痛）。除这些常见的疼痛外，现在你是否还感到有别的类型的疼痛？　（1）是　（2）否

请你在下图中标出您的疼痛部位，并在疼痛最剧烈部位以"X"标注

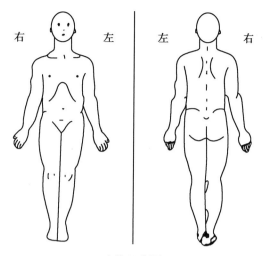

右　　　　左　　　　左　　　　右

人体示意图

请选择下面的一个数字,以表示过去 24h 内您疼痛最剧烈的程度。

(不痛)0　1　2　3　4　5　6　7　8　9　10(最剧烈)

请选择下面的一个数字,以表示过去 24h 内您疼痛最轻微的程度。

(不痛)0　1　2　3　4　5　6　7　8　9　10(最剧烈)

请选择下面的一个数字,以表示过去 24h 内您疼痛平均的程度。

(不痛)0　1　2　3　4　5　6　7　8　9　10(最剧烈)

请选择下面的一个数字,以表示过去 24h 内您目前的疼痛程度。

(不痛)0　1　2　3　4　5　6　7　8　9　10(最剧烈)

您希望接受何种药物或治疗控制您的疼痛?

在过去的 24h 内,由于药物或治疗的作用,您的疼痛缓解了多少? 请选择下面的一个百分数,以表示疼痛缓解程度。

(无缓解)0　10%　20%　30%　40%　50%　60%　70%　80%　90%　100%(完全缓解)

请选择下面的一个数字,以表示过去 24h 内疼痛对你的影响

对日常生活的影响

(无影响)0　1　2　3　4　5　6　7　8　9　10(完全影响)

对情绪的影响

(无影响)0　1　2　3　4　5　6　7　8　9　10(完全影响)

对行走能力的影响

(无影响)0　1　2　3　4　5　6　7　8　9　10(完全影响)

对日常工作的影响

(无影响)0　1　2　3　4　5　6　7　8　9　10(完全影响)

对与他人关系的影响

(无影响)0　1　2　3　4　5　6　7　8　9　10(完全影响)

对睡眠的影响

(无影响)0　1　2　3　4　5　6　7　8　9　10(完全影响)

对生活兴趣的影响

（无影响）0　1　2　3　4　5　6　7　8　9　10（完全影响）

注：疼痛强度评估5个条目，采用0~10评分，0为无痛，10为最痛；疼痛影响评估7个条目，包括疼痛对日常生活、情绪状态、行走能力、工作、人际关系、睡眠和生活乐趣七个方面的影响，影响程度亦采用0~10评分，影响越大则分值越大。

附录6　整体疼痛评估量表（疼痛综合评定量表）

A 疼痛	0代表无痛，10代表最痛	
	1 我目前的疼痛	0　1　2　3　4　5　6　7　8　9　10
	2 过去一周，我最轻的疼痛	0　1　2　3　4　5　6　7　8　9　10
	3 过去一周，我最严重的疼痛	0　1　2　3　4　5　6　7　8　9　10
	4 过去一周，我感到的平均疼痛	0　1　2　3　4　5　6　7　8　9　10
	5 过去3个月，我感到的疼痛	0　1　2　3　4　5　6　7　8　9　10
	0代表非常不同意，10代表非常同意	
B 情绪感受	6 过去一周，我因疼痛感到害怕	0　1　2　3　4　5　6　7　8　9　10
	7 过去一周，我因疼痛感到沮丧	0　1　2　3　4　5　6　7　8　9　10
	8 过去一周，我因疼痛精疲力竭	0　1　2　3　4　5　6　7　8　9　10
	9 过去一周，我因疼痛而焦虑	0　1　2　3　4　5　6　7　8　9　10
	10 过去一周，我因疼痛而紧张	0　1　2　3　4　5　6　7　8　9　10
	11 过去一周，疼痛影响我睡眠	0　1　2　3　4　5　6　7　8　9　10
C 临床表现	12 使我感觉不舒服	0　1　2　3　4　5　6　7　8　9　10
	13 使我不能独立完成某些事情	0　1　2　3　4　5　6　7　8　9　10
	14 使我无法工作	0　1　2　3　4　5　6　7　8　9　10
	15 我需要服用更多的药物	0　1　2　3　4　5　6　7　8　9　10
D 日常行为	16 疼痛使我不能去商场购物	0　1　2　3　4　5　6　7　8　9　10
	17 无法做家务劳动	0　1　2　3　4　5　6　7　8　9　10
	18 无法和家人、朋友愉快相处	0　1　2　3　4　5　6　7　8　9　10
	19 无法锻炼包括散步	0　1　2　3　4　5　6　7　8　9　10
	20 无法参加最喜欢的业余爱好	0　1　2　3　4　5　6　7　8　9　10

注：评分标准：整体疼痛评估量表每一条目均为0~10分评分，各条目分数相加后除以2即为总得分，得分越高，提示疼痛及疼痛影响越严重。

附录 7　癌症疼痛随访记录单

患者姓名：　　　　　出院日期：　　　　患者住院号：

就诊次数：　　　　诊断：

部位：

□全身　□肩背部　□腹部　□胸部　□左下肢　□左上肢　□右上肢　□右下肢　□头颈　□面部　□口腔　□盆骨　□腰部　□肛门

性质：

○无　○钝痛　○锐痛　○胀痛　○刺痛　○灼痛　○割痛　○酸痛　○隐痛　○绞痛　○无法描述

NRS 评分：

○1　○2　○3　○4　○5　○6　○7　○8　○9　○10

药物名称：

□盐酸曲马多缓释片　□盐酸羟考酮缓释片　□盐酸布桂嗪注射液　□盐酸吗啡注射液　□磷酸可待因片　□硫酸吗啡缓释片　□芬太尼透皮贴　□盐酸曲马多片

□其他

其他药物名称：

是否按剂量服用：

○是　○否

过去一周最痛分数：

○1　○2　○3　○4　○5　○6　○7　○8　○9　○10

过去一周最痛次数：

○1　○2　○3　○4　○5　○6　○7　○8　○9　○10

目前镇痛是否满意：

○满意　○一般　○不满意

能否睡着：

○是　○否

能睡多少个小时：

○1　○2　○3　○4　○5　○6　○7　○8　○9　○10

饮食状况：

○正常　○吃不下

有无使用止疼药物的顾虑：

不良反应：

○无不良反应　○尿潴留　○便秘排便困难　○恶心、呕吐　○呼吸抑制　○嗜睡或过度抑制○精神错乱

处理：

随访结果：

○正常随访　○患者死亡　○患者住院或转院　○其他　○电话号码错误　○拒访　○未服药○关机　○停机　○无人接听

附录 8　常见非甾体抗炎药（NSAIDs）剂量限制

中文名称	英文名称	常用剂量 /mg	每天最大限量 /mg
吲哚美辛	indometacin	25~50, 3 次 /d	150
布洛芬	ibuprofen	200~400, 4~6h/ 次	2 400
洛索洛芬	loxoprofen	60, 2 次 /d	180
吡罗昔康	piroxicam	20, 1 次 /d	60
萘丁美酮	nabumetone	1 000, 1 次 /d	2 000
塞来昔布	celecoxib	首剂 400, 以后 200, 2 次 /d	400
依托考昔	etoricoxib	60, 1 次 /d	120
帕瑞昔布	parecoxib	首剂 40, 以后 20~40, 6~12h/ 次	80
萘普生	naproxen	首剂 500, 以后 250, 6~8h/ 次	1 250
对乙酰氨基酚	paracetamol	300~600, 4 次 /d, 4h/ 次	2 000

附录 9　剂量滴定增加幅度参考标准

疼痛强度（NRS）	剂量滴定增加幅度 /%
7~10	50~100
4~6	25~50
2~3	≤25

附录 10　阿片类药物剂量换算方法

药物	非胃肠给药	口服	等效剂量
吗啡	10mg	30mg	非胃肠道：口服 =1∶3
可待因	—	200mg	非胃肠道：口服 =1∶1.2 吗啡（口服）：可待因（口服）=1∶6.5
羟考酮	7.5~10mg	15~20mg	吗啡（口服）：羟考酮（口服）=（1.5~2）∶1
芬太尼透明贴剂	25μg/h（透明吸收）	—	芬太尼透明贴剂剂量（μg/h, 12h/ 次） =1/2 × 口服吗啡剂量（mg/d）

附录 11　吗啡相关的阿片类药物的近似镇痛效能

（除非说明其他剂型，表中指口服和即释制剂）[a]

镇痛药物	吗啡相关效能	作用时间[b]/h
可待因	1/10	3~6
双氢可待因		
曲马多	1/10	4~6
羟考酮	1.5（2）[c]	3~4
美沙酮	5~10[d]	8~12
氢吗啡酮	4~5（5~7.5）[c]	4~5
丁丙诺菲	80	6~8
丁丙诺菲	100（75~115）[c]	剂型依赖
芬太尼	100（150）[c]	72

注：a. 用第二栏中的相对效能数据乘以第一栏中阿片类药物的剂量，便可以求得盐酸吗啡 / 硫酸吗啡的等效剂量；相反，将吗啡的剂量除以相对效能的数据，就可以求得另一种阿片类药物与吗啡相当的等效剂量。

b. 部分取决于严重程度和给药剂量，通常老年人和肾衰竭的患者药物在体内持续作用时间更长。

c. 括号中的数字是制造商所推荐的优先转换效率。

d. 单次给予美沙酮 5mg 剂量相当于吗啡 7.5mg，但是，美沙酮由于其半衰期较长，因此，较难以在临床中安全的应用，一般只有姑息关怀科和疼痛专科的医生才应该写处方。

附录 12　改良英国医学研究学会呼吸困难指数

（modified British medical research council, mMRC）

分级	评估呼吸困难严重程度
0 级	我仅在费力运动时出现呼吸困难
1 级	我平地快步行走或步行爬小坡是出现气短
2 级	我由于气短平地行走时比同龄人慢或者需要停下来休息
3 级	我在平地行走 100m 左右或者需要停下来喘气
4 级	我因严重呼吸困难以致不能离家，或在穿、脱衣服时出现呼吸困难

附录 13 Borg 呼吸困难量表

分级	评估呼吸困难严重程度
0 分	完全没有,"没事"代表您没有感觉到任何费力,没有肌肉劳累,没有气喘吁吁或呼吸困难
0.5 分	刚刚感觉到(非常微弱,刚刚有感觉)
1 分	非常轻微("很微弱"代表很轻微的费力。按照您自己的步伐,你愿意走更近的路程)
2 分	轻微("微弱")
3 分	中等(代表有些但不是非常的困难,感觉继续进行是尚可的、不困难的)
4 分	稍微严重
5 分	严重("强烈 – 严重"非常困难、劳累,但是继续进行不是非常困难。该程度大约是"最大值"的一半)
6 分	5~7 分
7 分	非常严重("非常强烈"您能够继续进行,但是你不得不强迫自己而且你非常的劳累)
8 分	7~9 分
9 分	非常非常严重(几乎达到最大值)
10 分	最大值("极其强烈 – 最大值"是极其强烈的水平,对大多数人来讲这是他们以前生活中所经历的最强烈的程度)

注:评分范围为 0~10 分。0 分:一点也不感到呼吸困难;0.5 分:非常非常轻微的呼吸困难,几乎难以察觉;1 分:非常轻微的呼吸困难;2 分:轻度的呼吸困难;3 分:中度的呼吸困难;4 分:较严重的呼吸困难;5 分:严重的呼吸困难;6~8 分:非常严重的呼吸困难;9 分:非常非常严重的呼吸困难;10 分:极重度的呼吸困难,达到极限。

附录 14 压力性损伤危险因素评估表

项目	内容	分值
感知功能	完全受限,不能感知疼痛刺激或完全无法表达	1
	非常受限,只能通过呻吟表达不舒服或身体 1/2 以上丧失感觉	2
	轻度受限,可口头表达但沟通受限,1 个、2 个肢体感觉丧失	3
	正常	4
潮湿情况	大 / 小便失禁,每次翻身床单都是湿的	1
	皮肤经常潮湿,床单至少需要每班更换	2
	皮肤有时会潮湿,床单需每天更换	3
	正常	4

续表

项目	内容	分值
活动情况	完全卧床	1
	可坐轮椅	2
	偶尔可下床活动	3
	正常	4
体位变换能力	完全受限	1
	偶尔可有身体或四肢的轻微活动	2
	经常有身体或四肢的轻微活动	3
	可自主活动、翻身	4
营养进食状况	很差:禁食、单纯输液超过 5d,进食量小于常规的 1/3	1
	较差:进食量为常规的 1/2,可能存在鼻饲或全胃肠外营养(TPN)不足的问题	2
	尚可:进食量超过常规的 1/2,通过鼻饲或 TPN 得到基本营养	3
	良好	4
摩擦力和剪切力	存在问题,经常在床上下滑,翻身完全需要别人帮助	1
	有潜在问题,可能会下滑,翻身需要别人帮助	2
	无问题	3

注:评估内容包括感觉、潮湿度、移动能力、营养摄入、摩擦力及剪切力 6 个项目,前五个项目每项 1~4 分,摩擦力及剪切力为 1~3 分,压力性损伤评估表总分为 23 分。分值越低,发生压力性损伤的风险越大。压力性损伤风险分级:①15~18 分为低度风险;②13~14 分为中度风险;③10~12 分高度风险;④≤9 分为极度危险。得分越低,发生压力性损伤的风险越高。

附录 15　压力性损伤愈合评估表

项目	评分及依据						日期及各项目得分		
	0	1	2	3	4	5			
压力性损伤面积长×宽(cm²)	0	<0.3	0.3~0.6	0.7~1.0	1.1~2.0	2.1~3.0			
		6	7	8	9	10			
		3.1~4.0	4.1~8.0	8.1~12.0	12.1~24.0	>24			
渗液量	无	少量	中量	大量					
创面组织类型	闭合	上皮组织	肉芽组织	腐肉	坏死组织				
总分									
评估者									

注:以面积、组织量和渗液面积三项内容计分。总分 0~17,分数越高表示损伤越严重。

附录16　匹兹堡睡眠质量量表

1. 近1个月,晚上上床睡觉通常是_____点钟
2. 近1个月,从上床到入睡通常需要_____分钟
3. 近1个月,早上通常起床时间_____点钟
4. 近1个月,每夜通常实际睡眠时间_____小时(不等于卧床时间)
5. 近1个月,您有没有因下列情况而影响睡眠,请从①②③④四项中选一项,在下面划"√":
a. 入睡困难(30分钟内不能入睡)　①无　②不足1次/周　③1~2次/周　④3次或以上/周
b. 夜间易醒或早醒　①无　②不足1次/周　③1~2次/周　④3次或以上/周
c. 夜间去厕所　①无　②不足1次/周　③1~2次/周　④3次或以上/周
d. 呼吸不畅　①无　②不足1次/周　③1~2次/周　④3次或以上/周
e. 大声咳嗽或鼾声高　①无　②不足1次/周　③1~2次/周　④3次或以上/周
f. 感觉冷　①无　②不足1次/周　③1~2次/周　④3次或以上/周
g. 感觉热　①无　②不足1次/周　③1~2次/周　④3次或以上/周
h. 做噩梦　①无　②不足1次/周　③1~2次/周　④3次或以上/周
i. 疼痛不适　①无　②不足1次/周　③1~2次/周　④3次或以上/周
j. 其他影响睡眠的事情(请写明)_____ 　①无　②不足1次/周　③1~2次/周　④3次或以上/周
6. 近1个月您的睡眠质量　①很好　②较好　③较差　④很差
7. 近1个月您是否经常使用催眠药物才能入睡 　①无　②不足1次/周　③1~2次/周　④3次或以上/周
8. 近1个月您是否常感到困倦　①无　②不足1次/周　③1~2次/周　④3次或以上/周
9. 近1个月您做事的是否精力不足　①没有　②偶尔有　③有时有　④经常有

注:分为睡眠质量、入睡时间、睡眠时间、睡眠效率、睡眠障碍、催眠药物和日间功能障碍7个因子,采用Likert4级评分法。0分、1分、2分、3分分别表示无、<1次/周、1~2次/周、≥3次/周。总分0~21分。≤7分表示睡眠质量较好,>7分表示存在睡眠障碍。得分越高,表示睡眠质量越差。

附录 17　焦虑自评量表（SAS）

　　填写说明：1. 请根据您一周来的实际感觉,在适当的选项上画上"√",不要漏评任何一个项目,也不要在相同的一个项目上重复地评定；2. 量表中有部分反向（即从焦虑反向状态）评分的题,请注意保障在填分、算分评分时的理解；3. 本表可用于反映测试者焦虑的主观感受,对心理咨询门诊及精神科门诊或住院精神病患者均可使用,但由于焦虑是神经症的共同症状,故 SAS 在各类神经症鉴别中作用不大；4. 关于焦虑症状的临床分级,除参考量表分值外,主要还应根据临床症状,特别是要害症状（要害症状包括与处境不相称的痛苦情绪体验、精神运动性不安、自主神经功能障碍）的程度来划分,量表总分值仅能作为一项参考指标而非绝对标准。

序号	题目	没有或很少时间有	有时有	大部分时间有	绝大部分或全部时间有	评分
		1	2	3	4	
1	我觉得比平常容易紧张和着急（焦虑）					
2	我无缘无故地感到害怕（害怕）					
3	我容易心里烦乱或觉得惊恐（惊恐）					
4	我觉得我可能将要发疯（发疯感）					
5*	我觉得一切都很好,也不会发生什么不幸（不幸预感）					
6	我手脚发抖打颤（手足颤抖）					
7	我因为头痛,颈痛和背痛而苦恼（躯体疼痛）					
8	我感觉容易衰弱和疲乏（乏力）					
9*	我觉得心平气和,并且容易安静坐着（静坐不能）					
10	我觉得心跳很快（心慌）					
11	我因为一阵阵头晕而苦恼（头昏）					
12	我有晕倒发作或觉得要晕倒似的（晕厥感）					
13*	我呼气吸气都感到很容易（呼吸困难）					
14	我手脚麻木和刺痛（手足刺痛）					
15	我因为胃痛和消化不良而苦恼（胃痛或消化不良）					
16	我常常要小便（尿意频数）					

续表

序号	题目	没有或很少时间有	有时有	大部分时间有	绝大部分或全部时间有	评分
17*	我的手常常是干燥温暖的（多汗）					
18	我脸红发热（面部潮红）					
19*	我容易入睡并且一夜睡得很好（睡眠障碍）					
20	我做噩梦					

1. 评分方法：SAS采用4级评分，主要评定症状出现的频度，其标准为："1"表示没有或很少时间有；"2"表示有时有；"3"表示大部分时间有；"4"表示绝大部分或全部时间都有。20个条目中有15项是用负性词陈述的，按上述1~4顺序评分。其余5项（第5,9,13,17,19）注*号者，是用正性词陈述的，按4~1顺序反向计分。

2. 分析指标：SAS的主要统计指标为总分。将20个项目的各个得分相加，即得粗分；用粗分乘以1.25以后取整数部分，就得到标准分。

3. 结果解释：按照中国常模结果，SAS标准分的分界值为50分，其中50~59分为轻度焦虑，60~69分为中度焦虑，70分以上为重度焦虑。

注：以面积、组织量和渗液面积三项内容计分。总分0~17，分数越高表示损伤越严重。

附录18 心理痛苦温度计（DT）

首先，请看下边这张图，数字0~10表示痛苦程度，0代表无痛苦，10代表心理极度痛苦。请您选出最能体现您近期心理痛苦程度的数字，并在相应数字上画"√"。

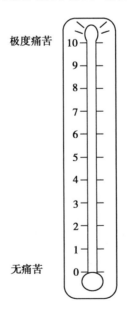

接下来,下面列举了患者可能存在的一些问题,请逐个浏览每个分类下的所有项目,并根据您个人的具体情况,如果存在相应的问题,请在"有"的一栏上画"√";如果不存在问题,请在"无"的一栏上画"√"。

问题列表（PL）

（一）躯体方面的问题

相关因素	有	无	相关因素	有	无
外表改变	☐	☐	消化不良	☐	☐
手术疤痕	☐	☐	记忆 / 注意力	☐	☐
沐浴 / 穿衣	☐	☐	口腔疼痛 / 溃疡	☐	☐
呼吸状况	☐	☐	恶心 / 反胃	☐	☐
排尿改变	☐	☐	鼻腔干燥 / 充血	☐	☐
便秘	☐	☐	疼痛	☐	☐
腹泻	☐	☐	性欲 / 性功能	☐	☐
进食	☐	☐	皮肤干燥 / 发痒	☐	☐
疲乏	☐	☐	睡眠状况	☐	☐
肢体肿胀	☐	☐	手脚麻刺感	☐	☐
发热	☐	☐	手臂活动困难	☐	☐
病后活动困难	☐	☐	其他_____		

（二）实际方面的问题

相关因素	有	无	相关因素	有	无
照顾孩子	☐	☐	外出交通不便	☐	☐
持家（料理家务）	☐	☐	工作 / 学习	☐	☐
家庭日常经济状况问题	☐	☐	知识缺乏	☐	☐
医疗费用问题	☐	☐	日常生活被打乱	☐	☐

（三）情绪方面的问题

相关因素	有	无	相关因素	有	无
抑郁	☐	☐	紧张	☐	☐
恐惧	☐	☐	焦虑	☐	☐
悲伤	☐	☐	内疚	☐	☐
担心复发	☐	☐	孤独	☐	☐

续表

（三）情绪方面的问题					
相关因素	有	无	相关因素	有	无
忧愁	☐	☐	害怕	☐	☐
对日常活动失去兴趣	☐	☐	依赖	☐	☐
抱怨	☐	☐	无助感	☐	☐
易怒	☐	☐	社交困难	☐	☐
心理脆弱	☐	☐	其他_____		
（四）家庭方面的问题					
相关因素	有	无	相关因素	有	无
与配偶沟通	☐	☐	与子女沟通	☐	☐
与父母沟通	☐	☐	生育有无问题	☐	☐
（五）精神/信仰问题	☐有 ☐无				

注：指导患者在最符合他／她近一周所经历的平均痛苦水平的数字上做出标记，数值≥4分者，可参考问题列表评估影响因素，患者需要转诊到专业的心理学专家和精神科接受进一步的评估和治疗。

附录19 简式简明心境问卷
（心理状态评估工具）

指导语：下面问题是描写人感觉的形容词，无所谓好坏，请仔细阅读每一个词，然后用0~4的数字标出最能反映您近一周（包括今天）的感觉。该量表的计分方法为："几乎没有"为0分，"有一点"为1分，"适中"为2分，"相当多"为3分，"非常地"为4分。

	一点也不	一点儿	中等	相当地	非常地
紧张	☐	☐	☐	☐	☐
生气	☐	☐	☐	☐	☐
疲惫不堪	☐	☐	☐	☐	☐
振奋	☐	☐	☐	☐	☐
困惑	☐	☐	☐	☐	☐
颤抖	☐	☐	☐	☐	☐
悲伤	☐	☐	☐	☐	☐
想活动	☐	☐	☐	☐	☐
爱发牢骚	☐	☐	☐	☐	☐

	一点也不	一点儿	中等	相当地	非常地
有活力	☐	☐	☐	☐	☐
自卑	☐	☐	☐	☐	☐
不自在	☐	☐	☐	☐	☐
疲乏	☐	☐	☐	☐	☐
恼火	☐	☐	☐	☐	☐
沮丧	☐	☐	☐	☐	☐
不安	☐	☐	☐	☐	☐
孤单	☐	☐	☐	☐	☐
昏沉	☐	☐	☐	☐	☐
精疲力竭	☐	☐	☐	☐	☐
忧虑	☐	☐	☐	☐	☐
郁闷	☐	☐	☐	☐	☐
振作不起来	☐	☐	☐	☐	☐
疲倦	☐	☐	☐	☐	☐
不知所措	☐	☐	☐	☐	☐
狂怒	☐	☐	☐	☐	☐
做事有效率	☐	☐	☐	☐	☐
劲头十足	☐	☐	☐	☐	☐
脾气不好	☐	☐	☐	☐	☐
记恨	☐	☐	☐	☐	☐
精力充沛	☐	☐	☐	☐	☐

评分标准：简明心境量表共有 7 个分量，量表 7 个分量的题项分别为：

紧张：第 1、8、15、21、28、35 题。

愤怒：第 2、9、16、22、29、36、37 题。

疲劳：第 3、10、17、23、30 题。

抑郁：第 4、11、18、24、31、38 题。

精力：第 5、12、19、25、32、39 题。

慌乱：第 6、13、20、26、33 题。

与自我有关的情绪：第 7、14、27、34、40 题。

分别累计各分量表的原始分数，通过查阅常模，计算每个分量表的 T 分数。

注：由患者通过 30 个形容词自评过去一周心理状态，包括紧张－焦虑（TA）、愤怒－敌意（AH）、疲乏（FI）、精力－活力（VA）、迷惑－混乱（CB）及抑郁－沮丧（DD）6 个维度。各条目采用 0~4 级评分法计分，条目的粗分相加结果即为量表总分，分值越高，心境越差。

附录 20　吞咽障碍入院评估表

项目内容	最近三个月是否发热		A 有	B 无
	管路：A 鼻饲管　　B 胃／肠造口（PEG/PEJ）		C 气管套管／插管	D 无
进食方式	A 经口		B 鼻饲或管饲	C 其他
进食时间	A>60min		B 30~60min	C<30min
进食时辅助	A 自行		B 部分辅助	C 完全依赖
呛咳	A 无		B 偶尔	C 进食后
痰液			A 有	B 无

体重是否减轻：	A 无		B 有	

基础状态	1 意识：　A 清醒　B 嗜睡　C 昏迷 2 精神状态：A 正常　B 稍差　C 很差 3 颈部活动：A 正常　B 异常
呼吸功能	1 呼吸类型：A 胸式　B 胸腹式 2 呼吸次数：　　　　　　次 /min
颜面功能	1 面部观察：□口角下垂　□眼睑下垂　□口角歪斜　□正常 2 口腔内观察：A 不配合　B 配合： （□完整　□缺如　□清洁　□痰液黏附　□食物残留） 3 下颌运动：A 不配合　B 配合： （张口幅度：□正常　□异常　　咀嚼：□正常　□异常） 4 唇运动：A 不配合　B 配合：（□流涎　□唇拢　□缩唇　□鼓腮） 5 舌运动：A 不配合　B 配合：□萎缩　□震颤 　伸舌：□无　□有：（□摆左　□摆右　□舔上唇　□舔下唇） 6 软腭运动　A 不配合　B 配合：抬升（□无　□有）
喉功能	1 自主咳嗽：A 不配合　B 配合： 　　　　　□马上　□推迟　□强烈　□减弱　□缺失 2 自主清嗓：A 不配合　B 配合： 　　　　　□马上　□推迟　□强烈　□减弱　□缺失 3 音质：　A 不配合　B 配合：□正常　□嘶哑　□明显异常

相关反射	咽反射	A 正常	B 活跃	C 减弱	D 缺失
	呕吐反射	A 正常	B 活跃	C 减弱	D 缺失
	咳嗽反射	A 正常	B 活跃	C 减弱	D 缺失

吞咽功能	吞咽动作（喉上抬）	A ≥2cm	B ≤2cm	C 无动作
	反复唾液吞咽试验	A5~8 次	B<5 次	C 无
	饮水试验：□Ⅰ级　□Ⅱ级　□Ⅲ级　□Ⅳ级　□Ⅴ级			
	颈部听诊	A 未评估		B 有评估 （□正常　□异常）

评价：□ 经筛查后患者不适合经口进食，建议鼻饲营养
　　　□ 经筛查后患者有吞咽障碍可能，建议请言语吞咽中心或者小组会诊
　　　□ 经筛查后患者无吞咽障碍表现，建议加强进食观察
　　　　　　　　　　　　　　　　　　评估者：　　　　　　　　　评估日期：

附录 21　大便失禁严重程度评分量表（Wexner）

肛门失禁类型	频率				
	从不	很少	有时	经常	总是
固体					
液体					
气体					
卫生垫					
生活方式改变					

注：从 3 种失禁的形式（气体、液体和固体）来评估失禁情况，同时还考虑使用护垫与否和对生活的影响程度，每一项都分成 5 个严重程度级别，最后以总分来评估大便失禁情况，0 分为无大便失禁，20 分为完全性大便失禁。分值高低代表肛门失禁的严重程度。

从不：0。

很少：每月少于 1 次。

有时：每月超过 1 次且每周少于 1 次。

常常：每周超过 1 次，但每天少于 1 次。

总是：每天超过 1 次。

附录 22　职业倦怠测试量表

项目	经常	有时候	从来不
1. 你是否在工作餐时感觉没食欲、嘴巴发苦，对美食也失去兴趣？	5	3	1
2. 你是否感觉工作负担过重，常常感觉难以承受，或有感觉喘不过气来？	5	3	1
3. 你是否感觉缺乏工作自主性，往往只是领导让做什么才做什么？	5	3	1
4. 你是否认为自己基本上待遇微薄，付出没有得到应有的回报？	5	3	1
5. 你是否经常在工作时感到困倦疲乏，想睡觉，做什么事儿都无精打采？	5	3	1
6. 你有没有觉得组织待遇不公，常常有受委屈的感觉？	5	3	1
7. 你是否在以前一直很上进，而现在却一心梦想着去休假？	5	3	1
8. 你是否会觉得工作上常常发生与上级不和的情况？	5	3	1

续表

项目	经常	有时候	从来不
9. 你是否觉得自己和同事相处不好,有各种各样的隔阂存在?	5	3	1
10. 你是否在工作上碰到一些麻烦事时急躁、易怒,甚至情绪失控?	5	3	1
11. 你是否对别人的指责无能为力,无动于衷或者消极抵抗?	5	3	1
12. 你是否觉得自己的工作不断重复而且单调乏味?	5	3	1

注:评分结果　各选项得分结果相加。

12~24 分:你没有患上职业倦怠症,你的工作状态不错。

24~36 分:你已经开始出现了职业倦怠症的前期症状,要警惕,并应尽快加以调节。

36~60 分:你对现在的工作几乎已经失去兴趣和信心,工作状态很不佳,长此以往对个人的身心健康和工作都非常不利,应当引起重视,可以请求心理咨询师给予咨询和帮助。

附录 23　CAM-ICIJ 评估单

特征 1: 意识状态的急性改变或反复波动 1A 或 1B 回答 "是" 为阳性		阳性	阴性
lA: 与基线状况相比患者的意识状态是否不同 或 1B: 在过去的 24h 内,患者的意识状态是否有任何波动? 表现为镇静量表(RASS)或既往谵妄评估得分的波动		是	否
特征 2: 注意缺损 2A 或 2B 的得分小于 8 分为阳性		阳性	阴性
2A: ASE 数字法:跟患者说,"我要给你读 10 个数字,任何时候当你听到数字 1 时,捏一下我的手表示"。然后用正常的语调朗读下列数字 1258131451 评分:如果读到数字 1,患者没有捏,或读其他字母时患者作出捏的动作均为错误		得分(共 10 分)	
2B: ASE 图片法:说明在图片中		得分(共 10 分)	
特征 3: 思维紊乱如果相加总分小于 4 分为阳性		阳性	阴性
3A: 是非题: A 或 B 组选一个测试,必要时可以交替使用			

A 组	B 组
1. 石头是否浮在水面上?	1. 叶子是否浮在水面上?
2. 海里是否有鱼?	2. 海里是否有大象?
3. 1 斤是否比 2 斤重?	3. 2 斤是否比 1 斤重?
4. 你是否能用榔头钉钉子?	4. 你是否能用榔头割木头?

得分:(总共 4 分,患者每答对 1 题得 1 分) 3B:指令跟患者说: 1. 伸出这几个手指(检查者在患者面前伸出 2 根手指) 2. 现在伸出另一只手的同样手指(这次检查者不重复手指数) 　　如果患者的两只手都不能动,第二指令改成要求患者 "再增加 1 根手指" 　　如果患者能够成功地完成全部指令,就得 1 分	相加总分 (3A+3B) (共 5 分)

续表

	阳性	阴性
特征 4：意识清晰度的改变 如果 RASS 的实际得分不是 "0"（零）分为阳性	阳性	阴性
CAM–ICU 总体评估 特征 1 和 2 均为阳性，加上特征 3 或 4 阳性，为阳性	阳性	阴性

注：①精神状态突然改变或起伏不定；②注意力散漫；③思维无序；④意识水平改变。患者的谵妄状态每 4h 进行 1 次评估，直至患者转出重症监护室。符合特征 1 和 2，或特征 3，或特征 4 即可诊断。

附录 24　谵妄筛查量表（Nu–DESC）

症状严重程度项目	项目得分		
	无	轻度	中重度
得分	0	1	2
定向力障碍	□	□	□
不适当的运动	□	□	□
不适当的交流	□	□	□
幻觉	□	□	□
精神运动性迟缓	□	□	□
总分	□	□	□

注：
①定向力障碍：言语或行动上表现为分不清时间或地点或周围其他人身份。
②行为异常：患者的行为与其所处场合和 / 或本人身份不相称，例如，在不允许的情况下，仍然拉扯身上的导管或敷料，或者试图下床以及类似行为。
③不恰当地交流：患者的言语与所处环境和 / 或本人身份不相称；表现为语无伦次、缄默以及发表荒谬或莫名其妙的讲话。
④错觉 / 幻觉：看见或听见不存在的事物，视物扭曲。
⑤精神运动性迟缓：反应迟钝。无或少有自发活动 / 言语，例如，患者对针刺反应迟钝和 / 或不能被唤醒。
每项得分范围为 0~2 分，得分≥2 分诊断为谵妄，得分越高谵妄程度越严重。

附录 25　安德森症状评估量表（中文版）

第　一　部　分

在过去的 24h 内，您疾病本身或治疗相关的各种症状有多严重？　"0" 表示没有症状，

"10"表示症状能想象的最严重程度；从1到10，分数越高，表示症状越严重。您感到您是否存在以下症状？它们分别能得多少分？请您在相应的数字上画钩。

1 您疼痛最严重的程度为	0	1	2	3	4	5	6	7	8	9	10
2 您疲劳（乏力）最严重程度为	0	1	2	3	4	5	6	7	8	9	10
3 您恶心最严重的程度为	0	1	2	3	4	5	6	7	8	9	10
4 您睡眠不安最严重的程度为	0	1	2	3	4	5	6	7	8	9	10
5 您最苦恼的程度为	0	1	2	3	4	5	6	7	8	9	10
6 您气短最严重的程度为	0	1	2	3	4	5	6	7	8	9	10
7 您健忘最严重的程度为	0	1	2	3	4	5	6	7	8	9	10
8 您胃口最差的程度为	0	1	2	3	4	5	6	7	8	9	10
9 您瞌睡（昏昏欲睡）最严重的程度为	0	1	2	3	4	5	6	7	8	9	10
10 您口干最严重的程度为	0	1	2	3	4	5	6	7	8	9	10
11 您悲伤感最严重的程度为	0	1	2	3	4	5	6	7	8	9	10
12 您呕吐最严重的程度为	0	1	2	3	4	5	6	7	8	9	10
13 您麻木感最严重的程度为	0	1	2	3	4	5	6	7	8	9	10

第 二 部 分

在过去24h内，上述症状妨碍您生活的程度？症状常常干扰我们的感受和功能，我们想知道在过去1~2d内，上述症状干扰您下列各项活动的最严重程度。"0"没有任何干扰，"10"表示能想象的最严重的干扰程度；从1到10，分数越高，表示干扰程度越严重。您感到上述症状是否干扰您进行下列活动？干扰程度分别能得多少分？请您在相应的数字上打钩。

14 一般活动？	0	1	2	3	4	5	6	7	8	9	10
15 情绪？	0	1	2	3	4	5	6	7	8	9	10
16 工作包括家务劳动？	0	1	2	3	4	5	6	7	8	9	10
17 与他人的关系？	0	1	2	3	4	5	6	7	8	9	10
18 走路？	0	1	2	3	4	5	6	7	8	9	10
19 生活乐趣？	0	1	2	3	4	5	6	7	8	9	10

注：评估过去24h癌症患者常见的十三种症状（疼痛、疲乏、恶心、睡眠不安等）的严重程度及其对生活方面的干扰程度。评估采用数字评分法以0~10分计分，0分表示无症状或对生活无干扰，10分表示能想象到最严重的症状或完全干扰，得分越高，代表症状越重。

附录 26　埃德蒙顿症状评估量表

请圈出最能描述在最近 24h 中您自己的健康状态的数字

无疼痛	0	1	2	3	4	5	6	7	8	9	10	极度疼痛
不疲倦	0	1	2	3	4	5	6	7	8	9	10	极度疲倦
不恶心	0	1	2	3	4	5	6	7	8	9	10	极度恶心
不抑郁	0	1	2	3	4	5	6	7	8	9	10	极度抑郁
不焦虑	0	1	2	3	4	5	6	7	8	9	10	极度焦虑
不瞌睡	0	1	2	3	4	5	6	7	8	9	10	极度瞌睡
食欲极好	0	1	2	3	4	5	6	7	8	9	10	食欲极差
感觉生活质量极佳	0	1	2	3	4	5	6	7	8	9	10	感觉生活质量极差
不瘙痒	0	1	2	3	4	5	6	7	8	9	10	极度瘙痒
无气急	0	1	2	3	4	5	6	7	8	9	10	极度气急
其他问题	0	1	2	3	4	5	6	7	8	9	10	

注：量表采用数字评分法，每个症状的评分范围为 0~10 分。0 分表示无症状，10 分表示所能想到的最严重的程度，患者选择一个数字表达自己的主观感受，数字越大表示该症状越严重。有学者将描述症状的 1~10 分分为 3 度：轻度、中度、重度。1~3 分为轻度，4~6 分为中度，7~10 分为重度。

附录 27　营养风险筛查 2002（NRS 2002）

一、疾病状态

疾病状态	分数	若"是"请打钩
骨盆骨折或者慢性病患者合并有以下疾病：肝硬化、慢性阻塞性肺疾病、长期血液透析、糖尿病、一般恶性肿瘤	1	
腹部重大手术、脑卒中、重症肺炎、血液系统肿瘤	2	
颅脑损伤、骨髓抑制、重症病房患者（APACHE>10 分）	3	
合计		

二、营养状态

营养状况指标（单选）	分数	若"是"请打钩
正常营养状态	0	
3 个月内体重减轻 >5% 最近 1 周进食量（与需要量相比）减少 25%~50%	1	
2 个月内体重减轻 >5% 或最近 1 周进食量（与需要量相比）减少 50%~75% 或体重指数（BMI）18.5~20.5kg/m^2	2	
1 个月内体重减轻 >5%（或 3 个月内减轻 >15%） 或最近 1 个星期进食量（与需要量相比）减少 75%~100% 或 BMI<18.5kg/m^2（或血清白蛋白 <35g/L）	3	
合计		

三、年龄

年龄 ≥ 70 岁加 1 分		

四、营养风险筛查评估结果

营养风险筛查总分	
总分≥3.0: 患者有营养不良的风险,需营养支持治疗	
总分 <3.0: 若患者将接受重大手术,则每周重新评估其营养状况	

营养风险筛查评分标准

①疾病的严重程度评分		②营养状态受损评分	
没有 0 分	正常营养需要量	没有 0 分	正常营养状态
轻度 1 分	营养需要量轻度提高:髋关节骨折、慢性疾病有急性并发症、肝硬化、慢性阻塞性肺疾病、血液透析、糖尿病、一般肿瘤患者	轻度 1 分	近 3 个月内体重下降 >5% 或近 1 周内进食减少 1/4~1/2
中度 2 分	营养量中度增加:腹部大手术、脑卒中、重度肺炎、血液系统恶性肿瘤	中度 2 分	近 2 个月内体重下降 <5% 或近 1 周内进食减少 1/2~3/5,BMI<20.5kg/m^2 伴有一般情况差
重度 3 分	营养量明显增加:颅脑损伤、骨髓移植、APACHE>10 分的 ICU 患者	重度 3 分	近 1 个月体重下降 >5%（3 个月内体重下降 15%）或近 1 周内进食减少 3/4 以上或 BMI<18.5kg/m^2 并伴有一般情况差

③年龄:如果年龄≥70岁:直接加1分,否则得0分

NRS总分计算方法为3项评分相加。即疾病严重程度评分+营养状态受损评分+年龄评分。
总分=①+②+③

评分≥3分:患者存在营养风险,开始制定营养治疗计划
评分<3:每周进行重新筛查

疾病严重程度的定义
得分=1:慢性病患者,因并发症入院。患者身体虚弱,但能经常下床。蛋白质需要量增加,但在大多数情
　　　况下可以通过口服饮食或补充剂来弥补
得分=2:由于疾病而卧床,例如在腹部大手术后。蛋白质需求显著增加,但可以覆盖,尽管在许多情况下
　　　需要人工喂养
得分=3:重症监护患者,有辅助通气等。蛋白质需求增加,即使人工喂养也无法满足,但是通过人工营养
　　　可以使蛋白质分解和氮丢失明显减少

对于下列NRS评分≥3分的患者应制定营养支持计划,包括:
(1)严重营养状态受损(≥3分)
(2)严重疾病(≥3分)
(3)中度营养状态受损+轻度疾病(2+1分)
(4)轻度营养状态受损+中度疾病(1+2分)

附录28　姑息功能评估量表(PPS)

PPS	移动	活动能力和疾病情况	自理能力	进食情况	意识水平
100%	正常	正常活动 无疾病征象	完全自理	正常	清醒
90%	正常	正常活动 有一些疾病	完全自理	正常	清醒
80%	正常	勉强进行正常活动, 有一些疾病	完全自理	正常或减少	清醒
70%	减低	不能维持正常工作, 有一些疾病	完全自理	正常或减少	清醒
60%	减低	不能维持日常生活活 动,有明确的疾病	大部分自理,但偶 尔需要别人帮助	正常或减少	清醒或意识模糊
50%	大部分时间呈 坐位或卧位	不能从事任何工作, 有多种疾病	需要相当的帮助, 常需要人照料	正常或减少	清醒或意识模糊

PPS	移动	活动能力和疾病情况	自理能力	进食情况	意识水平
40%	大部分时间卧床	不能从事任何工作，有多种疾病	需要特别照顾和帮助	正常或减少	清醒或嗜睡或意识模糊
30%	完全卧床	不能从事任何工作，有多种疾病	需要完全照料	正常或减少	清醒或嗜睡或意识模糊
20%	完全卧床	不能从事任何工作，有多种疾病	需要完全照料	少量啜饮	清醒或嗜睡或意识模糊
10%	完全卧床	不能从事任何工作，有多种疾病	需要完全照料	不能进食	嗜睡或昏迷
0%	死亡	×	×	×	×

附录 29　姑息预后指数（PPI）

序号	功能状况	具体情况	评分 / 分	得分（分）
1	Palliative Performance Scale （PPS）得分	10~20	4	
		30~50	2.5	
		≥60	0	
2	进食量	几口的进食量	2.5	
		进食量减少	1	
		进食量正常	0	
3	水肿	有	1	
		无	0	
4	静息时呼吸困难	有	3.5	
		无	0	
5	谵妄	有	4	
		无	0	
总分			0~15	

评价标准：
PPI 总分 >6 分，预计生存期小于 3 周
PPI 总分 >4 分，预计生存期小于 6 周
PPI 总分 ≤4 分，预计生存期大于 6 周

附录 30　姑息生存期评估量表
（预测生存期评估工具）

项目		评分
呼吸困难	否	0.0
	是	1.0
厌食症	否	0.0
	是	1.5
Karnofsky 功能状态评分	≥30 分	0.0
	10~20 分	2.5
临床预测生存期	>12 周	0.0
	11 周~	2.0
	7 周~	2.5
	5 周~	4.0
	3 周~	6.0
	1 周~	8.5
白细胞计数（×10⁹/L）	≤8.5	0.0
	8.6~	0.5
	>11.0	1.5
淋巴细胞百分比	20~40	0.0
	12~	1.0
	<12	2.5
风险等级	A 级	≤5.5
	B 级	5.6~
	C 级	11.1~17.5

注：量表总分 0~17.5 分，按 30d 生存概率，将患者分为 3 个风险级别。

A 级：30d 生存概率 >70%；B 级：30d 生存概率为 30%~70%；C 级：30d 生存概率 <30%。

附录 31 姑息预后评分（PaP）

序号	功能状况 / 症状	具体情况	评分 / 分	得分 / 分
1	呼吸困难	无	0	
		有	1	
2	厌食	无	0	
		有	1.5	
3	KPS 评分	≥30	0	
		≤20	2.5	
4	临床生存期预测（周）	>12	0	
		11~12	2.0	
		9~10	2.5	
		7~8	2.5	
		5~6	4.5	
		3~4	6.0	
		1~2	8.5	
5	白细胞计数（$\times 10^9$/L）	正常（4.8~8.5）	0	
		升高（8.5~11）	0.5	
		明显升高（>11）	1.5	
6	淋巴细胞占比（%）	正常（20~40）	0	
		降低（12~19.9）	1.0	
		明显降低（<11.9）	2.5	
	总分		0~17.5	

评价标准
PaP 得分：30d 生存概率
0~5.5：>70%
5.6~11.0：30%~70%
11.1~17.5：<30%

附录 32　卡诺夫斯基功能状态量表

机体功能状态水平	得分	描述
能够进行正常的活动和工作,没有特殊的护理要求	100	正常,无任何病症
	90	可以正常活动,仅有轻微病症
	80	可以正常活动,但略感吃力
无法工作,能够在家庭关怀和护理协助下满足大部分需求	70	生活可以自理,但不能正常工作
	60	偶尔需要帮助,但生活大部分能够自理
	50	经常需要帮助和护理
无法自我照顾,需要机构或医院护理,疾病可能进展迅速	40	绝大部分日常生活需要帮助和护理
	30	卧床不起,需住院治疗,但无生命危险
	20	病情严重,必须住院治疗
	10	病情危重,随时有生命危险
	0	死亡

注:以 0~100 分百分法进行评估,得分越高,健康状况越好,也越能忍受治疗给身体带来的副作用。

附录 33　生活质量调查问卷

European Organization for Research and Treatment Quality of Life Questionaire-Core 30 （EORTC QLQ-C30）

亲爱的病友,您好,我们很希望了解您的健康情况的信息,请亲自仔细阅读以下问题,根据您近一周的情况,选出最适合您的答案。这些问题并没有"正确"或"错误"的答案。您所提供的资料将绝对保密。

	没有	一点	一些	非常多
1. 当您做一些费力的工作,如搬运重的购物袋或旅行箱,是否感到困难?	1	2	3	4
2. 长途步行是否感到困难?	1	2	3	4
3. 在屋外短途散步,您是否感受到困难?	1	2	3	4
4. 您是否在日间的大部分时间卧床上或躺在椅子上?	1	2	3	4
5. 您是否要别人协助吃饭、穿衣、洗澡或上厕所?	1	2	3	4
（在过去的一周内）	（没有	稍有	较多	极多）
6. 您的工作或日常活动受到限制?	1	2	3	4
7. 您是否觉得您喜欢的或其他的闲暇活动受到限制?	1	2	3	4
8. 您有过气促吗?	1	2	3	4
9. 您有疼痛吗?	1	2	3	4
10. 您曾需要休息吗?	1	2	3	4
11. 您曾难以睡眠吗?	1	2	3	4
12. 您曾感到虚弱吗?	1	2	3	4
13. 您曾感到缺乏食欲吗?	1	2	3	4
14. 您曾感到恶心吗?	1	2	3	4
15. 您曾呕吐过吗?	1	2	3	4
16. 您曾有便秘吗?	1	2	3	4
17. 您曾有腹泻吗?	1	2	3	4
18. 您感到疲乏吗?	1	2	3	4
19. 疼痛妨碍了您的日常活动吗?	1	2	3	4
20. 您难以集中精力做事吗,如看报纸或电视?	1	2	3	4
21. 您曾感到紧张吗?	1	2	3	4
22. 您有担心吗?	1	2	3	4
23. 您感到易怒吗?	1	2	3	4
24. 您感到压抑吗?	1	2	3	4
25. 您感到记事困难吗?	1	2	3	4
26. 您的身体状况或医疗妨碍了您的家庭生活吗?	1	2	3	4
27. 您的身体状况或医疗妨碍了您的社交活动吗?	1	2	3	4
28. 您的身体状况或医疗导致您的经济困难吗?	1	2	3	4

（以下问题,请在 1~7 中圈出最适合您的号码）

	没有	一点	一些	非常多

29. 您怎样评价您过去一周内的总体健康状况？

   1　　　2　　　3　　　4　　　5　　　6　　　7

  很差　　　　　　　　　　　　　　极好

30. 您怎样评价您过去一周内的总体生命质量？

   1　　　2　　　3　　　4　　　5　　　6　　　7

  很差　　　　　　　　　　　　　　极好

注：

1. 条目得分：共 30 个条目。其中，条目 29、30 分为七个等级，根据其回答选项，计为 1~7 分；其他条目分为 4 个等级：从没有、有一点、较多至很多，评分时，直接评 1~4 分。

2. 领域（维度）得分：30 个条目分为 15 个领域，有 5 个功能领域（躯体、角色、认知、情绪和社会功能）、3 个症状领域（疲劳、疼痛、恶心呕吐）、1 个总体健康状况 / 生命质量领域和 6 个单一条目（每个作为一个领域）。将各个领域所包括的条目得分相加并除以所包括的条目即可得到该领域的得分，即 RS=（Q1+Q2+……+Q15）/n。

3. 标化分（R 为各领域或条目的得分全距，SS 为标准化得分）：除 29、30 外均为逆向条目（取值越大，生命质量越差），而在计分规则中明确规定：对于功能领域和总体健康状况领域得分越高说明计算功能领域的标化分时还要改变方向。

（1）功能领域：SS=[1-（RS-1）/R] × 100。

（2）症状领域和总体健康状况领域：SS=[（RS-1）/R] × 100。

附录 34　从心理学角度分析一幅画

一、画画大小

1. **画画非常大**　有可能是一种攻击性倾向，有可能因内心的无力感而表现出的外在的防御机制，表现出情绪化、躁动的倾向。

2. **画面非常小**　表现出对自我评价较低，表现出拘谨、胆怯和害羞的倾向，可能缺乏安全感、可能情绪低落、可能有退缩的倾向，画面在纸的上方且较小时，表现出作画者心理能量较低。

二、画面位置

1. **处于纸中间**　这是最普遍的现象，它代表了安全感。

2. **处于纸的正中央**　可能表明没有安全感，在人际关系上比较固执。

3. **处于纸的上部**　表明层次的抱负，会努力达到目标；也可代表一种乐观，有时是一种不合理的乐观。

4. **处于纸的下部**　表明没有安全感，代表一种匮乏感，情绪低落倾向或悲观主义倾向。

5. **处在纸的边缘或最下部**　没有安全感，缺乏自信，需要外部支持；依赖他人，害怕独立;逃避尝试新的东西,或者沉迷在幻想中。

三、用笔力度

用笔力度是指作画者在画画时用力的程度,它包含以下信息:

1. **有力的笔触**　表示思维敏捷、自信、果断。

2. **特别用力**

(1)可能代表自信、有能量、有信心。

(2)可能代表神经紧张。

(3)可能代表攻击性或脾气暴躁。

(4)可能代表器质性病变,如脑炎、癫痫等。

3. **轻微力度**

(1)可能代表犹豫不决、畏缩、害怕、没有安全感。

(2)可能代表不能适应环境。

(3)可能代表低能力水平。

4. **断续、弯曲的笔触**

(1)表示犹豫不决。

(2)表示依赖和情绪化倾向。

(3)代表柔弱与顺从。

四、线条特征

线条是图画的基本元素。不同的线条传递不同的信息。

1. **长线条**　表示能较好地控制自己的行为,但有时会压抑自己。

2. **短线条**　短而断续的线条表示冲动性。

3. **明显的线条方向**　横向直线代表无力、害怕、自我保护倾向于女性化;竖向线条代表自信、果断;曲线可能代表厌恶常规、线条过于僵硬代表固执或攻击性倾向;不断改变笔触的方向代表缺乏安全感。

五、颜色

1. **暖色调**　象征温暖、热情、能量;冷色调象征冷漠、无能量,但对每一种代表什么意义,可以更多地倾听作画者的解读。过度使用红色,可能代表与愤怒情绪相关。

2. **过度使用暗红色系**　可能与忧郁情绪有关。

3. **过度使用鲜艳颜色**　可能有急躁倾向。

4. **过度使用很淡的、几乎看不清楚的颜色**　可能想要隐藏自己。一幅画中为单色或两种颜色,整体来说表明淡漠;如果是三色至五色,则是正常的,是大多数人的选择;超过五色可能有急躁症倾向。

六、画的过程

1. 最先画的部位或事物,是作画最关注的方面,如果有很多涂擦的痕迹,表明作画者犹豫不决、优柔寡断或追求最完美的个性,或是对自己不满,或是情绪焦虑,或是想要隐藏真实的自我。

2. 如果花了很长一段时间去画一幅简单的画,表明作画者不愿意表现真实自我,在把哪些方面表现出来、如何表现等方面思虑过多。

3. 把不满意的画撕掉,表明作画者追求完美的倾向。在画得不满意地方继续作画者表明为达目的不在意挫折。

附录 35　房 – 树 – 人的定性分析

一、人物的定性分析

1. **巨大的人物**　通常表明自我膨胀,自制能力差(附图 35–1)。
2. **很小的人**　通常表明没有安全感,退缩,沮丧(附图 35–2)。

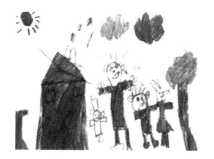

附图 35–1　巨大的人物

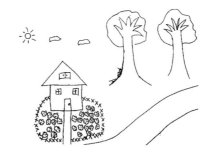

附图 35–2　很小的人

3. **火柴人、漫画人、卡通画或过分抽象的画**　通常表示防御或拒绝的态度;对画画要求的不合作;想要隐藏自己,不愿表露真实自我(附图 35–3~ 附图 35–5)。

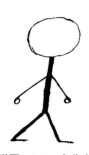

附图 35–3　火柴人

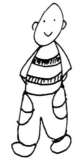

附图 35–4　漫画人

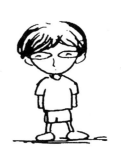

附图 35–5　卡通画

4. **人物缺乏结构性、整体性**　通常表示发展不平衡；内心不和谐；挫折容忍度低；容易冲动（附图35-6）。

5. **人物画得倾斜**　通常表明个体变化无常，心理失衡，缺少稳定性（附图35-7）。

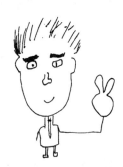
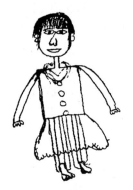

附图35-6　人物缺乏结构性、整体性　　　　　　　　　　附图35-7　人物画得倾斜

6. **画出的部分**　相对来说，画出全身的自画像，通常表示自我意识清楚，自我整合良好，只画出脸部，或只画出肩膀、上半身或大半身以上的人，自我意识比较模糊，自我整合还在进行当中，也可能有自我压抑的问题（附图35-8~附图35-10）。

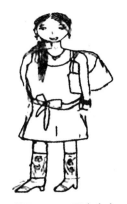
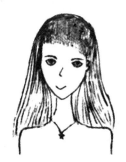
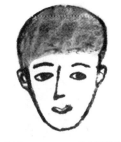

附图35-8　画出全身　　　　　　附图35-9　只画出肩膀　　　　　　附图35-10　只画出脸部

7. **正面像自画像**　如果是正面像，通常表明愿意让别人了解自己及对自己的正面感受和正面评价；画别人如果是正面像，表示对画中人的正面情感、正面评价（附图35-11）。

8. **侧面像自画像**　如果是侧面像，通常表明对自我的评价和感受是兼性的，也可能希望自己具有一种神秘感，这样的人通常人际关系和社会适应能力比较好（附图35-12）。

9. **背影**　自画像如果是背景，通常表明作画者的自我防御心理，或不敢面对真实的自我，或不愿意面对现实；画别人如果是背景，表明对个人情感上的不接受或评价上的不认可（附图35-13）。

10. **头部**　头部过大：全神贯注于幻想的生活，专注于心理的生活；希望自己更聪明或更加能够获得成就。头部过小：强迫性特质。后脑勺朝向观众：拒绝、逃离、避免表现或表达情感、害怕失去控制。

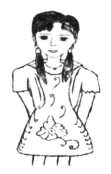 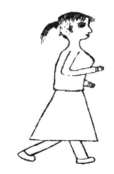 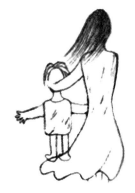

附图 35-11　正面像自画像　　　　　附图 35-12　侧面像自画像　　　　　附图 35-13　背影

二、房子的定性分析

1. 墙壁直接联系自我量

（1）透明的：表示现实检验受损。

（2）把纸边缘作为墙的侧壁线：不安全感（注意在左边还是右边——见布局）。

（3）以纸张底端为基线作画：基本的家庭或亲密关系的不安全感。

（4）由下往上看的视角：对家庭的拒绝，或是对想要的但未获得的家庭生活的感觉。

（5）从上向下看的视角：对家庭处境的拒绝。

（6）围绕房子的篱笆、灌木或走廊：需要情感保护，需要树立自我防御屏障。

（7）水槽或排水管：多疑的，同时试图引开那些不愉快的刺激。

2. 门可接近性

（1）在房子的基线以上或没有台阶：人际间的不可接近性。

（2）缺失：在允许别人接近方面存在极度的困难。

（3）开着的：获得外部世界温暖的强烈需求。

（4）很大：过度依赖。

（5）小：不愿意让人接近。

（6）有锁或锁链：防御性、敏感性。

（7）高度装饰的门把手：对功能的过度意识。

（8）画出两个门的家：显示出家庭的风格（治疗师必须要问：这是一个现实的家还是幻想的家？）。

3. 走道

（1）很长：降低可接近性。

（2）接近房子的一端窄，结束的一端宽：表面上的友好面。

（3）比例合适并引向门口：联系他人时行使控制并且老练。

（4）长并弯曲：与他人的联系之初冷漠，交朋友慢并小心。

（5）不完整的：比较不可接近。

4. 窗户

（1）缺失：敌对，逃避。

（2）窗户在地面上，以及从上层的楼层上便开始没有窗：现实与幻想的间隙。

（3）窗帘

1）部分打开或全打开：与环境的控制性交互，焦虑的表现，同时人际关系老练。

2）关闭的：进行回避的需要，不愿意互动。

（4）空的或没有窗格：行为通常是直率和直接的；对抗的；敌对。

（5）窗上有栏栅：是精确的实际表现吗？治疗师必须问。过度防御：监禁的感觉。

（6）在墙体的最边缘上：需要支持，害怕自主和独立的行动。

5. 百叶窗

（1）关上的：极度的防御和回避。

（2）开着的：能够进行敏感的人际调节。

6. 天花板

（1）一维的（两面墙由一条线连接）：缺乏想象力的或情感受限制。

（2）过大：在幻想中寻求满足。

（3）悬空的：沉浸于幻想，回避公开的人际接触。

（4）加强，涂出底纹的或重复刻画的（仅限天花板）：防御由幻想所产生的威胁，精神病前兆。

7. 烟囱　温暖、亲密关系的象征。

（1）没有烟囱：缺少心理温暖；和重要的男性人物有冲突。

（2）过大：过度强调与性有关的担忧，暴露癖倾向。

（3）大量的烟：内在的紧张或在家庭环境中的情感困扰。

8. 房间

（1）浴室：清除和卫生。

（2）卧室：亲密的人际关系，想要回避，需要休息。

（3）餐厅：口腔和抚育需求的满足。

（4）客厅：社会交往。

（5）厨房：准备食物的地方；口腔食欲；可能联系强烈的情感需求食品。

（6）地窖或地下室：无意识，隐藏的驱动力，隐藏的宝藏。

三、树的定性分析

关于处于环境中的自我的无意识感觉；象征生命和成长。

1. 大小

（1）极大的树：攻击性倾向，需要支配；感觉到由环境引发的或于环境中感到的局限性。

（2）小：自卑；感觉不重要，口腔色欲的固着，需要母性的保护。

（3）孔眼：对抗倾向。

（4）圣诞树或装饰了的树（在感恩节和圣诞节期间常见）：发展良好的自恋，需要抚育，退行倾向。

（5）死的：重大的失调，精神分裂，抑郁，感觉无用。

2. 线条特征

（1）虚弱的线条：感觉不足。

（2）细的、断的线：明显的焦虑。

（3）有阴影，极黑或加强的线条：敌对性的防御或攻击性的行为。

3. 树干　树干是患者对基本自我力量的感觉。

（1）仅由两根线条画出的树干以及用一个圆圈圈成的树冠：冲动的，多变的。

（2）过分强调：情感不成熟。

4. 树皮

（1）简单画出：良好平衡的互动。

（2）大量画出：焦虑。

（3）小心翼翼地画：强迫性的，过于担忧关系。

（4）葡萄藤或葡萄藤样式的树皮：失去控制，禁忌的想法和需求。

5. 根

（1）过分强调：情感反应肤浅，推理受限制：较差的现实接触，与土地无力的接触。

（2）树叶很接近地画在一起或小心翼翼地：强迫性特质。

（3）树叶落下：害怕失去隐藏思想和感受的能力。

（4）树上画出具有十分精细的细节的树叶：对抚育的依附，依赖。

6. 树枝　描绘的是从环境中获取满足的能力。

（1）过度强调右边：回避情感方面的满足；期待理智方面的满足。

（2）过度强调左边：寻求情感方面的满足。

（3）枝干绝对对称：对行为方针的矛盾情感。

（4）树枝的尾端不完备：缺乏表达驱力的控制性。

7. 树冠

（1）过分强调：抑制的情感，善于分析的。

（2）树叶很接近地画在一起或小心翼翼地：强迫性特质。

（3）树叶落下：害怕失去隐藏思想和感受的能力。

（4）树上画出具有十分精细的细节的树叶：对抚育的依附，依赖。

附录36　国家卫生计生委办公厅关于印发安宁疗护实践指南（试行）的通知

发布时间：2017-02-09

国卫办医发〔2017〕5号

各省、自治区、直辖市卫生计生委，新疆生产建设兵团卫生局：为贯彻落实《国务院关于促进健康服务业发展的若干意见》（国发〔2013〕40号）和《关于推进医疗卫生与养老服务相结合指导意见的通知》（国办发〔2015〕84号），进一步推进安宁疗护发展，满足人民群众健康需求，我委组织制定了《安宁疗护实践指南（试行）》（可从国家卫生计生委网站下载）。现印发给你们，请参照执行。

国家卫生计生委办公厅
2017年1月25日

安宁疗护实践指南（试行）

安宁疗护实践以临终患者和家属为中心，以多学科协作模式进行，主要内容包括疼痛及其他症状控制，舒适照护，心理、精神及社会支持等。

一、症状控制

（一）疼痛

1. **评估和观察**　评估患者疼痛的部位、性质、程度、发生及持续的时间，疼痛的诱发因素、伴随症状，既往史及患者的心理反应；根据患者的认知能力和疼痛评估的目的，选择合适的疼痛评估工具，对患者进行动态的连续评估并记录疼痛控制情况。

2. **治疗原则**

（1）根据世界卫生组织癌痛三阶梯止痛治疗指南，药物止痛治疗五项基本原则如下。

1）口服给药。

2）按阶梯用药。

3）按时用药。

4）个体化给药。

5）注意具体细节。

（2）阿片类药物是急性重度癌痛及需要长期治疗的中、重度癌痛治疗的首选药物。长期使用时，首选口服给药，有明确指征时可选用透皮吸收途径给药，也可临时皮下注射给药，必要时患者自控镇痛泵给药。

（3）镇痛药物使用后，要注意预防药物的不良反应，及时调整药物剂量。结合病情给予必要的其他药物和或非药物治疗，确保临床安全及镇痛效果。同时要避免突然中断阿片类药物引发戒断综合征。

3. **护理要点**

（1）根据疼痛的部位协助患者采取舒适的体位。

（2）给予患者安静、舒适环境。

（3）遵医嘱给予止痛药，缓解疼痛症状时应当注意观察药物疗效和不良反应。

（4）有针对性地开展多种形式的疼痛教育，鼓励患者主动讲述疼痛，教会患者疼痛自评方法，告知患者及家属疼痛的原因或诱因及减轻和避免疼痛的其他方法，包括音乐疗法、注意力分散法、自我暗示法等放松技巧。

4. **注意事项**　止痛治疗是安宁疗护治疗的重要部分，患者应在医务人员指导下进行止痛治疗，规律用药，不宜自行调整剂量和方案。

（二）呼吸困难

1. 评估和观察

（1）评估患者病史、发生时间、起病缓急、诱因、伴随症状、活动情况、心理反应和用药情况等。

（2）评估患者神志、面容与表情、口唇、指（趾）端皮肤颜色，呼吸的频率、节律、深浅度，体位、外周血氧饱和度、血压、心率、心律等。

2. 治疗原则

（1）寻找诱因的同时应努力控制症状，无明显低氧血症的终末期患者给氧也会有助于减轻呼吸困难。

（2）呼吸困难最佳的治疗措施为治疗原发疾病，保持气道通畅，保证机体氧气供应。

（3）但在不可能做到的情况下，阿片类药物是使用最为广泛的具有中枢活性的治疗此类呼吸困难的药物，应明确告知呼吸抑制、镇静的作用机制。

3. 护理要点

（1）提供安静、舒适、洁净、温湿度适宜的环境。

（2）每天摄入适度的热量，根据营养支持方式做好口腔和穿刺部位护理。

（3）保持呼吸道通畅，痰液不易咳出者采用辅助排痰法，协助患者有效排痰。

（4）根据病情取坐位或半卧位，改善通气，以患者自觉舒适为原则。

（5）根据病情的严重程度及患者实际情况选择合理的氧疗。

（6）指导患者进行正确、有效的呼吸肌功能训练。

（7）指导患者有计划地进行休息和活动。

4. 注意事项

（1）呼吸困难通常会引发患者及照护者的烦躁、焦虑、紧张，要注意安抚和鼓励。

（2）呼吸困难时口服给药方式可能会加重患者的症状或呛咳，可考虑其他途径的给药方式。

（三）咳嗽、咳痰

1. 评估和观察

（1）评估咳嗽的发生时间、诱因、性质、节律、与体位的关系、伴随症状、睡眠等。

（2）评估咳痰的难易程度，观察痰液的颜色、性质、量、气味和有无肉眼可见的异常物质等。

（3）必要时评估生命体征、意识状态、心理状态等，评估有无发绀。

2. 治疗原则

（1）寻找咳嗽的病因并进行治疗，如激素及支气管扩张剂治疗哮喘，利尿剂治疗心力衰竭，抗生素治疗感染，质子泵抑制剂及促动剂治疗胃食管反流，抗胆碱药物治疗唾液过多误吸，调整血管紧张素转化酶抑制剂等。

（2）在原发病不能控制的情况下，阿片类药物治疗有效，需告知呼吸抑制、恶心、呕吐、便秘等副作用。

（3）对于局部刺激或肿瘤所致咳嗽患者，可予以雾化麻醉剂治疗。

（4）给予高热量、高蛋白营养支持方式，嘱患者多次少量饮水。

3. 护理要点

（1）提供整洁、舒适、温湿度适宜的环境，减少不良刺激。

（2）保持舒适体位,避免诱因,注意保暖。

（3）对于慢性咳嗽者,给予高蛋白、高维生素、足够热量的饮食,多次少量饮水。

（4）促进有效排痰,包括深呼吸和有效咳嗽、湿化和雾化疗法,如无禁忌,可予以胸部叩击与胸壁震荡、体位引流以及机械吸痰等。

（5）记录痰液的颜色、性质、量,正确留取痰标本并送检。

（6）指导患者掌握正确的咳嗽方法,正确配合雾化吸入。

4. 注意事项

（1）根据具体情况决定祛痰还是适度镇咳为主,避免因为剧咳引起体力过度消耗影响休息或气胸、咯血等并发症。

（2）教育患者及照护者呼吸运动训练、拍背及深咳。咯血、气胸、心脏病风险较高的患者应谨慎拍背、吸痰。

（四）咯血

1. 评估和观察

（1）评估患者咯血的颜色、性状及量,伴随症状,治疗情况,心理反应,既往史及个人史。

（2）评估患者生命体征、意识状态、面容与表情等。

（3）了解血常规、出凝血时间等检查结果。

2. 治疗原则

（1）安宁疗护原则以积极控制少量咯血,预防再次咯血。

（2）尽力缓解大咯血引发的呼吸困难和窒息症状,避免刻意延长生命的抢救措施,如输血、气管插管,介入、手术等治疗措施。

3. 护理要点

（1）大咯血患者绝对卧床,取患侧卧位,出血部位不明患者取平卧位,头偏向一侧。

（2）及时清理患者口鼻腔血液,安慰患者。

（3）吸氧。

（4）观察、记录咯血量和性状。

（5）床旁备好吸引器等。

（6）保持排便通畅,避免用力。

4. 注意事项

（1）避免用力拍背、频繁吸痰,注意言语及动作安抚,必要时使用镇静类药物。

（2）对有咯血风险的患者应加强预防性宣教及沟通,使其有一定的思想准备。

（3）咯血期间避免口服药物,可予以其他用药方式。

（五）恶心、呕吐

1. 评估和观察

（1）评估患者恶心与呕吐发生的时间、频率、原因或诱因,呕吐的特点及呕吐物的颜色、性质、量、气味,伴随的症状等。

（2）评估患者生命体征、神志、营养状况,有无脱水表现,腹部体征。

（3）了解患者呕吐物或细菌培养等检查结果。

（4）注意有无水电解质紊乱、酸碱平衡失调。

2. 治疗原则 寻找引发症状的诱因及病因,如消化、代谢、中枢神经系统疾病、药物不良反应等,有针对性的治疗。

3. 护理要点

（1）出现前驱症状时协助患者取坐位或侧卧位,预防误吸、呕血。

（2）清理呕吐物,更换清洁床单。

（3）必要时监测生命体征。

（4）记录每天出入量、尿比重、体重及电解质平衡情况等。

（5）剧烈呕吐时暂禁饮食,遵医嘱补充水分和电解质。

4. 注意事项

适度的言语或非言语安抚,协助清理呕吐物及患者肢体活动,尽早纠正诱因及使用对症处理药物,预防误吸、消化道出血、心脏事件等。

（六）呕血、便血

1. 评估和观察

（1）评估患者呕血、便血的原因、诱因,出血的颜色、量、性状及伴随症状,治疗情况,心理反应,既往史及个人史。

（2）评估患者生命体征、精神和意识状态、周围循环状况、腹部体征等。

（3）了解患者血常规、凝血功能、便潜血等检查结果。

2. 治疗原则

（1）寻找可能的诱因或病因,酌情停止可疑药物、肠内营养,避免误吸、窒息。

（2）避免大量出血时输血及有创抢救措施。

（3）可予以适度镇静处理。

3. 护理要点

（1）卧床,呕血患者床头抬高 10°~15°或头偏向一侧。

（2）及时清理呕吐物,做好口腔护理。

（3）监测患者神志及生命体征变化,记录出入量。

（4）判断有无再次出血的症状与体征,注意安抚。

4. 注意事项

（1）呕血、便血期间绝对禁止饮食,注意向患者及家属解释及安抚,使其有一定的思想准备和心理预期。

（2）避免胃镜、血管造影等有创性检查。

（七）腹胀

1. 评估和观察

（1）评估患者腹胀的程度、持续时间,伴随症状,腹胀的原因,排便、排气情况,治疗情况,心理反应,既往史及个人史。

（2）了解患者相关检查结果。

2. 治疗原则

（1）寻找可能的诱因及可实施的干预措施如调整肠内营养种类、温度、可疑药物。

（2）必要时调整营养支持方式,予以胃肠减压、通便及灌肠处理。

3. 护理要点

（1）根据病情协助患者采取舒适体位或行腹部按摩、肛管排气、补充电解质等方法减轻腹胀。

（2）遵医嘱给予相应治疗措施,观察疗效和副作用。

（3）合理饮食,适当活动。

（4）做好相关检查的准备工作。

4. **注意事项**　非药物治疗如热敷、针灸、适度按摩,指导患者、家属及照护者观察反馈。

（八）水肿

1. **评估和观察**

（1）评估水肿的部位、时间、范围、程度、发展速度,与饮食、体位及活动的关系,患者的心理状态,伴随症状,治疗情况,既往史及个人史。

（2）观察生命体征、体重、颈静脉充盈程度,有无胸水征、腹水征,患者的营养状况、皮肤血供、张力变化等。

（3）了解相关检查结果。

2. **治疗原则**

（1）针对诱因及病因,调整药物及液体入量。

（2）避免安宁疗护的终末期肾病患者进行肾脏替代治疗及相关操作。

3. **护理要点**

（1）轻度水肿患者限制活动,严重水肿患者取适宜体位卧床休息。

（2）监测体重和病情变化,必要时记录每天液体出入量。

（3）限制钠盐和水分的摄入,根据病情摄入适当蛋白质。

（4）遵医嘱使用利尿药或其他药物,观察药物疗效及副作用。

（5）预防水肿部位出现压力性损伤,保持皮肤完整性。

4. **注意事项**

（1）对患者、照护者进行饮食、活动指导。

（2）准确记录入量、尿量。

（3）注意皮肤护理。

（九）发热

1. **评估和观察**

（1）评估患者发热的时间、程度及诱因、伴随症状等。

（2）评估患者意识状态、生命体征的变化。

（3）了解患者相关检查结果。

2. **治疗原则**　控制原发疾病,以物理降温为主,谨慎使用退热药物,注意补充水分、热量及保持电解质平衡。

3. **护理要点**

（1）监测体温变化,观察热型。

（2）卧床休息。

（3）高热患者给予物理降温或遵医嘱药物降温。

（4）降温过程中出汗时及时擦干皮肤,随时更换衣物,保持皮肤和床单清洁、干燥;注意降温后的反应,避免虚脱。

（5）降温处理 30min 后复测体温。

（6）做好口腔、皮肤护理。

4. 注意事项

（1）低热情况以擦浴等物理降温方式为主,中高热情况下适度使用退热药物,注意皮肤失水及电解质紊乱的纠正。

（2）高热或超高热可考虑冰帽、冰毯和/或冬眠疗法。

（十）厌食/恶病质

1. 评估和观察

（1）评估患者进食、牙齿、口腔黏膜情况。

（2）评估患者有无贫血、低蛋白血症、消化、内分泌系统等疾病表现。

（3）评估患者皮肤完整性。

（4）评估有无影响患者进食的药物及环境因素。

2. 治疗原则

（1）根据具体病情及患者、家属意见选择喂养或营养支持方式,如经口、鼻饲、胃空肠造瘘管饲或静脉营养。

（2）可给予改善食欲的药物治疗。

（3）患口腔疾病且可干预的患者可考虑治疗口腔疾病。

3. 操作要点

（1）每天或每餐提供不同的食物,增加食欲,在进餐时减少任何可能导致情绪紧张的因素。

（2）少量多餐,在患者需要时提供食物,将食物放在患者易拿到的位置。

（3）提供患者喜爱的食物,提供一些不需太过咀嚼的食物。

（4）遵医嘱予以营养支持。

4. 注意事项

（1）注意照顾患者的情绪,循序渐进。

（2）充分与照护者及家属沟通,取得信任和配合。

（3）必要时考虑肠外营养逐步向肠内营养,经口进食过渡。注意食物的搭配与口感。

（十一）口干

1. 评估和观察

（1）评估患者口腔黏膜完整性及润滑情况,有无口腔烧灼感。

（2）评估患者有无咀嚼、吞咽困难或疼痛以及有无味觉改变。

（3）评估有无引起患者口干的药物及治疗因素。

2. 治疗原则

（1）调整居住环境。

（2）口腔局部治疗。

（3）药物改善症状。

3. 护理要点

（1）饮食方面鼓励患者少量多次饮水。

（2）增加病房中空气的湿度。

（3）口腔护理。

（4）必要时常规使用漱口剂。

4. 注意事项　避免粗暴的口腔护理操作,强行剥脱血痂、表面覆膜、警惕润滑液误吸情况。

（十二）睡眠/觉醒障碍（失眠）

1. 评估和观察

（1）评估患者性别、年龄、既往失眠史。

（2）评估患者失眠发生的药物及环境因素。

（3）评估患者有无不良的睡眠卫生习惯及生活方式。

（4）有无谵妄、抑郁或焦虑状态等精神障碍。

2. 治疗原则　了解患者睡眠节律,可能的诱因和病因,必要时行睡眠监测,行为心理治疗,避免使用非处方催眠药物。

3. 护理要点

（1）改善睡眠环境,减少夜间强光及噪声刺激。

（2）对于躯体症状如疼痛、呼吸困难等引发的失眠应积极控制症状。

（3）采取促进患者睡眠的措施,如增加日间活动、听音乐、按摩双手或足部。

（4）定期进行失眠症防治的健康教育。

4. 注意事项

（1）注意观察、评估和沟通环节,贯穿治疗整个过程。如睡眠质量、睡眠时间改善,不必强行纠正已有的睡眠规律。

（2）警惕意识障碍发生,及早发现。

（3）在使用处方类镇静催眠药物时应告知并注意预防跌倒、低血压等副作用。

（十三）谵妄

1. 评估和观察

（1）评估患者意识水平、注意力、思维、认知、记忆、精神行为、情感和觉醒规律的改变。

（2）评估患者谵妄发生的药物及环境因素。

2. 治疗原则

（1）寻找病因并改变可能的危险因素至关重要,如感觉损害、药物等,监测并处理尿潴留、便秘、跌倒外伤等并发症。

（2）使用合适的约束,充分向患者家属告知病情。

（3）必要时小剂量使用苯二氮䓬类或氟哌啶醇类镇静药物。

3. 护理要点

（1）保持环境安静,避免刺激。尽可能提供单独的房间,降低说话的声音,降低照明,应用夜视灯,使用日历和熟悉的物品,较少的改变房间摆设,以免引起不必要的注意力转移。

（2）安抚患者,对患者的诉说作出反应,帮助患者适应环境,减少恐惧。

4. 注意事项

（1）在诱因病因无法去除的情况下,应与家属及照护者沟通谵妄发作的反复性和持续性,争取理解、配合,保护患者避免外伤。

（2）约束保护的基础上可予以药物干预。

二、舒适照护

（一）病室环境管理

1. 评估和观察

（1）评估病室环境的空间、光线、温度、湿度、卫生。

（2）评估病室的安全保障设施。

2. 操作要点

（1）室内温度、湿度适宜。

（2）保持空气清新、光线适宜。

（3）病室物体表面清洁,地面不湿滑,安全标识醒目。

（4）保持病室安静。

3. 指导要点

（1）告知患者及家属遵守病室管理制度。

（2）指导患者了解防跌倒、防坠床、防烫伤等安全措施。

4. 注意事项

（1）病室布局合理,温馨。

（2）通风时注意保暖。

（3）工作人员应做到说话语气温和、走路轻、操作轻、关门轻。

（二）床单位管理

1. 评估和观察

（1）评估患者病情、意识状态、合作程度、自理程度、皮肤情况等。

（2）评估床单位安全、方便、整洁程度。

2. 卧床患者更换被单操作要点

（1）与患者沟通,取得配合。

（2）移开床旁桌、椅。

（3）将枕头及患者移向对侧,使患者侧卧。

（4）松开近侧各层床单,将其上卷于中线处塞于患者身下,清扫整理近侧床褥;依次铺近侧各层床单。

（5）将患者及枕头移至近侧,患者侧卧。

（6）松开对侧各层床单,将其内卷后取出,同法清扫和铺单。

（7）患者平卧,更换清洁被套及枕套。

（8）移回床旁桌、椅。

（9）根据病情协助患者取舒适体位。

（10）处理用物。

3. 指导要点

（1）告知患者床单位管理的目的及配合方法。

（2）指导患者及家属正确使用床单位辅助设施。

4. 注意事项

（1）评估操作难易程度,运用人体力学原理,防止职业损伤。

（2）操作过程中观察患者生命体征、病情变化、皮肤情况,注意保暖,保护患者隐私。

（3）操作中合理使用床挡保护患者,避免坠床。

（4）使用橡胶单或防水布时,避免其直接接触患者皮肤。

（三）口腔护理

1. 评估和观察

（1）评估患者的病情、意识、配合程度。

（2）观察口唇、口腔黏膜、牙龈、舌苔有无异常;口腔有无异味;牙齿有无松动,有无活动性义齿。

2. 操作要点

（1）核对患者,向患者解释口腔护理的目的、配合要点及注意事项,准备用物。

（2）选择口腔护理液,必要时遵医嘱选择药物。

（3）协助患者取舒适恰当的体位。

（4）颌下垫治疗巾,放置弯盘。

（5）擦洗牙齿表面、颊部、舌面、舌下及硬腭部,遵医嘱处理口腔黏膜异常。

（6）操作前后认真清点棉球,温水漱口。

（7）协助患者取舒适体位,处理用物。

3. 指导要点

（1）告知患者口腔护理的目的和配合方法。

（2）指导患者正确的漱口方法。

4. 注意事项

（1）操作时避免弯钳触及牙龈或口腔黏膜。

（2）昏迷或意识模糊的患者棉球不能过湿,操作中注意夹紧棉球,防止遗留在口腔内,禁止漱口。

（3）有活动性义齿的患者协助清洗义齿。

（4）使用开口器时从磨牙处放入。

（四）肠内营养的护理

1. 评估和观察

（1）评估患者病情、意识状态、营养状况、合作程度。

（2）评估管饲通路情况、输注方式,有无误吸风险。

2. 操作要点

（1）核对患者,准备营养液,温度以接近正常体温为宜。

（2）病情允许,协助患者取半卧位,避免搬动患者或可能引起误吸的操作。

（3）输注前,检查并确认喂养管位置,抽吸并估计胃内残留量,如有异常及时报告。

（4）输注前、后用约 30ml 温水冲洗喂养管。

（5）输注速度均匀,根据医嘱调整速度。

（6）输注完毕包裹、固定喂养管。

（7）观察并记录输注量以及输注中、输注后的反应。

3. 指导要点

（1）携带喂养管出院的患者,告知患者及家属妥善固定喂养管,输注营养液或特殊用药前后,应用温开水冲洗喂养管。

（2）告知患者喂养管应定期更换。

4. 注意事项

（1）营养液现配现用,粉剂应搅拌均匀,配制后的营养液密闭放置在冰箱冷藏,24h 内用完,避免反复加热。

（2）长期留置鼻胃管或鼻肠管者,每天用油膏涂拭鼻腔黏膜,轻轻转动鼻胃管或鼻肠管,每天进行口腔护理,定期（或按照说明书）更换喂养管,对胃造口、空肠造口者,保持造口周围皮肤干燥、清洁,定期更换。

（3）特殊用药前后用约 30ml 温水冲洗喂养管,药片或药丸经研碎、溶解后注入喂养管。

（4）避免空气输注入胃,引起胀气。

（5）注意放置恰当的管路标识。

（五）肠外营养的护理

1. 评估和观察要点

（1）评估患者病情、意识、合作程度、营养状况。

（2）评估输液通路情况、穿刺点及其周围皮肤状况。

2. 操作要点

（1）核对患者,准备营养液。

（2）输注时建议使用输液泵,在规定时间内匀速输完。

（3）固定管道,避免过度牵拉。

（4）巡视、观察患者输注过程中的反应。

（5）记录营养液使用的时间、量、滴速及输注过程中的反应。

3. 指导要点

（1）告知患者及照护者输注过程中如有不适及时通知护士。

（2）告知患者翻身、活动时保护管路及穿刺点局部清洁干燥的方法。

4. 注意事项

（1）营养液配制后若暂时不输注,密闭冰箱冷藏,输注前室温下复温后再输,保存时间不超过 24h。

（2）等渗或稍高渗溶液可经周围静脉输入,高渗溶液应从中心静脉输入,明确标识。

（3）如果选择中心静脉导管输注,参照静脉导管的维护（PICC/CVC）。

（4）不宜从营养液输入的静脉管路输血、采血。

（六）静脉导管的维护（PICC/CVC）

1. 评估和观察要点

（1）评估患者静脉导管的固定情况,导管是否通畅。

（2）评估穿刺点局部及周围皮肤情况;查看敷料更换时间、置管时间。

（3）PICC 维护时应每天测量记录双侧上臂臂围并与置管前对照。

2. 操作要点

（1）暴露穿刺部位,由导管远心端向近心端除去无菌透明敷料。

（2）打开换药包,戴无菌手套,消毒穿刺点及周围皮肤,消毒时应以穿刺点为中心擦拭至少2遍,消毒面积应大于敷料面积。

（3）使用无菌透明敷料无张力粘贴固定导管;敷料外应注明的置管及更换日期、时间和操作者签名。

（4）冲、封管遵循A-C-L原则:A导管功能评估;C冲管;L封管。每次输液前抽回血,确定导管在静脉内,给药前后生理盐水脉冲式冲管,保持导管的通畅。输液完毕使用生理盐水或肝素盐水正压封管,封管液量应2倍于导管+附加装置容积。

（5）输液接头至少每7天更换1次,如接头内有血液残留、完整性受损或取下后,应立即更换。

3. 指导要点

（1）告知患者及照护者保持穿刺部位的清洁干燥,如敷料有卷曲、松动或敷料下有汗液、渗血及时通知护士。

（2）告知患者妥善保护体外导管部分。

4. 注意事项

（1）静脉导管的维护应由经过培训的医护人员进行。

（2）出现液体流速不畅,使用10ml及以上注射器抽吸回血,不可强行推注液体。

（3）无菌透明敷料应至少每7天更换1次,如穿刺部位出现渗血、渗液等导致的敷料潮湿、卷曲、松脱或破损时应立即更换。

（4）经输液接头进行输液或给药前,应使用消毒剂用力擦拭接头至少15s。

（5）注意观察中心静脉导管体外长度的变化,防止导管脱出。

（七）留置导尿管的护理

1. 评估和观察要点

（1）评估患者年龄、意识状态、心理状况、自理能力、合作程度及耐受力。

（2）评估尿道口及会阴部皮肤黏膜状况。

2. 操作要点

（1）固定引流管及尿袋,尿袋的位置低于膀胱,尿管应有标识并注明置管日期。

（2）保持引流通畅,避免导管受压、扭曲、牵拉、堵塞等。

（3）保持尿道口清洁,女性患者每天消毒擦拭外阴及尿道口,男性患者消毒擦拭尿道口、龟头及包皮,每天1~2次。排便后及时清洗肛门及会阴部皮肤。

（4）及时倾倒尿液,观察尿液的颜色、性状、量等并记录,遵医嘱送检。

（5）定期更换引流装置、更换尿管。

（6）拔管前采用间歇式夹闭引流管方式。

（7）拔管后注意观察小便自解情况。

3. 指导要点

（1）告知患者及家属留置导尿管的目的、护理方法及配合注意事项。

（2）告知患者防止尿管受压、脱出的注意事项。

（3）告知患者离床活动时的注意事项。

4. 注意事项

（1）注意患者的主诉并观察尿液情况,发现尿液混浊、沉淀、有结晶时,应及时处理。

（2）避免频繁更换集尿袋，以免破坏其密闭性。

（八）会阴护理

1. 评估和观察

（1）了解患者的病情、意识、配合程度，有无失禁及留置导尿管。

（2）评估病室温度及遮蔽程度。

（3）评估患者会阴清洁程度，会阴皮肤黏膜情况，会阴部有无伤口，阴道流血、流液情况。

2. 操作要点

（1）向患者解释会阴护理的目的和配合要点，准备用物。

（2）协助患者取仰卧位，屈膝，两腿略外展。

（3）臀下垫防水单。

（4）用棉球由内向外、自上而下外擦洗会阴，先清洁尿道口周围，后清洁肛门。

（5）留置尿管者，由尿道口处向远端依次用消毒棉球擦洗。

（6）擦洗完后擦干皮肤，皮肤黏膜有红肿、破溃或分泌物异常时需及时给予特殊处理。

（7）协助患者恢复舒适体位并穿好衣裤，整理床单位，处理用物。

3. 指导要点

（1）告知患者会阴护理的目的及配合方法。

（2）告知女性患者观察阴道分泌物的性状和有无异味等。

4. 注意事项

（1）水温适宜。

（2）女性患者月经期宜采用会阴冲洗。

（3）为患者保暖，保护隐私。

（4）避免牵拉引流管、尿管。

（九）协助沐浴和床上擦浴

1. 评估和观察

（1）评估患者的病情、自理能力、沐浴习惯及合作程度。

（2）评估病室或浴室环境。

（3）评估患者皮肤状况。

2. 操作要点

（1）协助沐浴。

1）向患者解释沐浴的目的及注意事项，取得配合。

2）调节室温和水温。

3）必要时护理人员护送进入浴室，协助穿脱衣裤。

4）观察并记录患者在沐浴中及沐浴后病情变化及沐浴时间。

（2）床上擦浴。

1）向患者解释床上擦浴的目的及配合要点。

2）调节室温和水温。

3）保护患者隐私，给予遮蔽。

4）由上至下，由前到后顺序擦洗。

5）协助患者更换清洁衣服。

6）整理床单位,整理用物。

3. 指导要点

（1）协助沐浴时,指导患者及照护者使用浴室的呼叫器。

（2）告知患者及照护者沐浴时不应用湿手接触电源开关,不要反锁浴室门。

（3）告知患者及照护者沐浴时预防意外跌倒和晕厥的方法。

4. 注意事项

（1）浴室内应配备防跌倒设施（防滑垫、浴凳、扶手等）。

（2）床上擦浴时随时观察病情,注意与患者沟通。

（3）床上擦浴时注意保暖,保护隐私。

（4）保护伤口和管路,避免浸湿、污染及伤口受压、管路打折扭曲。

（十）床上洗头

1. 评估和观察

（1）评估患者病情、配合程度、头发卫生情况及头皮状况。

（2）评估操作环境。

（3）观察患者在操作中、操作后有无病情变化。

2. 操作要点

（1）调节适宜的室温、水温。

（2）协助患者取舒适、方便的体位。

（3）患者颈下垫毛巾,放置马蹄形防水布垫或洗头设施,开始清洗。

（4）洗发后用温水冲洗。

（5）擦干面部及头发。

（6）协助患者取舒适卧位,整理床单位,处理用物。

3. 指导要点

（1）告知患者床上洗头目的和配合要点。

（2）告知患者操作中如有不适及时通知护士。

4. 注意事项

（1）为患者保暖,观察患者病情变化,有异常情况应及时处理。

（2）操作中保持患者体位舒适,保护伤口及各种管路,防止水流入耳、眼。

（3）应用洗头车时,按使用说明书或指导手册操作。

（十一）协助进食和饮水

1. 评估和观察

（1）评估患者病情、意识状态、自理能力、合作程度。

（2）评估患者饮食类型、吞咽功能、咀嚼能力、口腔疾患、营养状况、进食情况。

（3）了解有无餐前、餐中用药,有无特殊治疗或检查。

2. 操作要点

（1）协助患者洗手,对视力障碍、行动不便的患者,协助将食物、餐具等置于容易取放的位置,必要时协助进餐。

（2）注意食物温度、软硬度。

（3）进餐完毕,协助患者漱口,整理用物及床单位。

（4）观察进食中和进食后的反应,做好记录。

（5）需要记录出入量的患者,记录进食和饮水时间、种类、食物含水量和饮水量等。

3. 指导要点　根据患者的疾病特点,对患者或照护者进行饮食指导。

4. 注意事项

（1）特殊饮食的患者,应制定相应的食谱。

（2）与患者及照护者沟通,给予饮食指导。

（3）患者进食和饮水延迟时,做好交接班。

（十二）排尿异常的护理

1. 评估和观察

（1）评估患者病情、意识、自理能力、合作程度,了解患者治疗及用药情况。

（2）了解患者饮水习惯、饮水量,评估排尿次数、量、伴随症状,观察尿液的性状、颜色、透明度等。

（3）评估膀胱充盈度、有无腹痛、腹胀及会阴部皮肤情况;了解患者有无尿管、尿路造口等。

（4）了解尿常规、血电解质检验结果等。

2. 操作要点

（1）尿量异常的护理。

1）记录 24h 出入液量和尿比重,监测酸碱平衡和电解质变化,监测体重变化。

2）根据尿量异常的情况监测相关并发症的发生。

（2）尿失禁的护理。

1）保持床单清洁、平整、干燥。

2）及时清洁会阴部皮肤,保持清洁干爽,必要时涂皮肤保护膜。

3）根据病情采取相应的保护措施,可采用纸尿裤、尿套、尿垫、集尿器或留置尿管。

（3）尿潴留的护理。

1）诱导排尿,如调整体位、听流水声、温水冲洗会阴部、按摩或热敷耻骨上区等,保护隐私。

2）留置导尿管定时开放,定期更换。

3. 指导要点

（1）告知患者尿管夹闭训练及盆底肌训练的意义和方法。

（2）指导患者养成定时排尿的习惯。

4. 注意事项

（1）留置尿管期间,注意尿道口清洁。

（2）尿失禁时注意局部皮肤的护理。

（十三）排便异常的护理

1. 评估和观察

（1）评估患者心脑血管、消化系统病情。

（2）了解患者排便习惯、次数、量,粪便的颜色、性状,有无排便费力、便意不尽等。

（3）了解患者饮食习惯、治疗和检查、用药情况。

2. 操作要点

（1）便秘的护理。

1）指导患者增加纤维食物摄入,适当增加饮水量。

2）指导患者按摩腹部,鼓励适当运动。

3）指导患者每天训练定时排便。

4）指导照护者正确使用通便药物,必要时灌肠处理。

（2）腹泻的护理。

1）观察记录生命体征、出入量等。

2）保持会阴部及肛周皮肤清洁干燥,评估肛周皮肤有无破溃、湿疹等,必要时涂皮肤保护剂。

3）合理饮食,协助患者餐前、便前、便后洗手。

4）记录排便的次数和粪便性状,必要时留取标本送检。

（3）大便失禁的护理。

1）评估大便失禁的原因,观察并记录粪便的性状、排便次数。

2）必要时观察记录生命体征、出入量等。

3）做好会阴及肛周皮肤护理,评估肛周皮肤有无破溃、湿疹等,必要时涂皮肤保护剂。

4）遵医嘱指导患者及照护者合理膳食。

5）指导患者根据病情和以往排便习惯,定时排便,进行肛门括约肌及盆底肌肉收缩训练。

3. 指导要点

（1）指导患者合理膳食。

（2）指导患者养成定时排便的习惯,适当运动。

4. 注意事项

（1）大便失禁、腹泻患者,应注意观察并护理肛周皮肤情况。

（2）腹泻者注意观察有无脱水、电解质紊乱的表现。

（十四）卧位护理

1. 评估和观察

（1）评估患者病情、意识状态、自理能力、合作程度。

（2）了解诊断、治疗和护理要求,选择体位。

（3）评估自主活动能力、卧位习惯。

2. 操作要点

（1）平卧位

1）垫薄枕,头偏向一侧。

2）昏迷患者注意观察神志变化,谵妄患者应预防发生坠床,必要时使用约束带。

3）做好呕吐患者的护理,防止窒息,保持舒适。

4）注意观察皮肤、压力性损伤。

（2）半坐卧位

1）仰卧,床头支架或靠背架抬高 30° ~60°,下肢屈曲。

2）放平时,先放平下肢,后放床头。注意观察皮肤、压力性损伤。

（3）端坐卧位

1）坐起,床上放一跨床小桌,桌上放软枕,患者伏桌休息;必要时可使用软枕、靠背架等支持物辅助坐姿。

2）防止坠床,必要时加床挡,做好背部保暖。注意观察皮肤、压力性损伤。

3. 指导要点

（1）协助并指导患者按要求采用不同体位,掌握更换体位时保护各种管路的方法。

（2）告知患者调整体位的意义和方法,注意适时调整和更换体位,如局部感觉不适,应及时通知医务人员。

4. 注意事项

（1）注意各种体位承重处的皮肤情况,预防压力性损伤。

（2）注意各种体位的舒适度,及时调整。

（3）注意各种体位的安全,必要时使用床挡或约束带。

（十五）体位转换

1. 评估和观察

（1）评估病情、意识状态、皮肤情况,活动耐力及配合程度。

（2）评估患者体位是否舒适。

（3）翻身或体位改变后,检查各导管是否扭曲、受压、牵拉。

2. 操作要点

（1）协助患者翻身。

1）检查并确认病床处于固定状态。

2）妥善安置各种管路,翻身后检查管路是否通畅。

3）轴线翻身时,保持整个脊椎平直,翻身角度不可超过60°,有颈椎损伤时,勿扭曲或旋转患者的头部、保护颈部。

4）记录翻身时间。

（2）协助患者体位转换。

1）卧位到坐位的转换,长期卧床患者注意循序渐进,先半卧位,再延长时间逐步改为坐位。

2）协助患者从床尾移向床头时,根据患者病情放平床头,将枕头横立于床头,向床头移动患者。

3. 指导要点

（1）告知患者及照护者体位转换的目的、过程及配合方法。

（2）告知患者及照护者体位转换时和转换后的注意事项。

4. 注意事项

（1）注意各种体位转换间的患者安全,保护管路。

（2）注意体位转换后患者的舒适;观察病情、生命体征的变化,记录体位调整时间。

（3）协助患者体位转换时,不可拖拉。

（4）注意各种体位受压处的皮肤情况,做好预防压力性损伤的护理。

（十六）轮椅与平车使用

1. 评估和观察

（1）评估患者生命体征、病情变化、意识状态、活动耐力及合作程度。

（2）评估自理能力、治疗以及各种管路情况等。

2. 操作要点

（1）轮椅

1）患者与轮椅间的移动：①使用前,检查轮椅性能,从床上向轮椅移动时,在床尾处备轮椅,轮椅应放在患者健侧,固定轮椅。护士协助患者下床、转身,坐入轮椅后,放好足踏板；②从轮椅向床上移动时,推轮椅至床尾,轮椅朝向床头,并固定轮椅。护士协助患者站起、转身、坐至床边,选择正确卧位；③从轮椅向座便器移动时,轮椅斜放,使患者的健侧靠近座便器,固定轮椅。协助患者足部离开足踏板,健侧手按到轮椅的扶手,护士协助其站立、转身,坐在座便器上；④从座便器上转移到轮椅上时,按从轮椅向座便器移动的程序反向进行。

2）轮椅的使用：①患者坐不稳或轮椅下斜坡时,用束腰带保护患者；②下坡时,倒转轮椅,使轮椅缓慢下行,患者头及背部应向后靠；③如有下肢水肿、溃疡或关节疼痛,可将足踏板抬起,并垫软枕。

（2）平车

1）患者与平车间的移动：①能在床上配合移动者采用挪动法；或体重较轻者可采用1人搬运法；不能自行活动或体重较重者采用2~3人搬运法；病情危重或颈、胸、腰椎骨折患者采用4人以上搬运法；②使用前,检查平车性能,清洁平车；③借助搬运器具进行搬运；④挪动时,将平车推至与床平行,并紧靠床边,固定平车,将盖被平铺于平车上,协助患者移动到平车上,注意安全和保暖；⑤搬运时,应先将平车推至床尾,使平车头端与床尾成钝角,固定平车,1人或以上人员将患者搬运至平车上,注意安全和保暖；⑥拉起护栏。

2）平车的使用：①头部置于平车的大轮端；②推车时小轮在前,车速适宜,拉起护栏,护士站于患者头侧,上下坡时应使患者头部在高处一端；③在运送过程中保证输液和引流的通畅,特殊引流管可先行夹闭,防止牵拉脱出。

3. 指导要点

（1）告知患者在使用轮椅或平车时的安全要点以及配合方法。

（2）告知患者感觉不适时,及时通知医务人员。

4. 注意事项

（1）使用前应先检查轮椅和平车,保证完好无损方可使用；轮椅、平车放置位置合理,移动前应先固定。

（2）轮椅、平车使用中注意观察病情变化,确保安全。

（3）保护患者安全、舒适,注意保暖。

（4）遵循节力原则,速度适宜。

（5）搬运过程中,妥善安置各种管路和监护设备,避免牵拉。

三、心理支持和人文关怀

心理支持的目的是恰当应用沟通技巧与患者建立信任关系,引导患者面对和接受疾病状况,帮助患者应对情绪反应,鼓励患者和家属参与,尊重患者的意愿做出决策,让其保持乐观顺应的态度度过生命终期,从而舒适、安详、有尊严离世。

（一）心理社会评估

1. 评估和观察　评估患者的病情、意识情况,理解能力和表达能力。

2. 操作要点

（1）收集患者的一般资料。包括年龄、性别、民族、文化程度、信仰、婚姻状况、职业环境、生活习惯、嗜好等。

（2）收集患者的主观资料。包括患者的认知能力、情绪状况及行为能力,社会支持系统及其利用;对疾病的主观理解和态度以及应对能力。

（3）收集患者的客观资料。通过体检评估患者生理状况,患者的睡眠、饮食方面有无改变等。

（4）记录有关资料。

3. 注意事项

（1）与患者交谈时确立明确的目标,获取有效信息。

（2）沟通时多采用开放式提问,鼓励患者主动叙述,交谈后简单小结,核对或再确认交谈的主要信息。

（3）交谈时与患者保持适度的目光接触,注意倾听。

（4）保护患者的隐私权与知情权。

（5）用通俗易懂的语言解释与疾病相关的专业名词。

（二）医患沟通

1. 评估和观察

（1）患者的意识状态和沟通能力。

（2）患者和家属对沟通的心理需求程度。

2. 操作要点

（1）倾听并注视对方眼睛,身体微微前倾,适当给予语言回应,必要时可重复患者语言。

（2）适时使用共情技术,尽量理解患者情绪和感受,并用语言和行为表达对患者情感的理解和愿意帮助患者。

（3）陪伴时,对患者运用耐心、鼓励性和指导性的话语,适时使用治疗性抚触。

3. 注意事项

（1）言语沟通时,语速缓慢清晰,用词简单易理解,信息告知清晰简短,注意交流时机得当。

（2）非言语沟通时,表情亲切、态度诚恳。

（三）帮助患者应对情绪反应

1. 评估和观察

（1）评估患者的心理状况和情绪反应。

（2）应用恰当的评估工具筛查和评估患者的焦虑、抑郁程度及有无自杀倾向。

2. 操作要点

（1）鼓励患者充分表达感受。

（2）恰当应用沟通技巧表达对患者的理解和关怀(如倾听、沉默、触摸等)。

（3）鼓励家属陪伴,促进家属和患者的有效沟通。

（4）指导患者使用放松技术减轻焦虑,如深呼吸、放松训练、听音乐等。

（5）帮助患者寻找团体和社会的支持。

（6）指导患者制定现实可及的目标和实现目标的计划。

（7）如患者出现愤怒情绪,帮助查找引起愤怒的原因,给予有针对性的个体化辅导。

（8）如患者有明显抑郁状态,请心理咨询或治疗师进行专业干预。

（9）如患者出现自杀倾向,应及早发现,做好防范,预防意外发生。

3. 注意事项

（1）提供安宁、隐私的环境,减少外界对情绪的影响。

（2）尊重患者的权利,维护其尊严。

（3）正确识别患者的焦虑、抑郁、恐惧和愤怒的情绪,帮助其有效应对。

（四）尊重患者权利

1. 评估和观察

（1）评估患者是否由于种族、文化和信仰的差异而存在特殊的习俗。

（2）评估患者知情权和隐私权是否得到尊重。

2. 操作要点

（1）对入院患者进行入院须知的宣教。

（2）为患者提供医疗护理信息,包括治疗护理计划,允许患者及其家属参与医疗护理决策、医疗护理过程。

（3）尊重患者的价值观与信仰。

（4）诊疗过程中保护患者隐私。

3. 注意事项

（1）尊重患者的权利和意愿。

（2）在诊疗护理过程中能平等地对待患者。

（五）社会支持系统

1. 评估和观察

（1）观察患者在医院的适应情况。

（2）评估患者的人际关系状况,家属的支持情况。

2. 操作要点

（1）对患者家属进行教育,让家属了解治疗过程,参与其中部分心理护理。

（2）鼓励患者亲朋好友多陪在患者身边,予以鼓励。

3. 注意事项

（1）根据患者疾病的不同阶段选择不同的社会支持方式。

（2）指导患者要积极地寻求社会支持,充分发挥社会支持的作用。

（六）死亡教育

1. 评估和观察

（1）评估患者对死亡的态度。

（2）评估患者的性别、年龄、受教育程度、疾病状况、应对能力、家庭关系等影响死亡态度的个体和社会因素。

2. 操作要点

（1）尊重患者的知情权利,引导患者面对和接受当前疾病状况。

（2）帮助患者获得有关死亡、濒死相关知识,引导患者正确认识死亡。

（3）评估患者对死亡的顾虑和担忧,给予针对性的解答和辅导。

（4）引导患者回顾人生,肯定生命的意义。

（5）鼓励患者制定现实可及的目标,并协助其完成心愿。

（6）鼓励家属陪伴和坦诚沟通,适时表达关怀和爱。

（7）允许家属陪伴,与亲人告别。

3. 注意事项

（1）建立相互信任的治疗性关系是进行死亡教育的前提。

（2）坦诚沟通关于死亡的话题,不敷衍不回避。

（3）患者对死亡的态度受到多种因素影响,应尊重。

（七）哀伤辅导

1. 评估和观察

（1）观察家属的悲伤情绪反应及表现。

（2）评估患者家属心理状态及意识情况,理解能力和表达能力和支持系统。

2. 操作要点

（1）提供安静、隐私的环境。

（2）在尸体料理过程中,尊重逝者和家属的习俗,允许家属参与,满足家属的需求。

（3）陪伴、倾听,鼓励家属充分表达悲伤情绪。

（4）采用适合的悼念仪式让家属接受现实,与逝者真正告别。

（5）鼓励家属参与社会活动,顺利度过悲伤期,开始新的生活。

（6）采用电话、信件、网络等形式提供居丧期随访支持,表达对居丧者的慰问和关怀。

（7）充分发挥志愿者或社会支持系统在居丧期随访和支持中的作用。

3. 注意事项

（1）悲伤具有个体化的特征,其表现因人而异,医护人员应能够识别正常的悲伤反应。

（2）重视对特殊人群如丧亲父母和儿童居丧者的支持。

（向桂萍　肖海霞）

参 考 文 献

［1］哈维·麦斯·乔奇诺.尊严疗法——临终寄语.刘巍,郭巧红,译.天津:天津科技翻译出版有限公司,2018.

［2］莫斯里奇.绘画心理治疗.陈侃,译.北京:中国轻工业出版社,2018.

［3］蕾切尔·达恩利–史密斯,海伦·M·佩蒂.音乐疗法.陈晓莉,译.重庆:重庆大学出版社,2016.

［4］陈丽云.身心灵全人健康模式:中国文化与团体心理辅导.北京:中国轻工业出版社,2009.

［5］陈勰.医学伦理学.南京:江苏科学技术出版社,2013.

［6］邸淑珍.临终关怀护理学.北京:中国中医药出版社,2017.

［7］何玮.留置导尿护理指南.北京:人民卫生出版社,2013.

［8］姜小鹰.护理伦理学.北京:人民卫生出版社,2012.

［9］李小妹.护理学导论.北京:人民卫生出版社,2017.

［10］林洪生.恶心肿瘤中药诊疗指南.北京:人民卫生出版社,2014.

［11］琳恩·安·德斯佩尔德,艾伯特·斯特里克兰.最后的舞蹈:邂逅死亡与濒死.上海:上海人民出版社,2013.

［12］刘晓虹.护理心理学.上海:科学技术出版社,2015.

［13］陆宇晗,陈帆.肿瘤姑息护理实践指导.北京:北京大学医学出版社,2017.

［14］吕探云,孙玉梅.健康评估.北京:人民卫生出版社,2012.

［15］宁晓红,曲璇.安宁缓和医疗症状处理手册.北京:中国协和医科大学出版社,2017.

［16］绳宇.护理学基础.北京:中国协和医科大学出版社,2015.

［17］施永兴,王光荣.缓和医学理论与生命关怀实践.上海:上海科学普及出版社,2009.

［18］施永兴.临终关怀学概论.上海:复旦大学出版社,2017.

［19］斯瓦米·拉玛.冥想.天津:天津人民出版社,2016:38.

［20］孙秋华.中医护理技术及临床应用.北京:人民卫生出版社,2013.

［21］孙玉梅,张立力,健康评估.北京:人民卫生出版社,2017.

［22］王锦帆,尹梅.医患沟通.北京:人民卫生出版社,2018.

［23］徐波,伍钢.实用肿瘤护理学.北京:人民卫生出版社,2015.

［24］徐波.肿瘤护理学.北京:人民卫生出版社,2007.

［25］徐桂华,胡慧.中医护理学基础.北京:中国中医药出版社,2016.

［26］徐袁明.中医护理学.北京:人民卫生出版社,2013.

［27］尤黎明,吴瑛.内科护理学.北京:人民卫生出版社,2012.

［28］赵可式.照护基本功.高雄:华杏出版股份有限公司,2016.

［29］周少林.中医护理.南京:江苏教育出版社,2014.

［30］陈杰,杨晓红,路潜,等.中文版重症监护疼痛观察工具在非气管插管患者中应用的信效度研究.中华护理杂志,2015,50（9）:1132-1136.

［31］陈娟.国外压疮愈合评价量表的研究与展望.护理学报,2011,18（17）:38-40.

［32］陈淑娟,陶艳,胡成文,等.人生回顾对恶性肿瘤患者死亡焦虑的影响.医学与哲学,2016,37（8）:86-89.

［33］陈淑君,迟煜雯,梁晓宇,等.安宁疗护专科护士职业核心能力评价指标体系的构建.中国医院管理,2019,39（12）:77-80.

［34］陈伟焕,卢慧清.不同型号导尿管对长期留置尿管患者尿路感染的影响.中国医学创新,2015,12（34）:64-67.

［35］谌永毅,成琴琴,刘翔宇,等.护士在安宁疗护中的角色和地位.中国护理管理,2018,18（3）:311-315.

［36］迟西琴.论死亡禁忌与死亡教育.医学与哲学,2018,39（1A）:65-67.

［37］邸淑珍,张学茹,司秋菊,等.安宁疗护视角下护理人文关怀的探索.中国护理管理,2018,18（3）:302-305.

［38］董丽凤,汤哲.老年人消化性溃疡出血的相关危险因素分析.中华老年医学杂志,2011,30（4）:310-312.

［39］杜震,乔庐东,闫伟,等.导管相关尿路感染患者尿路上皮细胞内检出细菌群落的临床意义.中华泌尿外科杂志,2017,38（1）:51-54.

［40］段红英,金晓燕,沈丽琼,等.山西省25所三甲医院护士安宁疗护临床实践的调查分析.护理学杂志,2018,33（24）:8-10.

［41］方丽,武丽桂,袁玲,等.综合性三级医院肿瘤中心安宁疗护病床的建立与运行模式探讨.中华现代护理杂志,2018,24（31）:3737-3740.

［42］方婷,马红梅,王念,等.芳香疗法应用研究进展.护理研究,2019,33（23）:4093-4095.

［43］冯仰辉,沈新,张慧娟.组织支持感在ICU护士工作压力和工作满意度间的调节效应.中国护理管理,2019,19（3）:409-413.

［44］付列武,陈佳.我国安宁疗护设施现状与建筑规划设计分析.工程建设,2019,51（11）:1-4+33.

［45］付列武.英国现代安宁疗护中心的起源和发展.中国医院建筑与装备,2019,20（11）:26-30.

［46］弓伊宁,李芙蓉,倪凯文,等.安宁疗护病房在北京市运营现状的定性研究.中国全科医学,2018,21（26）:3223-3227.

［47］顾文娟,施永兴,袁炜,等.上海市社区舒缓疗护（临终关怀）项目试点机构从业人员的临终关怀认知与态度调查.中国全科医学,2015,18（22）:2641-2647.

［48］郭诺明.革命烈士的生死观探析.宿州学院学报,2019,34（1）:27-30.

［49］郭巧红.国际视角下安宁疗护.医学研究与教育,2018,35（1）:1-6.

［50］国家卫生和计划生育委员会脑损伤质控评价中心.脑死亡判定标准与技术规范（成人质控版）.中华神经外科杂志,2013,46（9）:637-640.

［51］韩鸽鸽,陈长英,史岩,等.国外安宁疗护护士核心能力研究及培训现状对我国的启

示. 中国护理管理, 2019, 19（5）: 796-800.

［52］胡哲豪. 安宁疗护政策在欧美及亚洲国家（地区）的实践和研究综述. 人口与发展, 2019, 25（6）: 117-124.

［53］蒋伟, 朱聚, 赖甫志, 等. 国外急诊安宁疗护模式管理. 中国护理管理, 2019, 19（2）: 314-316.

［54］赖雄, 陈盈, 何厚建, 等. 接纳承诺疗法灵活六边形解读. 医学与哲学, 2018, 39（6）: 68-70.

［55］李献云, 费立鹏, 张亚利, 等. Beck 自杀意念量表中文版在大学学生中应用的信效度. 中国心理卫生杂志, 2011, 25（11）: 862-866.

［56］栗江霞. 脑卒中卧床留置尿管患者尿路感染原因分析. 中国药物与临床, 2018, 18（12）: 2266-2267.

［57］刘立静, 刘纪红, 李际君. 癌症患者心理危机及干预策略研究进展. 现代中西医结合杂志, 2011, 20（21）: 2719-2721.

［58］刘美, 王成爽, 王淑静, 等. 终末期癌症患者照顾者参与家庭会议体验的质性研究. 护理学杂志, 2018, 33（24）: 9-11.

［59］刘胜男, 李文硕, 秦源, 等. 国外缓和医疗的政策经验及启示. 医学与哲学, 2019, 40（12）: 24-27+32.

［60］刘晓红. 晚期癌症患者的心理、心灵关怀和社会支持探讨. 中国护理管理, 2018, 18（03）: 289-293.

［61］马娜, 秦苑, 张泽涛, 等. 三级综合医院建立安宁疗护病房的实践. 中国护理管理, 2018, 18（3）: 325-329.

［62］梅思娟, 余娟, 杨丽华, 等. 临床护士《安宁疗护实践指南》践行行为调查. 护理学杂志, 2019, 34（10）: 84-86+94.

［63］孟长治. 心理危机干预六步法案例探析. 北京劳动保障职业学院学报, 2018, 12（3）: 46-49.

［64］强万敏. 终末期癌症患者尊严照护的研究进展. 中国护理管理, 2018, 18（3）: 320-325.

［65］秦莉媛, 侯晓婷, 杨萍. 症状群的研究进展. 中华护理杂志, 2019, 49（1）: 119-124.

［66］申靓亮, 刘冰冰, 赵利梅, 等. 我国台湾安宁疗护的发展历程及启示. 护理管理杂志, 2017, 17（3）: 189-191.

［67］沈峰平, 赵继军, 崔静. 运用 Delphi 法构建我国护士死亡教育核心知识体系. 中国实用护理杂志, 2013, 29（18）: 60-62.

［68］宋国语, 国家亮. 构建视障儿童社会支持系统. 北京联合大学学报, 2018, 32（4）: 71-76.

［69］唐鲁, 李玉香, 周玲君, 等. 死亡教育讲座对护士死亡态度影响的研究. 中国护理管理, 2015, 15（4）: 440-443.

［70］唐梦莎, 胡鸿, 王国平, 等. 心理干预对中国恶性肿瘤患者生活质量影响的 Meta 分析. 中国卫生事业管理, 2014, 31（5）: 376-379, 394.

［71］王京娥, 康宗林. 居家安宁疗护实践经验—以宁养院模式为例. 中国护理管理, 2019, 19（6）: 815-819.

［72］王昆.癌性爆发痛专家共识（2019年版）.中国肿瘤临床,2019,46（6）:7-11.

［73］王文丽,朱政,彭德珍,等.长期留置导尿管患者导管相关性尿路感染预防护理的最佳证据总结.护士进修杂志,2019,34（16）:1473-1477.

［74］王宇,黄莉.澳大利亚慢性病患者临终关怀政策研究.医学与哲学,2015,36（06）:25-27.

［75］吴斌,武丽桂,袁玲,等.肿瘤晚期患者生存期预测研究进展.中华护理杂志,2019,54（2）:295-299.

［76］吴斌,袁玲,武丽桂,等.2007年—2017年10种护理期刊安宁疗护文献计量学分析.循证护理,2019,59（2）:171-176.

［77］许湘华,李旭英,沈波涌,等.安宁疗护专科护士培训的实践.中国护理管理,2019,19（10）:1513-1517.

［78］晏丽娟,李建明.国外心理危机干预研究.中国健康心理学杂志,2011,19（2）:244-246.

［79］于明凯,张立芬,刘金花,等.团队效能与团队关系冲突对护士职业倦怠的影响.护理研究,2018,32（16）:2619-2622.

［80］于世英,印季良,秦叔逵,等.肿瘤治疗相关呕吐预防指南.临床肿瘤学杂志,2014,19（3）:263-273.

［81］张雪梅,胡秀英.我国安宁疗护的发展现状、存在的问题及发展前景.中华现代护理杂志,2016,22（34）:4885-4888.

［82］赵文娟,黄喆.终末期患者家庭会议实施过程的研究进展.护理学杂志,2018,33（19）:114-117.

［83］郑丽君.我国台湾成功大学医学院附设医院安宁病房的学习见闻及启示.护理研究,2018,32（19）:3137-3140.

［84］中国抗癌协会癌症康复与姑息治疗专业委员会（CRPC）难治性癌痛学组.难治性癌痛专家共识（2017年版）.中国肿瘤临床,2017,44（16）:787-793.

［85］中华人民共和国国家卫生健康委员会.癌症疼痛诊疗规范（2018年版）.临床肿瘤学杂志,2018,23（10）:937-944.

［86］周洁,杨淼,张法越,等.放松疗法对术前患者生命体征及负性情绪的影响.天津护理,2016,24（6）:525-527.

［87］邹然,谌永毅,黄旭芬.医务社会工作者在安宁疗护中的角色和作用.中国护理管理,2019,19（6）:820-823.

［88］DAVIS M P, FEUER P C, ORTNER P,等.肿瘤支持治疗学.李小平,译.北京:北京大学医学出版社,2013.

［89］TWYCROSS R, WILCOCK A. Introducing palliative care. 5th ed. Amersham: Halstan Printing Group, 2016.

［90］ARGILé S J M, OLIVAN M, BUSQUETS S, et al. Optimal management of cancer anorexia-cachexia syndrome. Cancer Manag Res, 2010, 2: 27-38.

［91］BAILEY C, KINGHORN P, HEWISON A, et al. Hospice patients' participation in choice experiments to value supportive care outcomes. BMJ Support Palliat Care, 2019, 9（4）: e37.

［92］BIECKER E. Diagnosis and therapy of non-variceal upper gastrointestinal bleeding. World J Gastrointest Pharmacol Ther, 2015, 6（4）: 172-182.

［93］BONANNO G A, KALTMAN S. The varieties of grief experience. Clin Psychol Rev, 2001, 21（5）: 705-734.

［94］BOVERO A, LEOMBRUNI P, MINIOTTI M, et al. Spirituality, quality of life, psychological adjustment in terminal cancer patients in hospice. Eur J Cancer Care（Engl）, 2016, 25（6）: 961-969.

［95］BOYD D, MERKH K, RUTLEDGE D N, et al. Nurses' perceptions and experiences with end-of-life communication and care. Oncol Nurs Forum, 2011, 38（3）: E229-239.

［96］CHAPPELL P M, HEALY J, LEE S, et al. Communicating with dying patients and their families: multimedia training in end-of-life care. Am J Hosp Palliat Care, 2017, 34（7）: 637-644.

［97］TSAI J S, CHEN C H, WU C H, et al. Consciousness levels one week after admission to a palliative care unit improve survival prediction in advanced cancer patients. J Palliat Med, 2015, 18（2）: 170-175.

［98］CLAXTON-OLDFIELD S. Hospice palliative care volunteers: a review of commonly encountered stressors, how they cope with them, and implications for volunteer training/management. Am J Hosp Palliat Care, 2016, 33（2）: 201-204.

［99］CLAYTON J M, RITCHIE A J, BUTOW P N. Enabling better end of life communication in residential aged care. Patient Educ Couns, 2019, 102（12）: 2131-2133.

［100］COBB M, DOWRICK C, LLOYD-WILLIAMS M. What can we learn about the spiritual needs of palliative care patients from the research literature? J Pain Symptom Manage, 2012, 43（6）: 1105-1119.

［101］DALTON-BROWN S. The ethics of medical AI and the physician-patient relationship. camb Q healthc ethics, 2020, 29（1）: 115-121.

［102］PéUS D, NEWCOMB N, HOFER S. Appraisal of the karnofsky performance status and proposal of a simple algorithmic system for its evaluation. BMC Med Inform Decis Mak, 2013, 13: 72.

［103］BALDACCHINO D R. Teaching on spiritual care: The perceived impact on qualified nurses. Nurse Educ Pract, 2011, 11（1）: 47-53.

［104］EINHORN L H, RAPOPORT B, NAVARI R M, et al. 2016 updated MASCC/ESMO consensus recommendations: prevention of nausea and vomiting following multiple-day chemotherapy, high-dose chemotherapy, and breakthrough nausea and vomiting. Support Care Cancer, 2017, 25（1）: 303-308.

［105］FERRELL B R, TEMEL J S, TEMIN S, et al. Integration of palliative care into standard oncology care: ASCO clinical practice guideline update summary. J Oncol Pract, 2017, 13（2）: 119-121.

［106］GOELZ T, WUENSCH A, STUBENRAUCH S, et al. Specific training program improves oncologists palliative care communication skills in a randomized controlled trial. J Clin Oncol, 2011, 29（25）: 3402-3407.

[107] GOLDSMITH J, FERRELL B, RAGAN S L, et al. Communication in palliative nursing. Anticancer Res, 2013, 33（5）: 100-101.

[108] HAYES S C, LEVIN M E, PLUMB-VILARDAGA J, et al. Acceptance and commitment therapy and contextual behavioral science: examining the progress of a distinctive model of behavioral and cognitive therapy. Behav Ther, 2013, 44（2）: 180-198.

[109] HILLIARD R E. Music therapy in hospice and palliative care: a review of the empirical data. Evid Based Complement Alternat Med, 2005, 2（2）: 173-178.

[110] HOROWITZ R, GRAMLING R, QUILL T. Palliative care education in U. S. medical schools. Med Educ, 2014, 48（1）: 59-66.

[111] HUI D, DOS SANTOS R, CHISHOLM G, et al. Bedside clinical signs associated with impending death in patients with advanced cancer: preliminary findings of a prospective, longitudinal cohort study. Cancer, 2015, 121（6）: 960-967.

[112] HYDEN K, GELFMAN L, DIONNE-ODOM J N, et al. Update in hospice and palliative care. J Palliat Med, 2020, 23（2）: 165-170.

[113] IYER S, TAYLOR-STOKES G, ROUGHLEY A. Symptom burden and quality of life in advanced non-small cell lung cancer patients in France and Germany. Lung Cancer, 2013, 81（2）: 288-293.

[114] JOHNSON K, WEST T, DIANA S, et al. Use of aromatherapy to promote a therapeutic nurse environment. Intensive Crit Care Nurs, 2017, 40: 18-25.

[115] KAHL K G, WINTER L, SCHWEIGER U, et al. The third wave of cognitive-behavioural psychotherapies: concepts and efficacy. Fortschr Neurol Psychiatr, 2011, 79（6）: 330-339.

[116] KIM H S, KIM E J. Effects of relaxation therapy on anxiety disorders: a systematic review and Meta-analysis. Arch Psychiatr Nurs, 2018, 32（2）: 278-284.

[117] LAVALLEY S A. End-of-life caregiver social support activation: the roles of hospice clinicians and professionals. Qual Health Res, 2018, 28（1）: 87-97.

[118] MALAGELADA J R, ACCARINO A, AZPIROZ F. Bloating and abdominal distension: old misconceptions and current knowledge. Am J Gastroenterol, 2017, 112（8）: 1221-1231.

[119] PORCHE K, REYMOND L, CALLAGHAN J O, et al. Depression in palliative care patients: a survey of assessment and treatment practices of Australian and New Zealand palliative care specialists. Aust Health Rev, 2014, 38（1）: 44-50.

[120] MATARAZZO B B, HOMAIFAR B Y, WORTZEL H S. Therapeutic risk management of the suicidal patient: safety planning. J Psychiatr Pract, 2014, 20（3）: 220-224.

[121] MCKINNON M, AZEVEDO C, BUSH S H, et al. Practice and documentation of palliative sedation: a quality improvement initiative. Curr Oncol, 2014, 21（2）: 100-103.

[122] MELONAS J M. Patients at risk for suicide: risk management and patient safety

considerations to protect the patient and the physician. Innov Clin Neurosci, 2011, 8 (3): 45–49.

[123] KANG M J, KIM J H, KIM Y K, et al. 2018 Korean clinical imaging guideline for hemoptysis. Korean J Radiol, 2018, 19 (5): 866–871.

[124] MILTON C L. Ethical truths in the discipline of nursing. Nurs Sci Q, 2020, 33 (1): 19–20.

[125] MOLASSIOTIS A, SMITH J A, MAZZONE P, et al. Symptomatic treatment of cough among adult patients with lung cancer: chest guideline and expert panel report. Chest, 2017, 151 (4): 861–874.

[126] MORI M, YOSHIDA S, SHIOZAKI M, et al. Talking about death with terminally–ill cancer patients: what contributes to the regret of bereaved family members? J Pain Symptom Manage, 2017, 54 (6): 853–860. e1.

[127] PAWUK L G, SCHUMACHER J E. Introducing music therapy in hospice and palliative care: an overview of one hospice's experience. Home Healthc Nurse, 2010, 28 (1): 37–44.

[128] PEARCE M J, COAN A D, HERNDON J E 2nd, et al. Unmet spiritual care needs impact emotional and spiritual well–being in advanced cancer patients. Support Care Cancer, 2012, 20 (10): 2269–2276.

[129] PUCHALSKI C M. Spirituality in the cancer trajectory. Ann Oncol, 2012, 23 Suppl 3: 49–55.

[130] REBLIN M, CLOYES K G, CARPENTER J, et al. Social support needs: discordance between home hospice nurses and former family caregivers. Palliat Support Care, 2015, 13 (3): 465–472.

[131] ROTH L, ADLER M, JAIN T, et al. Monographs for medicines on WHO's model list of essential medicines. Bull World Health Organ, 2018, 96 (6): 378–385.

[132] SALSMAN J M, YOST K J, WEST D W, et al. Spiritual well–being and health–related quality of life in colorectal cancer: a multi–site examination of the role of personal meaning. Support Care Cancer, 2011, 19 (6): 757–764.

[133] DAHIYA S, AHLUWALIA M S, WALIA H K. Sleep disturbances in cancer patients: underrecognized and undertreated. Cleve Clin J Med, 2013, 80 (11): 722–732.

[134] STROEBE M, SCHUT H, STROEBE W. Health outcomes of bereavement. Lancet, 2007, 370 (9603): 1960–1973.

[135] THOMAS O P. A discussion of the ethics of clinical guidelines. J Eval Clin Pract, 2019, 25 (6): 980–984.

[136] TORNøE K, DANBOLT L J, KVIGNE K, et al. A mobile hospice nurse teaching team's experience: training care workers in spiritual and existential care for the dying–a qualitative study. BMC Palliat Care, 2015, 14: 43.

[137] WALKER S, GIBBINS J, BARCLAY S, et al. Progress and divergence in palliative care education for medical students: a comparative survey of UK course structure, content, delivery, contact with patients and assessment of learning. Palliat Med, 2016, 30 (9): 834–

834.

［138］WITTENBERG-LYLES E, GOLDSMITH J, PLATT C S. Palliative care communication. Semin Oncol Nurs, 2014, 30（4）: 280-280.

［139］WONG K F, LEE L Y, LEE J K. Hong Kong enrolled nurses' perceptions of spirituality and spiritual care. Int Nurs Rev, 2008, 55（3）: 333-340.